全国中医药行业高等教育"十四五"规划教材
全国高等中医药院校规划教材（第十一版）

中西医结合皮肤性病学

（新世纪第四版）

（供中西医临床医学、中医学等专业用）

主 编 李 斌 陈达灿

中国中医药出版社
·北京·

图书在版编目（CIP）数据

中西医结合皮肤性病学 / 李斌，陈达灿主编 . —4 版 . —北京：
中国中医药出版社，2023.10（2024.8 重印）
全国中医药行业高等教育"十四五"规划教材
ISBN 978-7-5132-8347-2

Ⅰ . ①中… Ⅱ . ①李… ②陈… Ⅲ . ①皮肤病—中西医
结合—诊疗—中医学院—教材 ②性病—中西医结合—诊
疗—中医学院—教材 Ⅳ . ① R75

中国国家版本馆 CIP 数据核字（2023）第 153726 号

融合出版数字化资源服务说明

全国中医药行业高等教育"十四五"规划教材为融合教材，各教材相关数字化资源（电子教材、PPT 课件、视频、复习思考题等）在全国中医药行业教育云平台"医开讲"发布。

资源访问说明

扫描右方二维码下载"医开讲 APP"或到"医开讲网站"（网址：www.e-lesson.cn）注册登录，输入封底"序列号"进行账号绑定后即可访问相关数字化资源（注意：序列号只可绑定一个账号，为避免不必要的损失，请您刮开序列号立即进行账号绑定激活）。

资源下载说明

本书有配套 PPT 课件，供教师下载使用，请到"医开讲网站"（网址：www.e-lesson.cn）认证教师身份后，搜索书名进入具体图书页面实现下载。

中国中医药出版社出版

北京经济技术开发区科创十三街 31 号院二区 8 号楼
邮政编码　100176
传真　010-64405721
北京盛通印刷股份有限公司印刷
各地新华书店经销

开本 889×1194　1/16　印张 23.5　字数 618 千字
2023 年 10 月第 4 版　2024 年 8 月第 2 次印刷
书号　ISBN 978-7-5132-8347-2

定价　95.00 元
网址　www.cptcm.com

服 务 热 线　010-64405510　　微信服务号　zgzyycbs
购 书 热 线　010-89535836　　微商城网址　https://kdt.im/LIdUGr
维 权 打 假　010-64405753　　天猫旗舰店网址　https://zgzyycbs.tmall.com

如有印装质量问题请与本社出版部联系（010-64405510）

匡海学（黑龙江中医药大学教授、教育部高等学校中药学类专业教学指导委员会主任委员）

吕志平（南方医科大学教授、全国名中医）

吕晓东（辽宁中医药大学党委书记）

朱卫丰（江西中医药大学校长）

朱兆云（云南中医药大学教授、中国工程院院士）

刘　良（广州中医药大学教授、中国工程院院士）

刘松林（湖北中医药大学校长）

刘叔文（南方医科大学副校长）

刘清泉（首都医科大学附属北京中医医院院长）

李可建（山东中医药大学校长）

李灿东（福建中医药大学校长）

杨　柱（贵州中医药大学党委书记）

杨晓航（陕西中医药大学校长）

肖　伟（南京中医药大学教授、中国工程院院士）

吴以岭（河北中医药大学名誉校长、中国工程院院士）

余曙光（成都中医药大学校长）

谷晓红（北京中医药大学教授、教育部高等学校中医学类专业教学指导委员会主任委员）

冷向阳（长春中医药大学校长）

张忠德（广东省中医院院长）

陆付耳（华中科技大学同济医学院教授）

阿吉艾克拜尔·艾萨（新疆医科大学校长）

陈　忠（浙江中医药大学校长）

陈凯先（中国科学院上海药物研究所研究员、中国科学院院士）

陈香美（解放军总医院教授、中国工程院院士）

易刚强（湖南中医药大学校长）

季　光（上海中医药大学校长）

周建军（重庆中医药学院院长）

赵继荣（甘肃中医药大学校长）

郝慧琴（山西中医药大学党委书记）

胡　刚（江苏省政协副主席、南京中医药大学教授）

侯卫伟（中国中医药出版社有限公司董事长）

姚　春（广西中医药大学校长）

徐安龙（北京中医药大学校长、教育部高等学校中西医结合类专业教学指导委员会主任委员）

高秀梅（天津中医药大学校长）

高维娟（河北中医药大学校长）

郭宏伟（黑龙江中医药大学校长）

唐志书（中国中医科学院副院长、研究生院院长）

彭代银（安徽中医药大学校长）

董竞成（复旦大学中西医结合研究院院长）

韩晶岩（北京大学医学部基础医学院中西医结合教研室主任）

程海波（南京中医药大学校长）

鲁海文（内蒙古医科大学副校长）

翟理祥（广东药科大学校长）

秘书长（兼）

陆建伟（国家中医药管理局人事教育司司长）

侯卫伟（中国中医药出版社有限公司董事长）

办公室主任

周景玉（国家中医药管理局人事教育司副司长）

李秀明（中国中医药出版社有限公司总编辑）

办公室成员

陈令轩（国家中医药管理局人事教育司综合协调处处长）

李占永（中国中医药出版社有限公司副总编辑）

张峏宇（中国中医药出版社有限公司副总经理）

芮立新（中国中医药出版社有限公司副总编辑）

沈承玲（中国中医药出版社有限公司教材中心主任）

编审专家组

全国中医药行业高等教育"十四五"规划教材
全国高等中医药院校规划教材（第十一版）

组　长

余艳红（国家卫生健康委员会党组成员，国家中医药管理局党组书记、局长）

副组长

张伯礼（天津中医药大学教授、中国工程院院士、国医大师）

秦怀金（国家中医药管理局副局长、党组成员）

组　员

陆建伟（国家中医药管理局人事教育司司长）

严世芸（上海中医药大学教授、国医大师）

吴勉华（南京中医药大学教授）

匡海学（黑龙江中医药大学教授）

刘红宁（江西中医药大学教授）

翟双庆（北京中医药大学教授）

胡鸿毅（上海中医药大学教授）

余曙光（成都中医药大学教授）

周桂桐（天津中医药大学教授）

石　岩（辽宁中医药大学教授）

黄必胜（湖北中医药大学教授）

前　言

为全面贯彻《中共中央 国务院关于促进中医药传承创新发展的意见》和全国中医药大会精神，落实《国务院办公厅关于加快医学教育创新发展的指导意见》《教育部 国家卫生健康委 国家中医药管理局关于深化医教协同进一步推动中医药教育改革与高质量发展的实施意见》，紧密对接新医科建设对中医药教育改革的新要求和中医药传承创新发展对人才培养的新需求，国家中医药管理局教材办公室（以下简称"教材办"）、中国中医药出版社在国家中医药管理局领导下，在教育部高等学校中医学类、中药学类、中西医结合类专业教学指导委员会及全国中医药行业高等教育规划教材专家指导委员会指导下，对全国中医药行业高等教育"十三五"规划教材进行综合评价，研究制定《全国中医药行业高等教育"十四五"规划教材建设方案》，并全面组织实施。鉴于全国中医药行业主管部门主持编写的全国高等中医药院校规划教材目前已出版十版，为体现其系统性和传承性，本套教材称为第十一版。

本套教材建设，坚持问题导向、目标导向、需求导向，结合"十三五"规划教材综合评价中发现的问题和收集的意见建议，对教材建设知识体系、结构安排等进行系统整体优化，进一步加强顶层设计和组织管理，坚持立德树人根本任务，力求构建适应中医药教育教学改革需求的教材体系，更好地服务院校人才培养和学科专业建设，促进中医药教育创新发展。

本套教材建设过程中，教材办聘请中医学、中药学、针灸推拿学三个专业的权威专家组成编审专家组，参与主编确定，提出指导意见，审查编写质量。特别是对核心示范教材建设加强了组织管理，成立了专门评价专家组，全程指导教材建设，确保教材质量。

本套教材具有以下特点：

1.坚持立德树人，融入课程思政内容

将党的二十大精神进教材，把立德树人贯穿教材建设全过程、各方面，体现课程思政建设新要求，发挥中医药文化育人优势，促进中医药人文教育与专业教育有机融合，指导学生树立正确世界观、人生观、价值观，帮助学生立大志、明大德、成大才、担大任，坚定信念信心，努力成为堪当民族复兴重任的时代新人。

2.优化知识结构，强化中医思维培养

在"十三五"规划教材知识架构基础上，进一步整合优化学科知识结构体系，减少不同学科教材间相同知识内容交叉重复，增强教材知识结构的系统性、完整性。强化中医思维培养，突出中医思维在教材编写中的主导作用，注重中医经典内容编写，在《内经》《伤寒论》等经典课程中更加突出重点，同时更加强化经典与临床的融合，增强中医经典的临床运用，帮助学生筑牢中医经典基础，逐步形成中医思维。

3.突出"三基五性"，注重内容严谨准确

坚持"以本为本"，更加突出教材的"三基五性"，即基本知识、基本理论、基本技能，思想性、科学性、先进性、启发性、适用性。注重名词术语统一，概念准确，表述科学严谨，知识点结合完备，内容精炼完整。教材编写综合考虑学科的分化、交叉，既充分体现不同学科自身特点，又注意各学科之间的有机衔接；注重理论与临床实践结合，与医师规范化培训、医师资格考试接轨。

4.强化精品意识，建设行业示范教材

遴选行业权威专家，吸纳一线优秀教师，组建经验丰富、专业精湛、治学严谨、作风扎实的高水平编写团队，将精品意识和质量意识贯穿教材建设始终，严格编审把关，确保教材编写质量。特别是对 32 门核心示范教材建设，更加强调知识体系架构建设，紧密结合国家精品课程、一流学科、一流专业建设，提高编写标准和要求，着力推出一批高质量的核心示范教材。

5.加强数字化建设，丰富拓展教材内容

为适应新型出版业态，充分借助现代信息技术，在纸质教材基础上，强化数字化教材开发建设，对全国中医药行业教育云平台"医开讲"进行了升级改造，融入了更多更实用的数字化教学素材，如精品视频、复习思考题、AR/VR 等，对纸质教材内容进行拓展和延伸，更好地服务教师线上教学和学生线下自主学习，满足中医药教育教学需要。

本套教材的建设，凝聚了全国中医药行业高等教育工作者的集体智慧，体现了中医药行业齐心协力、求真务实、精益求精的工作作风，谨此向有关单位和个人致以衷心的感谢！

尽管所有组织者与编写者竭尽心智，精益求精，本套教材仍有进一步提升空间，敬请广大师生提出宝贵意见和建议，以便不断修订完善。

国家中医药管理局教材办公室

中国中医药出版社有限公司

2023 年 6 月

编写说明

皮肤性病学是临床医学中主要研究皮肤、黏膜及其附属器疾病和性传播疾病的一门医学学科。中西医结合皮肤性病学是在我国既有中医学又有西医学的历史条件下产生的。继承祖国医学遗产，学好现代医学科学，把中医中药的知识和西医西药的知识结合起来，发展中国特色的中西医结合皮肤性病学，是我国皮肤性病科学工作者努力的方向。

2004年，国家中医药管理局委托中国中西医结合学会、全国中医药高等教育学会组织、规划、编写高等医药院校中西医结合专业本科教材，即"新世纪全国高等医药院校中西医结合专业规划教材"，其中《中西医结合皮肤性病学》由陈德宇教授主编，于2005年由中国中医药出版社出版，并于2012年和2017年两次再版，现已成为国内皮肤性病学科领域较权威的中西医临床医学、中医学专业教材之一。随着临床疾病谱的变化及中西医结合学科的飞速发展，为适应我国高等医药院校中医、中西医结合教育在新的历史时期进一步发展的需要，我们组织了全国中西医结合皮肤性病学科的专家、学者，在第3版的基础上对本教材进行了修订，将原有部分章节内容进行了重新编排、整理，总结、归纳了目前国内外学术界的新进展、新技术和新药物，纳入了本学科领域内的各种新观点、新指南、新共识，以便学生了解临床、科研有关的本学科理论和发展前沿，引发学生的学习兴趣，体现中西医结合学术思想和临床特色。

本教材分为总论、各论和附录共3部分内容，正文内容共20章。

总论包括中西医结合皮肤性病学导论，皮肤的结构与生理，皮肤性病的病因与病理（机），皮肤性病的诊断与辨证，皮肤性病的治疗，皮肤性病的预防与皮肤保健、美容。其中，导论部分增加了中西医结合皮肤性病学科的特点及学习方法的介绍。根据本科教学大纲要求，各论的编写重点放在了常见病、多发病及严重威胁人民健康的皮肤性病方面，在编写体例方面较第3版教材新增了各病种中西医结合诊治思路、中成药的临床应用等内容，以便指导医学生尽快掌握相关病种中西医结合临床特色和诊疗思路。附录部分列出了本教材中常用的中医方剂、中英文名词对照和相关参考书目。为体现新时代教育"立德树人"的根本任务，教材中还融入了课程思政内容。

党的二十大报告提出，"推进健康中国建设，促进中医药传承创新发展"，这充分体现了党中央对中医药事业的高度重视，为中医药发展指明了新方向，即中医药传承创新发展要与时俱进，既要充分继承祖国传统医学精华，还要结合现代医学进展融合创新，不断提高中医药标准化建设。有鉴于此，本版教材除了介绍中医、中西医结合皮肤科各领域的新进展、新动向以外，最主要的是希望通过本课程的学习，培养学生树立中医整体辨证、辨病的思维观，重视基础知识和技能的学习，理论和实践相结合，融会贯通临床各学科内容，体现了中西结合的特点。本教材不仅适用于中西医临床医学、中医学专业医学生的学习，对于广大有志于学习中医药学知识的西医皮肤性病科工作者也是不错的入门教材。

本教材编委会由全国34所高等医学院校和中医药院校的40名教授组成，大家集思广益，精心编撰，反复推敲，付出了辛勤的努力。本教材的主审，中国中西医结合学会皮肤性病专业委会名誉主委、海军医科大学温海教授及本教材第一、二版主编、西南医科大学陈德宇教授，不辞辛苦，参与讨论，精心指导，严格把关。复旦大学中山医院秦万章教授也对本版教材的编写提供了宝贵的指导意见。同济大学为本教材编写承办了编委会议和定稿会议。上海中医药大学附属岳阳中西医结合医院孙晓颖、周蜜、蒯仂、茹意及研究生杨世艳、虞湲婷，同济大学附属皮肤病医院（上海市皮肤病医院）张睿、陈曦、郑洪等同仁，为本教材的材料整理、校对工作付出了艰辛劳动，在此一并表示感谢！

为进一步适应新时期中医药教育转型和中医药人才培养的需要，推动信息技术与教育教学的深度融合，此次全国中医药行业高等教育"十四五"规划教材除纸质教材外，还配套融合出版数字化资源。《中西医结合皮肤性病学》融合出版数字化工作由教材编委会全体成员共同完成。

我们真诚希望使用《中西医结合皮肤性病学》的广大师生和读者提出宝贵的意见和建议，以便再版时进一步修订完善。

《中西医结合皮肤性病学》编委会

2023年6月

目 录

扫一扫，查阅
本书数字资源

上篇

总 论

第一章
中西医结合皮肤性病学导论

扫一扫，查阅本篇数字资源，含PPT、音视频、图片等

中西医结合皮肤性病学涵盖了皮肤病和性传播疾病两部分内容：皮肤病学是在中西医结合理论指导下，研究人体皮肤及其附属器等的组织结构、生理、病理、病因、发病机制、临床表现、诊断及运用中西医结合方法来预防、治疗人体皮肤及其附属器疾病的学科；性病学则是在中西医结合理论指导下，研究性传播疾病的致病微生物、发病机制、传播途径、临床表现、诊断及采用中西医结合方法来预防、治疗性传播疾病的学科。中西医结合皮肤病学和性病学，以及两者的临床和基础研究，共同构成了中西医结合皮肤性病学这一学科的有机整体。

第一节　中西医结合皮肤性病学科发展历程与现状

一、中医学在皮肤性病学方面的历史贡献

在中医学体系中，皮肤性病学属于中医外科学的范畴。有关皮肤病学的文字记载最早可以追溯到公元前14世纪的殷商时代。在当时盛行于世的甲骨文中就有了关于"疥"和"疕"的记载。据《周礼·天官冢宰》记载，当时医学界已有了疾医、疡医、食医和兽医的分科，其中疡医即主要负责诊治包括皮肤病在内的中医外科疾病。此外，该书中还有"凡疗疡，以五毒（石胆、丹砂、雄黄、礜石、慈石）攻之"的记载，据考证，这是世界上应用砷、汞制剂治疗皮肤病和外科疾病的最早记载。

长沙马王堆汉墓出土的《五十二病方》约成书于战国晚期，是我国目前发现最早的一部方书。其中便有冻疮、疣、诸虫咬伤等皮肤病病名的出现和应用葱熨治疗冻疮、以灸治疣的记载。我国现存较早的医学典籍《黄帝内经》全面总结了秦汉以前的医学成就，被认为是中医学发展的基石，其中有关皮肤性病的论述颇多。汉代名医张仲景所著的《伤寒论》和《金匮要略》虽然主要论述外感疾病及内科杂病，但其中也有如狐惑病、阴阳毒等较多关于皮肤病及性病的描述。

至晋代，出现了我国现存的第一部中医外科学专著——《刘涓子鬼遗方》，其中关于使用水银膏治疗"疥癣恶疮"等皮肤病的记载比其他国家要早600余年，为中医皮肤性病学的发展作出了重要贡献。隋代巢元方《诸病源候论》和唐代孙思邈《备急千金要方》中对皮肤病的病因病机、症状及治疗更是有了比较全面的论述。《诸病源候论》50卷中有15卷涉及皮肤病，列述了成人皮肤病百余种、小儿皮肤病40余种。书中对瘾疹、风瘙痒等多种皮肤病的病因病机、症状及疗法均有详细的记述，还对皮肤病进行了分类归纳，成为后世皮肤病的分类样板。而宋代的大型方书《太平圣惠方》《圣济总录》等还记载了许多慢性皮肤病的生活调摄和食补方法。

明清时期是中医学发展的鼎盛时期，中医皮肤性病学的理论和临床也在这一时期得到了进一

步的完善和提高，其中以汪机所著的《外科理例》、陈实功所著的《外科正宗》和陈司成所著的《霉疮秘录》的影响和贡献最大。《外科理例》比较全面地论述了皮肤疮疡的证治方法，提出"外科必本于内，知乎内以求乎外"，强调外病内治。《外科正宗》全书共 4 卷，论述的病种 100 多个，其中将近一半属于皮肤性病的范畴，"奶癣"的病名最早即见于此书。《霉疮秘录》是我国最早的关于梅毒的专著，该书明确指出梅毒始于 16 世纪初期，由西方经广东传入我国，首次介绍了使用雄黄、丹砂等砷、汞制剂治疗梅毒的方法，比欧洲要早 300 多年。清代对皮肤性病的论述最多和最为详细的要数吴谦编撰的《医宗金鉴·外科心法要诀》和高秉钧所著的《疡科心得集》。《医宗金鉴·外科心法要诀》提出梅毒感染有"气化"和"精化"的不同，"气化"相当于间接传染，"精化"相当于性接触及血液传染。此外，在这一时期还先后出现了有关麻风病的 3 部主要著作，分别为明代沈之问的《解围元薮》、薛己的《疠疡机要》和清代肖晓亭的《疯门全书》，这 3 部著作充分反映了当时中国防治麻风病所积累的丰富经验及其独具的特色，将人类防治麻风病的理论和实践推到了一个新的水平。

新中国成立以来，中医药事业得到党和政府的重视，中医皮肤性病学也因此得到了较快的发展，并逐渐从中医外科学中分化出来。从 1960 年开始，上海中医学院、广州中医学院、成都中医学院等中医院校先后主编了 10 版包含有中医皮肤性病学内容的高等院校统编教材——《中医外科学》。

二、西医皮肤性病学的发展

早在公元前 1600 年，埃及的历史文献 *Ebers Papyrus* 中即有不少有关皮肤病的记载。西方医学奠基者、希腊的 Hippocrates 在公元前 400 年前即提出皮肤病分两类：一类为局部性的疾病，另一类则是全身性疾病的局部表现。大约公元 30 年，罗马的 Celsus 即强调皮肤病的形态学，他对皮肤病的描述是前人所不及的。世界上第一本皮肤病学专著则出现于 1576 年，由意大利医学家 Mercurialis 编写。这一时期被认为是西方皮肤性病学的起源时期。

到了 18、19 世纪，皮肤性病学在欧洲得到了较大的发展。法国的 Lorry（1726—1783）继承了 Hippocrates 的理论，强调病因和发病机制，他根据生理、病理及病因对皮肤病进行分类，使每一种皮肤病的病名、症状、病因及其与其他组织和器官的关系更为明确，为皮肤病学的发展奠定了坚实的基础。而英国的 R.Willan（1757—1812）则出版了第一本皮肤病学教科书。19 世纪中叶，医学院校开始出现于德国，这一时期出现了历史上第一本皮肤病图谱，第一次开展了皮肤的组织病理研究，Unna（1850—1929）编写的《皮肤组织病理学》成为世界名著。借助于显微镜技术的发展，Schoenlein 于 1839 年发现了黄癣菌，Neisser 于 1879 年发现了淋球菌，10 年后 Ducrey 发现了软下疳的病原体杜克雷嗜血杆菌。这一时期，欧洲皮肤性病学界人才济济，出版了许多著作及杂志，成立了学会，举办了各种学术会议，使皮肤性病学的最新成就得到较快的交流和传播，促进了皮肤性病学的发展。

20 世纪早期，F.Schaudinn 和 E.Hoffmann 发现了梅毒螺旋体，而 A.Wassermann 发明了梅毒血清补体结合试验。在第一次世界大战前，召开了多次皮肤科学国际会议，在伦敦、巴黎、维也纳、柏林、纽约等城市先后出版了多种文字的皮肤科学杂志。第二次世界大战期间，许多皮肤科学者来到了北美，促进了美国、加拿大等国的皮肤科学发展。第二次世界大战之后召开的多次国际会议，则将抗生素、糖皮质激素、抗代谢药、维 A 酸、白介素、光化学疗法（PUVA）等最新进展介绍到了世界各地。1954 年，美国学者 S.Rothman 所著的《皮肤的生理和生化学》问世后产生了深远的影响，该著作使大家认识到想解决皮肤病的防治问题，还需要从皮肤的生理、生化等基础学科方面去研究和了解皮肤病的病因学及发病机制。近年来，皮肤性病学中的新发现、新创造、新技术层出不穷，如 T 细胞亚群、单克隆抗体、朗格汉斯细胞的免疫作用、天疱疮和类天疱疮抗原的特性、基因突变与遗传性皮肤病的关系等，可谓不胜枚举。

三、中西医结合皮肤性病学研究发展简史

我国皮肤性病学科的中西医结合之路肇始于 20 世纪 50 年代。早期的研究模式主要表现为研究或验证中西药物联合应用治疗某种疾病的临床疗效。如在防治性病、麻风、头癣等传染性皮肤病方面，根据中医学扶正祛邪的理论，采用中药扶正培本配合砜类药物治疗麻风病，大大减轻了西药的毒副反应，使麻风患者能够遵从医嘱，足程、足量服用抗麻风药物，从而加速了防治工作的进度；在防治头癣中除了外用雄黄和铜绿等中药外，内服中药茵陈亦显著提高了灰黄霉素的抗真菌效用且可减少其用量，降低了毒副作用的发生。在其他如湿疹、白癜风、脱发、带状疱疹、慢性荨麻疹等病的治疗方面，中西药结合运用也取得了很好的临床疗效。

随着中西医结合学术研究的进一步深入发展，中西医结合皮肤性病学科的研究逐渐发展形成了将中医学辨证和西医学辨病相结合的模式。在明确西医学诊断的基础上按照中医学理论体系进行辨证，进而分型或分期诊断。辨病与辨证相结合，吸取中西医学之长，既重视局部的病理损害，又重视疾病过程中的整体反应与动态变化，对原有的西医学与中医学诊断都有补充与发展。这样的结合方式有几类：其一，西医学辨病诊断、中医学辨证治疗，即先以西医学辨病诊断为主，再结合中医学辨证，将某种皮肤性病分为若干型，每型按一个主方论治。其二，以中医学辨证为基础，结合西医学辨病加以论治，即以中医学的"证"为主，结合西医学诊断不同加以不同针对性的药物，如银屑病的发病与呼吸道感染有关者，则加用抗感染药物如金银花、山豆根、板蓝根等以提高疗效；其三，舍"病"从"证"或舍"证"从"病"的中西医结合，即病情在某阶段表现以"证"为主时，应该舍"病"从"证"，反之亦然。如治疗天疱疮早期急性发作阶段以"病"为主，早期足量的糖皮质激素是本病抢救的关键，待皮损控制、病情稳定后，用药注意点可以转向"证"，分别采用清热、利湿、滋阴的中药，综合调整机体。根据这种中西医结合研究、发展模式，到了 20 世纪 80 年代，不单在治疗常见病、多发病方面总结出了一些中西医结合的诊治规律，而且对一些疑难病、危重病如天疱疮、系统性红斑狼疮、剥脱性皮炎、皮肌炎等也逐渐探索出了一些中西医结合的诊治规律，在不同病期阶段采用有侧重的中西药物有机结合治疗取得了良好疗效。特别是在减少糖皮质激素的用量和减轻其副作用及并发症等方面找到了一些中医学辨治规律，从而提高了这些疾病的抢救成功率，且对稳定病情和延长疾病缓解时间、改善患者生活质量等方面发挥了积极作用。

至 20 世纪 80 年代后期，皮肤性病学科的中西医结合研究逐渐转入了以临床为导向的基础研究方面，广泛采用现代科学的诊断技术、检测手段与中医学的"证"（包括病因、病机、标、本等）相结合，进行同病异治、异病同治规律的研究。1986 年，中西医结合专家沈自尹首先提出了"微观辨证"的概念。随后，此概念也被用于皮肤性病学科的中西医结合研究中。皮肤性病学专家们试图在临床收集辨证素材的过程中引进西医学的先进技术，微观地认识机体的结构、代谢和功能的特点，探寻各种"证"的微观检测指标，以期更完整、更准确、更本质性地阐明"证"的物质基础，并用微观指标认识和辨别"证"。而传统中医学发展的实践也证明，要研究中医学诊治规律，就要深入开展辨证论治的研究。由于受历史条件的限制，传统中医学的"四诊"只能限于感官直觉的观察；而西医学诊断皮肤性病，不仅依靠皮疹、体征和病史资料，还要结合许多物理、化学、组织病理、免疫学检查和细胞因子测定等现代新技术手段的帮助。因而要在当代新

形势情况下提高辨证论治的水平，必须将辨证引向微观化，这是中西医结合发展新的方向。如系统性红斑狼疮，根据患者的宏观症状、体征，并结合其临床检验指标（包括血尿常规、抗核抗体、抗 dsDNA 抗体、补体、免疫球蛋白等）进行辨证，将其分成若干型，如热毒炽盛证，患者除了有高热、关节肌肉疼痛及烦躁口渴、神昏谵语、大便干结、小便短赤、舌红绛、脉洪数或细数等宏观症状外，还可见抗核抗体及抗 ds-DNA 抗体的滴度明显增高；阴虚内热证，除了五心烦热、自汗盗汗、面浮红、关节痛、足跟痛、舌红苔薄、脉细数等症状外，其总补体和补体 C3 都有明显降低。再如银屑病，李斌等研究发现，银屑病中辨证属血热证者血清中 IL-2、IFN-γ 水平高于血瘀证者，而辨证属血瘀证者血清中 IL-6 水平高于血热证者，经过相应清热凉血和活血化瘀的治疗后则都有相应的降低。上述研究结果都表明，随着中西医结合研究的深入，以及引进西医学先进技术对中医学"证"本质的研究，越来越明确显示病与证的结合必须在"微观"层次上找到结合点。从微观辨证到辨证的微观化是中西医结合研究向纵深发展的新趋向。

除了辨病、辨证规律研究外，中药现代化研究和中药药效学研究也是皮肤性病学科中西医结合研究发展的一个重要方向。20 世纪 70 年代中期，以秦万章为代表的我国皮肤科界率先开展了运用中草药雷公藤治疗系统性红斑狼疮及银屑病等皮肤病的探索性研究。经过全国皮肤科界学者和医师的共同努力，40 余年来雷公藤的治疗疾病谱被大大地拓展，现已被广泛应用于皮肌炎、硬皮病、干燥综合征等自身免疫性疾病和各类血管炎、脂膜炎、湿疹等有关变态反应性疾病和炎症性疾病。另一方面，实验研究也表明其有抗炎、抑制体液和细胞免疫、扩张血管、改善微循环和类激素样作用，并能使狼疮细胞及抗核抗体转阴、血沉和免疫球蛋白下降、尿蛋白清除、贫血改善等，这是一个很大的突破。又如马齿苋在中医学传统上只用于胃肠湿热而引起的湿热痢，皮肤科临床将其引入用于治疗由湿热而引起的皮肤病亦取得了良效，且实验研究也证实了其可降低毛细血管通透性、拮抗组织胺，为将马齿苋广泛应用于治疗各种急性过敏性皮肤病提供了可靠的依据。

四、中西医结合皮肤性病学科临床、研究机构建设和院校教育

在学科建设方面，1955 年，中央皮肤性病研究所聘请赵炳南筹建了中医室，1958 年改成中医科，下设熏药室和针灸室，与西医胡传揆等进行中西医结合研究，1987 年正式成立了中西医结合科，进行中西医结合皮肤性病学研究。1963 年，边天羽和吴咸中等人在南开医院创建了第一个中西医结合研究基地，边天羽任皮肤科主任。1984 年，天津市卫生局决定以边天羽在南开医院创建的中西医结合皮肤科为基础，将天津市长征医院建设成以皮肤科为重点的中西医结合医院，边天羽任院长。20 世纪 70 年代以后，大部分医院陆续开始建立独立的皮肤科；进入 20 世纪 80 年代，国家开始建立中西医结合医院并下设皮肤科。这一时期，天津长征医院、武汉市第一医院、杭州市第三医院、沈阳市第七医院相继建立中西医结合皮肤科，这 4 家规模较大的并以中西医结合诊治皮肤性病为临床特长的医院，在临床、科研、制剂、信息、管理等方面组建特色优势互补的跨区域"全国皮肤科四强联合体"，根据各自优势，开展科研合作、专家互访和学术交流，尤其是在中西医结合特色诊疗技术方面的交流，加快了各医院中西医结合皮肤科的建设，为中国中西医结合皮肤科发展树立了榜样。目前全国各省区市、地级市、县市各级中西医结合医院和中医院基本都设有中西医结合皮肤科，或在皮肤科中开展中西医结合工作。20 世纪 80 年代以来，国家医疗卫生管理部门在政策、编制、资金、设备上也给予中西医结合皮肤科大力支持、投入，一些机构、单位先后被批准确定为国家中医药管理局中西医结合皮肤性病重点学科、重点专科（专病）单位，对全国的中西医结合皮肤科建设起到了示范作用。

与此同时，中西医结合皮肤科界也是名家辈出。1952 年，卫生部在北京医学院组织开办了中医学习西医的中医药专门研究人员班，其中大部分学员在我国中西医结合的道路上作出了杰出贡献，成为我国中医、中西医结合领域的一代名家，其中夏涵、张作舟、郭仲轲 3 人从事中西医结合皮肤科专业。1955 年起，卫生部在北京、上海、广州、武汉、成都等多地举办西医离职学习中医班，朱仁康、哈玉民作为中医外科（包括皮肤性病）专家给全国第一个西医学习中医研究班讲授皮肤病学课程，可视为中西医结合皮肤性病学教育的肇始。这一西学中班先后培养了2000 余名中西医结合高级医师，其中秦万章、边天羽、张志礼、吴绍熙、管汾、袁兆庄、庄国康、邹西铭、张曼华、卞宗沛、俞锡纯、丁素先、刘世明、毛舒和、王玉玺、张秉正等毕业后都从事了中西医结合皮肤科工作，成为我国著名的中西医结合皮肤科专家。

中西医结合专业的学历教育是从研究生开始的。1978 年中国恢复研究生培养制度之后，各中医院校或西医院校开始陆续招收中西医结合皮肤科硕士和博士研究生。1992 年，泸州医学院在五年制中医学专业中开设了中西医结合方向，标志着中西医结合高等本科教育的开始。2001年，湖南中医学院编纂出版了我国第一套自编中西医结合七年制临床系列教材。2004 年，国家中医药管理局委托中国中西医结合学会、全国中医药高等教育学会规划、组织、编写高等医药院校中西医结合专业本科教材，即"新世纪全国高等医药院校中西医结合专业规划教材"，其中《中西医结合皮肤性病学》由泸州医学院陈德宇主编，于 2005 年由中国中医药出版社出版，并于2012 年再版。随着临床疾病谱的变化及中西医结合学科飞速发展，总结全国中医药行业历版教材特别是 21 世纪以来全国高等中医药院校规划教材建设的经验，由李斌、陈达灿主编的全国中医药院校高等教育"十三五"规划教材《中西医结合皮肤性病学》在第 2 版基础上进行编写，于2017 年由中国中医药出版社出版。

五、中西医结合皮肤性病学术团体的建设与发展

1981 年，经卫生部批准成立了"中国中西医结合研究会"，1990 年更名为"中国中西医结合学会"。中西医结合皮肤性病学事业在这一时期也得到了蓬勃的发展。1984 年 10 月，"第一届全国中西医结合防治皮肤病学术讨论会"在四川省重庆市召开，会上成立了中国中西医结合研究会皮肤病学组，张志礼任组长，秦万章、庄国康、边天羽为副组长。1987 年，在皮肤病学组基础上成立了中国中西医结合研究会皮肤性病专业委员会。此后，全国各省、市、自治区也先后建立了地方性的中西医结合皮肤性病学分会，有力地推动了中西医结合皮肤性病学科在全国范围内的发展，为我国皮肤性病防治事业作出了重要贡献。

第二节　中西医结合皮肤性病学科的特点

一、涉及面广、整体性强

中西医结合皮肤性病学理论体系不仅涉及中医学和西医学，而且在两者基础上进一步有交叉和融合。仅就其实践工作的性质而言，中西医结合皮肤性病学的研究范畴又可分为专业基础性研究和临床应用性研究，二者是相辅相成、紧密联系的有机整体。专业基础性研究方面包括了皮肤组织病理学、皮肤生理学、皮肤药理学、皮肤免疫学、皮肤病原生物学、皮肤遗传学、皮肤流行病学等多个领域，并与其他各医学基础学科互相渗透和交叉；临床应用性研究方面包括了皮肤内科学、皮肤外科学、性病学、皮肤美容学、职业皮肤病学、激光医学、光生物医学、皮肤治疗学

等多项分支。随着学科的发展，中西医结合皮肤性病学已逐渐成为一门内容涵盖丰富、研究领域宽广、技术手段先进、发展潜力巨大的临床医学分支学科。

二、与其他临床学科之间存在广泛而密切的联系

皮肤与机体其他系统或脏器之间存在着紧密联系，内部疾患也能对皮肤造成复杂影响，因此皮肤异常可为机体内部某些病变的"窗口"，切忌单纯看到皮损局部而忽略整体，应注意与系统疾病的联系。如青年女性的面部蝶形红斑可能提示系统性红斑狼疮；剧烈瘙痒常与肝肾疾病或糖尿病等有关；某些副肿瘤性皮肤病可能提示潜在的患肿瘤风险；糖尿病患者可出现足坏疽、类脂质渐进性坏死、肢端大疱、四肢伸侧黄瘤；甲状腺疾病患者可出现皮肤干燥、脱屑或合并白癜风、慢性荨麻疹；溃疡性结肠炎患者常出现阿弗他口炎、结节性红斑、坏疽性脓皮病、血栓性静脉炎等，这种"窗口"效应在临床上具有重要的诊断提示作用。从中医学角度来看也是如此，皮肤性病虽发于体表，但常与人体的气血盈亏、运行顺逆及脏腑的虚实变化、功能失调等内部病变密切相关，因此不能孤立地只从表面皮损辨证。诚如《素问》中说："诸痛痒疮皆属于心。"《外科启玄》中说："凡疮疡皆由五脏不和、六腑壅滞，则令经脉不通而生焉。"

三、病种繁多、分类复杂

目前可以命名的具有不同临床特点的皮肤性病多达两千余种，其中还不包括某些同类疾病或亚型，因此疾病的分类显得相当重要。通常情况下采取病因的分类方法，如病毒感染性皮肤病、光线性皮肤病、物理性皮肤病等，但由于受到我们当前研究、认识水平局限性的影响，还有许多不明病因的疾病，可能按照皮损形态特征分，如大疱性皮肤病、丘疹鳞屑性皮肤病、色素性皮肤病等；或按照共同的组织病理特点分，如角化性皮肤病、皮肤血管炎等；又或按照组织结构部位分，如皮肤附属器疾病、皮下脂肪组织疾病、皮肤脉管性疾病等；还有按照主要发病机制分，如变态反应性皮肤病、代谢及营养障碍性皮肤病、内分泌障碍性皮肤病等。皮肤性病分类的这种复杂性不但与人们认识水平的局限性相关，同时也受皮肤所处的复杂病因体系影响有关，包括外部因素和内部因素。

第三节　中西医结合皮肤性病学的学习方法和途径

一、打下扎实的中西医学理论基础

要熟悉以《黄帝内经》《神农本草经》《伤寒论》《金匮要略》和温病学为代表的中医学经典著作，掌握以《外科正宗》《外科证治全生集》《疡科心得集》《外科理例》和《医宗金鉴·外科心法要诀》为代表的中医学专科著作。中医学经典所提出和阐述的问题对中医学理论和临床具有普遍而深远的指导意义，是前人长期临床实践的总结，是对中医学系统理论的高度概括和提炼。通过中医药经典的学习，了解古代医家认识人体生理、病理、辨证立法及处方用药的思路，从而掌握中医药学独具特色的思维方式，提高解决临床实际问题的能力。西医学是建立在解剖学、生理学、病理学、细胞学、微生物学、免疫学、生物化学、药理学等学科基础之上的，这些基础学科是临床医学的奠基石，更重要的是蕴含丰富的西医学哲学思维。理论是实践的先导，要学好中西医结合皮肤性病学，就应系统、完整、扎实地熟悉与掌握西医学基础知识，为中西医融会贯通打下良好的基础。

二、重视临床见习和实习，理论联系实践

中西医两门医学都是实践性科学，要正确理解两者精髓必须要在实践之中把握，尤其皮肤性病学是一门病种繁杂且以形态学为主要表现、直观性非常强的临床专业学科，文字表述固然能描写出疾病之特点，但很多未亲眼见过的病种则难以在脑海中形成鲜明之印象，因此皮肤性病的学习、掌握需要在大量感性认识（皮损的视觉形态获取）的基础上才能逐步形成理性认识进而掌握疾病之特征。而临床实习、见习是医学理论联系实践的桥梁，在医学教学中起着承前启后的作用，对于掌握这门学科知识具有重要意义。医学生需要在有限的课时内掌握基础理论、基本知识和基本技能，因此应该注意在课堂学习和临床实习环节不断积累、相互印证，从而建立清晰的专业知识框架，有助于日后加以补充和拓展。

三、终身学习，完善自身知识结构体系

皮肤性病学的发展日新月异，任何一本教材或著作都无法收录所有的新进展、新成果，很多时候即便是最新版的教科书上写的治疗方案、治疗理念其实已是 2～3 年前的概念，医学生们到日后真正临床工作时，该治疗理念可能已相对落后，因此应该树立起终身学习的理念，掌握文献检索和互联网、多媒体专业知识检索的方式、方法，使自身专业素养、知识结构不断得到补充和完善。此外，除了全面掌握本专业知识外，还应对相关学科的内容加以必要的了解和掌握，这样才能适应不断发展和更新的临床需求。

第二章
皮肤的结构与生理

第一节　皮肤的组织结构

皮肤（skin）是人体最大的器官，约占总体重的 16%。成人的皮肤面积为 1.2 ～ 2.0m²，新生儿约为 0.21m²。皮肤表面有许多纤细的皮沟（skin groove），是由真皮中纤维束的排列和牵拉所致。皮沟使皮肤呈现出划分为细长而平行、略隆起的皮嵴（skin ridge）。较深的皮沟将皮肤表面划分为三角形、菱形或多边形小区，称为皮野（skin field）。指（趾）末端屈面的皮沟、皮嵴呈涡纹状，特称指（趾）纹，其形态受遗传因素影响，在个体之间均有差异且终生不变，故常用以鉴别个体。皮肤的颜色因种族、年龄、性别及部位不同而异。在组织学上，皮肤自浅入深由表皮、真皮、皮下组织三层构成。人体皮肤的发生，表皮（口腔黏膜在内）及其附属器（只限于上皮部分）和神经系统（包括中枢神经和周围神经），都是由外胚层分化而来的；真皮结缔组织则发生于中胚层（图 2-1）。

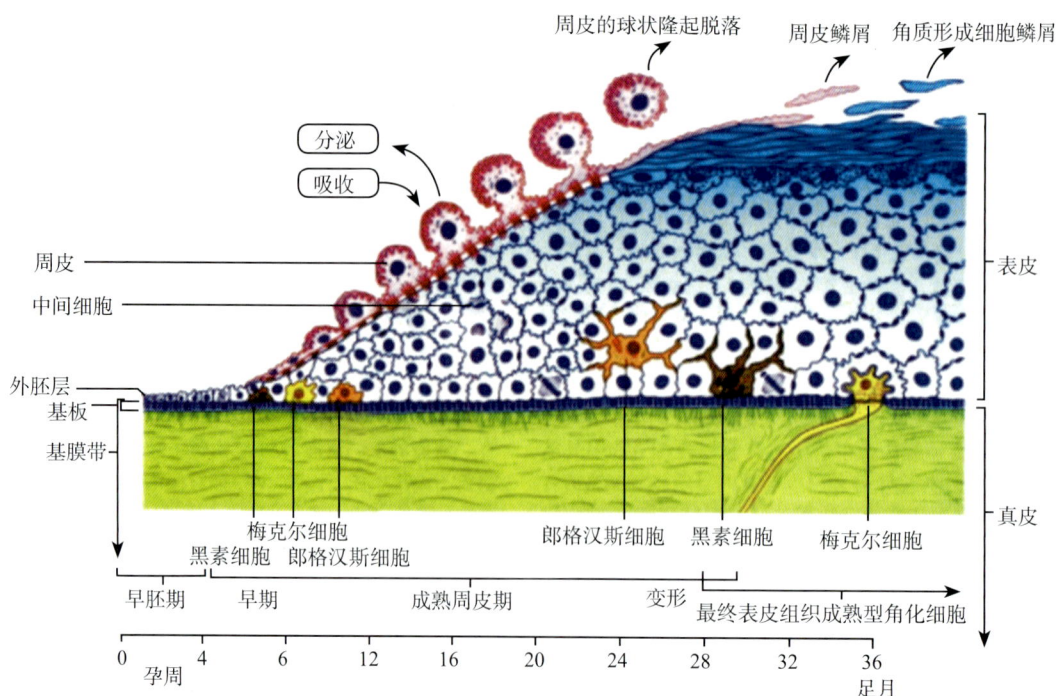

图 2-1　皮肤的发生模式图

一、表皮

表皮（epidermis）是皮肤的浅层，由角化的复层扁平上皮构成，主要由角质形成细胞和非角质形成细胞两类细胞组成，后者包括黑素细胞、朗格汉斯细胞和少量梅克尔细胞。

（一）表皮的分层

角质形成细胞（keratinocyte）是表皮主要的细胞，占表皮细胞的80%以上。角质形成细胞在分化过程中胞质内逐渐合成具有保护作用的角蛋白。根据角质形成细胞的分化阶段和特点，表皮由内向外，依次分为基底层、棘层、颗粒层、透明层和角质层，基底层借助基底膜与真皮连接。

1. 基底层（stratum basale） 是表皮的最下层，附着于基底膜上，由一层矮柱状或立方状的细胞组成，称为基底细胞。该细胞的核呈椭圆形，位置偏下，核仁明显，常见核分裂现象。胞质呈嗜碱性，内含丰富的游离核糖体和分散、成束的角蛋白丝（keratin filament），也称张力细丝（tonofilament）。此外，基底细胞的胞质中还含有从黑素细胞获得的黑素颗粒，主要分布于细胞核上方。电镜下，相邻基底细胞之间、基底细胞与棘细胞之间可见桥粒；基底细胞的真皮侧可见半桥粒。

基底细胞有活跃的分裂能力，新生的细胞向浅层移动过程中逐渐分化形成表皮其余几层的细胞，故基底层亦称生发层。正常表皮基底细胞分裂后由基底层分化、移行至颗粒层约需14天，从颗粒层移至角质层表面而脱落又约需14天，因此，正常表皮更新时间约为28天。

2. 棘层（stratum spinosum） 位于基底层上方，一般由4～10层细胞组成。细胞呈多边形，体积较大，核呈圆形。细胞向四周伸出许多细短的突起，故称棘细胞。相邻细胞的突起由桥粒连接形成细胞间桥（图2-2）。最底层的棘细胞有分裂能力，而上部的棘细胞渐趋于扁平，无分裂能力。棘细胞的胞质内含有许多角蛋白丝，常成束分布，称张力原纤维（tonofibril）。张力原纤维随着细胞向上移行而逐渐增多。浅层的棘细胞内可见多个卵圆形、直径100～300nm、有膜包被的颗粒，称为角质小体（karatinosome）或Odland小体，颗粒内呈现明暗相间的平行板层结构，故又称板层颗粒（lamellated granule）（图2-3），颗粒内容物主要为糖脂和固醇。

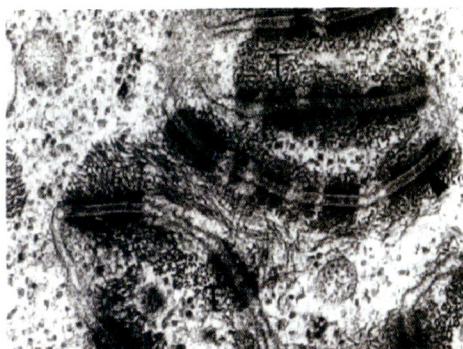

图2-2 棘细胞超微结构，示细胞桥粒连接

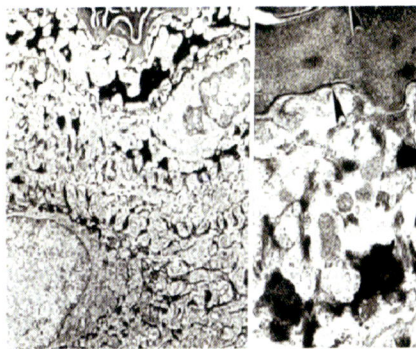

图2-3 棘细胞超微结构

3. 颗粒层（stratum granulosum） 位于棘层之上，由2～4层较扁平的梭形细胞组成。这些细胞的细胞核和细胞器已退化，胞质中有许多大小不等、形状不规则、嗜碱性强的透明角质颗粒。颗粒没有界膜包被，呈致密均质状，沉积于成束的张力细丝间。颗粒层细胞内有较多的角质小体，它们常与细胞膜融合，进而将内容物排出到细胞间隙内形成多层的膜状结构，构成阻止外源物质透过表皮的主要屏障。

4. 透明层（stratum lucidum）（图2-4） 位于颗粒层上方，仅见于掌跖等角质层较厚的表皮。此层由位于角质层与颗粒层之间的 2～3 层扁平细胞构成，细胞境界不清，无核，细胞器消失，胞质嗜酸性。胞质中有较多疏水的蛋白结合磷脂，与张力细丝黏合在一起，因此，透明层是防止水及电解质通过的屏障。

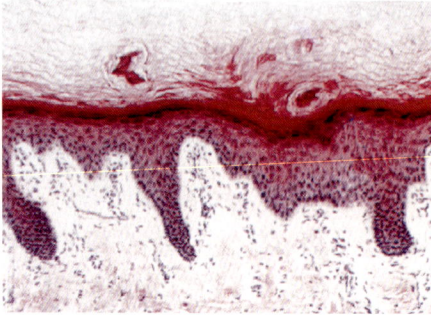

图 2-4　透明层

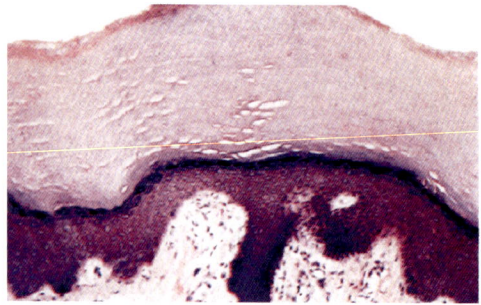

图 2-5　角质层

5. 角质层（stratum corneum）（图 2-5）　由 5～10 层已经死亡的扁平角质细胞组成，其细胞核和细胞器已经完全消失。电镜下，角质层细胞内充满密集平行的角蛋白张力细丝，浸埋在无定形物质中，这些无定形物质主要为透明角质，由富含组氨酸的蛋白质组成。细胞膜内面附有一层厚约 12nm 的不溶性蛋白质，故细胞膜厚而坚固。细胞膜表面折皱不平，细胞相互嵌合，细胞间隙中充满角质小体颗粒释放的脂类物质。靠近透明层的角质层细胞间尚可见桥粒，而角质层表层细胞的桥粒消失，因而容易脱落形成皮屑。

表皮由基底层到角质层的结构变化，反映了角质形成细胞增殖、分化、迁移和脱落的过程，同时也是细胞逐渐生成角蛋白和角化的过程。细胞之间桥粒的位置不是恒定不变的，新生角质形成细胞从基底层经棘层过渡至颗粒层的移动中，桥粒可以分离并重新形成，使角质形成细胞有规律地到达角质层而脱落。

（二）非角质形成细胞

1. 黑素细胞（melanocyte）　是生成黑色素的细胞，由胚胎早期的神经嵴发生，然后迁移到皮肤中，分散于表皮基底细胞之间。黑素细胞在身体各部的数量有明显差别，在乳晕、腋窝、生殖器及会阴部等处较多。细胞为有多个较长树枝状分支突起的细胞，突起伸向邻近的基底细胞和棘细胞，借助树枝状突起可与 30～36 个角质形成细胞接触（图 2-6），向它们输送黑素颗粒，形成表皮黑素单位。电镜下，黑素细胞胞质内有丰富的核糖体，粗面内质网和发达的高尔基复合体。细胞的主要特征是胞质中含有多个长圆形的黑素体。黑素体有界膜包被，内含酪氨酸酶，能

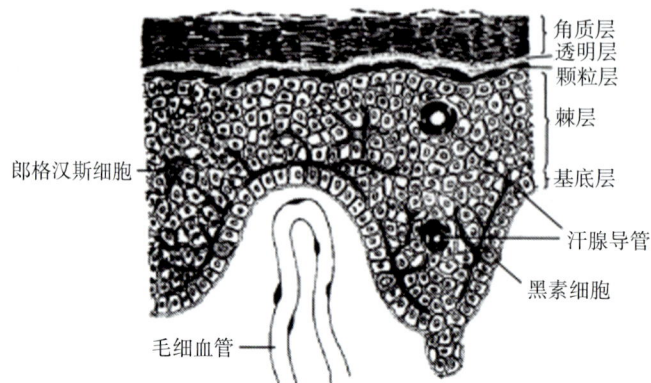

图 2-6　黑素细胞示意图

将酪氨酸转化为黑色素（melanin）。当黑素体充满色素后成为黑素颗粒。黑素颗粒迁移到细胞突起末端，然后输送到邻近的基底细胞内，因而基底细胞内常含有许多黑素颗粒。黑色素为棕黑色物质，是决定皮肤颜色的重要因素。由于细胞中黑素颗粒的大小和含量的差别，以及黑素细胞合成色素的速度不同，决定了不同种族和个体皮肤颜色的差异。黑色素能吸收和散射紫外线，保护表皮深层细胞不受辐射损伤。日光照射可促进黑色素的生成。

2. 朗格汉斯细胞（Langerhans cell）（图 2-7） 是一种来源于骨髓和脾的免疫细胞，占表皮细胞的 3%～5%，分散于表皮棘细胞之间及毛囊上皮内，亦见于口腔、扁桃体、咽部、食管、阴道、直肠的黏膜及真皮、淋巴结、胸腺等处，细胞密度因部位、年龄和性别而异。朗格汉斯细胞是多突起的细胞，氯化金染色能显示其树枝状突起；光镜下显示细胞较好的方法是 Ia 抗原染色、ATP 酶染色及 CD1a 染色。电镜下，其核呈扭曲状，胞质比较清亮而无角蛋白丝，其特征是胞质内存在剖面呈杆状或网球拍状的特殊颗粒，称伯贝克颗粒（Birbeck granule）（图 2-8）。朗格汉斯细胞是表皮内特异性的抗原提呈细胞，其有多种表面标志，包括 IgG、IgE 和 C3b 等的受体及 Ia（HLA-DR）、CD4、CD45、S-100 等抗原，人类朗格汉斯细胞又是皮肤内唯一能与 CD1a（OKT6）单抗结合的细胞。朗格汉斯细胞具有吞噬、吞饮和提呈抗原及同种异基因刺激作用；在接触性变态反应中可将半抗原呈递给 T 细胞使之活化；朗格汉斯细胞还能分泌 IL-1；参与同种异体皮肤移植的排斥反应。

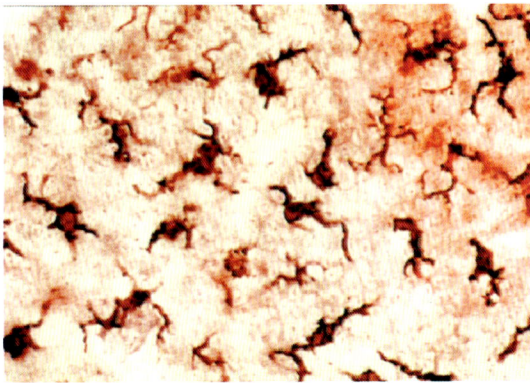

图 2-7 特殊染色示朗格汉斯细胞 　　图 2-8 伯贝克颗粒超微结构

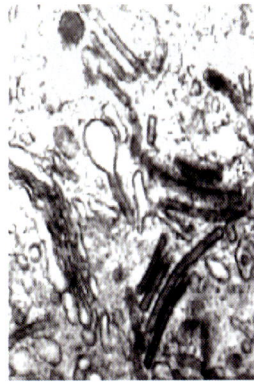

3. 梅克尔细胞（Merkel cell）（图 2-9） 是一种具有短指状突起的细胞，分散于基底细胞之间，多见于掌跖、指趾、口腔、生殖器等皮肤或黏膜，亦可见于毛囊上皮。电镜下，梅克尔细胞胞核不规则，胞浆内有较多的直径 50～100nm 含有包膜的颗粒，胞膜有桥粒和角质形成细胞相连。多数梅克尔细胞的基底部与脱髓鞘的神经轴索末梢接触，后者的末梢扩大成半月板状，并与梅克尔细胞的基底面融合，形成梅克尔细胞-轴索复合体。梅克尔细胞的来源尚无定论，一般认为是外胚层的神经嵴细胞，推测梅克尔细胞是一种感觉细胞，能感受触刺感觉。

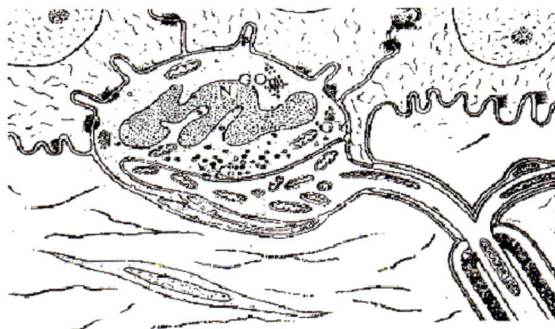

图 2-9 梅克尔细胞模式图

二、真皮

真皮（dermis）位于表皮下面，由结缔组织组成，与表皮牢固相连。真皮深部与皮下组织接连，两者之间没有清楚的界限。身体各部位真皮的厚薄不等，一般厚 1 ～ 2mm。真皮分为乳头层和网织层两层（图 2-10）。

1. 乳头层（papillary layer） 为紧邻表皮的薄层结缔组织。胶原纤维和弹性纤维细密，含细胞较多。此层的结缔组织向表皮底部突出，形成许多嵴状或乳头状的凸起，称真皮乳头（dermal papilla），使表皮与真皮的接触面扩大，有利于两者牢固连接，并便于表皮从真皮的血管获得营养。乳头层毛细血管丰富，有许多游离神经末梢，在手指等触觉灵敏的部位常有触觉小体。

2. 网织层（reticular layer） 在乳头层下方，较厚，是真皮的主要组成部分，与乳头层无清楚的分界。网织层由致密结缔组织组成，粗大的胶原纤维束交织成密网，并有许多弹性纤维，使皮肤有较大的韧性和弹性。此层内有许多血管、淋巴管和神经，毛囊、皮脂腺和汗腺也多存在于此层内，并常见环层小体。有的婴儿骶部皮肤真皮中有较多的黑素细胞，使局部皮肤显灰蓝色，称胎斑（mongolian spot）。

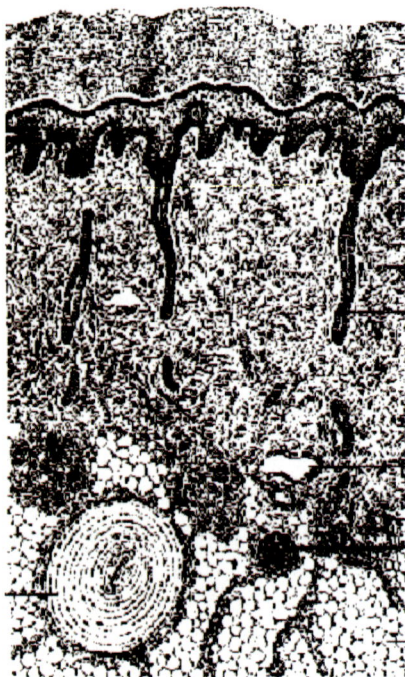

图 2-10　真皮结构

真皮结缔组织间可见成纤维细胞、肥大细胞、巨噬细胞、淋巴细胞和其他白细胞，以及朗格汉斯细胞、真皮树突细胞（dermal dendritic cell）及噬黑素细胞等。

三、皮下组织

真皮下方为皮下组织，与真皮无明显界限，其下方与肌膜等组织相连。皮下组织由疏松结缔组织及脂肪小叶组成，又称皮下脂肪层。其厚薄因身体不同部位及营养状况而异。此层内还有汗腺、毛囊、血管、淋巴管及神经等。

四、皮肤附属器

皮肤附属器包括毛发、毛囊、皮脂腺、小汗腺、顶泌汗腺及指（趾）甲等。

（一）毛发（hair）

毛发（图 2-11，图 2-12）由角化的上皮细胞构成，分为长毛、短毛及毳毛。长毛如头发、胡须、阴毛及腋毛等；短毛如眉毛、睫毛、鼻毛及外耳道的短毛；毳毛（lanugo）细软、色淡、无髓，分布于面、颈、躯干及四肢。指（趾）末节伸侧、掌跖、乳头、唇红、龟头及阴蒂等处无毛。

毛发露出皮肤表面的部分为毛干，在毛囊内的部分称毛根（hair root）。毛根下端略膨大，为毛球（hair bulb）（图 2-13）。毛球底面凹入，容纳毛乳头（hair papilla）。毛乳头由结缔组织、神经末梢及毛细血管组成，为毛球提供营养。毛球下层靠近毛乳头处的细胞称为毛基质（matrix），是毛发及毛囊的生长区，相当于表皮的基底层，并有黑素细胞。毛发的横断面可分三层：中心为髓质（medulla）（毛发末端无髓质），由 2 ～ 3 层部分角化的多角形细胞组成，内含黑素颗粒和气泡；其外为皮质（cortex），是几层棱形已角化的上皮细胞，无细胞核，胞浆中有黑素颗粒；最外一层称毛小皮（hair cuticle），是一层排列成叠瓦状的已角化的扁平上皮细胞。毛囊由表皮下陷而成。毛囊壁由内毛根鞘、外毛根鞘及最外层的结缔组织鞘组成。内毛根鞘由内向外为鞘小皮（cuticle）、赫胥黎层（Huxleys layer）及亨勒层（Henle layer），鞘小皮和毛小皮结构相同，但游离缘向毛根，鞘小皮和毛小皮互相借助锯齿状突起紧密地镶嵌着，使毛发固着在毛囊内。外毛根鞘由数层细胞构成，相当于表皮的棘层和基底层。结缔组织鞘的内层为玻璃样膜，相当于加厚的基底膜，中层为较致密的结缔组织，最外层为疏松结缔组织，与周围的结缔组织连接。

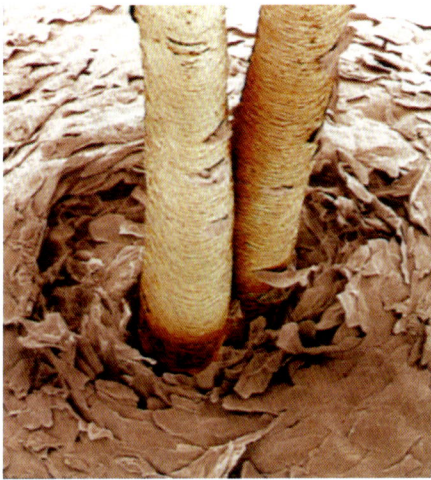

图 2-11　毛发扫描电镜图

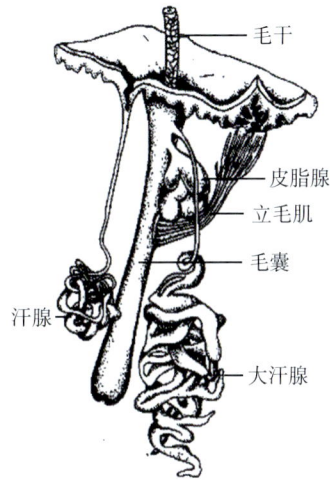

图 2-12　皮肤附属器模式图

人的头皮部约有头发 10 万根。人的头发和其他部位毛发并非同时或按季节地生长或脱落，而是在不同时期分散地脱落和再生。正常人每日可脱落 70 ～ 100 根头发，同时也有等量的头发再生。不同部位的毛发长短不同，这是由于它们的生长期、退行期及休止期的时间长短不同。头发的生长期为 3 ～ 4 年；退行期约数周，这时头发停止生长；休止期为 3 ～ 4 月，旧发脱落后至再生新发。头发每日生长 0.27 ～ 0.4mm，3 ～ 4 年中可生长至 50 ～ 60cm，然后脱落再重新生发。眉毛和睫毛的生长期仅约 2 个月，故较短。毛发的生长受多种因素影响，男性青春期后，胡须、躯干、腋部及耻部毛发增长，这与睾丸产生的雄性激素密切相关；女性在生殖器成熟前即可出现阴毛，可能与肾上腺皮质产生的雄性激素有关。毛发与皮肤成一定的倾斜角度。在毛囊的稍下段有立毛肌，属平滑肌，受交感神经支配。立毛肌下端附着在毛囊下部，上端附着在真皮乳头层，精神紧张及寒冷可引起立毛肌的收缩，即所谓起"鸡皮疙瘩"。

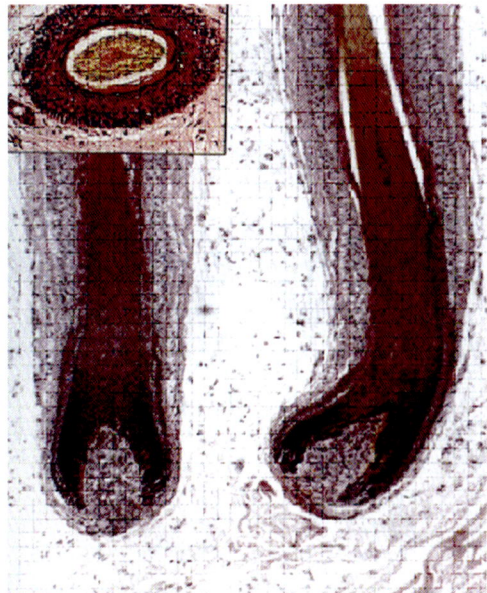

图 2-13　毛球和毛乳头

（二）皮脂腺（sebaceous gland）（图 2-14）

皮脂腺分布广泛，存在于掌、跖和指（趾）屈侧以外的全身皮肤，头、面及胸背上部等处皮脂腺较多，故称皮脂溢出部位。皮脂腺常开口于毛囊上部，位于立毛肌和毛囊的夹角之间，故立毛肌收缩可促进皮脂的排泄。乳晕、口腔黏膜、唇红部、小阴唇、包皮内侧等处的皮脂腺单独开口于皮肤。皮脂腺由一个或几个囊状的腺泡和一个共同的导管构成。腺泡无腺腔，外层为扁平或立方形细胞，周围有基膜和结缔组织包裹。腺细胞由外向内逐渐增大，胞质内脂滴逐渐增多，最终破裂而释放出皮脂，由导管排出，故皮脂腺为全浆腺。皮脂腺导管由复层鳞状上皮构成。

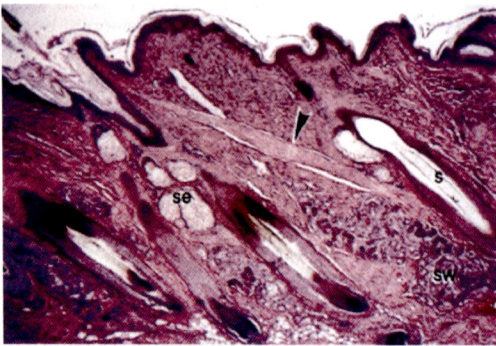

图 2-14　皮脂腺和立毛肌

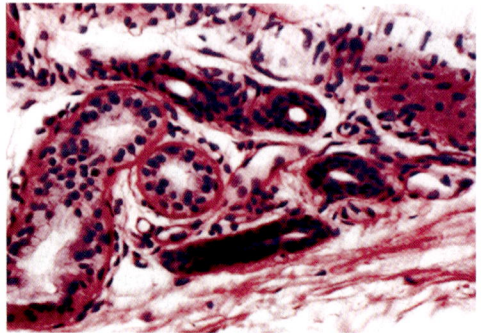

图 2-15　小汗腺的分泌部

（三）小汗腺（图 2-15）

小汗腺（eccrine gland）又称外泌汗腺，有分泌汗液和调节体温作用。除唇红区、包皮内侧、龟头、小阴唇及阴蒂外，小汗腺遍布全身，为 160 万～ 400 万个，以足跖（每平方厘米 600 个）、腋、额部较多，背部较少（每平方厘米 64 个）。每个小汗腺可分为分泌部和导管部。分泌部存在于真皮深层及皮下组织，由排列成管状的单层分泌细胞组成，其进一步盘绕呈球形，管腔直径约 20μm。其外有一层不连续的梭形肌上皮细胞（myoepithelial cell），最外为基底膜。小汗腺的分泌细胞有两种，即亮细胞和暗细胞。亮细胞稍大，基底部较宽，顶部较窄，占腺腔面积较少，胞质中较多的糖原颗粒，是分泌汗液的主要细胞。汗液含较多的钠离子、氯离子、水及少量糖原。暗细胞略小，其顶部稍宽而占腺腔的大部面积，在 HE 染色切片中胞质嗜碱性，可分泌涎黏蛋白、回吸收钠、氯等电解质。小汗腺受交感神经系统支配。肌上皮细胞对汗腺分泌部起支持作用，其收缩对排汗作用甚微。导管部也称汗管，由两层小立方形细胞组成，其基底膜不明显，无肌上皮细胞，管腔直径约 15μm。汗管于最深部和分泌部盘绕在一起，然后通过真皮向上，自表皮突下端进入表皮，在表皮中呈螺旋状上升，开口于皮肤表面。表皮内的汗管细胞的角化过程比表皮角质形成细胞早，在颗粒层水平处即已完全角化。

（四）顶泌汗腺

顶泌汗腺（apocrine gland）又名大汗腺，是较大的管状腺。其分泌部分布在皮下脂肪层中，腺腔直径约为小汗腺腺腔的 10 倍。顶泌汗腺的分泌部由一层立方或柱状分泌细胞组成，其外有肌上皮细胞及基底膜。其导管部分的组织结构与小汗腺的相似，但通常开口于毛囊的皮脂腺入口上方，少数直接开口于表皮。顶泌汗腺主要分布于腋窝、乳晕、脐窝、肛门及外阴等处。外耳道的耵聍腺、眼睑的 moll 腺和乳腺属变异的顶泌汗腺。顶泌汗腺的分泌活动主要受性激素影响，于青春期分泌旺盛。一般认为顶泌汗腺的分泌方式属顶浆分泌，但也可能有顶浆分泌、局浆分泌和全浆分泌 3 种方式。新鲜的顶泌汗腺分泌物为无臭的乳状液。排出后被某些细菌如类白喉杆菌分解，产生有臭味物质（短链脂肪酸及氨）。

（五）甲（图 2-16）

甲（nail）由多层紧密的角化细胞构成，外露部分称为甲板，伸入近端皮肤中的部分称为甲根。覆盖甲板周围的皮肤称为甲襞。甲板之下的皮肤称为甲床。甲根之下和周围的上皮称为甲母质，是甲的生长区。甲板近端可见新月状淡色区，称为甲半月，这是甲母质细胞层较厚所致。指甲生长速度约每日 0.1mm，趾甲生长速度为指甲的 1/2 ～ 1/3。疾病、营养状况、环境及生活习惯等的改变可使当时所产生的指（趾）甲发生凹沟或不平。

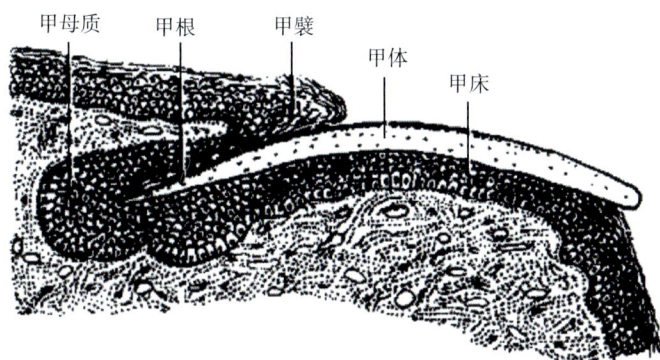

图 2-16 指甲结构示意图

五、皮肤的血管、淋巴管、肌肉和神经

（一）皮肤的血管

皮肤的血管主要有 3 个丛：①深部的较大血管丛，其动静脉较粗，并行排列在皮下组织的深部。②真皮下血管丛，位于真皮下部，其动静脉分支供给腺体、毛囊、神经和肌等的血液。③乳头下血管丛，位于真皮乳头下层，由此分出毛细血管祥的上行小动脉支供给真皮乳头的血流，然后折成毛细血管祥的下行静脉汇合成小静脉，形成乳头下血管丛，并借着纵行的交通支与真皮及皮下组织深部的动静脉汇合。在指（趾）、耳郭、鼻尖等处真皮内有较多的动静脉吻合，称为血管球。当外界温度有明显变化时，在神经支配下，球体可以扩张或收缩，以改变由动脉通过球体直接回向静脉或进入毛细血管的血流，从而调节体温。

（二）皮肤的淋巴管

皮肤的淋巴管在常规染色切片中不易辨认。毛细淋巴管的盲端起源于真皮乳头的结缔组织间隙，其壁由一层内皮细胞及稀疏的网状纤维构成。在乳头下层及真皮深部分别汇合成浅深层淋巴网，经过皮下组织通向淋巴结。较大的深部淋巴管有瓣膜。由于毛细淋巴管内压力低于毛细血管及其周围组织间隙，且通透性较大，故皮肤中的组织液、游走细胞、病理产物、细菌、肿瘤细胞等均易进入淋巴管而到达淋巴结，并在淋巴结内被吞噬消灭或引起免疫反应，甚至进一步扩散。

（三）皮肤的肌肉

皮肤的平滑肌包括立毛肌、阴囊肉膜、乳晕的平滑肌和血管壁中的平滑肌。面部表情肌和颈部颈阔肌属横纹肌。

（四）皮肤的神经

皮肤中有感觉神经及运动神经，通过它们和中枢神经系统的联系，可以产生各种感觉，支配肌肉活动及完成各种神经反射。

1. 皮肤的感觉神经（图 2-17，图 2-18）　皮肤的感觉神经末梢可分为 3 类：①末端变细的游离神经末梢，主要分布到表皮下及毛囊周围。②末端膨大的游离神经末梢，如与表皮梅克尔细胞接触的神经盘和偶见于手掌真皮中的 Ruffini 小体。③有囊包裹的神经末梢，如常见于手（足）部掌（跖）侧真皮乳头的 Meissner 小体和可见于掌跖等受压部位、乳头和生殖器真皮深层或皮下组织内的 Vater-Pacini 小体，以及见于龟头、包皮、阴蒂、小阴唇、肛周、唇红部等处真皮乳头层内的 Krause 小体。

皮肤的感觉可分为触觉、痛觉、热觉、冷觉及压觉等。这些感觉，特别是前 4 种常呈点状分布。由于这种点状的感觉分布，以及有些神经末梢具有特殊的结构，所以有人认为不同感觉是由不同的神经末梢传导，如 Meissner 小体和 Merkel 感受器主要感受触觉；Krause 小体与冷觉传导有关；Vater-Pacini 小体与压觉感受有关；Ruffini 小体与热觉感受有关；痛觉由游离神经末梢传导；毛囊周围的游离末梢与触觉感受有关等。但多年来组织学和电生理学的研究结果已基本上否定了这种看法，特别是因为，即使只有游离神经末梢而无任何特殊神经结构的部位，仍可有触、痛、冷、热等感觉。有证据表明，神经纤维的粗细和有无髓鞘可能影响神经传导的性能和效果。

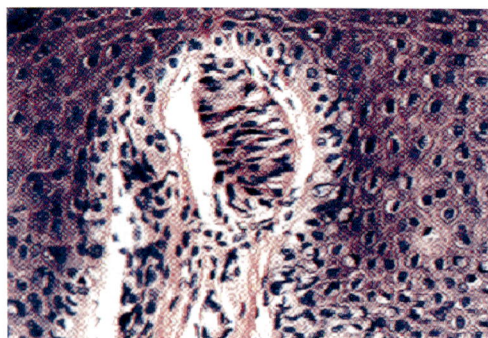

图 2-17　触觉小体

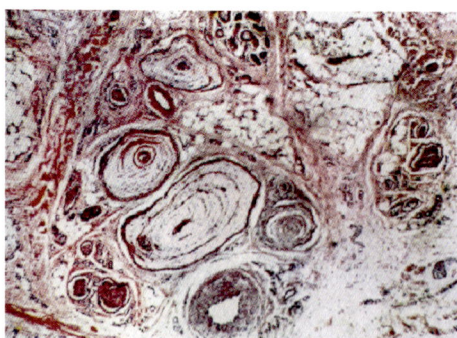

图 2-18　环层小体

2. 皮肤的运动神经　面神经支配面部横纹肌。交感神经的肾上腺素能纤维支配立毛肌、血管、血管球和顶泌汗腺、小汗腺的肌上皮细胞。小汗腺分泌细胞则受交感神经的胆碱能纤维支配。

第二节　皮肤的生理

皮肤是人体最大的器官，是机体内外环境的分界，是机体接受外源性刺激的第一道感受器，因此，皮肤具有特定的生理功能。

一、西医学对皮肤生理的认识

（一）皮肤代谢特点

1. 能量代谢　皮肤以葡萄糖或脂肪作为能源物质，通过有氧分解和糖酵解供能。由于表皮无血管、含氧量较低、乳酸脱氢酶量高而丙酮酸脱氢酶量低，故其代谢特点是糖酵解途径特别旺盛。表皮的糖利用率高于真皮，毛囊生长期、创伤和银屑病的表皮糖利用率均显著提高，体现了与其功能密切相关的代谢特点。

2. 糖代谢 皮肤尤其是表皮含葡萄糖的量较高，患糖尿病时更高，使其更易被感染。糖除了供能之外，可作为黏多糖、糖原、脂质、核酸、蛋白质等的生物合成底物。

3. 脂代谢 皮肤中的脂类包括脂肪和类脂质。脂肪主要作为能源，类脂质（磷脂、糖脂、固醇、固醇酯）是构成生物膜的主要成分。高脂血症和血清蛋白异常可使脂质局限性沉积于真皮引起皮肤黄瘤损害。

亚油酸和花生四烯酸作为表皮中最为丰富的必需脂肪酸，参与正常皮肤的屏障功能，也可作为一些重要活性物质的前体。如花生四烯酸可合成前列腺素且在日光作用下还可合成维生素 D，细胞损伤时本身也可作为趋化性物质，其代谢产物在锌的运转中起重要调节作用，因此可能是表皮功能的调节物。

4. 蛋白质代谢 表皮蛋白质有纤维状结构蛋白和非纤维状结构蛋白两种，前者是角蛋白的主要成分，是表皮细胞、毛发和甲的结构蛋白质，也是真皮胶原蛋白弹性蛋白的主要成分，后者参与了除角化过程外的细胞功能。真皮结缔组织纤维中的纤维蛋白包括胶原蛋白和弹性蛋白，基质中为黏蛋白。

肽链内切酶和外切酶作为两种蛋白质水解酶，一方面参与了皮肤细胞内外蛋白质的正常分解代谢；另一方面也参与了皮肤炎症反应和恶性肿瘤的转移与入侵等病理过程，如引起趋化性肽的释放、增加血管的通透性、介导结构蛋白质的降解与代谢、促进细胞的分化和对细胞的细胞毒作用。真皮中胶原蛋白酶可使基底膜下皮肤裂解。皮肤血管壁与皮面脂质中的纤维蛋白溶解酶可激活纤溶酶原使纤维蛋白降解。汗腺中的激肽释放酶可释放血管活性肽，使血管通透性升高。

5. 水电解质代谢 皮肤是人体水和电解质的重要贮存库之一，水主要存于真皮内，电解质则主要存于皮下组织内。皮肤损害或发生炎症时，水、钠、氯化物增加，限制水盐摄入则有利于皮肤炎症的消退。

（二）皮肤主要生理功能

1. 屏障和吸收作用 皮肤覆盖全身，使体内各种组织和器官免受机械性、物理性、化学性或生物性因素的侵袭。其屏障作用主要包括：①可防止体内水分、电解质和其他物质的丧失；②可阻止外界有害的或不需要的物质入侵，这两方面对于保持机体内环境稳定极其重要。

皮肤的吸收途径主要有：①通过皮肤毛囊、皮脂腺或汗管；②透过角质层细胞间隙；③透过表皮细胞本身，其中以第 3 种途径为主。各种接触皮肤的固体、液体、微量气体均可能被皮肤吸收。物质的理化性质对吸收率极为重要，如单纯水溶性物质和葡萄糖等不易被吸收，对电解质的吸收亦不明显，但对脂溶性物质如维生素 A 及油脂类物质如凡士林等吸收效果好，对外用药软膏与硬膏的吸收优于粉剂、水溶液等。角质层水合程度越高，吸收则越强。不同部位皮肤的吸收率也存在差异，阴囊＞额面＞大腿内侧＞上臂屈侧＞前臂＞掌跖。

2. 分泌和排泄作用 皮肤主要通过汗腺和皮脂腺进行汗液分泌和皮脂排泄。

小汗腺或外分泌腺在正常室温下仅少数呈分泌活动状态，无出汗感，即为不显性出汗。环境温度升高，活动性小汗腺增多，明显有出汗感时为显性出汗。小汗腺分泌活动要受胆碱能神经和体液因素影响。排汗可散热降温。汗液主要成分为水、电解质和少量糖原，其可与皮脂混合形成乳状脂膜，起保护皮肤作用，其酸性能抑制细菌生长。正常情况下小汗腺分泌的汗液无色透明、呈酸性，大量出汗时汗液碱性增强（pH 值 7.0 左右）。大汗腺或顶泌汗腺的分泌晨间稍高，分泌物含水分、脂肪酸等，若含有色物则在临床上称色汗症。

皮脂腺分泌排泄皮脂受内分泌影响，雄激素、长期大量运用糖皮质激素可使皮脂分泌增加，不同性别、年龄、营养、气候、种族等均可有所区别。皮脂在润泽毛发、防止皮肤干裂、抑制皮肤表面某些细菌繁殖及痤疮发生中均起重要作用。

3. 体温调节和感觉作用　体温调节中枢通过交感神经调节皮肤血管的收缩与扩张，改变皮肤中的血流量及热量的扩散，从而调节体温。体表热量的扩散主要通过皮肤表面的热辐射、汗液蒸发、皮肤周围空气对流和热传导进行。外界温度升高时，交感神经功能降低，皮肤毛细血管扩张，血流量增加，散热量增加，使体温不会过度升高；相反，可防止体温过快降低。汗液蒸发可带走较多热量，是重要的体温调节途径。

皮肤内具有的多种感觉神经末梢，可产生触觉、压觉、冷觉、热觉等单一感觉，以及干、湿、光滑、粗糙、坚硬、柔软、形体觉、两点辨别觉、定位觉、图形觉等复合感觉。内源性化学介质、外界刺激、局部皮肤黏膜病变等多种因素可致皮肤瘙痒这一特殊感觉，目前对瘙痒的认识仍不清楚，似乎无专门感觉神经末梢来感觉瘙痒。感觉与刺激的时间可不相符，未去除刺激时感觉已消退称为适应，去除后感觉仍持续一段时间则为后感觉。

（三）表皮角化过程和调节

1. 表皮通过时间　从基底层细胞，经历棘层、颗粒层，最终成为角质层细胞的不断向上移行的过程中，角质形成细胞产生了一系列形态学变化和复杂的生物化学改变，完成了其具有重要特征的角化过程。表皮细胞分裂形成细胞后从基底层到角质层最终脱落约需 28 天，称为表皮通过时间或更替时间。

2. 表皮角化的阶段　表皮角化分为合成和降解两个阶段。在前一阶段，表皮细胞合成角蛋白细丝、被膜颗粒、透明角蛋白和其他一些物质；在后一阶段，细胞核和细胞器降解消失，细胞膜增厚。

3. 角蛋白的生化　角蛋白是指存在于表皮角质层的蛋白质（由纤维状蛋白和无定形基质形成的角蛋白复合体）或从基底层至角质层细胞中的纤维状蛋白（角蛋白细丝中的内含物）。纤维状蛋白由多肽链组成，分子量 40000～70000，随不同分化阶段变化，因此角蛋白多肽是细胞分化的一个标志。在表皮、毛发和甲中，角蛋白化学组成类似，但胱氨酸含量明显不同，表皮中含量更低，同时毛发与甲中有一种附加结构蛋白质称为基质蛋白，因此毛发角蛋白对抗表皮角蛋白的抗体无交叉反应。

角蛋白异常包括角蛋白细丝、透明角蛋白或被膜颗粒的质与量异常。如寻常型银屑病、鱼鳞病和毛囊角化病中，角蛋白细丝减少，聚集减弱，直径改变，皮损中表皮角蛋白的分子量为 67000 的多肽消失，出现表皮角化过度或角化不全等病理改变。

4. 表皮增殖与分化的调节　环腺苷酸（cAMP）与环鸟苷酸（cGMP）是主要的环核苷酸。cAMP 可抑制表皮细胞有丝分裂和增殖，由 ATP 经腺苷酸环化酶作用而生成，存在于整层表皮中，影响该酶激活的因素均可间接影响表皮细胞的分化增殖。cGMP 与之作用相反，由鸟苷酸环化酶作用产生，组胺及表皮生长因子可刺激该酶活性，故可间接促进表皮增生。

花生四烯酸的代谢产物主要是前列腺素 E_2 和白三烯。前者可增加 cAMP 水平，增加 DNA 合成，进而促进表皮增殖。白三烯对 DNA 合成亦有刺激作用。调钙蛋白（CaM）能活化腺苷酸环化酶，促使 cAMP 生成，使 cAMP 转变为 5'-AMP；使花生四烯酸等不饱和脂肪酸增加，因此导致前列腺素和白三烯增加，最终促进 DNA 合成。

表皮生长因子（EGF）可促使表皮增生，加速细胞有丝分裂，增加细胞 DNA 与 RNA 成分、二硫键成分，促进酪氨酸脱羧酶与鸟苷酸环化酶的活性。蛋白酶活性可诱发增殖；鸟氨酸脱羧酶（ODC）使鸟氨酸产生腐胺和多胺。二者在银屑病等慢性增生性皮肤病中活性明显增加。糖皮质激素与抑素均可抑制表皮细胞有丝分裂，前者还可促使花生四烯酸类化合物合成减少，同时促进 cAMP 增加。

（四）黑素代谢和生理功能

表皮黑素单位是由一个表皮黑素细胞与其邻近的约 36 个角质形成细胞构成的，具有在结构和功能上的合作关系。黑素细胞形成黑素体，角质形成细胞将其摄取并转运。黑素的合成与清除过程在局部基因的调控和内外源调节因子的作用下处于动态平衡之中。不同部位有活性的表皮黑素单位数目不同，因此不同部位皮肤的颜色存在差异。

黑素细胞主要分布于表皮基底层和毛球部位，具有形成和分泌黑素的能力。黑素小体即是黑素细胞中的一种色素颗粒，其形成过程为：核糖体中的酪氨酸酶经内质网到高尔基体内，聚集成有膜状外廓小囊的球形细胞器，其内膜结构充分发育并有许多膜状细丝的细胞器时，开始有黑素沉积；随后，黑素沉积不断增加，内部结构无法辨认，充满黑素，形成黑素小体，完成了黑素化过程。成熟的黑素小体被角质形成细胞及毛皮质细胞摄取，并在胞内进行黑素小体的转运、降解或排除。

黑素是一种结构紧密的与蛋白质相结合的高分子聚合物，其含有吲哚与醌等基本结构，分为黑褐色的真黑素和黄红色的褐黑素。黑素生成与酪氨酸酶、酪氨酸和分子氧浓度有关，其速度及量受到多种因素影响。多巴、巯基、微量元素铜和锌等均可促进其合成，铁、银、汞、金、铋、砷等重金属可使皮肤色素加深；垂体分泌的垂体肽如黑素细胞刺激素（MSH）可促进黑素合成，而肾上腺皮质激素抑制 MSH 分泌；雌激素和甲状腺激素可促进黑素合成过程；副交感神经可使黑素合成增加，交感神经作用则与之相反；酪氨酸、色氨酸、赖氨酸等氨基酸和泛酸、叶酸、生物素、对氨苯甲酸等维生素参与黑素形成，其量的多少直接影响到黑素生成的多少；紫外线是黑素代谢最大的外部因素。

（五）皮脂代谢和生理功能

皮脂主要由以下成分组成：①皮面脂膜，构成皮肤表面的脂质，由皮脂腺和表皮内源性脂质及细菌、真菌、化妆品等外源性脂质提供，包括游离脂肪酸、蜡酯、类固醇酯、角鲨烯、甘油三酯等。②皮表脂质，作为能源和生物膜成分，包括甘油三酯、脂肪酸、类固醇、磷脂和维生素 D 的前体 7- 去氢胆固醇等。③皮脂腺的脂质，有甘油三酯、蜡酯、角鲨烯及少量胆固醇。④真皮脂质，主要是脂肪酸。⑤皮下组织的脂质，基本上是甘油三酯，以及少量不饱和脂肪酸及类固醇如胆固醇、7- 去氢胆固醇、脂色素等。

皮脂腺的脂质代谢中，皮脂是腺体脂肪细胞分化的最后产物。游离脂肪酸在皮面脂质中的含量较多，而完整的皮脂腺腺体和细胞中的含量则极少。皮面脂质和粉刺内的游离脂肪酸来源于皮脂腺，即皮脂腺内的甘油三酯经毛囊皮脂腺内的细菌尤其痤疮丙酸棒状杆菌分泌的脂肪酶作用形成。皮脂腺细胞的分化和皮脂转运入毛囊的过程中，固醇类的酯化不断增加。

表皮的脂代谢中，不同细胞分化阶段内脂质组成不同。随着细胞分化进行，固醇类含量增高，磷脂逐渐缺乏，角层中有蜡酯和神经酰胺。因此，表皮脂质代谢特点是磷脂的水解和角化末期的中性酯质聚集，这一特点对皮肤屏障作用的形成至关重要。病变皮损中的脂代谢异常，因而皮肤屏障明显受损。

（六）结缔组织代谢和生理功能

皮肤结缔组织由各种纤维（胶原纤维、弹力纤维、网状纤维）、细胞（成纤维细胞、组织细胞、肥大细胞及一些血液细胞）和基质组成。纤维中蛋白质主要是胶原蛋白和弹性蛋白，网状蛋白是一种特殊类型的胶原纤维。结缔组织疾病主要指胶原纤维病变，也包括弹性纤维和基质病变，临床上三者常同时存在。

胶原纤维是体内含量最多的蛋白质，是结缔组织的主要纤维成分。胶原纤维主要由成纤维细胞合成，其分解主要通过胶原酶水解断裂成小的片段。病理情况如大疱性表皮松解症、难治性溃疡时，胶原酶活性增高，抑制其活性可促进愈合。

弹力纤维的氨基酸组成类似于胶原纤维，但分布有随机性，且有较多的缬氨酸和丙氨酸，纤维间共价交联多，结构较复杂，具有弹性。中性粒细胞或巨噬细胞能将弹力纤维吞噬，胞内溶酶体中的弹性蛋白酶对之有分解作用。伴有胶原病变的弹力纤维疾病表现为量的增减和质的改变，如退行性变、肿胀断裂、颗粒化等。

基底膜带位于表皮与真皮交界处，由胶原成分和非胶原成分组成。其中胶原成分主要包括Ⅳ型胶原和Ⅴ型胶原，非胶原成分主要包括糖蛋白和蛋白多糖。

基质的主要成分是黏多糖，也称氨基多糖，是黏蛋白的辅基。基质中还有水、盐、糖蛋白等与血浆类似成分。黏多糖由氨基己糖和糖醛酸组成，呈酸性，主要与透明质酶、硫酸皮肤素、少量 6- 硫酸软骨素和硫酸类肝素等成分结合，形成分子筛立体结构。黏多糖的分解代谢主要在细胞内溶酶体中进行，若溶酶体中缺乏相关酶类不能及时将其水解，即为黏多糖沉积症的病因。

（七）皮肤免疫

皮肤是机体接触外源病原体的第一道屏障，是机体重要的免疫器官。皮肤内存在多种免疫细胞，包括固有免疫细胞、适应性免疫细胞及具有免疫活性的角质形成细胞。这些免疫细胞受到外源刺激可以分泌细胞因子、趋化因子、血管活性物质等多种炎症介质，使机体能够及时清除致病性病原微生物，与体内其他免疫系统相互作用，维持皮肤微环境和机体内环境的稳定。当皮肤免疫反应发生紊乱时，就会导致多种自身免疫性或慢性炎症性皮肤病，如银屑病、红斑狼疮、自身免疫性疱病等。近五年来研究发现，皮肤菌群在调控局部免疫的过程中也发挥重要作用。

1. 免疫细胞　皮肤内免疫细胞主要包括专职抗原提呈细胞、适应性免疫细胞、其他类型的固有免疫细胞及具有免疫活性的细胞。这些免疫细胞主要通过参与免疫反应、免疫监视、免疫调节及免疫耐受维持皮肤免疫稳态。

皮肤内的专职抗原提呈细胞主要包括表皮内的朗格汉斯细胞和真皮内的树突状细胞，外源病原微生物等抗原可以将其激活，促进其表达 MHC-Ⅱ类分子、CD80/86 共刺激分子、黏附分子等；活化的细胞通过淋巴管进入局部引流淋巴结，进而将抗原提呈给淋巴结的 T 细胞，并刺激 T 细胞活化，启动免疫反应。巨噬细胞主要存在于真皮内，具有较强的吞噬能力。表皮内的角质形成细胞经过干扰素等炎症因子刺激后也会表达 MHCⅡ-Ⅱ类分子，发挥非专职抗原提呈作用。角质形成细胞还可以分泌 IL-1、IL-6、IL-7、IL-8、GM-CSF、TNF-α、TGF-α、TGF-β 等多种细胞因子，介导免疫炎症反应。

T 细胞是参与皮肤适应性免疫应答的主要免疫细胞群。表皮内主要含有 CD8$^+$T 细胞，其活化后释放颗粒酶及穿孔素等细胞毒性蛋白、介导感染细胞、肿瘤细胞等靶细胞死亡。在病理情况下，亲表皮的 $CD4^+T$ 细胞也会进入表皮。真皮的血管周围还存在 $CD4^+T$ 细胞和 $CD8^+T$ 细胞，前者活化后分泌 IFN-γ，IL-4 和 IL-17 等多种细胞因子，后者主要分泌细胞毒性蛋白。在抗体介导的自身免疫性皮肤病中，还可见真皮的浆细胞浸润。

皮肤内还存在其他的免疫细胞群，如 γδT 细胞、肥大细胞、嗜酸性粒细胞、嗜碱性粒细胞等。其中，γδT 细胞主要位于表皮内，通过 γδ 型的 T 细胞受体识别脂类或糖类抗原，其活化后可产生多种炎症因子。肥大细胞和嗜碱性粒细胞主要存在于真皮，IgE 介导其活化参与的 I 型变态反应，通过分泌组胺等血管活性介质，导致真皮水肿，从而引发荨麻疹等皮肤病。嗜酸性粒细胞主要见于皮肤寄生虫、特应性皮炎、药疹及嗜酸性粒细胞增多症。

2. 免疫分子　皮肤中的朗格汉斯细胞、树突状细胞、T 细胞、角质形成细胞等活化后可以产生多种细胞因子，主要包括白细胞介素、干扰素、肿瘤坏死因子、集落刺激因子等多种炎症介质，这些细胞因子是导致皮肤慢性炎症的重要介质。此外，浆细胞产生的抗体及补体常介导自身免疫性皮肤病。

在皮肤感染及部分炎症性皮肤中，可见中性粒细胞被趋化、活化，通过产生大量蛋白酶或其他炎症介质，介导化脓性或非化脓性炎症反应。$CD8^+T$ 细胞活化后产生毒性蛋白介导靶细胞死亡。

多种细胞都可以产生趋化因子，其通过与细胞表面的趋化因子受体结合，进而介导多种免疫细胞趋化到皮肤，发挥免疫炎症反应。例如 CXCL1、2、3、5、6、7、8 介导中性粒细胞趋化，CCL17、22 等介导 T 细胞趋化，CCL15、18 等介导嗜酸性粒细胞趋化。

肥大细胞和嗜酸性粒细胞释放的组胺及血小板来源的 5-羟色胺等血管活性物质可以增强血管的通透性，导致皮肤出现红斑、风团及瘙痒等。

二、中医学对皮肤生理的认识

中医学认为，人体形质由"五体"即皮、肉、筋、骨、脉所构成，其中"皮"即皮肤，它被覆在体表，其生理功能及状态与气血、津液直接相关。皮肤需要气血、津液的营养、温煦和濡润，从而进行正常的生理活动并发挥其相应的生理功能，而气血津液的旺盛和正常地运行、输布，离不开脏腑、经络和其他组织器官的调和。因此，皮肤的生理功能和气血津液、脏腑经络的关系十分密切。

（一）皮肤的结构

中医学认为覆盖于体表的皮包括皮肤、腠理、汗孔、毛发、爪甲等部分。

1. 皮肤　身体之表也，如《杂病源流犀烛》所述："皮也者，所以包涵肌肉、防卫筋骨者也。"

2. 腠理　是指皮下筋肉之间的空隙和皮肤的纹理。腠指皮下肌肉之间的空隙，又称肌腠，而理则指皮肤的纹理。唐代王冰在注释《素问·皮部论》时指出："腠理，皆谓皮空及纹理也。"皮肤与肌肉通过腠理以沟通、联系。同时，腠理也是气血津液的中转站，使皮肤得以濡养。《金匮要略·脏腑经络先后病脉证》说："腠者是三焦通会元真之处，为气血所注。"腠理也是外邪入侵人体的门户，如《素问·生气通天论》中说："清静则肉腠闭拒，虽有大风苛毒，弗之能害。"

3. 汗孔　又称"玄府"，是汗液排泄的通道。汗孔的开阖与腠理的疏密关系密切，腠理密则汗孔闭，体表无汗；腠理疏则汗孔开，汗外泄。而在正常情况下，卫气充斥于腠理，并控制和调节腠理的开合。如《灵枢·本脏》云："卫气者，所以温分肉、充皮肤、肥腠理、司开阖者也。"

在病理状态下，汗孔也是外邪入侵的通道之一。

4. 毛发和爪甲　《杂病源流犀烛》说："毛发也者，所以为一身之仪表，而可验盛衰于冲任二脉者也。"毛发包括头发、毫毛等。爪，手足甲也。无论是毛发还是爪甲，均与气血的盛衰、脏腑的强弱关系密切，故毛发、爪甲是机体重要的外征。

（二）皮肤的生理功能

1. 卫外固表　皮肤是人体最外层的器官，也是外邪入侵人体的第一道屏障，皮肤、腠理覆于表，卫气贯其中，卫气强则腠理密、肌肤紧，外邪不得而入；卫气弱则腠理疏、毛孔开，邪气乘虚而入，导致疾病的发生。故《灵枢·百病始生》曰："是故虚邪之中人也，始于皮肤，皮肤缓则腠理开，开则邪从毛发入，入则抵深。"

2. 司开阖　人的正常生理功能是阴阳平衡协调的结果，机体的阴阳平衡是通过五脏六腑、五体协调来进行调节，皮肤、腠理、毛孔亦起着重要作用。当内热或外热郁于肌腠则腠理疏、汗孔开，同时热郁肌肤，灼津为汗，热随汗出；相反，寒袭肌表，则腠理密、汗孔闭，卫气得以温煦肌表，从而保证机体阴阳得以平衡。

3. 呼吸功能　肺合皮毛，主气司呼吸，所以汗孔（毛孔）的开阖亦有助于肺气的升降和宣泄。中医学把汗孔也称作"气门"，即汗孔不仅排泄由津液所化之汗液，实际上也是随着肺的宣发和肃降进行着体内外气体的交换，所以，唐容川在《医经精义》中指出，皮毛亦有"宣肺气"的作用。

（三）皮肤与气血津液、脏腑、经络的关系

1. 皮肤与气血津液的关系　气血是维持皮肤生理功能的基础。气是构成人体和维持人体生命活动的基本物质，也是脏腑功能活动的动力，包括元气、宗气、营气、卫气等四种，其生理功能是固表、充身、泽毛。血是脉管内流动着的红色液体，源于先天之精和后天水谷之精华，有润肤、濡毛、泽甲之功能。津液是机体一切正常水液的总称，布散于肌表的津液，具有滋润、濡养皮毛肌肤的作用。

2. 皮肤与脏腑的关系　在中医学中，人体是一个完整的整体，皮肤的生理和病理变化与五脏、六腑紧密联系，正如《洞天奥旨》中说："世人皆谓疮疡生于肌肤，何必问其脏腑。谁知外生疮疡，皆脏腑内毒蕴结于中而发越于外也。"

（1）皮肤与肺　皮肤与肺的关系十分密切，《素问·阴阳应象大论》曰："肺主皮毛。"主要表现在以下方面：①肺输布津气，营养肌肤。《素问·经脉别论》指出："食气入胃，浊气归心，淫精于脉，脉气流经，经气归于肺，肺朝百脉，输精于皮毛。"正是由于肺的输布、精的濡养，毛发肌肤才得以润泽。②宣发卫气，卫外固表。卫气运行，赖于肺的宣发。卫气有三方面的作用：一是濡养肌肤；二是抵御外邪；三是调节毛孔的开阖。③皮肤感邪，常传于肺。正是由于肺合皮毛，一旦外邪入侵，常传于肺。

（2）皮肤与心　心主血脉，其华在面。血液在心气的推动下，通过脉管运行于皮肤，皮肤得到血液的濡养，才能保持其润泽柔韧的特性。心气亏虚、心血不足则肌肤失养，心气旺盛则面色光泽红润，心气不足则面色㿠白，心血瘀阻则面色晦暗。

（3）皮肤与脾　脾为后天之本、气血生化之源，脾气健运、气血充足则肤韧肌坚。脾主运化水湿，脾运健，则水湿化为津液，输布正常，肌肤润泽。脾统血，脾气充盛统摄有权，血不溢出脉外。

（4）皮肤与肝　肝藏血、主筋，其华在爪。肝血充足，筋强力壮，爪甲坚韧光泽；肝血虚弱，筋弱无力，爪甲软薄、枯槁，甚至变形、脆裂。

（5）皮肤与肾　卫气"循皮肤之中，分肉之间"，卫气和津液在维持皮肤正常生理功能活动中起重要作用，而卫气和津液的化生、输布与肾息息相关。"卫出下焦"，卫气根源于肾，肾为元气之本，寓真阳存命门火，为人体阳气之根，对各脏腑组织包括皮肤起着温煦化生作用，故卫气温煦功能禀受于肾。其次，卫气运行始于足少阴，肾气充盛则卫气"温分肉、充皮肤、肥腠理、司开阖"功能正常。

《灵枢·本脏》说："肾合三焦膀胱，三焦膀胱者，腠理毫毛其应。"《素问·逆调论》说："肾者水脏，主津液。"在肾中阳气的熏蒸之下，分清别浊，清者为津，润养皮肤黏膜，浊者通过皮肤和膀胱，以汗、尿的形式排出体外。肾气虚，津液化源不足，则皮肤黏膜失润而干萎。肾主藏精，其华在发，发为血之余，为肾之外候。发的生长与脱落、润泽与枯槁，均与肾的精气盛衰有关。肾精充沛，毛发光泽；肾气虚衰，毛发变白而脱落。

3. 皮肤与经络的关系　经络是皮肤与气血津液、脏腑联系的纽带和通道，气血津液的输布，营气、卫气的滋养、温煦均有赖于经络的通畅。经络循行分布于皮肤的部位，称为皮部。《素问·皮部论》说："皮有分部。"十二经脉及其所属络脉，在体表的分布范围，称十二皮部，不同部位皮肤的变化，可以反映相应脏腑经络的病变。此外，十二经脉气血的多少，可以判断不同部位疾病的预后，并采取相应的治则，正如《医宗金鉴·外科心法要诀》"十二经气血多少歌"云："多气多血惟阳明，少气太阳厥阴经，二少太阴常少血，血亏行气补其荣。气少破血宜补气，气血两充功易成，厥阴少阳多相火，若发痈疽最难平。"

4. 皮肤与体质的关系　中医学认为，体质是在生长发育过程中形成的、与自然和社会相适应的、相对稳定的固有特性，因个体脏腑、气血、阴阳偏颇而形成，表现在功能活动与形态结构方面具有差异性的相对稳定的特质，是对人群身体状况的一种分类概况。关于体质，《灵枢·通天》："盖有太阴之人，少阴之人，太阳之人，少阳之人，阴阳和平之人。凡五人者，其态不同，其筋骨气血各不等。"《灵枢·阴阳二十五人》载有"火行之人、金行之人、水行之人、木行之人、土行之人"的体态特征。不同体质的人有其易于感发的皮肤疾病，不同体质的人感邪后有不同的从化趋势，如火行之人易发生疗疮等皮肤病。在皮肤病的临床防治中，应当重视不同人群体质的差异性。

第三章

皮肤性病的病因与病理（机）

第一节　西医病因、病理及发病机制

一、病因

皮肤性病的病因复杂多样。有些皮肤性病有明确且相对单纯的病因，如接触性皮炎和疥疮；而有些皮肤性病病因复杂，可能涉及多种发病因素，如湿疹和特应性皮炎；还有一些皮肤性病迄今仍难以明确病因。对于皮肤科医生而言，仔细询问可能的病因，必要时开展相关的调查或检查以便明确病因，将有助于疾病的诊断、鉴别诊断及治疗。

（一）外因

1. 物理因素　包括机械刺激、温度、湿度、日光及放射线等因素。例如，长期挤压和摩擦可致鸡眼和胼胝形成；持续摩擦可致皮肤发生水疱，称为摩擦水疱；寒冷和潮湿可引发冻疮；气温高、湿度大和出汗多，可发生痱子；皮肤长期经受不足以引起烫伤或烧伤的高温的局部作用，可发生热激红斑；过度日晒可引起日光性皮炎（也称日晒伤）；长期接受日光照射，在某些个体可诱发光线性痒疹或慢性光化性皮炎；接受长期、小剂量放射线照射治疗的肿瘤患者的局部皮肤，可发生慢性放射性皮炎。

2. 化学因素　包括药物、染料、化学原料或成品等。例如，药物可引起多种类型的药疹；皮肤接触某些化学物质后可发生接触性皮炎。

3. 植物　例如，荨麻可引起接触部位的皮肤发生荨麻疹；毒葛类植物接触皮肤，可引发植物性接触性皮炎。

4. 动物　例如，刺毛虫的刺毛或桑毛虫的毒毛刺入皮肤可引发毛虫皮炎；昆虫叮咬可发生虫咬皮炎；海洋中的某些刺胞动物可引起刺胞皮炎。

5. 寄生虫　例如，疥螨可引发疥疮；猪肉绦虫的幼虫（囊尾蚴）可引起皮肤猪囊虫病；钩虫可引起钩虫皮炎。

6. 微生物　例如，水痘-带状疱疹病毒感染可引起带状疱疹；寻常疣、扁平疣、跖疣和尖锐湿疣由人类乳头瘤病毒感染引发；脓疱疮、疖和痈由化脓性球菌引发；结核分枝杆菌感染可引发皮肤结核；沙眼衣原体可致泌尿生殖道感染；梅毒由梅毒螺旋体引起；手足癣、体癣和股癣由皮肤癣菌感染而引发。

（二）内因

1. 遗传因素　例如，大疱性表皮松解症、鱼鳞病、家族性良性慢性天疱疮和掌跖角化病等发病与遗传有明确关系。

2. 神经与精神因素　例如，神经损伤可引起营养性溃疡；压力和紧张与斑秃和慢性单纯性苔藓等发病密切相关。

3. 代谢障碍　例如，黄色瘤、皮肤淀粉样变病和皮肤黏蛋白病均属于代谢障碍性皮肤病。

4. 内分泌因素　例如，库欣综合征患者可出现痤疮、萎缩纹和多毛等皮肤表现；多囊卵巢综合征患者可出现痤疮和多毛现象。

5. 营养障碍　例如，维生素 A、核黄素缺乏可引起皮肤病变；糙皮病与烟酸缺乏有关；肠病性肢端皮炎与锌缺乏有关。

6. 血液或淋巴循环障碍　例如，肢端青紫症、网状青斑和淤滞性紫癜与血液循环障碍有关；淋巴循环障碍可致淋巴水肿。

7. 伴发或继发于系统疾病　例如，内脏恶性肿瘤患者可发生皮肌炎及恶性黑棘皮病等副肿瘤性皮肤病；严重肝病患者可发生掌红斑及蜘蛛痣；糖尿病患者可发生念珠菌病、皮肤瘙痒症和皮肤癣菌病等。

（三）其他发病因素

年龄、性别、种族、气候、季节、职业、个人卫生习惯、社会与地理因素有时与某些皮肤性病的发生也有关系。例如，青春期易发生痤疮；老年人易出现皮肤瘙痒症，此外，老年人的皮肤肿瘤发生率升高；系统性红斑狼疮、结节性红斑和硬红斑在女性多见；雄激素性脱发、反向性痤疮以男性为多见；白种人的皮肤癌发生率较高；瘢痕疙瘩在黑种人中发生率较高；多形性日光疹常见于春夏之交时；冬季时寻常型银屑病易加重；夏季时皮肤癣菌病高发；双手过度清洗者易出现干燥和皲裂。

在皮炎、湿疹和瘙痒症等皮肤病中，患者使用热水烫洗、反复搔抓、使用肥皂过度清洗、使用刺激性强药物、饮酒过度或进食辛辣食物可使病情加重。在患脓疱病、传染性软疣、寻常疣和扁平疣时，过度搔抓可引起感染扩展；在患瘙痒性皮肤病时，过度搔抓可引起疖或毛囊炎等继发感染，而在寻常型银屑病进展期和扁平苔藓等疾病时可引发同形反应而使皮损扩展。

二、组织病理

（一）表皮的主要组织病理变化

1. 角化过度（hyperkeratosis）　人体不同解剖部位正常皮肤的角质层厚度存在着差异。角化过度是指与正常状态时相比，局部皮肤角质层厚度异常增加。角化过度由角质产生过多或角质贮留而形成，可表现为绝对性角化过度或称真性角化过度，即角质层厚度较相同部位正常角质层显著增厚（图 3-1），可见于神经性皮炎、寻常型鱼鳞病、寻常疣和脂溢性角化病等。由完全角化的细胞构成的角化过度称为正角化过度（orthohyperkeratosis），其可分为网篮型、板层型和致密型 3 种形式。有时角化过度可以合并角化不全。角化过度也可为相对性角化过度，即表皮萎缩而显得角质层厚度相对增加，如红斑狼疮皮损。

2. 毛囊角栓（follicular plug）　毛囊角栓表现为扩大的毛囊开口处角质显著增多呈栓塞状（图 3-2），系毛囊漏斗部角化过度所致，可见于盘状红斑狼疮、痤疮、毛囊角化病、硬化性苔藓及毛发红糠疹等。

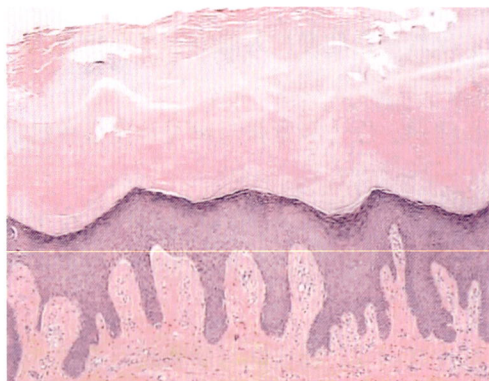

图 3-1　角化过度（神经性皮炎）

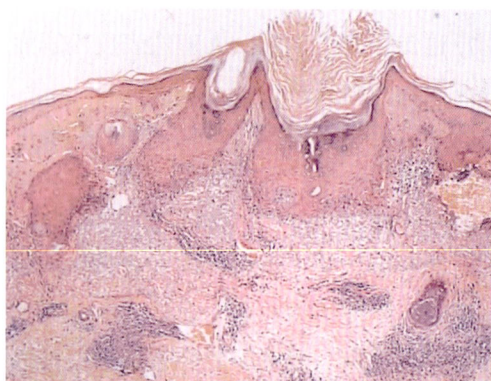

图 3-2　毛囊角栓（盘状红斑狼疮）

3. 角化不全（parakeratosis） 因角化过程不完全导致表皮角质层细胞内残留着与皮肤表面平行的扁平、固缩的细胞核称为角化不全（图 3-3）。其下方颗粒层常变薄或消失。角化不全可呈局灶性、连续性或融合性，也可在角质层的水平和（或）垂直方向上出现。角化不全多见于银屑病、脂溢性皮炎、玫瑰糠疹及毛发红糠疹等。

4. 角化不良（dyskeratosis） 表皮、毛囊上皮或末端汗管的个别或小群角质形成细胞在未达到角质层即出现过早角化，称为角化不良（图 3-4）。角化不良本质上为细胞凋亡现象，通常表现为表皮内个别细胞的核固缩深染，而胞浆红染，细胞棘突消失。角化不良可呈圆体、谷粒、胶样小体等结构。角化不良既可见于毛囊角化病、扁平苔藓等良性皮肤病，也可见于日光性角化病、鲍恩病、鳞状细胞癌及角化棘皮瘤等恶性表皮肿瘤。

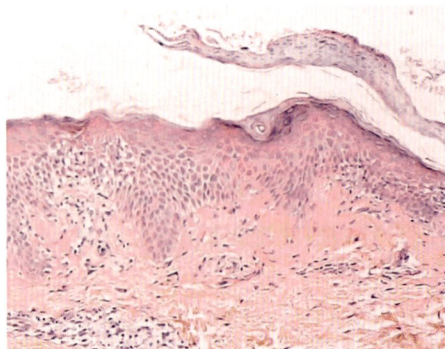

图 3-3　角化不全（玫瑰糠疹）

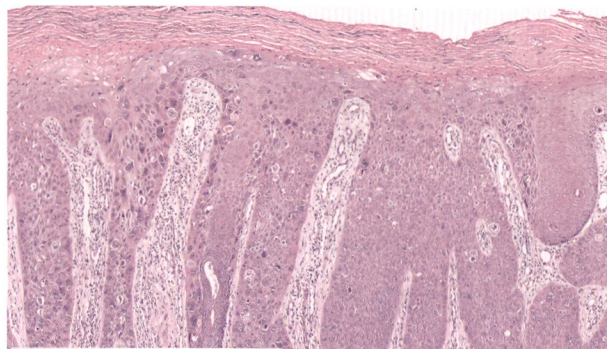

图 3-4　角化不良

5. 颗粒层增厚（hypergranulosis） 表皮颗粒层的厚度增加称为颗粒层增厚（图 3-5），可表现为颗粒层细胞增生或肥大，多见于扁平苔藓、寻常疣及神经性皮炎等。颗粒层增厚常伴有正性角化过度。

6. 颗粒层减少（hypogranulosis） 指表皮颗粒层细胞减少甚至消失（图 3-6），可见于寻常型银屑病及鱼鳞病。

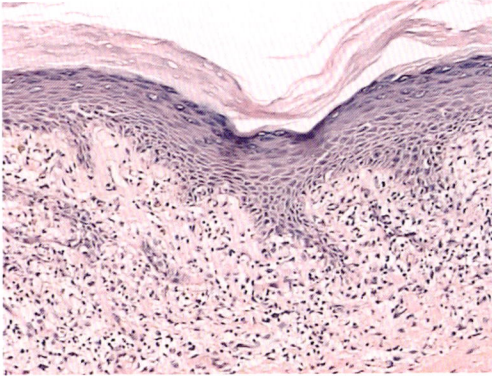

图 3-5　颗粒层增厚（扁平苔藓）　　　　　图 3-6　颗粒层减少

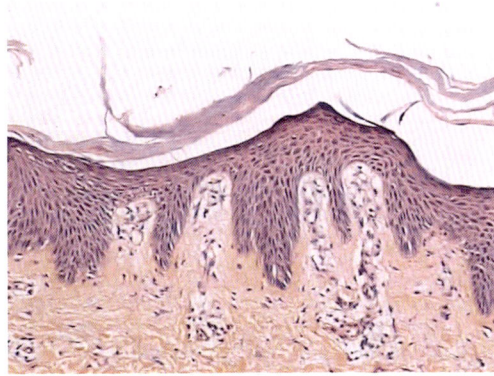

7. 棘层肥厚（acanthosis） 指表皮棘细胞层厚度增加，常伴有表皮突增宽或向下延长（图 3-7），由棘层细胞数目增多或棘层细胞体积增大所致，可见于慢性斑块型银屑病、慢性湿疹、慢性单纯性苔藓或扁平疣等。

8. 棘层松解（acantholysis） 指表皮棘层细胞因桥粒及张力丝变性或破坏，致棘层细胞间的黏合状态丧失，使得表皮棘层内出现裂隙、水疱甚至大疱（图 3-8）。脱落在裂隙或疱腔内的角质形成细胞棘突消失，胞体增大，胞核肿胀，胞核周围胞浆淡染，此种变性的细胞被称为棘层松解细胞。棘层松解可见于各型天疱疮、家族性良性慢性天疱疮、毛囊角化病、暂时性或复发性棘层松解性皮病等。

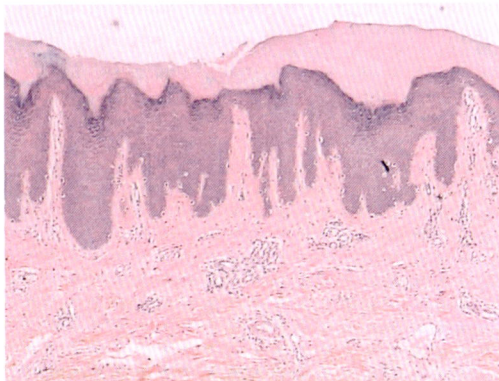

图 3-7　棘层肥厚（神经性皮炎）　　　　　图 3-8　棘层松解（天疱疮）

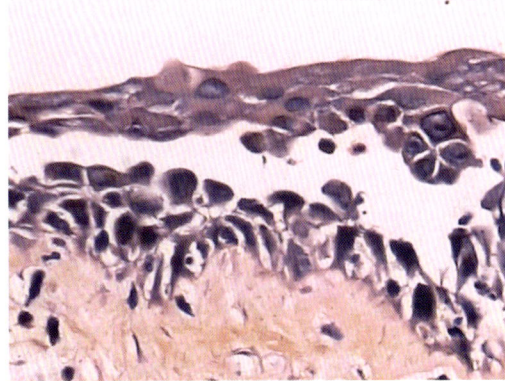

9. 乳头瘤样增生（papillomatosis） 真皮乳头不规则向上延伸，使表皮的表面呈不规则波浪状起伏，称为乳头瘤样增生（图 3-9），可伴有轻度角化过度、棘层肥厚和表皮突向下延伸。乳头瘤样增生常见于脂溢性角化病、尖锐湿疣、疣状痣、皮脂腺痣和黑棘皮病等。

10. 疣状增生（verrucous hyperplasia） 当表皮角化过度、颗粒层增厚、棘层肥厚及乳头瘤样增生等 4 种病变同时存在，使得表皮表面宛如山峰起伏，称为疣状增生（图 3-10），常见于疣状痣及寻常疣等。

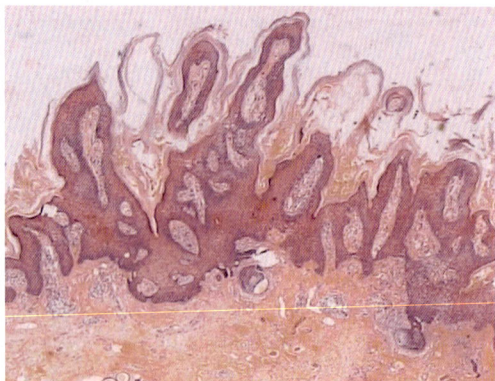

图 3-9　乳头瘤样增生

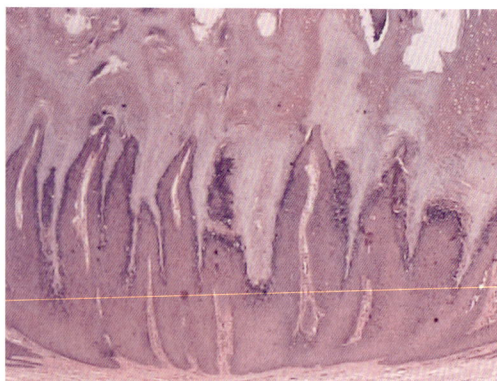

图 3-10　疣状增生

11. 假上皮瘤样增生（pseudoepitheliomatous hyperplasia） 指表皮显著棘层肥厚，表皮突向下显著延伸，甚至可深达汗腺水平。增生的鳞状细胞团块类似于鳞状细胞癌增生模式，但细胞分化良好，极少或无异形性（图 3-11）。因此，也称为假癌性增生（pseudocarcinomatous hyperplasia）。假上皮瘤样增生多见于慢性溃疡的边缘、慢性化脓性肉芽肿性病变，如着色真菌病或寻常狼疮等。

12. 表皮萎缩（epidermal atrophy） 指表皮的厚度变薄（图 3-12），表皮突常不明显，甚至消失，以致表皮呈带状。主要由于棘细胞层萎缩所致。表皮变薄常见于红斑狼疮、硬皮病后期、老年皮肤、各种皮肤异色病、硬化性萎缩性苔藓及局部长期外用糖皮质激素。

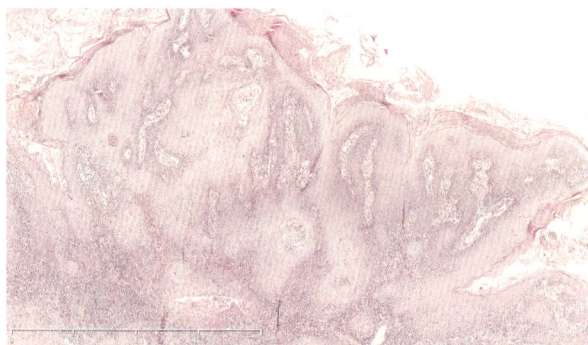

图 3-11　假上皮瘤样增生

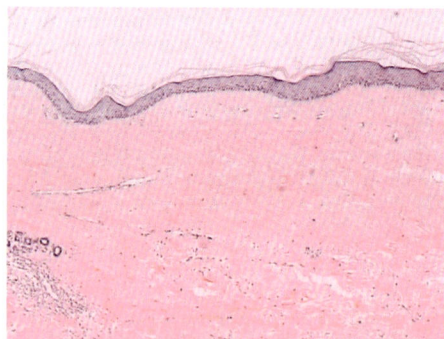

图 3-12　表皮萎缩（硬化性萎缩性苔藓）

13. 表皮水肿（edema of epidermis） 根据累及部位，表皮水肿分为以下两种形式，但二者有时可合并存在。

（1）细胞内水肿（intracellular edema） 指表皮的棘层细胞内发生水肿（图 3-13），使得细胞体积变大、胞浆淡染，细胞核可固缩且偏于一侧。细胞内水肿严重时，肿大的细胞宛如胀大的气球，称为气球样变性（ballooning degeneration）。当显著肿胀的细胞破裂后，残留的细胞膜相互连接成网隔，称为网状变性（reticular degeneration）。多见于单纯或带状疱疹、水痘、多形红斑等。

（2）细胞间水肿（intercellular edema） 指表皮细胞间的液体增加，使细胞间的间隙变宽，细胞间桥被拉长，宛如海绵，故又称为海绵形成（spongiosis）或海绵水肿（图 3-14），多见于湿疹、接触性皮炎、药疹等炎症性皮肤病。

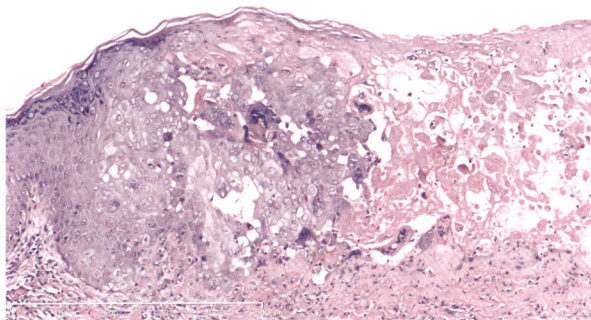

图 3-13　细胞内水肿

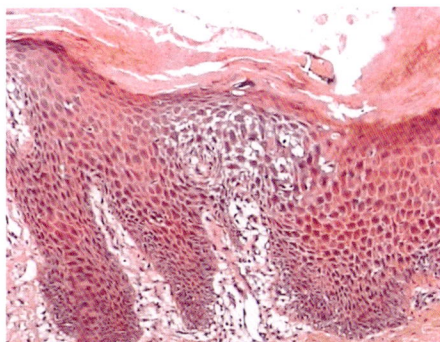

图 3-14　细胞间水肿（海绵水肿）

14. 水疱（vesicle）　表皮内或表皮下形成含有液体的较大腔隙称为水疱（图 3-15），可有单房性或多房性水疱之分。根据水疱在皮肤中的位置，可分为角层下水疱、表皮内水疱和表皮下水疱。角层下水疱可见于落叶型天疱疮，表皮内水疱可见于寻常型天疱疮，表皮下水疱可见于类天疱疮和多形红斑等。水疱可表现为海绵水肿性水疱，如湿疹，也可表现为棘层松解性水疱，见于寻常型天疱疮和家族性良性慢性天疱疮。

15. 脓疱（pustule）　表皮内或表皮下形成含有中性粒细胞积聚的较大腔隙称为脓疱（图 3-16）。与水疱类似，脓疱也可发生于角层下、表皮内和表皮下。脓疱常见于脓疱疮、脓疱型银屑病等。

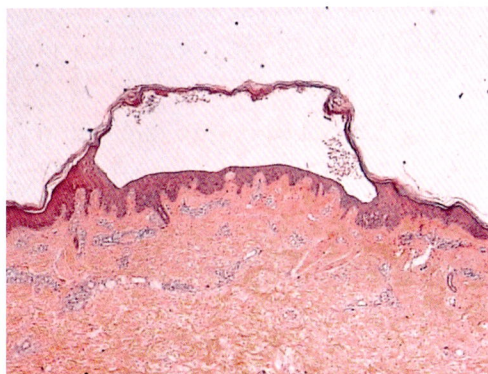

图 3-15　表皮内水疱

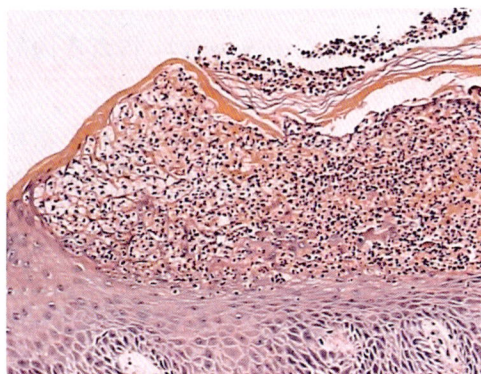

图 3-16　脓疱

16. 微脓疡（microabscess）　表皮内、毛囊上皮内或真皮乳头内出现少量炎细胞的聚集称为微脓疡，可有以下类型：

（1）Munro 微脓疡（Munro's microabscesses）　指角质层的角化不全区或角层下中性粒细胞的少量聚集（图 3-17），多见于寻常型银屑病。

（2）Pautrier 微脓疡（Pautrier's microabscesses）　棘细胞层下部出现 3 个或 3 个以上淋巴细胞或组织样细胞的聚集，其周围可有透亮晕，而其外围表皮无明显海绵水肿（图 3-18），主要见于蕈样肉芽肿和 Sezary 综合征。

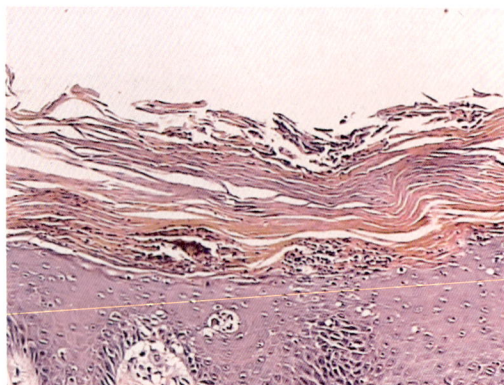

图 3-17　Munro 微脓疡（寻常型银屑病）

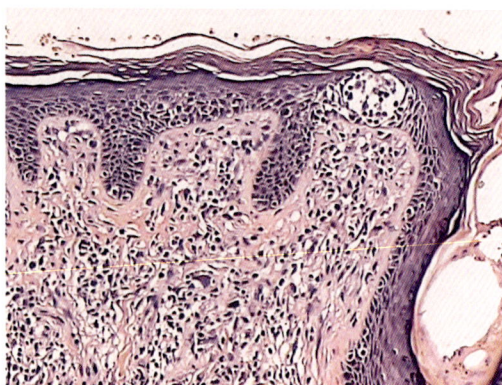

图 3-18　Pautrier 微脓疡（蕈样肉芽肿）

（3）Kogoj 微脓疡（Kogoj's microabscesses）　又称 Kogoj 海绵状脓疱（Kogoj's spongiform pustule），指在颗粒层和棘细胞层上部的海绵水肿形成区的细胞间隙内存在着多数中性粒细胞（图 3-19），多见于脓疱型银屑病、连续性肢端皮炎、疱疹样脓疱病等。

（4）乳头顶部微脓疡（microabscesses in papilla tips）　指在真皮乳头顶端及相邻的表皮内有灶性密集的中性粒细胞和少量嗜酸性粒细胞聚集。

（5）嗜酸性微脓疡（eosinophilic microabscesses）　指在表皮内或毛囊上皮内出现嗜酸性粒细胞的聚集，常混杂有一定量的中性粒细胞，可见于嗜酸性脓疱性毛囊炎、增殖型天疱疮。

17. 细胞外渗（exocytosis）　指真皮内的炎症细胞外移入表皮或毛囊上皮，可见于皮炎、湿疹等炎症性皮肤病。

18. 亲表皮性（epidermotropism）　指在无或仅有轻微海绵水肿的表皮内有单个的单一核细胞存在，或有 Pautrier 微脓疡形成，或单一核细胞在表皮真皮交界处排列或呈列队样移入表皮，见于蕈样肉芽肿等皮肤 T 细胞淋巴瘤。

19. 色素增多（hyerpigmentation）　指表皮基底层及棘细胞层下部黑素颗粒增多，可见于雀斑、黄褐斑、黑变病、炎症后色素沉着及脂溢性角化病等（图 3-20）。

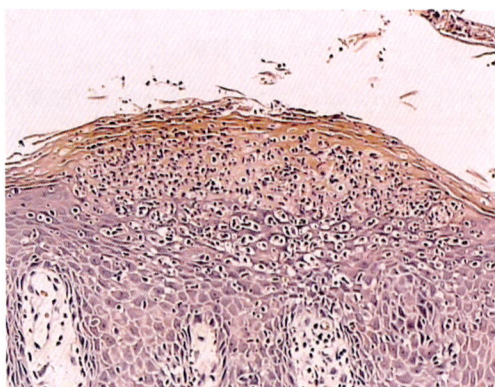

图 3-19　Kogoj 微脓疡

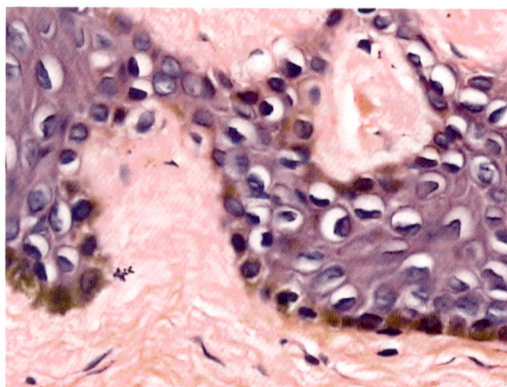

图 3-20　色素增多

20. 色素减少（hypopigmentation）　指表皮基底层内黑素颗粒的减少或消失，多见于白癜风、炎症后色素减退等。

21. 色素失禁（incontinence of pigment）　表皮基底层细胞及黑素细胞受损后，黑素颗粒脱落入真皮浅层，或游离于组织间隙，或被组织细胞吞噬的现象称为色素失禁（图 3-21），多见于扁平苔藓、红斑狼疮、黑变病、色素失禁症等。

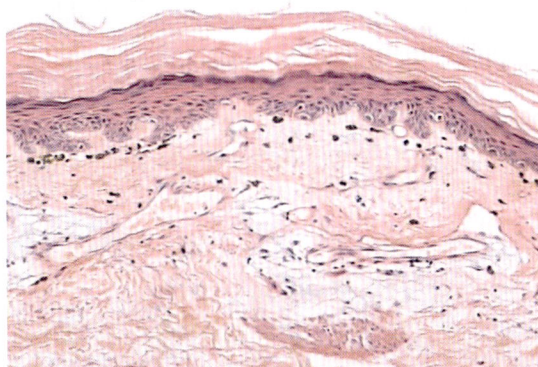

图 3-21 色素失禁

22. 基底细胞液化变性（liquefaction of basal cell） 指表皮基底细胞内空泡形成甚至基底细胞崩解消失（图 3-22），表皮与真皮界限模糊，棘层细胞直接与真皮接触，严重时可导致表皮下裂隙或水疱形成，多见于扁平苔藓、红斑狼疮、苔藓样药疹、黑变病、色素失禁症、硬化性萎缩性苔藓、移植物抗宿主反应等。

23. 鳞状涡（squamous eddy） 指角质形成细胞排列成漩涡状（图 3-23），无角化不良或不典型性，多见于刺激性脂溢性角化病。

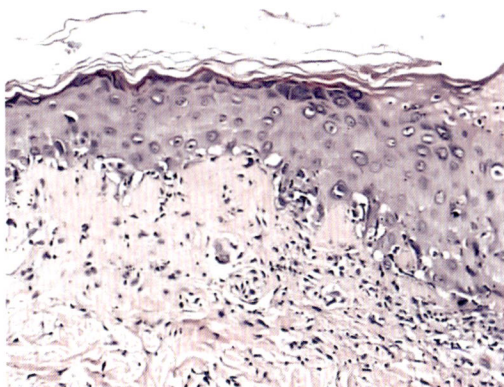

图 3-22 基底细胞液化变性

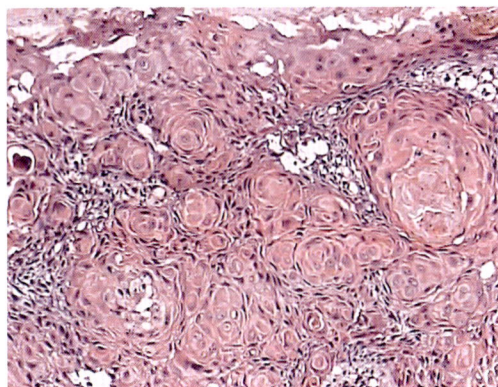

图 3-23 鳞状涡

24. 角囊肿（horn cyst） 指表皮细胞包绕大量角质而形成的囊性结构（图 3-24），可见于毛发上皮瘤等。当明显增厚的角质堆积并沉陷于表皮内时，所表现的含有角质的囊腔，称为假性角囊肿（pseudohorn cyst），可见于脂溢性角化病（图 3-25）。

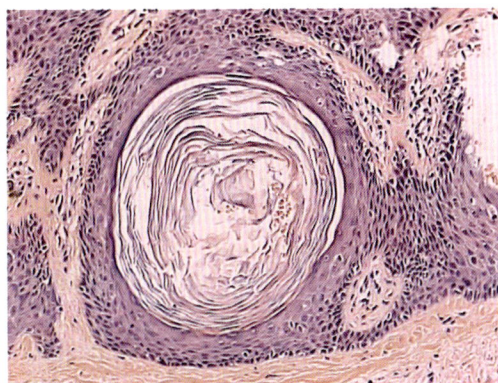

图 3-24 角囊肿

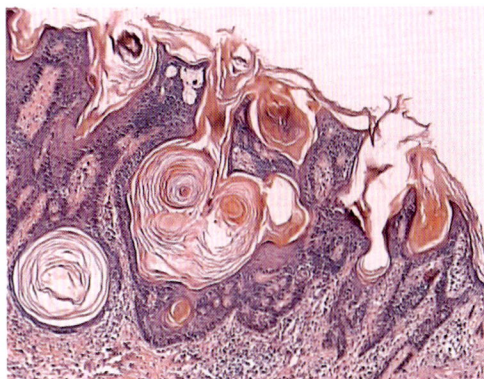

图 3-25 假性角囊肿（脂溢性角化病）

（二）真皮的主要组织病理变化

1. 炎症（inflammation） 急性炎症主要以中性粒细胞浸润为主，慢性炎症多以淋巴细胞和（或）组织细胞浸润为主，也可见有浆细胞。有时炎性浸润细胞中有较多或大量嗜酸性粒细胞，可见于过敏性皮肤病如虫咬皮炎，另可见于嗜酸性粒细胞增多性皮肤病。炎症细胞的浸润方式可表现为以下几种形式：

（1）血管周围浸润 炎症细胞集中在血管周围，且浸润细胞愈近血管愈密。

（2）灶状浸润 炎症细胞呈小团块状聚集，境界清楚。

（3）弥漫性浸润 炎症细胞呈弥漫性分布，边界不清。

（4）袖口状浸润 在梅毒血管周围及麻风神经周围浸润，分布似袖口状。

（5）带状浸润 炎症细胞在表皮下呈带状密集浸润（图3-26），上界模糊，下界清楚，可见于扁平苔藓等。

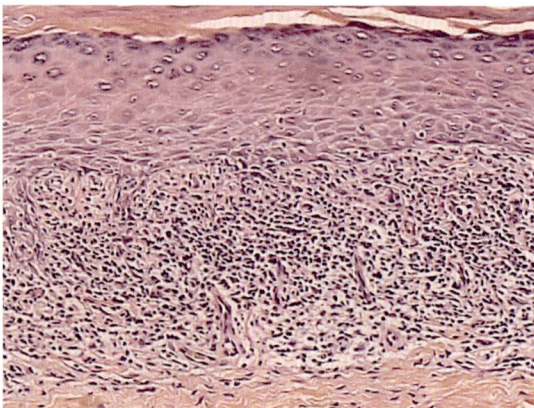

图3-26 炎症细胞带状浸润

2. 肉芽肿（granuloma） 指炎症局部形成以组织细胞或其衍生的病理性细胞（如上皮样细胞、巨细胞）为主的结节样病灶。除组织细胞外，尚可见淋巴细胞、成纤维细胞及新生胶原纤维存在，属于慢性增殖性炎症。特异性肉芽肿主要分为以下几种形式：

（1）结核性肉芽肿（tuberculous granuloma） 表现为中央有干酪样坏死区、以上皮样细胞浸润为主的结节状病灶，可间杂有Langhans巨细胞，其外围为淋巴细胞浸润区（图3-27），多见于皮肤结核。

（2）结核样肉芽肿（tuberculoid granuloma） 其结构与结核性肉芽肿类似，但中央无干酪样坏死（图3-28），多见于皮肤结核、结核样型麻风、结节病等。

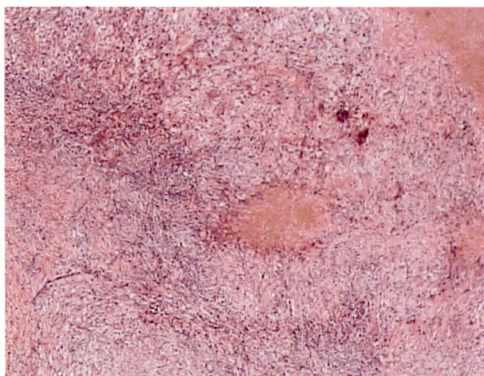

图3-27 结核性肉芽肿

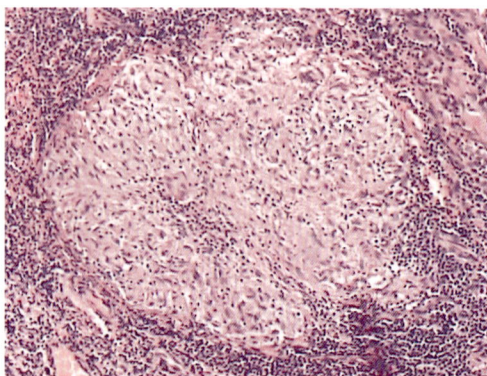

图3-28 结核样肉芽肿

（3）异物性肉芽肿（foreign body granuloma） 因异物引起，主要由浸润的大量组织细胞和较多的异物巨细胞构成的结节状病灶。在异物巨细胞内常可见到异物。多见于铍肉芽肿、油性肉芽肿等。

（4）上皮样细胞肉芽肿（epithelioid cell granuloma） 指仅由浸润的大量上皮样细胞形成的境界清楚的结节状病灶，周围少有或无淋巴细胞浸润时也称为裸结节（naked tubercle），见于结节病。

（5）栅栏状肉芽肿（palisaded granuloma） 该型肉芽肿中央区为变性、坏死的胶原区，周围浸润的组织细胞、上皮样细胞和多核巨细胞呈栅栏状或放射状排列（图3-29），常见于环状肉芽肿、类风湿结节和类脂质渐进性坏死等。

（6）化脓性肉芽肿（pyogenic granuloma） 在肉芽肿性病灶内有大量中性粒细胞浸润时，称为化脓性肉芽肿，多见于深部真菌病，病灶内有时可查见真菌菌丝或孢子，如孢子丝菌病、毛霉病等。

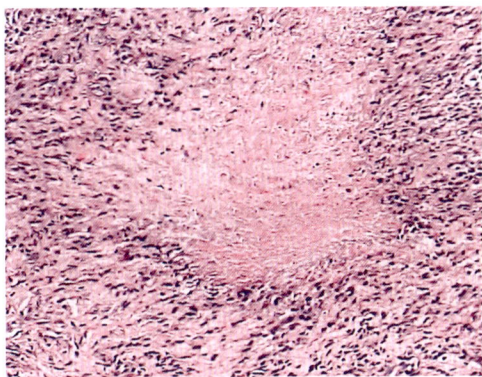

图 3-29 栅栏状肉芽肿

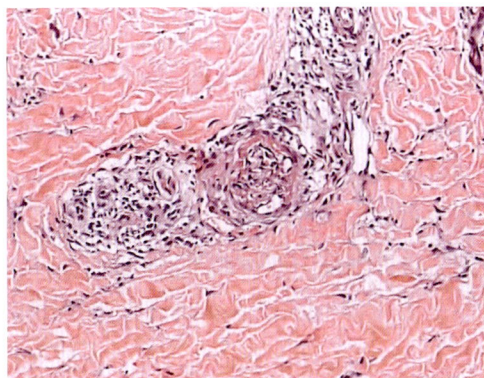

图 3-30 血管炎

（7）其他 有时将分别以浆细胞或嗜酸性粒细胞浸润为主的炎性浸润灶，称为浆细胞肉芽肿或嗜酸性粒细胞肉芽肿。

3. 血管炎（vasculitis） 常表现为血管损伤，伴有血管壁及血管周围的炎症细胞浸润（图3-30），可表现为内皮细胞肿胀，血管壁纤维素沉积，血管壁及周围炎症细胞浸润，通常可见到红细胞外溢、嗜酸性及中性粒细胞渗出，严重者可见核碎裂现象，即所谓"核尘"。常见于过敏性紫癜及变应性血管炎。

4. 变性（degeneraion） 细胞或间质内出现正常物质含量增加或出现异常物质的积聚，称为变性。

（1）透明变性（hyaline degeneration） 指在细胞内或间质中出现半透明、均质、无结构的物质，又称为玻璃样变性（glassy degeneration）。HE 染色时呈淡红色，PAS 染色阳性且耐淀粉酶，主要成分为糖蛋白。可见于类脂质蛋白沉积症、圆柱瘤、节段性透明性血管炎等。

（2）纤维蛋白样变性（fibrinoid degeneration） 也称为纤维素沉积，表现为边界不清的颗粒状或小块状的无结构物质，HE 染色时呈强嗜酸性着色，折光性强，颇像纤维素。多发生于胶原纤维及小血管壁，可见于变应性血管炎等。

（3）黏液变性（mucinous degeneration） 指胶原纤维基质内出现黏液样物质沉积，表现为胶原纤维束间隙增宽，在 HE 染色时不易辨认，但在阿新蓝或甲苯胺蓝染色时呈浅蓝色、无结构性物质的沉积。可见于各种皮肤黏蛋白沉积症。

（4）淀粉样变性（amyloidosis） 指在组织内或血管壁出现一种呈淀粉样化学反应的无结构、半透明的物质沉积（图3-31）。HE 染色时呈均匀一致的淡红色团块，刚果红染色呈棕红色，结晶紫染色呈紫红色异染性。常见于皮肤淀粉样变。

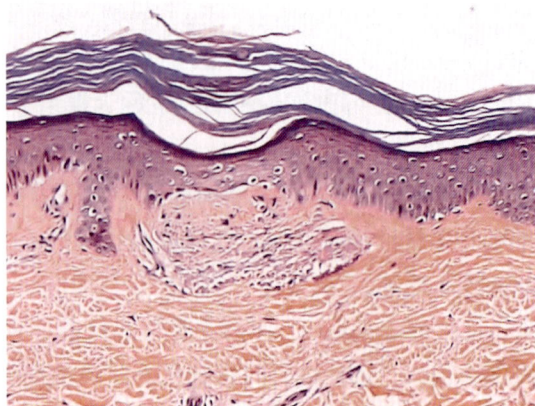

图 3-31 皮肤淀粉样变性

（5）弹力纤维变性（degeneration of elastic fibers） 指弹力纤维断裂、破碎，聚集成团或卷曲，或呈无定形、颗粒状、粗细不均，或呈嗜碱性变。需弹力纤维染色方能证实。多见于弹力纤维假黄瘤、皮肤松弛症等。

（6）嗜碱性变性（basophilic degeneration） 指 HE 染色时真皮上部结缔组织失去正常状态时的嗜酸性外观，而呈嗜碱性着色（图 3-32），常表现为不规则排列的嗜碱性纤维。多见于光化性肉芽肿、日光性弹力纤维病等。

（7）均质化（homogenization） 指 HE 染色时真皮结缔组织呈淡染、无定形、均匀一致的变化（图 3-33），可见于硬化性苔藓、慢性放射性皮炎等。

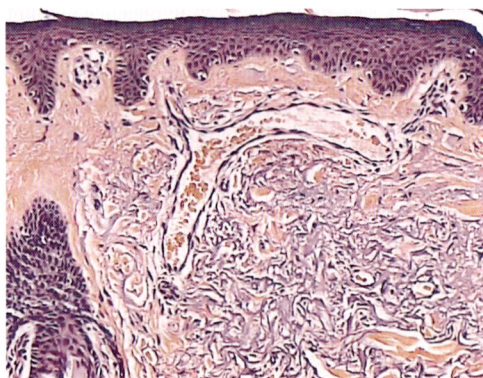

图 3-32 嗜碱性变性

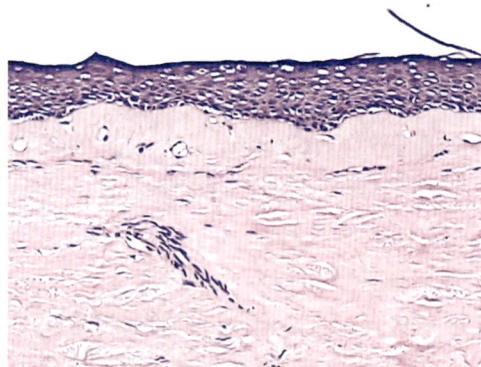

图 3-33 均质化

（8）色素沉着（pigment deposition） 指真皮内出现黑色素以外的其他色素（含铁血黄素、外源性染料等）的沉积，可见于色素性紫癜性皮病、文身、银沉积症等。

（9）脂质沉积（fatty deposition） 指细胞内或细胞间质中有脂质成分沉积。当细胞内出现脂质沉积时，细胞可呈泡沫状外观（图 3-34），如黄瘤。

（10）钙质沉积（calcinosis） 指真皮内有无定形、强嗜碱性、致密的颗粒状或大块状物质沉积（图 3-35），主要见于各类钙质沉着症。

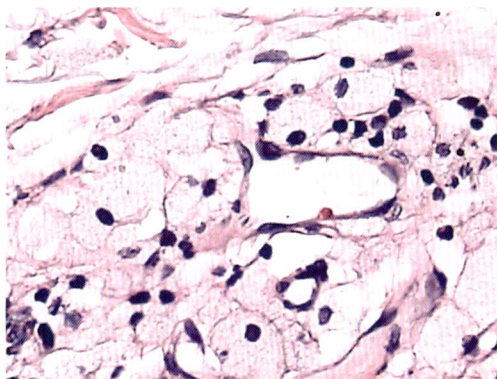

图3-34　脂质沉积

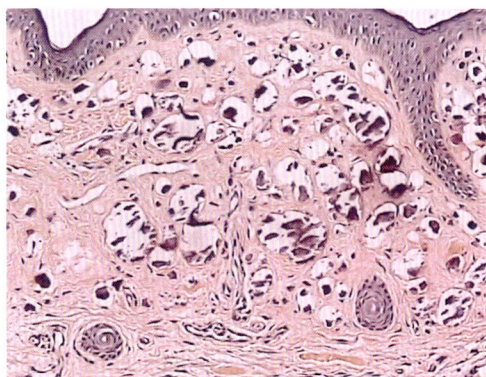

图3-35　钙质沉积

5. 坏死（necrosis） 指机体的某一部分组织或细胞的死亡，其特征为细胞核和细胞浆的溶解。因此，在 HE 染色时，坏死部位呈现一片均质、无结构的淡红色区域。在皮肤病理中还可见到另外两种特殊类型的坏死：

（1）干酪样坏死（caseation） 指组织坏死后，局部结构完全破坏，HE 染色时呈无定形、颗粒状、嗜伊红染色（图 3-36）；因其中含有大量类脂质，临床上外观呈乳酪样。多见于结核和晚期梅毒，也可见于结核样型麻风的神经损害。

（2）渐进性坏死（necrobiosis） 表现为一种不完全的坏死。坏死区正常结构轮廓尚存，但丧失了正常着色能力，呈淡嗜伊红染色，炎症反应不明显，在其边缘可见呈栅栏状排列的组织细胞、上皮样细胞及成纤维细胞（图 3-37）。多见于环状肉芽肿、类脂质渐进性坏死等。

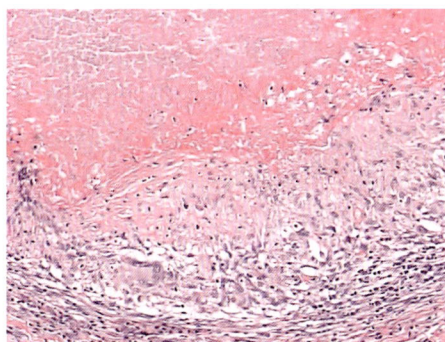

图 3-36　干酪样坏死

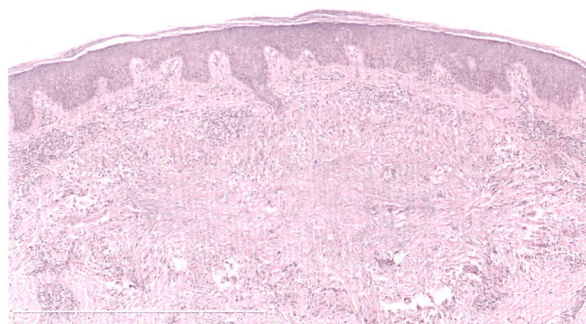

图 3-37　渐进性坏死

6. 真皮萎缩（dermal atrophy） 指真皮厚度的变薄，常表现为纤维成分减少，皮肤附属器萎缩或消失。多见于慢性萎缩性肢端皮炎、斑状萎缩等。

7. 血管变化（vascular change） 包括血管扩张、充血、闭塞、血栓形成、出血、血管密度增加、内皮细胞增生等。

8. 肉芽组织（granulation tissue） 由丰富的增生的成纤维细胞、走向与皮面垂直的新生毛细血管、疏松且水肿的间质成分构成，并可含有一定程度炎症细胞浸润，可见于皮肤溃疡中。

（三）皮下组织的主要组织病理变化

1. 脂膜炎（panniculitis） 指皮下脂肪组织出现不同程度的炎症、变性及坏死，可分为间隔性与小叶性两种类型，前者指炎症反应主要发生于脂肪小叶间隔区（图 3-38），如结节性红斑；后者指炎症反应主要累及脂肪小叶本身（图 3-39），可见于狼疮性脂膜炎。

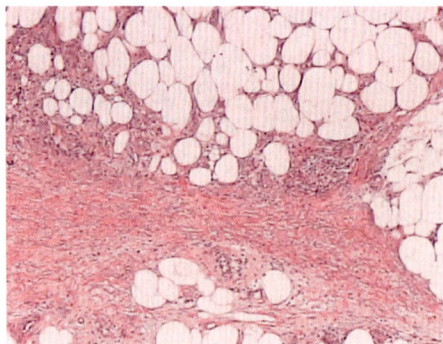

图 3-38　间隔性脂膜炎

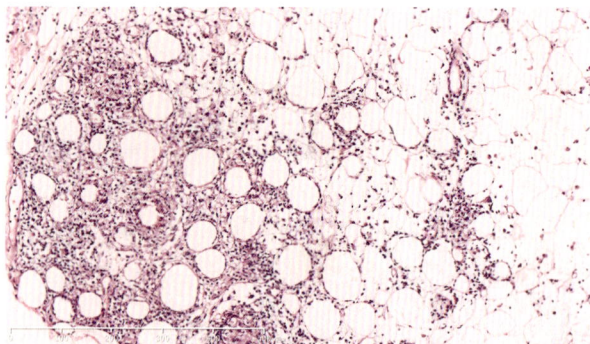

图 3-39　小叶性脂膜炎

2. 脂肪坏死（fat necrosis）　指脂肪细胞出现坏死，脂肪细胞可呈无核细胞，或细胞结构完全溶解。脂肪坏死后释出的脂质为组织细胞所吞噬，可形成泡沫细胞。

三、发病机制

皮肤性病种类繁多，发病机制复杂。有时某种皮肤性病的发生可能涉及多种发病机制，许多皮肤性病的发病机制尚不完全清楚，一些皮肤性病的发病机制甚至不明。不同疾病的发病机制详见各论中介绍。总体而言，皮肤性病较常见的发病机制包括以下几个方面：

（一）免疫机制

皮肤不仅具有屏障功能，而且具有免疫功能。作为人体最大的器官，皮肤拥有其独特的皮肤免疫系统（skin immune system,SIS）。皮肤免疫系统不但在维持皮肤内环境稳定方面发挥重要作用，而且积极参与了多种免疫相关皮肤性病的发生和发展过程。皮肤性病发生的免疫机制可以涉及变态反应（超敏反应）、自身免疫和免疫缺陷等不同方面。例如，特应性皮炎的发病机制涉及 I 型与 IV 型变态反应；接触性皮炎的发病机制涉及 IV 型变态反应；系统性红斑狼疮、天疱疮和类天疱疮的发病机制涉及自身免疫和变态反应。

（二）炎症机制

炎症是具有血管的组织对多种损伤因子所发生的防御反应，血管反应是炎症过程的中心环节，多种细胞及介质参与了炎症反应过程。多种皮肤性病的发病机制涉及了炎症反应过程。例如，湿疹、特应性皮炎、多形红斑、银屑病、多种血管炎性疾病的发病机制均涉及炎症反应。

（三）遗传机制

由于遗传物质的某些改变可导致某些皮肤病，遗传机制可与皮肤科的先天性疾病、后天性疾病、家族性疾病和散发性疾病有关，人类主要组织相容性抗原与某些皮肤病的发生有密切联系。例如，角蛋白的遗传性缺陷与大疱性表皮松解症、先天性厚甲症、大疱性先天性鱼鳞病样红皮病、表皮松解性掌跖角化症和念珠状毛发有关；在银屑病、红斑狼疮、皮肌炎和麻风等疾病中均发现 HLA 某些位点频率改变与疾病相关联。

（四）其他机制

皮肤病的发病机制还可能涉及皮肤的角质屏障损伤、氧化应激、皮肤色素代谢异常、细胞外基质代谢异常、瘙痒调节机制异常、原癌基因与抑癌基因调控异常等不同方面。

第二节　中医病因病机

一、病因

病因是导致机体发病的原因或诱因的总称。皮肤性病种类繁多，病因病机复杂，但常见病因主要为六淫、毒邪、虫咬、饮食、七情、体质、外伤、瘀血、痰饮等。

（一）外感六淫

六淫，即风、寒、暑、湿、燥、火六种病邪的总称。正常情况下，风、寒、暑、湿、燥、火是随自然界季节时令更替而出现的六种气候，称之为六气。但如果六气发生太过、不及、反常，或人体正气不足，卫外不固时，六气就作为致病因素侵犯人体，发生疾病，此时六气即称之为六淫。

1. 风邪　风为春令主气，风邪为六淫之首，百病之长，为皮肤性病常见病因之一。人体腠理不密，卫外不固，风邪乘虚侵入人体，郁于皮肤之间，内不得疏通，外不得表散，使营卫不和，气血运行失常，肌肤失于濡养而致病。风邪可单独致病，亦可与寒、热、湿、燥等邪气相合致病。风邪的性质和致病特点可概括为：

（1）风邪趋上，其性轻扬、开泄。因此，风邪致病多侵犯人体头面、上部，如脂溢性皮炎等；并使腠理开泄，出现汗出、恶风等症状。

（2）风善行而数变。故风邪所致皮肤病常发无定处，游走不定，骤起骤消，如荨麻疹、血管性水肿等。

（3）风为阳邪，其性燥烈，常易损伤阴液，致肌肤失养。故风邪所致皮肤性病可表现为皮肤干燥、粗糙、皲裂，如寻常型银屑病、皲裂型足癣等。

（4）风性主动。故风邪所致皮肤性病常表现为瘙痒无度，搔抓不止，如瘙痒症、荨麻疹等。

（5）风邪为百病之长，常合并其他邪气侵袭人体，成为复合病因，如风寒之邪、风热之邪、风湿之邪。

2. 寒邪　寒为冬令之主气，故寒邪致病多发生于冬季或冬季加重。寒邪的性质和致病特点可概括为：

（1）寒为阴邪，易伤阳气。故寒邪所致皮肤性病，束表则卫阳不振，皮损色白，伴恶寒、无汗、头痛、脉浮紧；入里则脏腑阳气受损，皮损色白，肌肤不温，伴相应脏腑阳气受损的症状。

（2）寒性收引，侵于腠理皮毛，致毛窍收缩，卫阳闭束。故寒邪所致皮肤性病皮损常见色白、青暗或发绀，如冻疮。

（3）寒性凝滞、主痛，侵入经脉，致气血运行凝滞。故寒邪所致皮肤性病可有疼痛或麻木感，遇冷加重，得热则缓，如硬皮病、雷诺现象等。

（4）寒邪常与其他邪气兼夹致病，形成复合病因，如风寒、寒湿之邪。

3. 暑邪　暑为夏令之主气，其致病有明显的季节性。暑邪的性质和致病的特点可概括为：

（1）暑为阳邪，其性炎热。暑邪蕴结于皮肤肌腠，常致疖、痱子等。

（2）暑性升散，易伤津耗气。故暑邪所致皮肤性病可伴有口渴、气短、便干溲赤等症状。

（3）暑邪多夹湿邪致病，暑湿之邪是夏季常见的复合病因，如暑湿之邪蕴结于皮肤肌腠可致脓疱疮、痱子等，伴见胸闷、恶心、食欲不振、四肢困倦等症。

4. 湿邪　湿为长夏之主气，湿邪的性质和致病特点可概括为：

（1）湿为阴邪，其性黏滞，故湿邪所致皮肤性病，常病程较长，缠绵难愈，如湿疹。

（2）湿性重浊、趋下，"伤于湿者，下先受之"。故湿邪所致皮肤性病常见于下肢、会阴，如足癣、阴囊湿疹等。

（3）湿邪常与风、寒、热邪夹杂致病，形成复合病因，如湿热之邪所致湿疹、带状疱疹等。

5. 燥邪　燥是秋令之主气，有温、凉之分，燥邪的性质和致病特点可概括为：

（1）燥性收敛、干涩，易伤津化燥生风，故燥邪所致皮肤性病多表现为皮肤干燥或皲裂，毛发失荣，瘙痒无度，如瘙痒症、皲裂型足癣等。

（2）燥易伤肺，因肺合皮毛且为娇脏，燥邪侵袭皮肤肌腠，易损伤肺津，故燥邪所致皮肤病可伴有口鼻干燥、干咳无痰等症状。

6. 火邪　火为热之甚，热为火之渐，火热皆可化毒。火热之邪，可由直接感受温热邪气引起，也可由风、寒、暑、湿、燥邪入里化热而成，火邪的性质和致病特点可概括为：

（1）火为阳邪，其性炎上，故火邪所致皮肤性病多发生于头面、上肢，如单纯疱疹。

（2）火为阳邪，其势急迫走窜，故火邪所致皮肤性病多发病急，发展快，容易扩散，如面部疖（痈）、颜面丹毒等。

（3）火为阳邪，易灼伤经脉，迫血妄行，故火邪所致皮肤性病可出现血溢脉外的出血、紫癜等。

（4）火为阳邪，易损伤津液，故火邪所致皮肤性病可伴有口渴喜冷饮、大便干、小便赤等症状。

六淫发病多与季节气候有关，如春多风病，夏多暑（火）病，长夏多湿病，秋多燥病，冬多寒病。六淫可单独致病，也可以两种或三种邪气同时侵犯人体而发病，如风热、风寒、风湿、湿热、风湿热、风寒湿等。地理环境亦可使六淫外证出现差异。六淫在发病过程中，既可互相影响，又可在一定条件下互相转化，如风寒不解可化火化热；暑湿久羁可以化燥伤阴等。

除了自外界感受六淫之邪，脏腑功能失常时亦可产生类似风、寒、湿、热、燥邪所致的证候，称之为内生五邪。外感六淫与内生五邪之间既有区别，又有密切联系。六淫伤人，由表入里，损及脏腑，则易致内生五邪；脏腑功能失调，内生五邪，则又易感六淫之邪，形成内外合邪。

（二）毒

毒又称毒邪，是一种严重危害人体健康的常见致病病因，毒邪一般可分为外感毒邪和内生毒邪两大类。导致皮肤性病的毒邪常为外感毒邪，包括虫毒、药毒、食毒、漆毒、六淫化毒、疫疠、淫毒等。

药毒，古代医家早有认识，如明代陈实功《外科正宗·中砒毒》记载："砒毒者，阳精大毒之物，服之令人脏腑干涸，皮肤紫黑，气血乖逆，败绝则死。"由药物引起的皮肤病，中医学又称为"中药毒"。现代，随着中西药物的泛用，中药毒者呈上升趋势。

食毒，隋代巢元方《诸病源候论·食鲈鱼肝中毒候》记载："此鱼肝有毒，人食之中其毒者，即面皮剥落。"表明古代医家已认识到某些食物可引发皮肤病的产生。

虫毒，包括蛇毒、蜘蛛毒、蜈蚣毒、蝎子毒等。毒虫咬伤后不仅导致局部皮肤的红肿溃烂、瘙痒、疼痛、麻木，严重者可危及生命。

淫毒，是主要通过不洁交媾途径传播所致的秽浊之毒。淫毒致病，轻则外阴红肿、溃烂，小便淋沥、肿痛、溢脓；重则流走经络，遍体生疮、伤筋蚀骨；甚至内传脏腑、形瘦骨枯、遍身剧痛、目盲耳闭、子嗣不寿乃至绝育丧身。淫毒的传播，主要通过精化（性接触及血液传染）、气化（密切接触传染）和遗毒（母婴传播）3 种途径，如淋病、梅毒、尖锐湿疣、艾滋病等。

疫疠，是一类具有发病剧烈，具有传染性的致病邪气。多由天行不正之气、大风苛毒、疫死畜禽等感染所致，传染可由口鼻而入，也可通过皮肤接触或胎传而致，如麻疹、天花、风疹、麻风等。

毒邪致病在临床上具有如下特征：①多为外感所致；②发病急骤，来势凶猛，症状剧烈，呈进行性加重；③传变迅速，易于内陷营血、毒攻脏腑；④继发性毒邪多从火化，有明显的兼火兼热的特征；⑤毒邪好入营血，凝结气血，燔灼津液，故毒邪致病多夹痰夹瘀；⑥毒邪致病，多病情顽固，反复发作，缠绵难愈；⑦部分毒邪有传染性或流行性。

（三）虫

虫又称为虫邪，是瘙痒性皮肤病常见的病因，一般可分为有形之虫和无形之虫。有形之虫包括仅凭肉眼可见的有形之虫，如蚊子、跳蚤、臭虫、虱子、疥虫、蜈蚣、蝎子、黄蜂、蜘蛛、蚂蟥、桑毛虫、松毛虫、隐翅虫、蛔虫、绦虫、蛲虫等，以及需借助仪器设备才能发现的有形之虫，如真菌、滴虫、螨虫等。有形之虫邪蜇咬、寄居引起局部皮肤腠理的损伤，化湿、化热、化毒、化风，从而出现红斑、丘疹、水疱、大疱、潮红、肿胀，自觉疼痛、瘙痒，甚至溃烂、出血，严重者出现全身症状，危及生命。无形之虫是指非皮肤有虫，而是皮肤瘙痒、灼热等不适症状，似有虫行皮肤之感的一类皮肤疾病，此类皮肤病亦被认为虫邪作祟而致，实则多为湿热、风热之邪所致。

虫邪为患以瘙痒为最，凡患处皮损瘙痒，状若虫行，患处有红斑、风团、丘疹、水疱、脓疱、渗液，遇热加重，传染性强，或伴有灼热、疼痛，或伴有纳呆、腹痛、腹泻或面有虫斑等，均可辨为虫证。

（四）外伤

外伤是外来伤害的简称，广义之外伤泛指物理、化学、机械、生物等一切外源性损害；狭义外伤主要指跌仆、刀刃所伤。如水火烫伤、强酸强碱灼伤、放射线损伤、低温冻伤等，可直接造成皮肤损害，造成局部红斑、水疱、糜烂、渗液、坏死、溃疡等；外伤跌仆可造成局部的气血凝滞，出现皮下瘀斑肿胀；刀刃刺伤可使皮破血流，引发静脉炎和肌肉深部脓肿；长途跋涉，掌跖经常摩擦压迫，可引发鸡眼、胼胝等。

（五）饮食所伤

饮食所伤是指饮食不当所导致的人体健康受损，是皮肤性病的重要病因之一，包括饥饱失常、饮食偏嗜、饮食不洁，主要损伤脾胃，脾胃受损后，生湿、化热、动风、化毒，从而引发各种皮肤性病。

（六）七情内伤

七情即喜、怒、忧、思、悲、恐、惊七种情志表现，泛指人的一切精神情绪活动，是正常的生理精神活动，并不致病。七情内伤是指由于精神情绪活动过度，所导致的气血、阴阳、脏腑功能失调，是皮肤性病重要的病因之一。《素问·阴阳应象大论》说："怒伤肝。""喜伤心。""忧伤肺。""思伤脾。""恐伤肾。"《素问·举痛论》记载："怒则气上，喜则气缓，悲则气消，恐则气下，惊则气乱，思则气结。"许多皮肤性病的发生、发展和加重都与情志过度有关，如心神不宁，烦忧不安，心火内生，火热伏于营血，外发肌肤，则可出现红斑、丘疹、鳞屑，可见于慢性单纯性苔藓、银屑病；如突然遭受强烈的精神刺激，大怒伤肝，悲忧伤肺，可致斑秃、白癜风；如肝气郁结，气滞血瘀，气血不荣于面则可生黄褐斑等。

（七）体质

体质是指人体以先天禀赋为基础，在后天的生长发育和衰老过程中所形成的结构、功能和代谢上的个体身体特殊性。泛指人体正气的盛衰，包括气血的盈虚、脏腑功能的强弱，还包括对某些疾病的易感性和发病的倾向性。体质由先天遗传和后天获得所形成，一般可分为平和质、气虚质、阳虚质、阴虚质、痰湿质、湿热质、血瘀质、气郁质和特禀质 9 种基本体质类型。体质因素在皮肤性病发病学上有三方面的意义：其一，禀赋系秉承于父母（先天）的生理和病理特性，相当于西医学所说的遗传素质，在体质形成过程中起着决定性作用。许多皮肤性病都与胎禀遗传有关，即在禀受父母身体素质的同时把某些疾病也承受下来，例如鱼鳞病、雀斑、银屑病、红斑狼疮等。其二，体质的特异性决定着对致病因素或某些皮肤性病的易感性，如阴虚体质的人，干性皮肤比较多，易患皮肤瘙痒症；血瘀质的人，面色晦暗或出现较多色素斑，易患雀斑、黄褐斑；湿热体质易患脂溢性皮炎、痤疮等。其三，体质因素决定皮肤性病的发展过程，如特禀体质人进食蚕豆、白扁豆、牛羊肉、鹅肉、海鲜、虾蟹、酒、辣椒、浓茶、咖啡等辛辣之品、腥膻发物后易出现湿疹、荨麻疹等。

（八）瘀血、痰凝

瘀血、痰凝是脏腑功能失调所产生的继发性病理产物，反过来又作为致病因素导致其他皮肤性病的发生。

瘀血是指体内有血液停滞，包括离经之血积存体内或血运不畅，阻滞于经脉及脏腑内的血液，均称为瘀血。多因外伤、跌仆，离经之血未及时排出或消散；或气滞血行不畅；或因寒而血脉凝滞；或因热而血液浓缩壅聚；或气虚推动无力，血行缓慢等，导致瘀血内阻。瘀血是疾病过程中常见的病理产物。由于瘀血未除，新血不生或经脉阻隔，瘀血又成为某些皮肤性病的病因，常可致局部皮损色暗、青紫或瘢痕形成，伴面色黧黑，唇甲青紫，肌肤甲错，皮肤干燥，毛发干枯，舌质紫暗或见瘀斑、瘀点，舌下脉络曲张，脉涩，如硬皮病。

痰凝是指痰浊内生，聚于肌肤，凝结不散。痰的生成与肺、脾二脏有关，肺主呼吸，输布津液，外邪犯肺，肺失输布，津液凝聚成痰；脾主运化，思虑过度、劳倦及饮食不节，损伤脾胃，脾失健运，水湿内停，凝结成痰。故有"脾是生痰之源，肺是贮痰之器"之说。痰凝作为病因也可导致皮肤性病的产生，表现为局部结节、肿块、瘢痕等。

瘀血与痰凝虽属不同致病病因，但两者间常可互相影响，瘀血可致痰凝，痰凝亦可生瘀血，两者常相合为病，引发皮肤结节、肿块，故常相提并论。

二、病机

病机是疾病发生、发展、变化与转归的机理，是人体受邪后所发生的病理变化。人体五脏六腑、四肢百骸、五官九窍、筋脉皮毛肌腠被经络联为一体，形成一个有机的整体。皮肤性病虽然表现在外表、局部，但与全身有密切联系。皮肤的症状是全身疾病在局部的表现，脏腑功能失调可以反映于体表而发生皮肤性病，即"有诸内者必形诸外"。因此，皮肤性病的发病与阴阳失调、气血失和、脏腑功能紊乱等内在因素关系密切。但由于皮肤性病是发生在体表为主的疾病，其病位在肌腠皮肤，发病病机则主要为邪客体表，肌腠失养，经络失疏。

（一）阴阳失调是皮肤性病发病之总纲

阴阳是代表一切事物或现象相互对立统一的两方面。《素问·阴阳应象大论》曰："阴阳者，天地之道也，万物之纲纪，变化之父母，生杀之本始，神明之府也……"所以，阴阳是自然界一切事物，包括皮肤性病发生、发展、变化的基础，是疾病发生的本源。人体抗病机能的正气与致病因素的邪气，以及它们之间的相互作用、相互斗争的情况，都可以用阴阳来概括说明。人体阴阳处于对立统一的动态平衡，才能维持正常的生理活动。在各种致病因素的影响下，人体阴阳出现偏盛偏衰，失去相对平衡，称之为阴阳失调，从而引发疾病。皮肤性病发病虽有脏腑功能紊乱、气血失和、邪客体表、肌肤失养、经络失疏等千变万化之病机，但总不外乎阴阳失调。因此，阴阳失调是皮肤性病发病之总纲。

（二）皮肤性病发病与气血失和、脏腑功能紊乱关系密切

1. 气血失和 气血由脏腑而生，为人体生命活动的动力与物质基础。气血循行全身，周流不息，如环无端，具有温煦机体、濡养脏腑之作用。气与血的关系谓之"气为血之帅，血为气之母"，即气能生血、行血、摄血；血能载气、养气。在各种致病因素的影响下，气血生化不及或运行障碍，称之为气血失和，包括气虚、气滞、血虚、血瘀、血热、血燥、气滞血瘀、气虚血瘀、气血两虚、瘀遏清窍、瘀着脏腑等。凡外因六淫、疫毒之所伤，内有营血、津液之亏损，使得气血生成、运行功能失常，肌肤失却温煦、濡养，或气血运行阻滞于经络脉隧中，则可出现或痒或痛、皮肤斑疹、毛发脱落等皮肤性病。因此，气血失和为百病之始，气血失和为百病之机。

2. 脏腑功能紊乱 皮肤性病虽发于外，但与脏腑功能紊乱关系密切。脏腑内在的病变可以循经影响体表而发生皮肤性病，而体表病变又可通过经络的传导影响脏腑功能。

（1）心 主血脉，藏神，其华在面，开窍于舌。若心火随血脉影响肌腠则皮肤出现红斑、丘疹；心血不足，阴血虚弱，肌肤失养，则出现皮肤瘙痒；心火下移小肠，则出现小便短赤，阴茎、龟头、包皮糜烂；心气虚衰，心阳不足，则出现皮肤白斑或色斑，皮肤萎缩，面色苍白无华；心阳不足，不能助脾运湿，心脾两虚，面部出现暗红色蝴蝶斑，或眼睑水肿性紫红斑等。

（2）肺 主气，外合皮毛，其华在毛，开窍于鼻。如肺气虚则卫阳弱，营气不足，卫外失固，肌腠易受外邪侵袭；肺阴亏损，阴伤痰火凝聚，则易形成皮下肿块、结节、红斑、粟粒丘疹；肺胃湿热，上蒸于面，则易出现面部红色丘疹、脓疱等。

（3）肝 主疏泄、藏血，其华在爪，开窍于目。若肝胆湿热循经外发于肌肤，则出现皮肤潮红、肿胀、红斑、水疱、糜烂、渗液，伴灼热、瘙痒、疼痛；肝郁气滞，气滞则血瘀，肌肤不荣，则出现皮肤白斑或暗褐色斑片；肝火上炎，则易出现颜面红斑、丘疹、灼热、疼痛；肝血不足，筋气不荣，筋脉失养，腠理失固，复感外邪，凝聚肌肤则发赘生物，或皮肤痛痒、干燥、脱屑、颜色枯槁；肝肾不足，爪甲失荣，则指甲或厚或薄而干枯或脆裂；肝肾阴虚，阴虚内热，则皮损暗红，或有鳞屑，轻度灼热、痛痒。

（4）脾 主运化，主肌肉四肢，其华在唇，开窍于口。如脾虚湿阻，水湿停聚肌肤，则出现水疱、丘疹、丘疱疹；脾湿外溢，则出现糜烂流滋；脾虚蕴湿生痰，痰入经络，留于肌腠之间，

则成痰核；脾不统血，血溢肌肤，则皮肤出现瘀斑、瘀点；脾胃湿热，湿热蕴结肌肤，则出现红斑、水疱、脓疱、糜烂、滋水，伴有痛痒。

（5）肾 主水，藏精，其华在发，开窍于二阴，为先天之本，元气之根。若阴虚内热，则出现红斑紫滞；若伴心火上亢，不能下交于肾，可致心肾不交，则口腔黏膜溃疡、面颊潮红；肾阴不足，发失所养，毛发干枯脱落，可致脱发；脾肾阳虚，水湿流溢肌肤，则皮肤肿胀；肾阳不足，阳气不达四末，肢体失于温煦，则肢端逆冷、皮肤青紫、手足汗多湿冷、面色萎黄。

（三）皮肤性病主要病机

1. 病位 人体表面包括皮肤、腠理、毛发、汗孔、爪甲等，经络行循其中，是人体与自然界接触最密切的部位，具有防御外邪、调节体温、代谢津液、辅助呼吸等作用。致病因素，包括外感六淫、虫邪、毒邪、疫疠之邪等首先侵犯体表；跌仆刀刃损伤体表；体内脏腑功能失调、气血逆乱、阴阳失衡等均可循经影响体表，导致皮肤、腠理、汗孔、毛发、爪甲异常，从而引发皮肤性病的发生。因此，皮肤性病其病位在肌腠皮肤、爪甲、毛发。然而，一旦皮肤腠理发生病变又可能会通过经络，影响到体内脏腑功能的正常、阴阳的平衡、气血的盛衰，从而导致其他疾病的发生。故《灵枢·百病始生》云："虚邪之中人也，始于皮肤，皮肤缓则腠理开，开则邪从毛发入，入则抵深……"说明了皮肤性病向体内传变的可能。

2. 病机

（1）邪客体表 《素问·评热病论》记载："邪之所凑，其气必虚。"皮肤、腠理之所以发病，"邪"是皮肤性病发病的外在原因，体表"虚"是发病的内在依据，"虚"包括腠理不密、卫气不充、营卫失调、经络失疏等。"邪"包括了外感六淫之邪、毒邪、虫邪、疫疠之邪，以及脏腑功能失调所产生的病理产物，如痰饮、瘀血、内生五邪等。邪客于体表，或化热、化湿、化火、化毒，故产生潮红、肿胀、红斑、紫斑、瘀斑、丘疹、水疱、脓疱、糜烂、渗出；或化燥生风，出现皮肤干燥、瘙痒；或邪气不去，蕴结不散致反复发作，缠绵不愈；或气滞血瘀，经络阻隔，出现皮损色暗、色紫，自觉疼痛、麻木等。

（2）经络失疏 经络系统包括十二经脉、奇经八脉、十二经别、十五络脉、十二经筋、十二皮部，起到网络周身，联通表里，运行气血，协调阴阳，传导感应，调整虚实之作用。经络在体表各有其循行及归属部位，若情志内伤，肝郁气滞、肺失宣肃、脾失运化、肾之阴阳亏虚等脏腑功能失调，气血逆乱，血瘀痰凝，或外伤跌仆，或外邪侵袭均能致体表经络失疏，所属肌腠皮肤失常，从而导致皮肤性病的发生。故《素问·调经论》曰："五脏之道，皆出于经隧，以行血气，血气不和，百病乃变化而生，是故守经隧焉。"说明经络失疏是皮肤性病发病的病机之一。

（3）肌腠失养 《素问·阴阳应象大论》曰："肺主皮毛。"肺输布精气，充养皮肤，宣发卫气，外达皮肤，其华在毛；脾为后天之本，气血生化之源，脾主肌肉，统血，参与津液的生成和输布，其华在唇；肝藏血，主疏泄，在体合筋；肾为先天之本，主骨，藏精，生髓，开窍于前后二阴，发为肾之余；心主神明，主血脉，其华在面。体表皮肤肌腠红润光泽，健康御邪，全靠五脏之滋养，六腑之通泄。若脏腑功能失调，或气血不足，或经络失疏，或邪羁肌腠皮肤，均能使肌腠皮肤失养，出现肌腠皮肤干燥、粗糙、鳞屑、萎缩、皮色异常，自觉瘙痒或疼痛，所谓"血虚生风""燥能生风""不荣则痛"也。

第一节　皮肤性病的临床表现

皮肤性病的临床表现是皮肤病和性病在发生、发展过程中所产生的症状和体征。在皮肤科习惯上将症状和体征（主要是皮损）分为自觉症状和他觉症状。

一、症状

症状又称自觉症状，是指患者自己能感受到的不适或影响生活质量的感觉。其主要包括瘙痒、疼痛、麻木、灼热及蚁走感等。症状的轻重与皮肤性病的性质、严重程度及自身的感受能力有关。

（一）瘙痒

瘙痒（itch），简称痒，是一种可诱发搔抓或摩擦的皮肤感觉，是皮肤性病常见的自觉症状。瘙痒可轻可重，可阵发性、间断性或持续性，亦可局限性、泛发性或全身性。瘙痒多见于神经性皮炎、荨麻疹、湿疹、疥疮及皮肤瘙痒症等。糖尿病、慢性肾衰、某些恶性肿瘤（如淋巴瘤）及某些肝胆系统和造血系统疾病等亦常伴有剧烈瘙痒。

中医学对瘙痒的辨证分为风痒、热痒、湿痒、虫痒及血虚痒，临床表现各异。①风痒：痒无定处，走窜不定，遍身作痒。因风性上行，故尤以头面为多，皮损呈干性，舌红或淡红，苔薄，脉浮。如瘙痒症、荨麻疹等。②热痒：皮疹色红、肿胀、燉红灼热作痒，遇热加重，痒痛相间，舌红、苔黄，脉数。如毛囊炎、脓疱疮、丹毒等。③湿痒：水疱、糜烂、渗液浸淫成片，缠绵难愈；因湿性趋下，故以会阴、下肢多见；舌淡红或红、苔腻或黄腻，脉濡。如急性湿疹、接触性皮炎等。④虫痒：痒若虫行，部位不定，奇痒难忍，夜间尤甚，如疥疮。⑤血虚痒：皮肤干燥、脱屑，日久则皮肤肥厚，瘙痒日轻夜重。其因气血不足，肝失所养，肌肤失润，血虚生风所致，舌淡或有齿痕，苔净，脉沉细。如老年性皮肤瘙痒症。

（二）疼痛

疼痛（pain）系因疾病或创伤所致的感觉苦楚，为辨别伤害机体刺激强度的感觉。疼痛常见于带状疱疹、丹毒、结节性红斑、红斑肢痛症等。疼痛的性质各异，可为烧灼样、针刺样、刀割样、电击样等。

中医学认为，疼痛多由气血凝滞，经络不通，或气血不足，经络失养所致。疼痛固定多属血瘀；痛无定处，当情绪变化时加重或减轻多属气滞；久病疼痛，痛势较缓，时痛时止，或痛而喜按者，多属气血两虚。对疼痛的辨证如下：①寒痛：痛而畏冷，皮温不高，得热则减，温药、热敷则痛缓，如冻疮。②热痛：痛而灼热，皮色鲜红，得冷则减，凉药、冷敷则痛缓，如丹毒等细菌感染性皮肤性病。③风痛：临床特点为痛处不定，发生突然，游走迅速。④虚痛：特点为痛势和缓，无胀闷感，喜温喜按。⑤实痛：其以痛势急剧、胀闷疼痛、拒按喜冷为特点。

（三）灼热

灼热（burning）系患者自觉患处或全身皮温升高的感觉，可单独出现也可与瘙痒、疼痛同时出现，多见于急性皮肤性病，如接触性皮炎等。中医学认为灼热多由热邪蕴结，或火邪炽盛，炙灼肌肤所致。

（四）麻木

麻木（numbness）是指机体失去痛、触、冷、热等各种知觉的表现，常见于伴有感觉神经受损的皮肤病，如麻风等。中医学认为麻木系因气血不运，或湿痰瘀血阻络，导致经脉失养；或气血凝滞，经脉不通所致。

（五）蚁走感

蚁走感（formication）即皮肤内外有物爬行的感觉，多见于疥疮、虱病等动物性皮肤病或寄生虫妄想症等。中医学认为蚁走感是由虫淫为患或气血失和所致。

（六）皮脂溢出

颜面、头皮、胸背等处皮脂过多，皮肤、毛发油腻甚至毛发稀疏脱落，胸背部、面部发红疹、脓疱。中医学多认为系脾胃湿热过盛，或真阴不足，相火偏旺，灼津为脂所致。

（七）出汗

中医学认为，清醒时容易自行出汗者为自汗，系阳气不足，卫表不固所致；夜寐汗出湿衣者为盗汗，属阴虚之证。但头汗出，多属湿热上蒸之候；手足汗多为脾胃湿蒸，旁达四肢所致；腋汗为少阳夹热使然；汗出偏于一侧者，为气血运行不调。

此外，皮肤性病尚可有发热、畏寒、乏力、食欲减退及全身不适等症状。

二、体征

体征又称他觉症状，是指可用视觉或触觉检查到的客观临床表现。在皮肤性病的体征中，皮肤损害是最主要的体征，常简称为皮损，是诊断和鉴别皮肤性病的主要依据。皮肤损害可分为原发损害和继发损害两大类。

（一）原发损害

原发损害（primary lesions）是指由皮肤性病病理变化直接产生的最初损害，或者说是指皮肤性病特有病理过程所产生的第一结果，包括斑疹、丘疹、斑块、结节、水疱与大疱、脓疱、风团及囊肿等。

1. 斑疹（macule）　为局限性仅有皮肤颜色改变的与皮面相平的损害（图4-1，图4-2）。斑疹可分为4种。

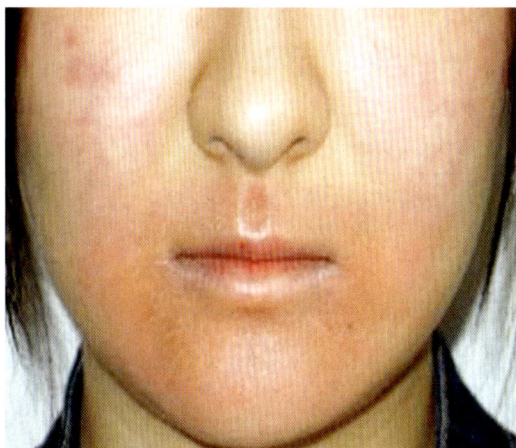

图 4-1　斑疹

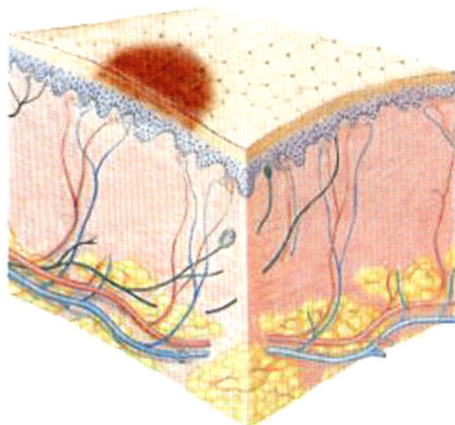

图 4-2　斑疹模式图

（1）红斑　由毛细血管扩张、增多或充血引起。有炎症性红斑如丹毒；非炎症性红斑如鲜红斑痣。中医学认为红斑多由热邪所致。红斑稀疏者多为热轻，密集者多为热重；红而带紫者为热毒炽盛；压之退色者多属血热；压之不退色者多为血瘀。

（2）出血斑　是由血液外渗至真皮组织所致，压之不退色。皮损开始呈鲜红色，渐变为紫蓝色及黄褐色，经 1～2 周可消退。直径小于 2mm 者称瘀点（petechia），大于 2mm 者称瘀斑（ecchymosis）。中医学认为出血斑由血热或血瘀所致：①可因血分热盛，迫血妄行，溢于脉外，积于皮下所致；②或可由脾不统血，溢于脉外；③或寒邪外袭，气滞血凝而成。

（3）色素沉着斑　是由表皮或真皮内色素增多所致，呈黑色或褐色，压之均不退色，如黄褐斑常由肝肾不足、气血瘀滞所致。

（4）色素减退斑或色素脱失斑　是由皮肤色素减少或缺失所致，前者如白色糠疹，后者如白癜风。中医学认为白斑是由气血凝滞或血虚所致。

2. 丘疹（papule）　是指高起于皮面的局限性实质性损害，其直径一般小于 1cm，病变常位于表皮或真皮上部（图 4-3，图 4-4）。丘疹可呈圆形、类圆形或多角形，表面可扁平（如扁平疣）、圆形脐凹状（如传染性软疣）、粗糙不平呈乳头状（如寻常疣），颜色可呈红色、紫蓝色、淡黄色或黑褐色等。丘疹可相互融合，形成斑块。斑丘疹（maculopapule）为介于斑疹与丘疹之间的稍隆起的皮疹。丘疱疹（papulovesicle）为丘疹顶端有小疱者。丘脓疱疹（papulopustule）为丘疹顶端有小脓疱者。中医学认为，丘疹色红细密伴瘙痒者属风热；疹色红较大者属血热；疹色

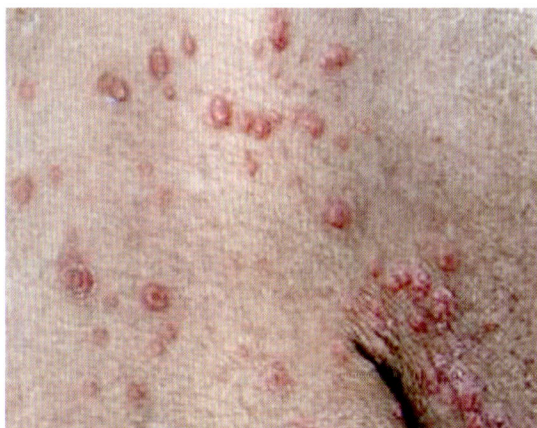

图 4-3　丘疹

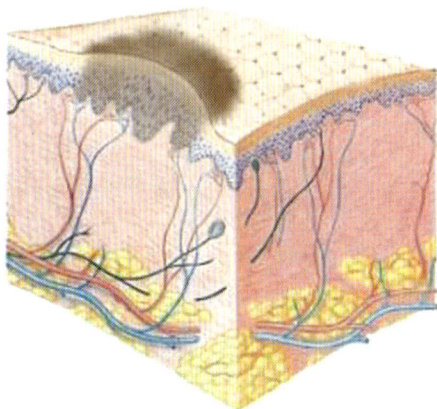

图 4-4　丘疹模式图

暗红而压之不退色者多见于血瘀；丘疹色暗淡或肤色为气虚、血虚或血燥；丘疱疹和丘脓疱疹多属湿热或热毒。

3. 斑块（plaque） 为较大的或多数丘疹融合而成的扁平隆起性损害，直径大于1cm（图4-5，图4-6）。皮疹呈圆形或不规则形，大小不一。常见于睑黄疣、肥厚性扁平苔藓、盘状红斑狼疮及银屑病。中医学认为斑块与丘疹相同，多为血热、风热或血瘀引起。

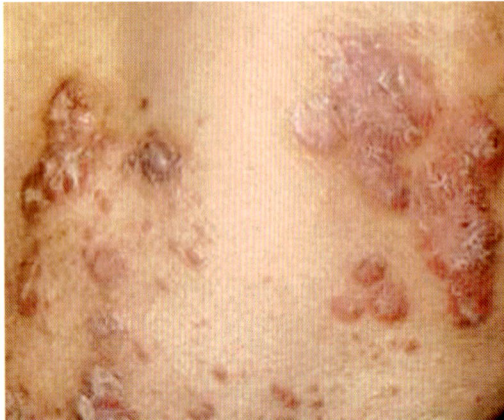

图4-5　斑块

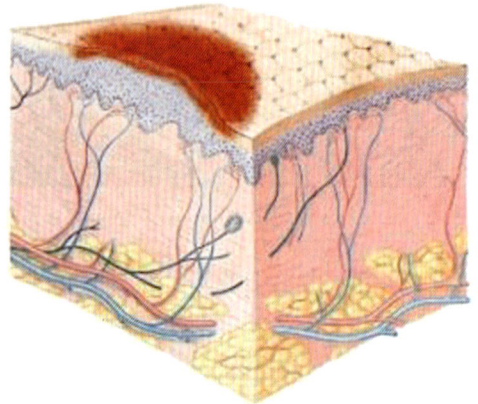

图4-6　斑块模式图

4. 水疱（vesicle）和大疱（bulla） 为高出皮面的内含液体的局限性腔隙性损害（图4-7，图4-8）。直径小于1 cm者称为小疱，大于1cm者称为大疱。疱内的液体多为浆液，呈淡黄色；疱液含有血液时呈红色，称血疱。按病变位置可分为表皮内、表皮下和角层下水疱。表皮内水疱壁薄易破裂，多为松弛性；表皮下水疱壁厚，多为张力性水疱。中医学认为，水疱和大疱多属湿，疱周有红晕者多为湿热，大疱伴有局部红肿者多属毒热，皮色不变的深在性水疱多属脾虚湿蕴或寒湿不化。

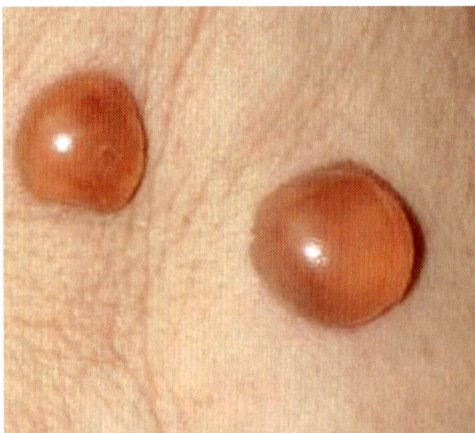

图4-7　水疱

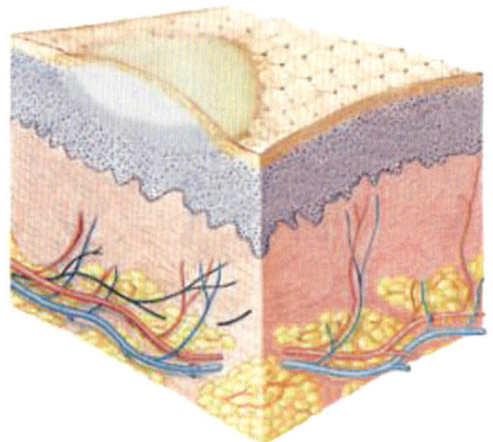

图4-8　水疱模式图

5. 脓疱（pustule） 为含有脓液的疱。脓疱大小不等，周围常有红晕，疱液可混浊、稀薄或黏稠（图4-9，图4-10）。可由细菌感染（如脓疱疮）或非感染性炎症（如脓疱型银屑病）引起。中医学认为脓疱多由湿热或毒热炽盛所致。

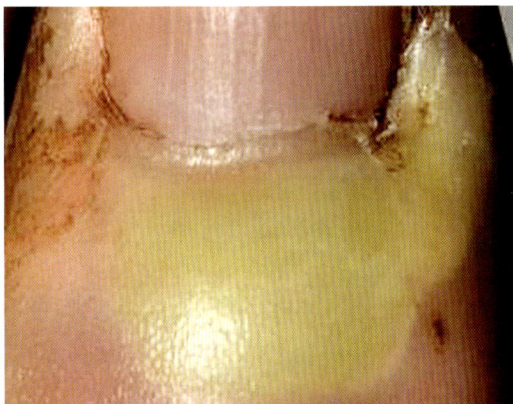

图 4-9　脓疱

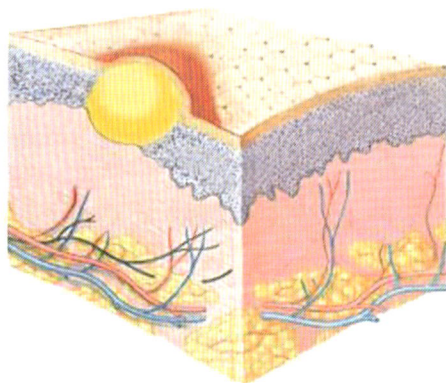

图 4-10　脓疱模式图

6. 风团（wheal）　为真皮浅层水肿引起的暂时性局限性隆起性损害，一般大小不一，形态不规则（图 4-11，图 4-12）。风团的特点是发生突然，时隐时现，伴有明显瘙痒，皮疹消退快（一般不超过 24 小时），消退后不留痕迹，最常见于荨麻疹。中医学认为风团色红者为风热所致，色白者为风寒所致。

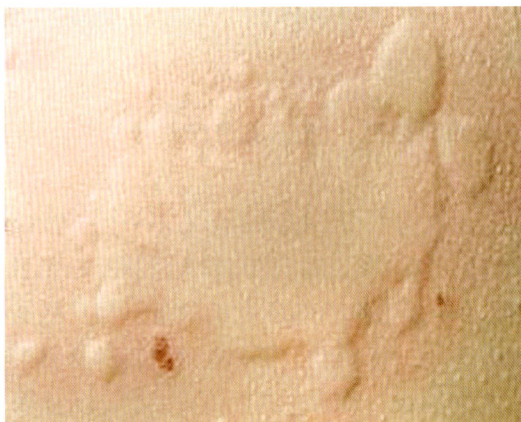

图 4-11　风团

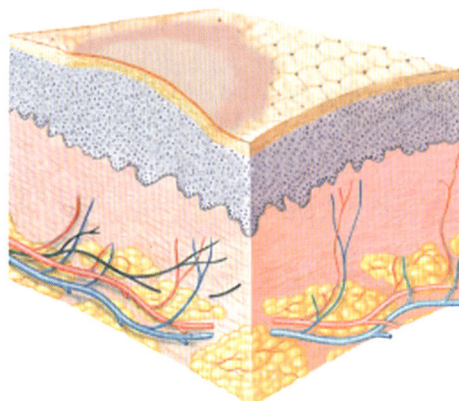

图 4-12　风团模式图

7. 结节（nodule）　为可触及的圆形或类圆形局限性实质性损害，可隆起于皮面，亦可不隆起，病变可深达真皮或皮下组织，触之有一定硬度或浸润感（图 4-13，图 4-14）。

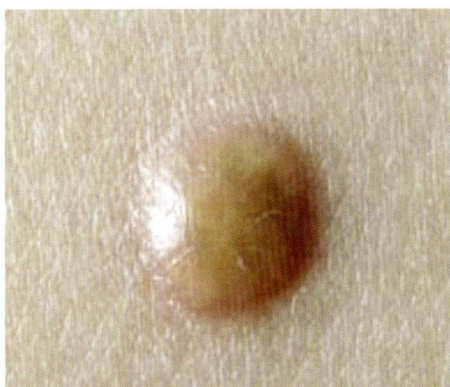

图 4-13　结节

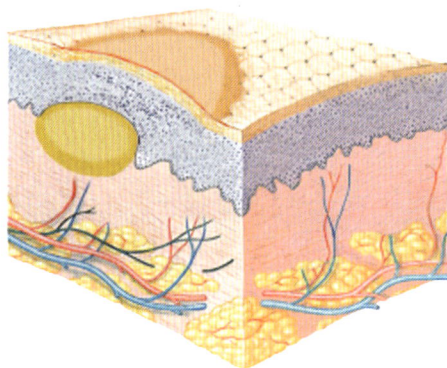

图 4-14　结节模式图

结节多由真皮或皮下组织的炎性浸润（如结节性红斑）或代谢产物沉积（如结节性黄瘤）或

肿瘤等引起。肿块（tumor 或 mass）为较大的结节，其直径大于 2cm 者。中医学认为结节多为气血凝滞或痰湿凝滞所致。

8. 囊肿（cyst）　为含有液体或黏稠物质和细胞成分的囊样结构，多呈圆形或卵圆形，触之有囊性感（图 4-15，图 4-16）。常见者有表皮囊肿、皮样囊肿等。中医学辨证多属痰湿。

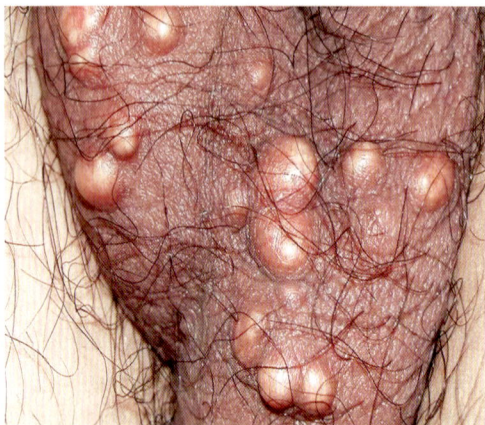

图 4-15　囊肿

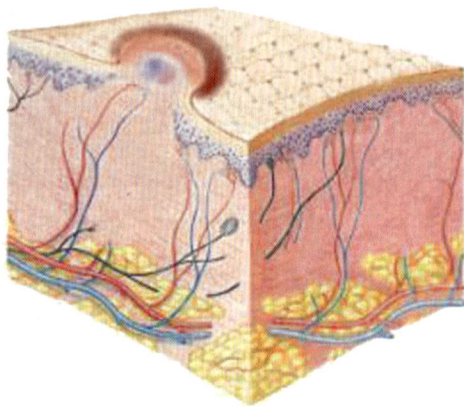

图 4-16　囊肿模式图

（二）继发损害

继发损害（secondary lesions）系由原发损害演变或因搔抓、烫洗及治疗不当所致的皮肤损害。

1. 鳞屑（scale）　系指脱落或即将脱落的角质层，表现为大小、厚薄及形态不一的干燥碎片（图 4-17，图 4-18），可呈糠秕状（如白色糠疹），或蛎壳状（如银屑病），或大片状（如剥脱性皮炎）等。正常情况下，由于新陈代谢的关系，表皮角质层也在不知不觉地脱落。当皮肤炎症或角化过度、角化不全时，即产生可见的鳞屑。中医学认为，鳞屑发生于急性病之后，多属余热未清。当慢性病时，皮损基底潮红而起干燥鳞屑者为血热风燥；基底色淡而皮屑多者，为血虚风燥；鳞屑油腻多属湿热。

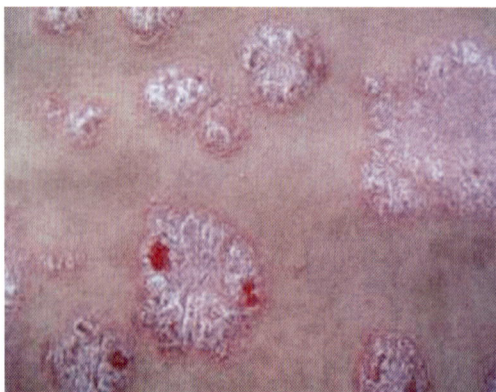

图 4-17　鳞屑

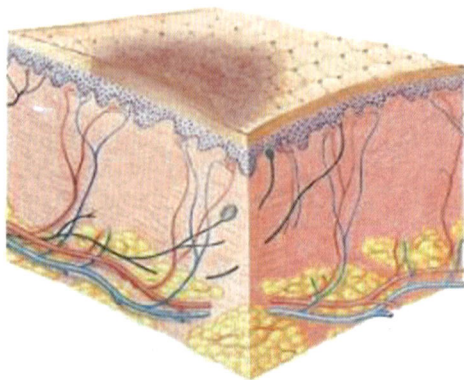

图 4-18　鳞屑模式图

2. 糜烂（erosion）　系指表皮或黏膜上皮的浅在性缺损，露出红色湿润面（图 4-19，图 4-20）。多由水疱或脓疱破溃所致，愈后不留瘢痕。中医学认为糜烂多属湿热。

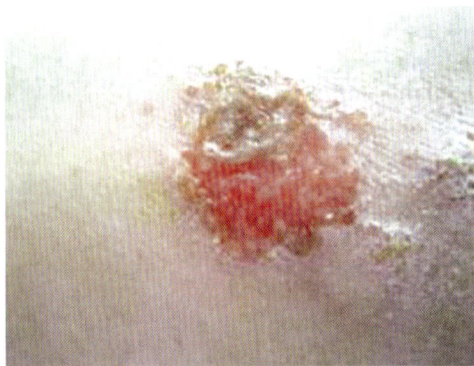

图 4-19　糜烂

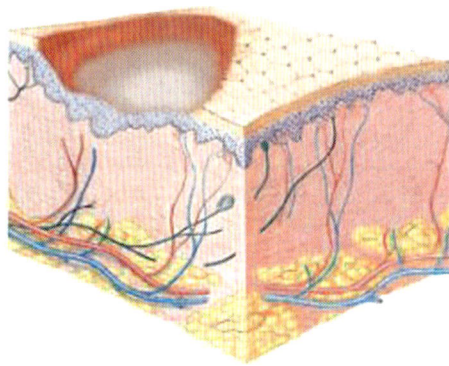

图 4-20　糜烂模式图

3. 浸渍（maceration）　系指皮肤角质层吸收较多水分后出现的皮肤松软、发白甚至起皱的状态，常发生在指（趾）缝等皱褶部位（图 4-21，图 4-22）。浸渍处受摩擦后表皮易脱落形成糜烂，容易继发感染。中医学认为浸渍多由湿邪所致。

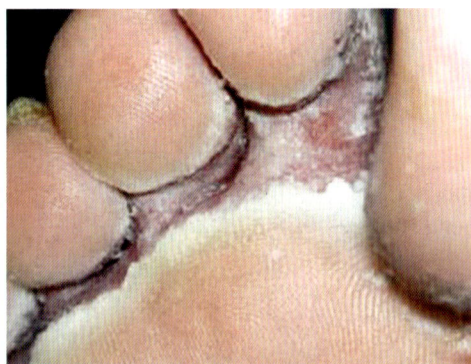

图 4-21　浸渍

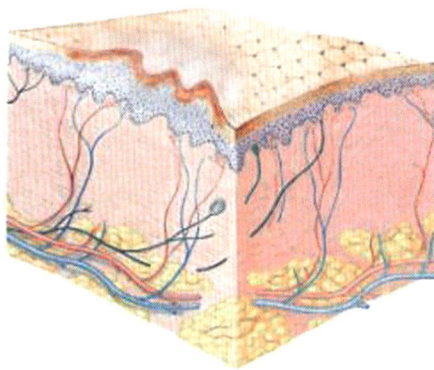

图 4-22　浸渍模式图

4. 溃疡（ulcer）　是指皮肤或黏膜的深达真皮以下的局限性缺损，其形态、大小、深浅随病情而异，愈后有瘢痕形成（图 4-23，图 4-24），可由感染、外伤、肿瘤、血管炎等引起。溃疡面可有浆液、脓液、坏死组织或痂皮等覆盖。中医学认为溃疡若红肿疼痛为热毒所致；慢性溃疡多由寒湿或气血亏虚、气血瘀滞所致。

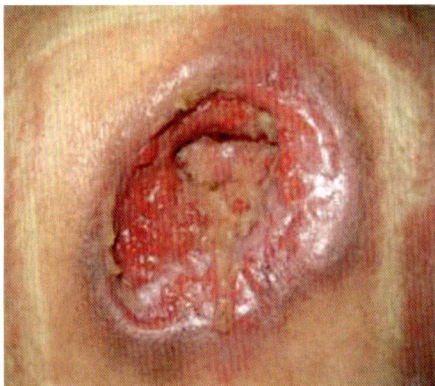

图 4-23　溃疡

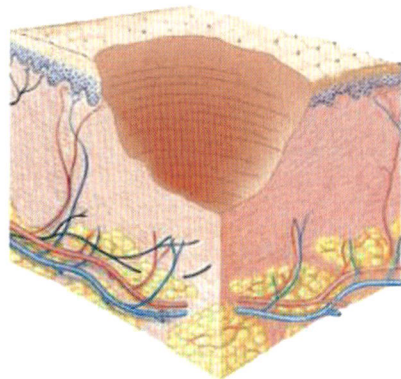

图 4-24　溃疡模式图

5. 痂（crust）　也称结痂，系指皮损表面的浆液、脓液、血液及脱落组织等干涸而成的附着物（图 4-25，图 4-26）。依据凝结物不同而分脓痂、浆（滋）痂或血痂。中医学认为浆痂多为湿热，脓痂多为毒热结聚，血痂为血热或血燥。

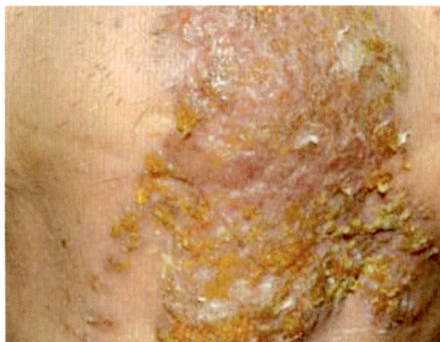

图 4-25 痂

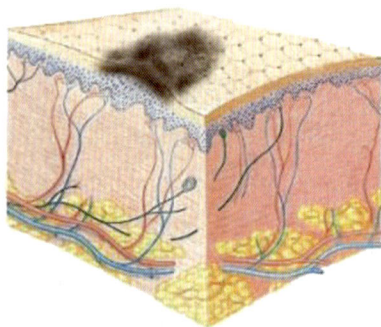

图 4-26 痂模式图

6. 抓痕（scratch marks） 也称表皮剥脱（excoriation），为搔抓或摩擦所致的表皮或真皮浅层点线状缺损，常伴血痂（图 4-27，图 4-28），多常见于瘙痒性皮肤病。中医学认为抓痕多由风盛或内热所致。

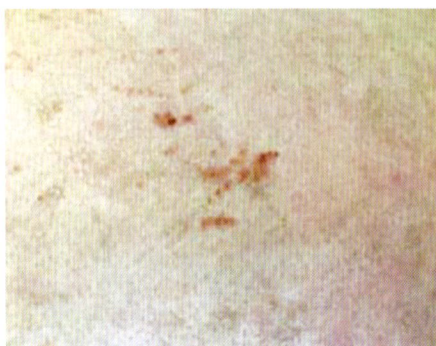

图 4-27 抓痕

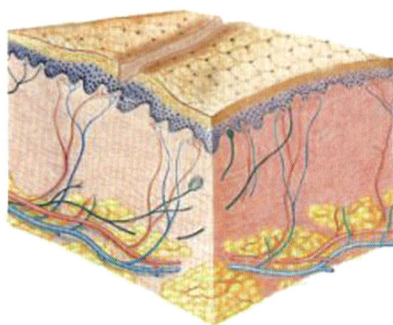

图 4-28 抓痕模式图

7. 皲裂（fissure） 也称裂隙，系指皮肤的线条状裂口，深度可达真皮，并伴有疼痛或出血（图 4-29，图 4-30）。皲裂多发生于掌跖、指（趾）关节部位及肛周、口角等处，多因局部皮肤干燥或慢性炎症等引起的皮肤弹性降低，加之外力牵拉作用所致。中医学认为皲裂与寒、燥或血虚风燥有关。

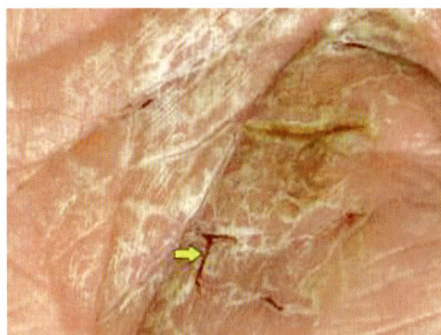

图 4-29 皲裂

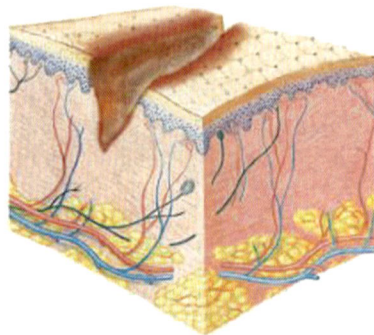

图 4-30 皲裂模式图

8. 瘢痕（scar） 系指真皮或深部组织缺损或破坏后，由新生结缔组织修复而形成的损害（图 4-31，图 4-32），可分为增生性和萎缩性两种，前者呈隆起、表面光滑、无毛发的索状或形状不规则的暗红色略硬斑块，如瘢痕疙瘩；后者较正常皮肤略凹陷，表皮变薄，皮肤光滑，局部血管扩张，见于红斑狼疮等。中医学认为瘢痕多由瘀血凝结不化或痰湿凝滞所致。

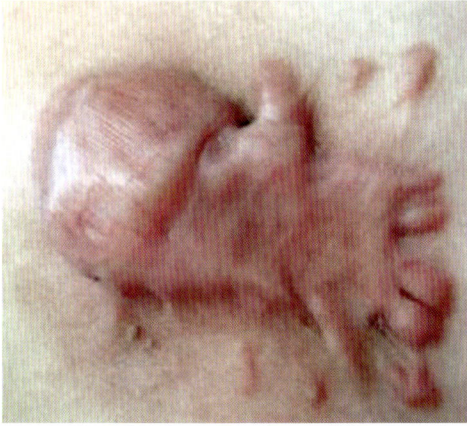

图 4-31　瘢痕

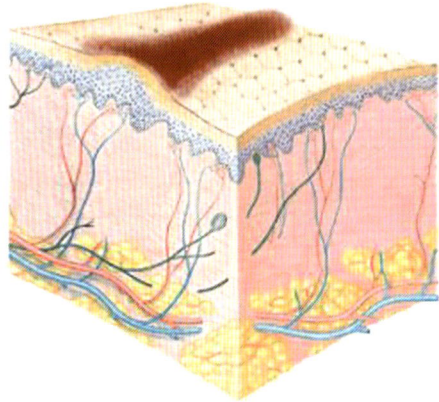

图 4-32　瘢痕模式图

9. 萎缩（atrophy）　系指皮肤组织的一种退行性变所致的皮肤变薄，可发生于表皮、真皮或皮下组织（图 4-33，图 4-34）。①表皮萎缩：局部皮肤变薄呈半透明羊皮纸样，可有细皱纹，正常皮纹多消失。②真皮萎缩：局部皮肤凹陷或变薄，常伴有皮肤附属器的萎缩，毛发变细或消失。为真皮结缔组织减少所致。③皮下组织萎缩：表现为局部皮纹正常，但凹陷明显，为皮下脂肪组织减少所致。中医学认为萎缩是由气血不运，肌肤失养所致。

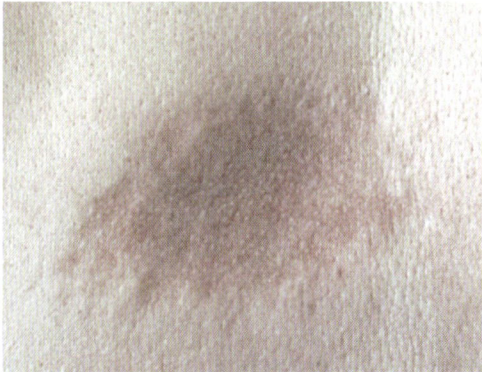

图 4-33　萎缩

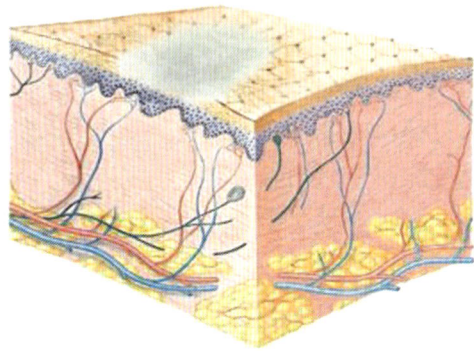

图 4-34　萎缩模式图

10. 苔藓样变（lichenification）　也称苔藓化，是指皮肤局限性浸润肥厚，表面粗糙，皮沟加深，皮嵴突起等似皮革样的表现（图 4-35，图 4-36）。苔藓样变是由于经常摩擦或搔抓使角质层及棘层增厚，真皮慢性炎症浸润所致，常见于神经性皮炎、慢性湿疹等。中医学认为苔藓样变多由血虚风燥，肌肤失养或气血瘀滞所致。

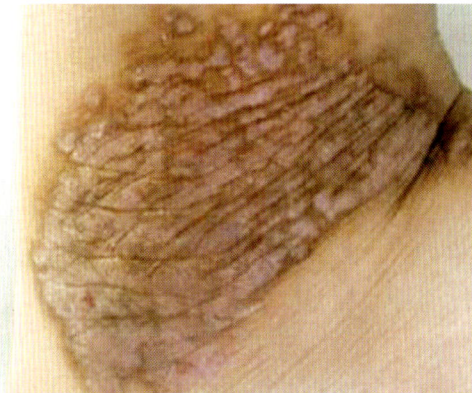

图 4-35　苔藓样变

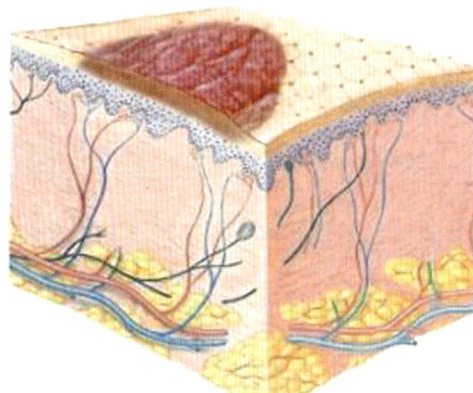

图 4-36　苔藓样变模式图

第二节　皮肤性病的诊断

皮肤性病的诊断与其他临床学科一样，也必须在系统的病史搜集、全面的体格检查及必要的实验室检查的基础上进行综合分析，才能做出正确的诊断。

一、病史

询问病史时应仔细耐心，态度和蔼。病史包括如下内容。

（一）一般项目

一般项目包括姓名、性别、年龄、籍贯、种族、职业及婚姻等。

（二）主诉

主诉即患者就诊的主要原因，包括发病部位、性质、自觉症状及病期。

（三）现病史

1. 可能的病因或诱因，如食物、药物、接触物或感染等。
2. 初发皮损的部位、形态、类型、大小、数目及发生的次序、进展速度和演变情况等。
3. 全身和局部的自觉症状及其程度。
4. 病情与季节、气候、饮食、环境、职业、生理变化及精神状态等有无关系。
5. 诊治经过、疗效及不良反应等。
6. 结合中医内容进行问诊。

（四）既往史

既往史是指患者曾患过何种疾病，尤其是和现有的皮肤病、性病有关的疾病；有无各系统疾病，其治疗、疗效及不良反应等情况。

（五）过敏史

过敏史是指有无食物、药物、化学物品及对动植物等过敏史。

（六）个人史

个人史包括出生地与长期居住地、生活及饮食习惯、烟酒嗜好、职业、婚姻情况与月经、妊娠和生育史、不洁性交史、疫区疫源接触史及涉外婚姻史等。

（七）家族史

家族史是指家族中有无类似或相关的疾患，有无近亲结婚及传染病疾患的患者。

二、体格检查

（一）全身检查

有的皮肤病、性病常伴有内脏或全身性疾患，有的皮肤病是全身性疾患的外在表现，故应注意有无全身症状。全身系统检查要求基本同内科检查。

（二）皮肤黏膜检查

为了准确地反映皮损，进行皮肤黏膜检查时应注意如下事项：①光线应充足，最好在自然光下进行，因为人工光线或强烈的日光均可影响皮损的观察效果；②诊室温度适宜，过冷或过热均可影响皮损的颜色及性状。检查皮损时，除检查患者主诉部位及有关部位外，还需对全身皮肤、黏膜或指（趾）甲、毛发等皮肤附属器进行全面检查（图4-37），并注意从不同角度和距离进行观察。检查皮损时常需视诊与触诊并用，必要时可借助放大镜、皮肤镜等仪器来观察。

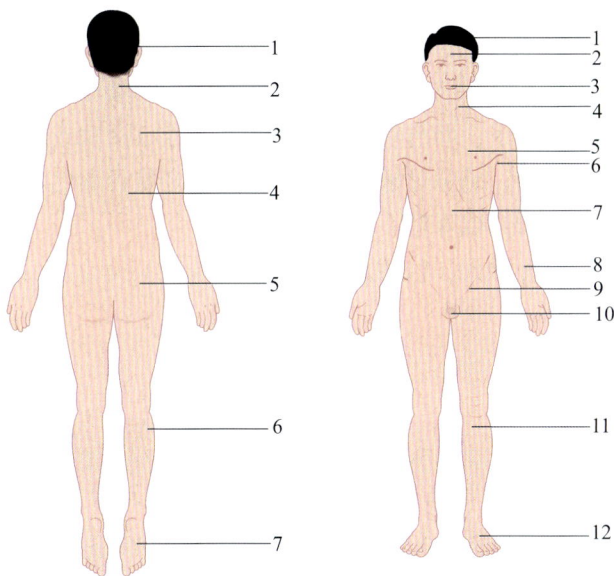

左：1. 头部：脂溢性皮炎、斑秃等；2. 颈部：慢性单纯性苔藓、毛囊炎等；3. 肩部：脂溢性皮炎、痈等；4. 躯干：带状疱疹等；5. 臀部：毛囊周角化病、湿疹、压疮（骶尾部）等；6. 下肢：静脉曲张、湿疹、结节性红斑等；7. 足底：足癣、胼胝、鸡眼、疣等。

右：1. 头部：脂溢性皮炎、银屑病、头癣、斑秃、普秃、湿疹等；2. 面部：痤疮、扁平疣、雀斑、黄褐斑、红斑狼疮、玫瑰痤疮等；3. 唇：单纯疱疹、固定型药疹、血管性水肿等；4. 颈部：慢性单纯性苔藓、接触性皮炎、疖等；5. 乳房：间擦疹、湿疹、Paget病等；6. 腋窝：臭汗症、多汗症、疥疮、脂溢性皮炎等；7. 躯干：花斑糠疹、玫瑰糠疹、银屑病、带状疱疹、药疹等；8. 前臂和手：湿疹、汗疱疹、接触性皮炎、手癣、冻疮等；9. 腹股沟：股癣、湿疹、疥疮等；10. 生殖器：疥疮、阴虱、固定型药疹、各种性传播疾病等；11. 下肢：湿疹、结节性红斑、硬红斑；12. 足背：疣、足癣、湿疹等。

图4-37　全身各部位常见皮肤性病

1. 视诊

（1）部位和分布　皮损的部位与分布常是诊断皮肤性病的重要依据之一，在检查时要特别注意此点。皮损是全身性、泛发性还是局限性；是对称性、双侧性还是单侧性；是伸侧、屈侧或间擦部位，还是多汗、多皮脂或是皮肤黏膜交界部位；是暴露部位还是遮盖部位；是否沿神经、血管及淋巴管分布等。

（2）性质　皮损是原发损害还是继发损害；是一种皮疹还是多种皮疹同时存在；并注意新旧

皮损的发展过程。

（3）排列　皮疹的排列是散在或群集，孤立或融合；是否呈带状、线状、环状、多环状排列等。

（4）形状　皮疹呈圆形、椭圆形、环形、多角形、弧形、地图形、半球形、纺锤形、条形或不规则形等。

（5）颜色　皮疹是正常肤色或呈红、黄、蓝、白、褐、紫、黑色等；还应注意其色调，如淡红、鲜红、紫红或银白、灰白及灰黑色等。

（6）大小及数目　皮损大小可用直径多少厘米、多少毫米来表示，或用实物来对比描述，如针尖、粟粒、绿豆、黄豆、核桃、鸡蛋或手掌大小等。皮损为单个或多发，数目少时最好以具体数字标明，数目多时，可用较多或甚多等来说明。

（7）表面与基底　如表面扁平、光滑、粗糙、隆起或凹陷；或呈乳头状、菜花状、脐窝状等；干燥、潮湿或浸渍；附鳞屑或结痂基底的宽窄，是否有蒂等。

（8）边缘与界限　清楚或模糊，整齐或不规则等。

（9）其他　如水疱是张力性或松弛性，疱壁厚薄及是否易破，疱液是澄清、混浊或血性等。

2. 触诊

（1）皮损的硬度、深浅；有无波动感或弹性感；有无浸润增厚、萎缩变薄等。

（2）皮损与周围组织的关系，即与周围组织是否有粘连、活动或固定。

（3）皮损有无压痛、触痛；感觉过敏或减弱；皮损压之是否退色。

（4）皮损局部温度有无增高或降低。

（5）皮损附近淋巴结有无肿大、触痛及粘连。

三、其他临床检查

（一）皮肤划痕征

采用尖圆钝器划压皮肤后，如果局部有索条状风团出现，即为皮肤划痕征阳性（图4-38）。反应过程可出现三联反应：①划后15秒在划过处发生红色线条（多为真皮肥大细胞释放组胺使毛细血管扩张所致）。②16～45秒可在红色线条两侧出现红晕（为轴索反应致使小动脉扩张引起）。③划后1～3分钟在划处发生条状风团（系组胺引起水肿所致）。出现三联反应者为皮肤划痕征阳性，可见于某些荨麻疹及皮肤划痕症患者。

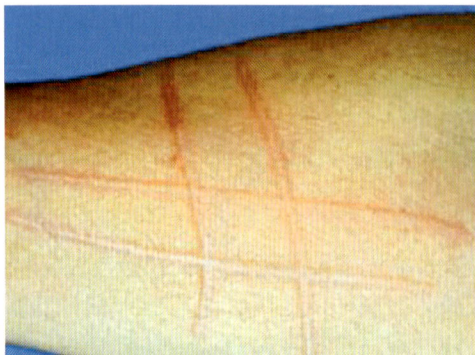

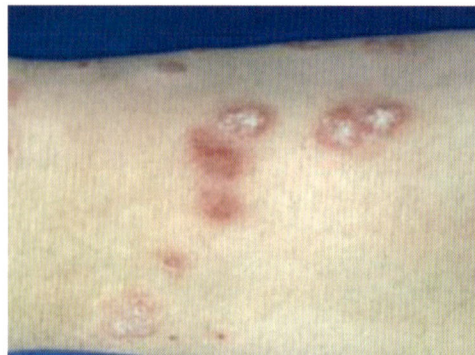

图4-38　皮肤划痕征　　　　　　　　　图4-39　Auspitz 征

（二）玻片压诊

将玻片施以适当压力于皮疹上 10 ～ 20 秒时，观察皮损变化。如炎症性红斑、鲜红斑痣及毛细血管扩张等受压后，即可退色；色素沉着斑、出血斑压之不退色；寻常狼疮可在压力下呈特有的苹果酱色。

（三）鳞屑刮除

该方法可用以了解皮损的表面性质，如花斑糠疹轻刮后可出现糠秕样鳞屑，寻常型银屑病刮除鳞屑后可出现特征性薄膜现象和点状出血（Auspitz 征）（图 4-39）。

（四）棘层细胞松解征

棘层细胞松解征（Nikolsky's sign）又称尼氏征。可有 4 种阳性表现：①手指推压水疱一侧，水疱沿推压方向移动；②手指轻压疱顶，疱液向四周移动，水疱范围扩大；③稍用力在外观正常皮肤上推擦，表皮即剥离；④牵扯已破损的水疱壁时，可见水疱周边的外观正常皮肤一同剥离。尼氏征阳性见于天疱疮及大疱性表皮松解型药疹。

（五）同形反应

同形反应又称同形现象、科布内现象。正常皮肤在受各种非特异性损伤（如搔抓、创伤、注射等）后，诱发与已存在皮肤病相同的皮肤变化（皮损），较常见于银屑病、扁平苔藓和湿疹急性期等。

（六）醋酸白试验

人类乳头瘤病毒感染的上皮细胞与正常细胞不同，能被冰醋酸致白。以棉签清除皮损表面分泌物后，外用 5% 冰醋酸 2 ～ 5 分钟后观察，皮损变为白色、周围正常组织不变色为阳性（图 4-40，图 4-41）。

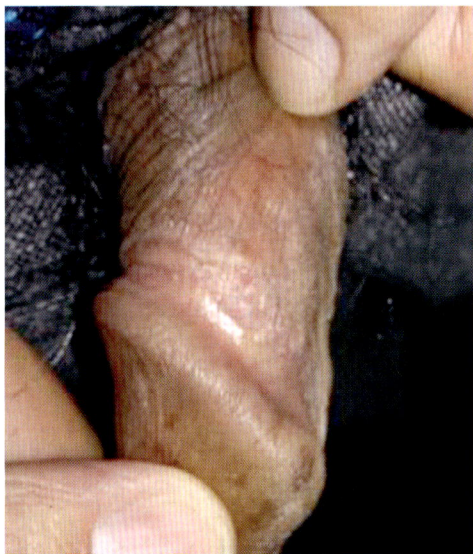

图 4-40　醋酸白试验前

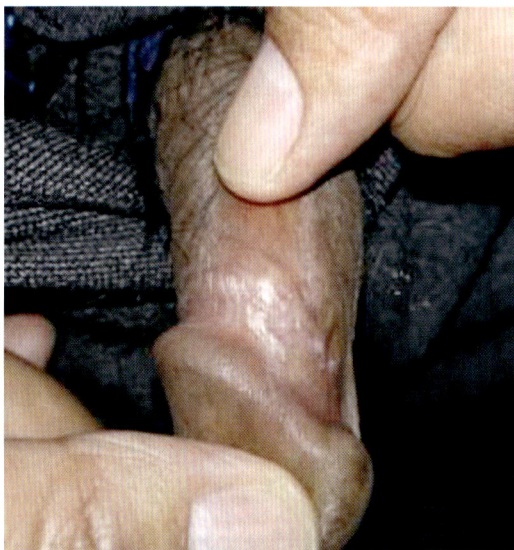

图 4-41　醋酸白试验阳性

四、皮肤影像学检查

（一）皮肤镜检查（Dermoscopy）

皮肤镜又称表皮透光显微镜，是一种可放大数十倍的皮肤显微镜，可以通过光学放大、浸润和偏振技术显示皮损部位表面和皮表下的颜色和结构特征，可用于色素性皮肤病、炎症性皮肤病和毛发疾病等的辅助诊断，尤其在色素性皮肤病如黑色素瘤、黑素细胞痣等方面最具有诊断价值。

（二）皮肤反射式共聚焦显微镜检查

皮肤反射式共聚焦显微镜（reflexion confocal microscope，RCM）基于光学共聚焦原理，可对皮肤各层次进行横向扫描，能在细胞水平对皮肤进行实时动态成像，得到细胞形态及结构等信息，辅助疾病的鉴别诊断。

（三）滤过紫外线检查

滤过紫外线检查（Wood 灯检查）即用通过含氧化镍的石英玻璃过滤后所获得的长波紫外线，对某些皮肤病的皮疹或病灶做检查，有助于某些疾病的诊断。如黄癣呈暗绿色荧光，白癣为亮绿色荧光，红癣呈珊瑚红色荧光，尿卟啉症呈淡红色或橘红色荧光，鳞状细胞癌为鲜红色荧光，而基底细胞癌则不发生荧光。

目前，以上皮肤影像学检查均可在检查后，由电脑分析出具初步报告结果，毛发镜可分析计算出镜检区域的休止期毛发百分比、毳毛百分比等数据，为临床提供支持。

五、实验室检查

（一）真菌检查

真菌检查对皮肤真菌病的诊断具有重要意义。常用的有直接镜检和真菌培养。

1. 标本的采集　浅部真菌病常采集鳞屑、菌痂、毛发和甲屑等标本。取材时应选择未治疗和病灶边缘的新损害。病甲应先刮除甲板表层及游离缘的病变组织，然后取其深层的甲屑。深部真菌病，根据病情采取脓液、痰、尿、粪、口腔和阴道分泌物及各种穿刺液、病变组织等，应以无菌操作方法采取标本。

2. 直接镜检　取标本置于载玻片上，通常滴 1 ～ 2 滴 10% 氢氧化钾溶液以溶解角质，盖上盖玻片，在酒精灯火焰上稍加热以溶解角质后，轻轻加压盖玻片使标本透明即可镜检。可用于检查有无菌丝或孢子，但不能确定菌种。有些标本（如脑脊液检查隐球菌）需滴一滴印度墨水使之混匀后加盖玻片再镜检。某些深部真菌病需用革兰、瑞特或吉姆萨等染色后镜检（图 4-42）。如一次检查为阴性，可重复检查，必要时做真菌培养。

3. 真菌培养　主要用于确定菌种，也可提高真菌检出率。标本接种于葡萄糖蛋白胨琼脂培养基上，置室温或 37℃培养 1 ～ 3 周，必要时可行玻片小培养协助鉴定。菌种鉴定常根据菌落的形态及显微镜下形态判断，对某些真菌，有时尚需配合其他鉴别培养基、生化反应或分子生物学方法确定菌种（图 4-43）。

图 4-42 真菌直接涂片（见菌丝及孢子）

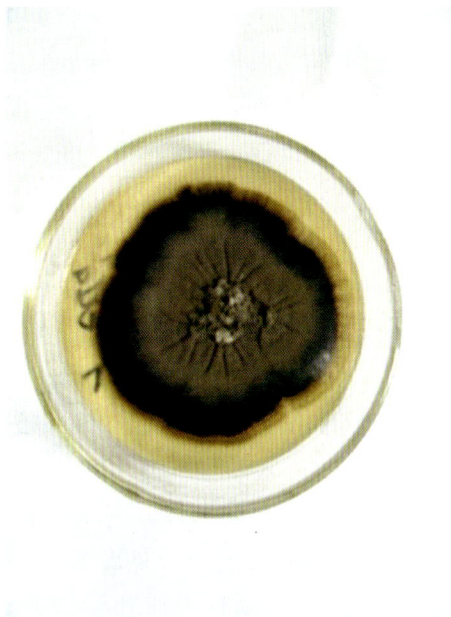

图 4-43 真菌培养

（二）皮肤试验

1. 斑贴试验（patch test） 是根据受试物的性质配制适当浓度的浸液、溶液、软膏或原物作为试剂，以适当的方法将其贴于皮肤，一定时间后观察机体是否对其产生变态反应。斑贴试验是临床用于检测Ⅳ型变态反应的主要方法。

适应证：接触性皮炎、职业性皮炎、手部湿疹、化妆品皮炎等。

方法：将受试物置于铝制小室斑试器，贴于背部脊柱两侧或前臂屈侧的健康皮肤。每次试验时应设对照。

结果判定：一般在 48 小时去除斑贴，间隔 30 分钟观察结果，视情况可在 72 小时或 96 小时后观察。受试部位无反应为阴性（-）；有淡红斑为可疑反应（±）；轻度红斑、浸润及少量丘疹为阳性反应（+）；水肿性红斑、丘疹或水疱为强阳性反应（++）；显著红肿或浸润、聚合性水疱或大疱为超强阳性反应（+++）；对照有皮损或激惹反应为刺激性反应（IR）（图 4-44）。

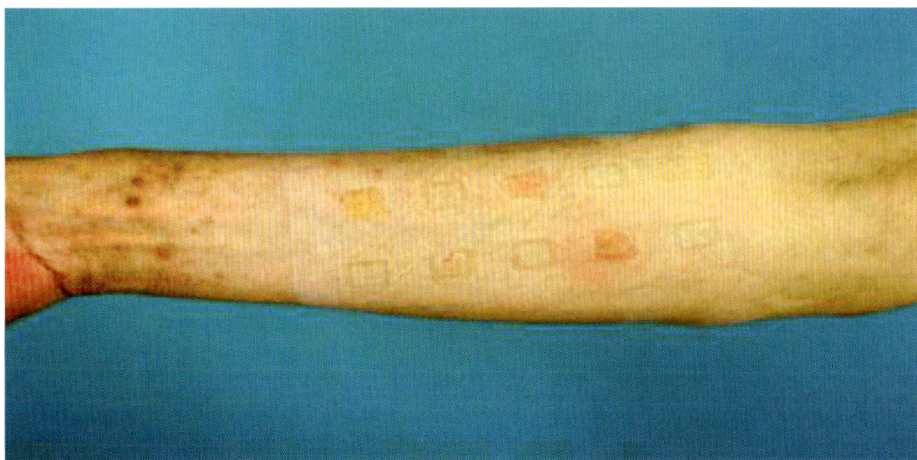

图 4-44 斑贴试验

临床意义：阳性反应表示患者对试验物过敏，但应排除原发性刺激或其他因素所致的假阳性反应，但后者一旦将试验物去除后，皮肤反应可很快消失，而过敏所致者除去试验物后 24～48小时内，皮肤反应往往可增强而不是减弱。阴性反应则表示患者对试验物无敏感性。此外，假阴性反应可能与试剂浓度低、斑试物质与皮肤接触时间太短等因素有关。

注意事项：①不宜在皮肤病急性发作期间进行试验，不宜用高浓度的原发性刺激物测试；②受试前至少 1周及受试期间避免使用糖皮质激素或免疫抑制剂，受试前 3天和受试期间避免使用抗组胺类药物，以免出现假阴性；③受试期间避免沐浴淋湿斑贴、避免过度牵拉斑贴部位或过度体力活动；④可疑反应可重复试验；⑤在受试期间发生全身过敏反应如荨麻疹、哮喘等或局部炎症反应过重应及时到医院就诊，必要时终止试验。

2. 点刺试验（skin puncture test）及划破试验（scratch test）

适应证：荨麻疹、特应性皮炎、药疹等多种与速发型变态反应相关的过敏性疾病。以往用划破试验，现渐被点刺试验取代。

方法：一般选择前臂屈侧为受试部位，局部清洁消毒。消毒后待 2分钟使皮肤血流恢复正常，按说明书滴试液及点刺，5～10分钟后拭去试液，20～30分钟后观察试验结果。

结果判定：皮肤反应强度与组胺（阳性对照）相似为阳性（+++），较强为（++++），较弱则相应标为（++）及（+）；与生理盐水（阴性对照）相同为（–）。

注意事项：①宜在基本无临床表现时进行；②应设生理盐水及组胺液做阴性及阳性对照；③结果为阴性时，应继续观察 3～4天，如必要，3～4周后重复试验；④有过敏性休克史者禁用；⑤受试前 48小时应停用抗组胺类药物；⑥妊娠期尽量避免检查。

3. 皮内试验（intracutaneous test） 可用于测试速发型变态反应或迟发型变态反应，是目前最常用于药物速发型变态反应的方法。

方法及意义：一般先以低稀释度的试剂开始，用 0.1mL 的稀释液在前臂屈侧皮内注射。通常于 30分钟内出现反应，如出现风团及红晕为即刻反应阳性；6～48小时后才出现反应并有浸润性结节，为迟发型反应阳性，通常 24小时达最高峰，亦有更长时间后开始出现阳性反应，如麻风菌素的迟发反应可达 21天。如为阴性而仍有可疑时，可增强试验物浓度重复试验。

注意事项：对试验物高度敏感或曾有过严重反应者，不宜做此试验，因其危险性较划破试验更大。试验前应准备好抢救过敏性休克的各种治疗措施，试验后 30分钟内严密观察全身反应，特别注意过敏性休克的发生。

（三）蠕形螨、疥螨和阴虱检查

1. 蠕形螨检查

（1）挤刮法　选取鼻沟、颊部及颧部等部位，用刮刀或手挤压，将挤出物置于玻片上，滴一滴生理盐水，盖上盖玻片并轻轻压平，镜检有无蠕形螨（图 4-45）。

（2）透明胶带法　将透明胶带贴于上述部位，数小时或过夜后，取下胶带贴于载玻片上镜检。

2. 疥螨的检查　选择指缝、手腕的屈侧等处未经搔抓的丘疱疹、水疱或隧道，用消毒针头挑出隧道盲端灰白色小点置玻片上，或用蘸上矿物油的消毒手术刀轻刮皮损 6～7次，取附着物移至玻片上，滴一滴生理盐水后镜检（图 4-46）。

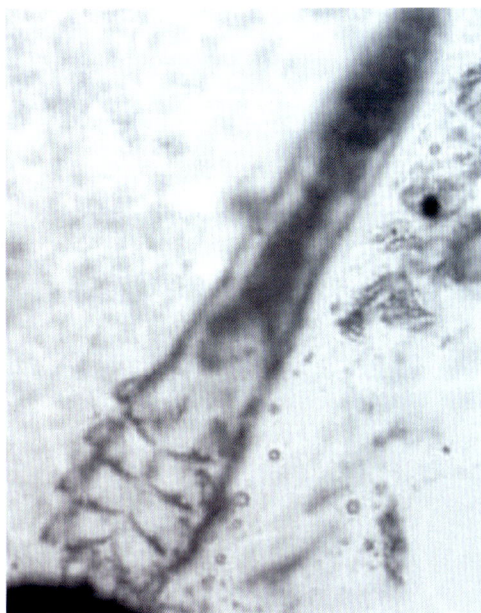

图 4-45　蠕形螨

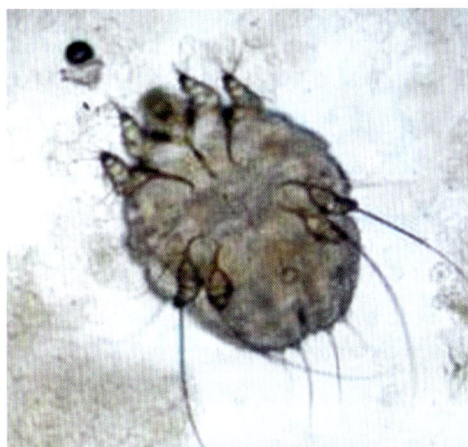

图 4-46　疥虫

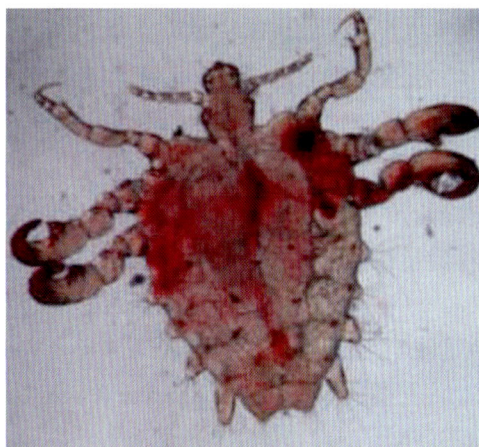

图 4-47　阴虱

3. 阴虱的检查　用剪刀剪下附有阴虱或虫卵的阴毛，75% 乙醇溶液或 5% ～ 10% 甲醛溶液固定后置于玻片上，滴一滴 10% 氢氧化钾溶液后镜检（图 4-47）。

（四）细胞学诊断

细胞学诊断又称 Tzanck 涂片检查，最适用于疱疹性、病毒性皮肤病，性病和基底细胞癌皮损等。在显微镜下，这些损害的细胞涂片检查，可较快地获得比较正确的诊断。如外周血检测 Sezary 细胞，对明确诊断也有帮助。如单纯疱疹、水痘 - 带状疱疹病毒感染时，选择早期未破的水疱（不能取脓疱和痂皮），用解剖刀轻刮水疱底部，刮取后细胞镜检。将刮取物置于载玻片上，在空气中干燥，用瑞特或吉姆萨染色，见多核巨细胞。方法简单，易于掌握。

（五）梅毒螺旋体检查

1. 梅毒螺旋体直接检查　可取病灶组织渗出物、淋巴结穿刺液或组织研磨液，用暗视野显微镜检查，也可经镀银染色、吉姆萨染色或墨汁负染色后用普通光学显微镜检查，或用直接免疫荧光检查。

梅毒螺旋体菌体细长，两端尖直，在暗视野显微镜下折光性强，沿纵轴旋转伴轻度前后运动（图 4-48）。镀银染色法示螺旋体呈棕黑色，吉姆萨染色法示螺旋体呈桃红色，直接免疫荧光检查螺旋体呈绿色荧光。镜检阳性结合临床表现、性接触史可确诊。

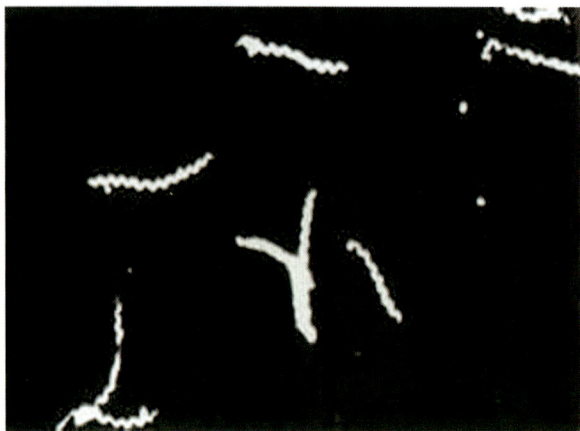

图 4-48　梅毒螺旋体

2. 快速血浆反应素环状卡片试验（rapid plasma reagin test, RPR）

（1）原理　为非梅毒螺旋体抗原血清试验。人体感染梅毒螺旋体一定时间后，血清中产生一定数量的心磷脂抗体，可用免疫学方法检测，作为梅毒的诊断筛选试验。

（2）操作方法　①卡片定性试验：取 50μL 待检血清加入卡片的圆圈内并涂匀，用专用滴管加入摇匀的抗原 1 滴，将卡片旋转 8 分钟后立即观察结果，出现黑色凝聚颗粒和絮片为阳性；②卡片定量试验：用等量盐水在小试管内做 6 个稀释度，即 1∶1、1∶2、1∶4、1∶8、1∶16、1∶32，每个稀释度取 50μL 血清加入卡片圆圈中，按定性法测定。

类似方法还有性病研究实验室试验（venereal disease research laboratory test，VDRL）、不加热血清反应素试验（unheated serum reagin test，USR）、甲苯胺红不加热血清试验（toluidine red unheated serum test，TRUST）等。

（3）临床意义　本试验敏感性高而特异性低。结果为阳性时，临床表现符合梅毒，可初步诊断。定量试验是观察疗效、判断复发及再感染的手段。假阴性常见于一期梅毒硬下疳出现后的 2～3 周内、感染梅毒立即治疗、晚期梅毒或二期梅毒的前带现象（prezone phenomenon）。

前带现象：在血清学试验中，抗原与抗体呈适当比例时，可出现可见的结合反应。若抗体过多，则抗原抗体的结合不能形成大的复合物，抑制可见的反应出现，可出现于梅毒血清学试验，导致假阴性出现，将抗体做适当稀释则可有效避免。

假阳性常见于自身免疫性疾病、麻风、海洛因成瘾者、少数孕妇及老人。

3. 梅毒螺旋体颗粒凝集试验（treponema pallidum particle agglutination test，TPPA）

（1）原理　为梅毒螺旋体抗原血清试验。将从感染家兔睾丸中提取的梅毒螺旋体纯化，并以超声粉碎后作为抗原，以明胶颗粒为载体，此致敏颗粒与人血清或血浆中的梅毒螺旋体抗体结合，产生肉眼可观察的凝集反应。

（2）临床意义　阳性结果可明确诊断。类似方法有梅毒螺旋体血凝试验（treponema pallidum particle hemagglutination assay，TPHA）、荧光螺旋体抗体吸收试验（fluorescent treponema antibody-absorption test，FTA-ABS）。

（六）淋球菌检查

1. 方法

（1）标本采集 用含无菌生理盐水的棉拭子，伸入男性尿道 2 ~ 3cm 轻轻转动拭子并停留 5 ~ 10 秒后取出分泌物；女性先用无菌脱脂棉擦去阴道内黏液，再用无菌脱脂棉拭子插入宫颈内 1 ~ 2cm 处，轻柔转动拭子并停留 5 ~ 10 秒后取出分泌物；患结膜炎的新生儿取结膜分泌物；全身播散性淋病时可取关节穿刺液；前列腺炎患者经按摩后取前列腺液。

（2）直接涂片 主要用于急性感染患者。涂片 2 张，自然干燥、加热固定后做革兰染色，油镜下检查。

（3）细菌培养 标本立即接种于血琼脂或巧克力琼脂平板上，置于含 5% ~ 10% 的 CO_2 孵箱，37℃孵育 24 ~ 48 小时后观察结果。挑选可疑菌落做涂片染色镜检，也可用氧化酶试验或糖发酵试验进一步证实。

2. 结果 涂片染色镜检可见大量多形核细胞，细胞内外可找到成双排列、呈肾形的革兰阴性双球菌。在培养皿上可形成圆形、稍凸、湿润、光滑、透明到灰白色的菌落，直径为 0.5 ~ 1mm。生化反应符合淋球菌特性。

3. 临床意义 直接涂片镜检阳性者可初步诊断，但阴性不能排除诊断；培养阳性可确诊。

4. 注意事项 ①取材时拭子伸入尿道或宫颈口内的深度要足够；②男性患者最好在清晨首次排尿前或排尿后数小时采集标本进行培养；③涂片时动作宜轻柔，防止细胞破裂变形，涂片厚度、固定及革兰染色时间要合适。

（七）沙眼衣原体检查

沙眼衣原体可采用细胞培养法、理化染色法、免疫学等检测方法进行诊断。①细胞培养法：将标本进行接种、培养、染色，若荧光染色显示碘染色包涵体呈棕黑色或吉姆萨染色呈红色，结合尿道炎症状即可确诊。此法为具有较高特异性，可用于确诊和判定临床治愈。②衣原体抗原检测法：目前有商品试剂盒用于检测，具有简单、快速的特点，但对低感染率人群敏感性较差。

（八）生殖道支原体检查

支原体能黏附在泌尿生殖道上皮细胞表面的受体上，可采用培养法、分子生物学法进行检测。①支原体培养：标本采集：男性为尿道内口约 0.5cm 以上，女性为子宫颈棉拭子取材，而不用尿培养。培养过程一般选用液体培养基，通过观察培养基中指示剂的颜色变化判断支原体有无生长。②分子生物学：如聚合酶链反应（PCR）具有敏感性高、特异性高的特点。

六、皮肤组织病理学检查

皮肤组织病理学（dermatopathology）是皮肤性病诊疗中最常用的辅助检查之一，不仅对皮肤性病的诊断有重要价值，而且对疾病的分型和转归也有重要意义。

（一）皮损的选择

1. 应选择未经治疗的成熟皮损。炎症性皮肤性病应选择近成熟期的皮损，肿瘤性皮肤病应选择典型皮损，大疱性皮肤病及感染性皮肤病应选择新鲜皮损。环状损害应选择活动边缘部分，结节性损害切取标本时应达到足够深度，水疱或脓疱应选择初发的皮疹完整切取。

2. 取材时应包括一小部分正常组织，以便与病变组织对照。

3. 有不同部位的多发皮损时，尽量不选择在腹股沟、腋窝、关节和面部切取标本。

（二）取材方法

1. 手术切取法 适用于各种要求及大小的皮肤标本，最为常用，应注意切缘锐利整齐，切口方向尽量与皮纹一致，足够深，足够大，尽量夹持切下组织的两端，以避免挤压组织影响观察。

常规消毒皮肤和局部麻醉后，按无菌操作法，用手术刀沿皮纹方向做长 1cm、宽 0.3～0.5cm 的梭形切口，刀锋沿皮面垂直，切取标本应深达皮下组织，底部与表面宽度一致。切取的标本应平放在吸水纸上，以防标本卷曲，或立即放入盛有 10% 甲醛溶液或 95% 乙醇溶液的小瓶中固定后送病理检查。

2. 环钻法 只适用于较小损害，或病变限于表浅处，或手术切取有困难者。

消毒局麻后，以左手固定并绷紧局部皮肤，右手持皮肤组织钻孔器钻孔，达到一定深度后，用有齿镊小心提起组织，取小弯剪从其根部剪下，即可固定送检。压迫创口止血，加压包扎。

3. 削切法 较少采用，可用于脂溢性角化病等表浅皮损。

（三）标本处理

标本应立即放入 10% 甲醛溶液中固定，特殊情况下可采用 95% 乙醇溶液固定。固定液体积应达到标本体积的 10 倍以上，大的肿瘤组织应切分成多块，以保证固定液能充分渗入。

第三节　皮肤性病的辨证

辨证论治是中医学认识疾病和治疗疾病的基本原则，是中医学对疾病的一种特殊的研究和处理方法。辨证，即是认证、识证的过程，是论治的前提。"证"是对机体在疾病发展过程中某一阶段病理反映的概括，包括病变的部位、原因、性质及邪正关系，反映这一阶段病理变化的本质。所谓辨证，就是根据四诊所收集的资料，通过分析、综合，辨清疾病的病因、病性、病位，以及邪正之间的关系，概括、判断为某种性质的证。

一、四诊

望、闻、问、切是中医学诊断疾病的四种诊察方法，亦称"四诊"。其对皮肤性病的诊断，亦不例外。

（一）望诊

望诊就是医者借助视觉来观察患者神态、皮肤、毛发、爪甲和舌象等异常变化，以测知机体功能状态和病情的诊断方法。

1. 望神态 观察患者精神状态，包括面部表情、眼神和动态，从而得出有神、无神的印象，这对病情的轻重可以有一个初步了解。一般而言，患者目光有神，精神奕奕，表情自如，意识清楚，反应敏锐，是为"有神"，表明患者正气未伤，脏腑功能未衰，虽得病，其势轻浅；若目光晦暗，精神萎靡，表情淡漠，意识不清，反应迟钝，则为"无神"，表明患者正气亏损，脏腑功能已衰，病情严重。就皮肤性病而言，新病或病情轻浅者，一般神态改变不大，若病久或病传入里，伤及脏腑气血者，则可表现为无神或失神之象，如痈、疽所致的脓毒血症，严重的药物性皮炎、天疱疮及系统性红斑狼疮等。

2. 望皮损 是诊断皮肤性病的一种重要方法，就是观察皮肤损害的不同特点。

（1）类型 如红斑、丘疹、风团、水疱、鳞屑、脓疱等。不同类型的皮损，常提供辨证的重要内容。如红斑，一般提示营血有热，风团提示有"风邪"，脓疱一般提示有"热毒"。

（2）部位 很多皮肤性病有其好发部位，往往有助于诊断。例如扁平疣常发于颜面部、手背部；硬红斑多发于小腿屈侧等。中医学还可根据皮损的部位，联系经络脏腑进行辨证治疗。如发于唇部者多系脾胃经，鼻部者多属肺、大肠经，胸胁部者多为肝、胆经。

（3）颜色 不同皮肤性病的损害，其色泽亦可不同，如白癜风和黄褐斑。此外，在一种皮肤性病的不同发展过程中，也可表现出不同的颜色，如结节性红斑、紫癜的早晚期皮疹。中医学根据皮损色泽的不同，也可判断出其阴阳、气血、脏腑、经络的盛衰。如红色多主热证、里证；白色多属虚证、寒证，或属气滞，肾阳不足；黄色多主湿热、脾运失健；青紫色主寒，或属气血不通，经脉阻滞；黑色则为寒证、痛证，属肾，可因肾精不足所致。

（4）形状 有点滴状、圆形、椭圆形、环形、蛎壳形、半月形、地图状等。

（5）边缘 清楚或模糊不清，整齐或不规则如锯齿状，隆起或平塌。

（6）分布 局限或播散性，单侧或对称性，散在或密集，孤立或融合性。

（7）排列 呈线状、带状、环形、水溅状等。

（8）数目 皮损可为单个、少数或多数。

（9）大小 常以实物比拟，如针头、粟粒、绿豆、花生、杏核、鸡卵、手掌等；或用厘米测量直径。

（10）脓 脓液的形成多为热盛肉腐所致。脓质稠厚、色泽黄白鲜明，多属气血充盈之顺证，脓汁稀薄、色泽晦暗或夹有败絮样物，则为气血衰竭之逆证；脓色绿黑，多为热毒；脓中夹血，则为血络受损之象等。

3. 望毛发、黏膜、爪甲 毛发光泽乌黑、生长茂盛，为精血充盈之象；若毛发干枯发白、生长稀疏或脱落者，则为肾脏精血不足，发失所养所致；某些久治不愈的脱发，亦可因气滞血瘀、发失所养而成。有的皮肤性病往往伴发黏膜病变，如扁平苔藓、念珠菌病、白塞病等，常可帮助诊断。爪甲的枯荣，反映肝血之盛衰。一般常人爪甲红润、光亮、平滑；若血虚无以养肝，爪失所养，则爪甲多薄而软；血燥可致甲面干燥而脆裂变形，或肥厚、混浊、干枯；气血瘀滞或虫蚀可引起爪甲变色。

4. 望舌

（1）望舌体 以色而言，淡白舌主虚证、寒证；红舌主热证；绛舌主营血热证，津液耗损；紫舌多主瘀血。以形态而言，舌体纹理粗糙为"老"，多属实证、热证，纹理细腻为"嫩"，属虚证或寒证；舌胖色淡、边有齿痕者，属气虚或脾肾阳虚；舌体瘦薄、淡红而嫩者，多属心脾两虚，气血不足；舌面裂纹或光红无苔，多属热盛阴伤；舌多芒刺，则为热邪亢盛。

（2）望舌苔 白苔一般主表证、寒证；黄苔多主里证、热证；灰黑苔主实热或虚寒证。苔干表示津液耗伤；苔腻为痰湿内盛。此外，苔的厚薄反映病邪之深浅和病情之轻重。

（二）闻诊

1. 闻声音 闻语声之高低、呼吸之粗微、咳声之轻重、呃逆之有力或无力、叹息之有无等。

2. 嗅气味 主要是嗅患者口气、汗、痰、涕及二便等气味。皮肤性病中如腋臭可嗅到狐臭味，黄癣有鼠尿味，足癣感染有腐臭味。

（三）问诊

问诊是医生询问患者及其家属，了解现有症状及其病史，为辨证提供依据的一种方法。

1. 问一般情况　包括姓名、性别、年龄、婚姻、职业、籍贯、地址、单位及联系方式等，以了解一般情况，取得与疾病有关的资料。

2. 问发病情况　发病的时间、原因、症状、部位，病情的演变和发展等。

3. 问治疗情况　包括中西药物及各种方法的治疗、治疗的效果及反应等。

4. 问既往史、家族史、个人史、过敏史　了解患者过去发病情况，家族中有无同样患者，以及个人思想、工作、学习、生活、月经史、生育史、疫源疫区接触史、过敏史等情况。

5. 问刻下症状　局部症状即皮肤损害的情况和自觉症状。全身症状则运用中医学传统的问诊法，有十问歌诀可作为参考。

一问寒热二问汗，三问头身四问便。

五问饮食六胸腹，七聋八渴俱当辨。

九问旧病十问因，再兼服药参机变。

妇女尤必问经期，迟速闭崩皆可见。

再添片语告儿科，天花麻疹全占验。

（四）切诊

1. 切脉　中医学脉象种类很多，与皮肤性病关系较密切者大约有以下几种。

（1）浮脉　多主表证。

（2）沉脉　多主里证。

（3）迟脉　多主寒证。

（4）数脉　多主热证。

（5）虚脉　多主虚证。

（6）实脉　多主实证。

（7）滑脉　多主痰滞、实热。

（8）涩脉　多主精伤血少、气滞血瘀。

（9）洪脉　多主热盛。

（10）细脉　多主血虚证。

（11）濡脉　多主湿证及气虚证。

（12）弦脉　多主肝胆病、诸痛及痰饮证。

2. 触皮损

（1）触冷热　皮损温度降低、触之冰冷者，多为气血运行不畅，肾阳不足之象，如冻疮、硬皮病、雷诺病等。皮温升高、按之灼热者，则属热证，如丹毒、猩红热。

（2）触疼痛　疼痛的病机，系经络阻塞，气血凝滞或气血不足，不荣而痛。如结节性红斑之皮下结节，触碰有自觉痛及压痛感。

（3）触麻木　一般多指麻风的检查方法，可用棉棒、针尖等触知其皮肤知觉消退与否。

（4）触干湿　正常皮肤光滑润泽。若皮肤干燥或肌肤甲错者，属血燥或瘀血；皮损湿润、糜烂、渗液，则为水湿泛肤；重手按之不能即起、凹陷成坑者为水肿；按之凹陷、举手即起者为气肿。

（5）触硬度及肿块　检查皮肤有无浸润、结节、肿瘤、囊肿、瘢痕等。

（6）压色泽　用玻片压迫红斑，红色可消者为毛细血管扩张，压之不退色者为紫癜或瘀斑。

（7）触脓肿　一般多用于检查外科疮疡之证。如疮疡按之肿硬不热、根盘平塌而散漫者，多属阴证；焮肿灼热、根盘紧束者，多属阳证。按之坚硬固定者，为无脓；边硬顶软者，多为有脓。按之陷而不起为脓未熟，有波动感者为脓已成。

二、辨证方法

中医学辨证是认识和治疗皮肤性病的前提。其辨证方法有多种，临床主要以八纲辨证为基础，但应与其他辨证方法有机结合。

（一）八纲辨证

八纲辨证即辨表里、寒热、虚实及阴阳，是中医学辨证最基本的方法，也是其他辨证方法的基础。

1. 辨表里　表里系指疾病病位的内外和病势的深浅。它是相对的两个纲领，如外有疾属表，内有病属里；皮毛、肌腠、经络为外，脏腑、骨髓为内。又如将躯壳和脏腑相对而言，躯壳为表，脏腑为里。而脏与腑相比，则腑属表，脏属里。可见表里是一个相对的概念。

（1）表证　系六淫邪气经皮毛、口鼻侵入时所产生。其具有起病急、病程短、病势浅等特点。按其外邪性质及机体的反应，又将表证分为表寒和表热、表虚和表实。

（2）里证　系疾病深入于里的证候，里证是与表证相对而言。凡病邪由表入里，累及脏腑、气血及骨髓者均属里证。它可分为里寒、里热、里虚、里实等证。

表里辨证以察知病情轻重深浅及变化趋势，表证病浅而轻，里证病深而重，辨表里是采用解表或攻里治法的依据。

2. 辨寒热　寒热系辨别疾病性质的两个纲领。张景岳认为"寒热乃阴阳之化也"，其反映了机体阴阳的偏胜偏衰。阴盛或阳虚表现为寒证证候，阳盛或阴虚表现为热证证候。

（1）寒证　系由寒邪入侵或阴盛阳虚所致的证候。"阴盛则内寒，阳虚则外寒"，其表现为恶寒喜暖、肢冷蜷卧、面色㿠白、口淡不渴、喜热饮食、皮疹色淡或青紫、痰涕清稀、大便稀溏、小便清长、舌质淡、苔白而滑、脉迟或紧。

（2）热证　系由热邪、阳盛阴虚、人体机能活动亢进所致的证候。"阳盛则外热""阴虚则内热"，其表现为恶热喜冷、口渴饮凉、面红目赤、烦躁不宁、吐血衄血、皮疹色红、烦热、脓疱、瘀斑、痰涕黄稠、大便秘结、小便短赤、舌红苔黄而干燥、脉数。

寒热辨证以指导临床治疗，即"寒者热之""热者寒之"。

3. 辨虚实　虚实系正气强弱和病邪盛衰的状况。虚指正气不足，实反映邪气盛实，即"邪气盛则实，精气夺则虚"。

（1）虚证　系指正气不足的表现。其包括阴、阳、气、血、精（津）及脏腑各种不同的虚损，在此仅介绍阴虚和阳虚两大类。①阴虚：症见五心烦热、消瘦颧红、潮热盗汗、口咽干燥、舌红少苔、脉细数。②阳虚：症见面色苍白、精神萎靡、形寒肢冷、神疲乏力、心悸气短、大便滑脱、小便失禁、舌胖嫩、脉沉迟无力。

（2）实证　系指邪气盛实的表现。多由外邪侵入机体和内脏功能失调致使痰饮、水湿、瘀血等停留体内引起。常表现为发热面赤、声高气粗、胸闷烦躁、腹痛拒按、大便秘结、里急后重、小便不利或短赤、舌质苍老、舌苔厚腻、脉实有力。

虚实辨证以别邪正盛衰，为实证宜攻、虚证宜补的治法提供依据。

4. 辨阴阳　阴阳是八纲辨证的总纲。阴阳用以概括其他六纲，即表、热、实证属阳，里、寒、虚为阴，故有"二纲六要"之称。《素问·阴阳应象大论》云："善诊者，察色按脉，先别阴阳。"在中医学诊断上，可根据临床证候将疾病分为阴阳两个方面，如多将虚寒证称阴证，实热证又称阳证。

（1）阴证　系指一切符合阴之属性的证候。即里证、寒证及虚证均可概属于阴证范畴。其表现为面色暗淡、形寒肢冷、精神不振、倦怠无力、语声低怯、肤色苍白或紫暗、小便清长、舌淡胖嫩、脉沉迟或细弱。

（2）阳证　即凡符合阳的属性的证候，称为阳证。表、热、实证概属阳证范畴。多表现为面色偏红、发热神烦、躁动不安、语声粗浊、呼吸气粗、喘促痰鸣、肌肤灼热、皮疹色红、口干喜饮、大便秘结、小便短赤、舌质红、苔黄、脉浮数洪大或滑实有力。

阴阳辨证以探究疾病的属性及变化规律，是对病证进行综合概括的方法。明代医家张景岳云："凡诊脉施治，必先审阴阳，乃为医道之纲领。"治之得当，阴阳平衡，疾病得以痊愈。

（二）脏腑辨证

脏腑辨证是指以中医藏象学说为基础，依据脏腑表现于外的生理、病理现象进行辨证的方法。内脏与皮肤的关系极为密切，《类经》云："藏居于内，形居于外，故曰藏象。"

1. 心病辨证　心为神之居、血之主、脉之宗，开窍于舌，在五行属火。《素问·灵兰秘典论》谓之"君主之官"，故心病多表现在神志和血脉方面。可表现为心悸烦热、口舌糜烂、口干少津、失眠健忘、吐血衄血、皮肤灼热、红疹血痂、舌红苔黄、脉数等，如天疱疮、红斑狼疮性脑病及红皮病。

心与小肠相表里，因心热下移小肠表现出心烦口渴、口舌生疮、小便赤涩、尿血等小肠里热炽盛的证候。

2. 肺病辨证　肺主气、司呼吸，外合皮毛，开窍于鼻，在五行属金。可见肺与皮肤的关系密切。肺病常有口干咽燥、咳嗽无痰、气喘无力、胸痛咯血、鼻红脂多、皮肤粗糙、干燥脱屑、苔薄少津、脉浮细而数等，如痤疮、玫瑰痤疮、毛周角化病、荨麻疹等。

肺与大肠相表里，可致大肠传导功能失常，主要表现有便秘、腹泻、腹痛及肛周灼热瘙痒等。

3. 肝病辨证　肝主疏泄、主藏血、开窍于目，在五行属木。肝的阴血不足，筋失所养可出现手足震颤、肢体麻木、屈伸不利、皮肤瘙痒、干燥脱屑、爪甲失荣；肝经湿热可致胸胁满闷疼痛、口苦不欲饮、红斑灼热、糜烂渗液等。常见皮肤性病有带状疱疹、阴囊湿疹、鱼鳞病及皮肤瘙痒症等。

肝与胆相表里，湿热常同时蕴结于肝胆，称为肝胆湿热证；湿热随经下注，则睾丸肿痛、外阴瘙痒、湿疹等。

4. 脾病辨证　脾主运化、升清、统摄血液，开窍于口，在五行属土，具有喜燥恶湿的特性。《素问·至真要大论》曰："诸湿肿满，皆属于脾。"即所谓脾虚生湿。脾病证候常表现有腹胀纳少、食不消化、肢体困重、周身浮肿、丘疹水疱、糜烂渗液、皮下痰核、泄泻便溏、舌淡、苔腻、脉沉缓，如湿疹、天疱疮、黏液性水肿、腺性唇炎及皮肌炎等。

脾与胃相表里，胃病以受纳腐熟功能障碍，气机上逆为主要病变。其常见证候有胃寒证、胃热证、食滞胃脘证及胃阴不足证等。

5. 肾病辨证　肾藏精、主骨生髓，在体为骨，其华在发，开窍于二阴，在五行属水，为先天之本。肾阳虚者多表现为腰膝酸软而痛、阳痿遗精、耳聋耳鸣、牙齿动摇、发白早脱、面色㿠白或黧黑无泽、动则喘息、肢凉浮肿、舌淡苔白、脉沉弱；肾阴虚者为潮热盗汗、五心烦热、咽干颧红、舌红少津、脉细数。见于阿狄森病、黄褐斑、黑变病、脱发、白发及系统性红斑狼疮等。

肾与膀胱相表里，膀胱病多与肾的气化功能有关。常见证候有膀胱虚寒证和膀胱湿热证。后者由湿热下注膀胱所致，可表现为尿频、尿急、尿痛、小便淋沥或脓血、舌苔黄腻、脉数。《素问·宣明五气》云："膀胱不利为癃，不约为遗溺。"淋病即属此范畴。

（三）卫气营血辨证

卫气营血辨证是清代医家叶天士运用于外感温热病的辨证方法。其将温热病概括为卫、气、营、血四类不同的证候，并以此表示病变发展过程中浅深轻重的 4 个阶段。这种辨证方法在皮肤性病中多用于一些急性发热性出疹性皮肤性病及全身症状较重的疾病。

1. 卫分证　系指风热或湿热病邪侵犯肌表，卫气功能失常所表现的证候。多因风邪犯卫、营卫不和或卫气不固、外风易袭引起。卫分证主表，病在肺与皮毛。症见发热、微恶风寒、无汗、口微渴、咽痛、鼻塞、皮疹色红、局部灼痒或肿痛、舌红、苔薄白或薄黄、脉浮数。常见于麻疹、风疹、荨麻疹、重症多形红斑发病初期及急性化脓性疮疡早期。

2. 气分证　系风热、热毒病邪内入脏腑，正盛邪实，正邪剧争，阳热亢盛所表现的证候。气分证主里，病在胸膈、肺、胃、肠、胆等脏腑。症见发热、不恶寒反恶热、口渴饮凉、汗出气粗、心烦口渴、皮肤红肿热痛明显、皮疹红、小便黄赤、大便秘结、舌红苔黄、脉洪数。常见于急性疮疡发展阶段、变应性接触性皮炎等。

3. 营分证　系温热病邪内陷，传入营分，营阴受损，心神被扰所表现的证候。营分证是邪热入血的轻浅阶段，病在心营及包络。症见高热羁留不退、身热夜甚、口干但渴不甚、皮肤潮红肿胀、大疱或脓疱、心烦不寐、神昏谵语、大便秘结、舌质红绛、苔黄糙、脉细数。多见于天疱疮、剥脱性皮炎及系统性红斑狼疮活动期等。

4. 血分证　系邪热不解入于血分，血热扰心，热炽甚极或迫血妄行所表现的证候。血分证是卫气营血病变的最后阶段和病情发展过程中最为深重的阶段。可见于系统性红斑狼疮、皮肌炎、重症药疹、重症多形红斑及紫癜等。此证分为血分实热证和血分虚热证。

（1）血分实热证　多因营分证病邪不解传入血分，亦有由气分邪热直入血分者，其病位偏重于心、肝二经。症见烦热躁扰、昏狂谵妄、皮肤紫斑、吐血、衄血、便血、尿血、舌质深绛或紫、脉细数或弦数。

（2）血分虚热证　由血分实热证演变而来，亦可从营分证候转变或迁延而成。其病位常偏重于肾、肝二经。症见持续低热、暮热朝凉、身热面赤、五心烦热、热退无汗、心烦不寐、肢体干瘦、口干咽燥、舌红少津、脉虚而细。

（四）三焦辨证

三焦辨证是清代医家吴鞠通依据《黄帝内经》三焦所属部位的概念，在卫气营血辨证的基础上所创的温病三焦辨证法则。其以三焦为纲，把卫气营血的分证方法贯穿其中，用三焦的概念阐述温邪在病变过程中由上及下、由浅及深所引起各种病证的发展变化规律，并用以说明病邪所犯脏腑的病理变化及其证候特点，补充了卫气营血辨证的不足。

1. 上焦证候　多为疾病的初起阶段，主要包括手太阴肺经和手厥阴心包经的病变。手太阴肺经的病变又有在卫、在气之分。在卫者见发热、微恶风寒、皮疹隐隐、头痛、咳嗽、口微渴、舌边尖红、苔薄白欠润、脉浮数等症；在气者见身热汗出、不恶寒、疹出遍身且色红灼痒、口渴、喘咳气急或咯吐黄稠黏痰、苔黄、脉滑数等。若肺卫之邪不解，内陷上焦心包络者，即病属营分，症见身热灼手、舌质红绛、神昏谵语或昏愦不语、舌謇肢厥等，病情较为危重。

2. 中焦证候　邪入中焦为疾病的中期或极期阶段，为温热之邪伤及足阳明胃经、手阳明大肠经和足太阴脾经的证候。病变在胃、大肠者，表现为阳明无形热盛或有形热结之证，见皮疹鲜红或绛红或伴水疱、面目俱赤、语声重浊、呼吸俱粗、大便闭、小便涩、舌苔黄老甚者有芒刺、但恶热不恶寒、日晡益甚。病变在脾者，主要是湿邪或湿热之邪所致，表现为湿困中焦或中焦湿热的证候，见身热不扬、脘痞腹胀、呕恶纳呆、大便不爽或溏泄、尿短而黄、苔黄腻或白厚腻、脉濡缓或濡数等。随着病程进展，湿郁化热，热象可逐渐明显，甚则化燥化火。此时病势虽盛而正气未衰，如治之得法，可使疾病不再传变而愈。

3. 下焦证候　邪在下焦，为疾病的末期阶段，病位在足厥阴肝经、足少阴肾经、足太阳膀胱经。病在肾者，因邪热久羁，灼伤真阴，出现肾阴亏虚或阴虚火旺等证，临床以低热、手足心热甚于手足背、口干咽燥、舌绛而干、脉细数等症为主，皮疹转淡或渐退。病入肝者，则因肝阴不足，筋脉失养，致使虚风内动，除真阴不足表现外，复见手足蠕动，甚则瘛疭等症，皮疹消退，留有色沉或脱屑。病在膀胱者，因湿邪流注下焦，阻滞气机，膀胱气化失常，则小便不通、脘腹痞闷。

三焦证候的传变多是自上而下，由上焦开始，渐入中焦，终达下焦。当然这并不绝对，也有特殊情况，如病初亦可先起于中焦者，亦有上焦和中焦同时发病者，还有中焦证未除而下焦证已见者，临证须知常达变，灵活掌握。皮肤性病领域中，三焦辨证多应用于一些急性发热性出疹性疾病如麻疹、风疹、水痘、猩红热、急性发热性嗜中性皮肤病，以及一些有系统累及的重症疾病如系统性红斑狼疮、皮肌炎等。

（五）经络辨证

《灵枢·卫气》曰："能别阴阳十二经者，知病之所生。"皮肤性病的经络辨证主要依据疾病所患部位和按经络在人体的循行分布，以推求疾病属何经络而进行辨证。

1. 发生于人体上部者多为三阳经受病，多因风热、风温引起。如发生于面部者属足阳明胃经，耳旁患病属足少阳胆经，头顶者属足太阳膀胱经。鼻部患病与手太阴肺经有关；眼部属足厥阴肝经；口唇部属足太阴脾经；舌部属手少阴心经。

2. 皮损发生于人体中部，即腰背、胁肋部，多属肝经和胆经受病，多为气郁、火郁或肝胆湿热所致。女子乳房属胃经，乳头为肝经所主。腹部正中属任脉，背部正中属督脉。

3. 下部患病多由湿热或寒湿所致，因湿性趋下之故。臀部内侧属足三阴经，外侧属足三阳经。腿部内侧属足三阴经，外侧属足三阳经。皮损发生于阴部者与肝、肾二经有关。

在临床实践中，还应该注意以下两个方面。

其一，中医学认为，人体的生命活动主要是依赖脏腑的功能，而脏腑的功能活动所需的物质基础是气血。气血通过经络，输布到各个脏腑，以及包括皮肤在内的全身组织。因此，脏腑、气血、经络、皮肤之间的关系极为密切。外邪通过皮肤侵入机体，导致脏腑、气血功能失调，就可引起全身疾病。反之，脏腑、气血病变，亦可通过经络反映到体表。为了叙述方便起见，上面我们虽然分别介绍了皮肤性病辨证的多种方法，但在临床实际应用过程中，却不能孤立或分割对待，常须以一种为主，两三种方法结合起来进行辨证。

其二,一种皮肤性病在其发病的不同阶段中，临床表现可以有所差异；另一方面，数种不同的皮肤性病，其临床表现在某个阶段，又可有所相似。所以，在临床上中医学辨证最好与西医学辨病结合进行。如中医学所述瘾疹一症，按医书描述之证候符合现代医学的荨麻疹，按西医学观点多是一种过敏性疾患，可以用抗过敏方法治疗。按中医学辨证，则可根据其症状表现不同，而分为风寒、风热、气血两虚、胃肠实热及冲任不调等证型。故虽同属一病，证候不同，其治法亦应各有所异，才能药到病除。再如四肢急性湿疹与胸胁部带状疱疹，临床表现虽均可为红斑、水疱、灼热、痒痛等湿热证型，但以脏腑经络辨证，则四肢湿疹多系脾蕴湿热，而后者多属肝经湿热，用药自当各有侧重。

基于以上，皮肤性病的辨证，应当根据具体情况的不同，而灵活运用以上所述的辨证方法，不能只拘泥于一法，还应辨证与辨病结合进行，才能对皮肤性病做出正确而全面的诊断和治疗。

第五章
皮肤性病的治疗

第一节　西医治疗

一、系统药物治疗

皮肤科常用的系统药物包括抗组胺药、糖皮质激素、免疫抑制剂、维 A 酸类、生物制剂及小分子靶向药物、抗生素、抗病毒药物、抗真菌药物等。

（一）抗组胺药

抗组胺药可分为 H_1 受体拮抗剂和 H_2 受体拮抗剂两大类。H_1 受体主要分布在皮肤、黏膜、血管及脑组织；H_2 受体主要分布于消化道；皮肤微小血管有 H_1、H_2 两种受体存在。

1. H_1 受体拮抗剂　有与组胺相同的乙基胺结构，能与组胺争夺相应靶细胞上的 H_1 受体，产生抗组胺作用。可对抗组胺引起的毛细血管扩张及通透性增加所致的红斑、风团，消除组胺引起的支气管、胃肠道平滑肌痉挛、呼吸道分泌物增加、血压下降等作用。根据药物能否透过血脑屏障而引起镇静嗜睡作用，又将 H_1 受体拮抗剂分为第一代和第二代。

（1）第一代 H_1 受体拮抗剂（表 5-1）

特点：易透过血脑屏障，导致嗜睡、乏力、困倦、头晕、注意力不集中等；部分药物有抗胆碱能作用，可致黏膜干燥、排尿困难、瞳孔散大。

注意事项：高空作业、精细工作者和驾驶员禁用或慎用，青光眼及前列腺肥大者也需慎用。

表 5-1　常用的第一代 H_1 受体拮抗剂

药名	用法（成年人）	不良反应及注意事项
氯苯那敏	4mg，每日 3 次；或 5～10mg 肌注。	嗜睡、疲劳、乏力、口鼻咽喉干燥、痰液黏稠、心悸等。
苯海拉明	25～50mg，每日 3 次；20mg 肌注，每日 1～2 次。	头晕、嗜睡、口干，长期应用可致贫血。
赛庚啶	2～4mg，每日 2～3 次。	嗜睡、乏力、口干、头晕、恶心、尿潴留，青光眼禁用。
异丙嗪（非那根）	12.5～25mg，每日 2～3 次；25～50mg，每日 1 次肌注。	嗜睡、口干、低血压，可引起中枢兴奋性增加。

续表

药名	用法（成年人）	不良反应及注意事项
酮替芬	1mg，每日 2 次。	嗜睡、疲倦、口干、恶心、头晕、体重增加。
多塞平	25mg，每日 2～3 次。	嗜睡、口干、视物模糊、疲倦、体重增加等。

（2）第二代 H_1 受体拮抗剂（表 5-2）

特点：不易透过血脑屏障，不产生嗜睡或仅有轻度困倦作用，抗胆碱能作用较小。多数作用时间较长，口服后吸收快，每天服用 1 次即可。

表 5-2 常用的第二代 H_1 受体拮抗剂

药名	用法	不良反应及注意事项
氯雷他定	10mg，每日 1 次；儿童：体重 >30kg，10mg，每日 1 次，体重≤30kg，5mg，每日 1 次。	婴幼儿、孕妇、哺乳期妇女慎用。
地氯雷他定	5mg，每日 1 次。	恶心、头晕、头痛、困倦、口干、乏力。
西替利嗪	10mg，每日 1 次；2～6 岁儿童，5mg，每日 1 次。	婴幼儿、孕妇、哺乳期妇女慎用。
左西替利嗪	5mg，每日 1 次；6 岁以上儿童，5mg，每日 1 次。2～6 岁儿童，2.5mg，每日 1 次。	嗜睡、口干、头痛、乏力。孕妇及哺乳期妇女禁用，酒后避免使用，肾功能损害者适当减量使用。
非索非那定	60mg，每日 2 次，或 180mg，每日 1 次；6～11 岁儿童，30mg，每日 2 次。	嗜睡、口干、困倦，婴幼儿、孕妇、哺乳期妇女慎用。
咪唑斯汀	10mg，每日 1 次。	轻度困倦，严重的肝病、心脏病患者禁用，婴幼儿、孕妇、哺乳期妇女禁用。
依巴斯汀	10mg，每日 1 次；6～11 岁儿童：5mg，每日 1 次；2～5 岁儿童：2.5mg，每日 1 次。	头痛、嗜睡、口干，有肝功能障碍或障碍史者慎用。
阿伐斯汀	8～24mg，每日 1～3 次。	12 岁以下儿童、孕妇、哺乳期妇女禁用，肾功能损害者慎用。
盐酸奥洛他定	5mg，每日 2 次。	嗜睡、倦怠、口渴、腹痛、ALT 及 ASL 升高。
氯环利嗪	25mg，每日 2 次；儿童：减半量或在医生指导下使用。	嗜睡、口干、眩晕。青光眼、前列腺肥大者忌用。

2. H_2 受体拮抗剂 可拮抗组胺引起的血管扩张、血压下降和胃酸分泌等作用，也有一定的抗雄激素作用，可用于慢性荨麻疹、皮肤划痕症、血管性水肿等（表 5-3）。

表 5-3 常用的 H_2 受体拮抗剂

药名	用法（成年人）	不良反应及注意事项
西咪替丁	0.2g，每日 2～4 次。	腹泻、眩晕、乏力、头痛。男性长期大量应用可引起阳痿、精子减少。孕妇及哺乳期妇女禁用。
雷尼替丁	150mg，每日 2 次。	恶心、皮疹、便秘、乏力、头痛、头晕等。8 岁以下儿童、孕妇及哺乳期妇女禁用。
法莫替丁	20 mg，每日 2 次。	孕妇及哺乳期妇女禁用，严重肾功能不全者禁用。

（二）糖皮质激素

1. 作用机制 糖皮质激素具有抗过敏、抗炎、免疫抑制、抗毒、抗休克和抗肿瘤等作用。

2. 适应证 糖皮质激素临床应用广泛，常用于自身免疫性疾病如系统性红斑狼疮、皮肌炎、系统性硬皮病、大疱性皮肤病、重症血管炎等；过敏性疾病如重症药疹、严重的急性荨麻疹、过敏性休克、重症多形红斑、过敏性紫癜（腹型、肾型）、红皮病等。

3. 常用糖皮质激素（表 5-4）

表 5-4　常用糖皮质激素

分类	药品名称	生物半衰期（小时）	抗炎效价	等效剂（mg）	成人用量（mg/d）
短效	氢化可的松	8～12	1	20	静滴 100～400
中效	强的松（泼尼松）	12～36	4	5	口服 10～60
	强的松龙（泼尼松龙）	12～36	4	5	口服 10～60
	甲基强的松龙（甲泼尼龙）	12～36	7	4	口服 16～40，静滴 40～80
	曲安西龙	12～36	5	4	口服 8～16
长效	地塞米松	36～54	30	0.75	口服 1.5～9，静滴 5～20
	倍他米松	36～54	30	0.5	口服 1～6

4. 用法　应根据不同疾病、疾病的严重程度及患者的个体情况，选择糖皮质激素的种类、剂量和疗程。病情轻者，可选择小剂量糖皮质激素如泼尼松 20～30mg/d，用于急性荨麻疹、接触性皮炎等；病情中度的可选择中等剂量的糖皮质激素如泼尼松 30～60mg/d，多用于系统性红斑狼疮、皮肌炎、大疱性皮肤病、较严重的药疹、血管炎等；重症患者需选择大剂量糖皮质激素如泼尼松 60mg/d 以上，用于严重的系统性红斑狼疮、皮肌炎、重症天疱疮、重症药疹等。凡用药超过 1 周者，均应逐渐减量，某些自身免疫性皮肤病还需有最小维持量用以维持治疗数年。由于剂量大、疗程长，递减到维持量时可采用隔日早晨顿服，以减轻对下丘脑－垂体－肾上腺（HPA）轴的抑制。

冲击疗法：即在短期内注入大剂量激素，以增强疗效，减少不良反应。主要用于激素常规治疗无效的危重患者，如狼疮性脑病、中毒性表皮坏死松解症、重症天疱疮等。方法为甲泼尼龙 0.5～1.0g/d，加入 5% 或 10% 葡萄糖液中静滴，连用 3～5 天后，恢复原剂量。

5. 不良反应　长期应用糖皮质激素的不良反应有感染（细菌、病毒、真菌等）、高血压、糖尿病、胃十二指肠溃疡或穿孔、消化道出血、骨质疏松、骨缺血性坏死、白内障、精神障碍、月经紊乱、低血钾、激素性肌病、满月脸、向心性肥胖、痤疮、多毛和萎缩纹等。长期应用糖皮质激素，如不适当停药或减量过快，可导致原发病反复或病情加重，称反跳现象。

（三）免疫抑制剂

免疫抑制剂为一类非特异性抑制机体免疫功能的药物，可单独使用，也可与糖皮质激素联合应用。临床多用于系统性红斑狼疮、皮肌炎、大疱性皮肤病、重症银屑病等，可以增强疗效，减少激素用量，有助于激素减量，从而减少不良反应的发生。该类药物毒副作用较大，应严格掌握适应证，用药期间定期监测相关理化指标。

1. 环磷酰胺

（1）作用机制　属烷化剂，对细胞的生长、成熟和分化均有抑制作用，特别对 B 淋巴细胞的抑制作用更强，对体液免疫抑制明显。

（2）适应证　红斑狼疮、皮肌炎、天疱疮、变应性皮肤血管炎、原发性皮肤 T 细胞淋巴瘤等。

（3）用法　成人每日 2～4mg/kg 口服，或每次 10～15mg/kg，每周 1 次静脉注射，2～4 周为 1 个疗程。治疗自身免疫性疾病总量为 6～8g，治疗肿瘤总量为 10～15g。

（4）不良反应及注意事项 ①骨髓抑制，可引起白细胞、血小板下降，应定期监测血常规；②出血性膀胱炎，用药期间应大量饮水，以减少对膀胱黏膜的毒性；③肝功能损害，定期监测肝功能；④胃肠道反应；⑤脱发。

2. 硫唑嘌呤

（1）作用机制 为抗代谢药物，在体内代谢形成 6- 巯基嘌呤，对 T 淋巴细胞有较强的抑制作用。

（2）适应证 天疱疮、大疱性类天疱疮、系统性红斑狼疮、皮肌炎等。

（3）用法 每日 1 ～ 2mg/kg 口服，可逐渐增加至每日 2.5mg/kg。

（4）不良反应及注意事项 ①骨髓抑制；②肝功能损害；③畸胎；④皮疹。用药期间监测血常规、肝肾功能。

3. 甲氨蝶呤

（1）作用机制 为抗叶酸代谢类药物，能与二氢叶酸还原酶结合，阻断二氢叶酸还原成四氢叶酸，干扰嘌呤和嘧啶核苷酸的生物合成，使 DNA 合成受阻，从而抑制淋巴细胞或上皮细胞的增生。

（2）适应证 重症银屑病、毛发红糠疹、天疱疮、红斑狼疮等。

（3）用法 ①每次 2.5 ～ 5.0mg，每 12 小时 1 次，连续 3 次口服，每周重复 1 次；②每次 7.5 ～ 15mg，肌内注射、静脉滴注或口服，每周 1 次。在累积量达到 2.5 ～ 3.0g 时需检测有无肝纤维化发生。

（4）不良反应及注意事项 ①胃肠道反应；②肝功能损害；③骨髓抑制，主要为白细胞和血小板减少；④长期用药可引起肺纤维化；⑤大剂量应用可引起血尿、蛋白尿、尿少等；⑥同时口服叶酸片 5 ～ 10mg。

4. 环孢素

（1）作用机制 是一种能选择性作用于 T 淋巴细胞的免疫抑制剂。

（2）适应证 重症银屑病、天疱疮、红斑狼疮、坏疽性脓皮病、特应性皮炎等。

（3）用法 用于治疗皮肤病的成人剂量为每日 3 ～ 5mg/kg，分两次口服。

（4）不良反应及注意事项 主要为肾毒性、高血压、血脂增高、头痛、恶心、呕吐等。妊娠期慎用，肝肾功能不全者禁用。

5. 吗替麦考酚酯

（1）作用机制 吗替麦考酚酯是霉酚酸的 2- 乙基酯类衍生物，为高效、选择性、非竞争性、可逆性的次黄嘌呤单核苷酸脱氢酶抑制剂，可抑制鸟嘌呤核苷酸的经典合成途径，对淋巴细胞具有高度选择作用。

（2）适应证 狼疮性肾炎、大疱性皮肤病、重症银屑病、血管炎等。

（3）用法 成人 1 ～ 2g/d。

（4）不良反应及注意事项 增加发生恶性肿瘤的风险，增加条件致病菌感染的风险。

（四）免疫调节剂

免疫调节剂能增强机体的特异性和非特异性免疫反应，使不平衡的免疫反应趋于正常。常用的有卡介菌多糖核酸、干扰素、左旋咪唑、转移因子、胸腺肽等。

（五）维 A 酸类

1. 作用机制　调节上皮细胞和其他细胞的生长和分化，对恶性细胞生长有抑制作用，有抑制皮脂产生和影响皮脂腺上皮细胞分化作用，并有调节体液免疫和细胞免疫作用。

2. 适应证及用法

（1）第一代维 A 酸　包括全反式维 A 酸、异维 A 酸和维胺酯，用于囊肿性痤疮、掌跖角化病、鱼鳞病等。用法：异维 A 酸每日 0.5 ～ 1.0mg/kg，分 2 ～ 3 次口服；维胺酯 50 ～ 150mg/d，分 2 ～ 3 次口服。

（2）第二代维 A 酸　为单芳香族维 A 酸，主要包括阿维 A 酯、阿维 A 酸及维 A 酸乙酰胺的芳香族衍生物。用于重症银屑病、鱼鳞病和其他角化类皮肤病，也可与 PUVA 联合治疗皮肤肿瘤。用法：阿维 A 酯每日 0.5 ～ 1mg/kg，阿维 A 酸 20 ～ 75mg/d，随餐服用。阿维 A 酸为阿维 A 酯的换代产品，用量小、安全性高。

（3）第三代维 A 酸　为多芳香族维 A 酸，其中芳香维 A 酸乙酯可用于银屑病、鱼鳞病、毛囊角化病等的治疗。用法：开始晚餐服 0.03mg，每日 1 次，维持量为 0.03mg 隔天 1 次。外用制剂为阿达帕林和他扎罗汀，分别用于痤疮和银屑病的治疗。

3. 不良反应及注意事项　皮肤黏膜干燥、致畸、血脂增高、骨骺过早闭合、肝功能异常、头痛、肌痛等。

（六）生物制剂及小分子靶向药物（表 5-5）

新的生物制剂及小分子靶向药物具有更精准靶点、疗效好、副作用少、用药方便、更高疗效价格比等特点，在皮肤科难治皮肤病，如斑块型银屑病、关节型银屑病、脓疱型银屑病、特应性皮炎、慢性荨麻疹、红斑狼疮、大疱性类天疱疮、天疱疮、斑秃、白癜风等治疗上，越来越发挥出重要的作用。

表 5-5　皮肤科常用生物制剂及小分子靶向药

类别	作用机制	常用药物及用法	皮肤科适应证	常见不良反应
TNF-α 拮抗剂	通过竞争性结合 TNF-α，从而阻断其生物活性达到减轻炎症反应目的	益赛普：推荐 25mg 每周 2 次或 50mg 每周 1 次皮下注射。	成人中度至重度斑块状银屑病	注射部位局部反应，包括轻至中度红斑、瘙痒、疼痛和肿胀等。
		阿达木单抗：首次皮下注射 80mg，一周之后皮下注射 40mg，此后每两周 1 次皮下注射 40mg。	成年中重度慢性斑块状银屑病患者及 4 岁以上儿童重度斑块状银屑病	感染如鼻咽炎、上呼吸道感染和鼻窦炎、注射部位反应、头痛和骨骼肌肉疼痛。
		英夫利昔单抗：首次给予本品 5mg/kg，然后在首次给药后的第 2 周和第 6 周及以后每隔 8 周各给予 1 次相同剂量。	需要系统治疗且对环孢素、甲氨蝶呤或光疗、光化学疗法（PUVA）等系统治疗无效、禁忌或不能耐受的成人中重度斑块状银屑病	输液反应、上呼吸道感染、病毒感染（如流感、疱疹病毒感染）、头痛、鼻窦炎、腹痛、呕恶等。

续表

类别	作用机制	常用药物及用法	皮肤科适应证	常见不良反应
IL-17A 抑制剂	特异性结合 IL-17A，阻断其活性及炎症通路	司库奇尤单抗：成人每次 300mg，分别在第 0、1、2、3、4 周皮下注射，随后维持该剂量每 4 周给药 1 次。 依奇珠单抗：推荐剂量为在第 0 周皮下注射 160mg，之后分别在第 2、4、6、8、10 和 12 周各注射 80mg，然后维持剂量为 80mg 每 4 周 1 次。	符合系统治疗或光疗指征的中重度斑块状银屑病成人及体重 ≥ 50kg 的 6 岁及以上儿童患者 适合系统治疗或光疗的中重度斑块状银屑病成人患者	上呼吸道感染（如鼻咽炎、鼻炎）、口腔疱疹、流涕、腹泻等。 注射部位反应（红斑、肿胀、疼痛）和上呼吸道感染（鼻咽炎）。
IL-12/23 抑制剂	结合 IL-12、IL-23 的共同 p40 亚基，双重抑制 IL-12、IL-23 的活性，同时阻断 T 细胞向 Th1、Th17 分化	乌司奴单抗：分别在第 0 周、第 4 周及以后每隔 12 周给予 45mg 皮下注射。体重 >100kg 的患者，建议每次剂量为 90mg。	对环孢素、甲氨蝶呤或 PUVA 等系统性治疗不应答、有禁忌或无法耐受的成人中重度斑块状银屑病	鼻咽炎和头痛、上呼吸道感染、鼻窦炎、头晕等。
IL-23 抑制剂	与 IL-23 p19 亚基特异性结合，抑制促炎因子和趋化因子释放	古塞奇尤单抗：推荐剂量为第 0 周和第 4 周时 100mg 皮下注射，之后每 8 周接受 1 次相同剂量维持治疗。	适合系统性治疗的中重度斑块状银屑病成人患者	头痛、腹泻、关节痛、注射部位红斑、转氨酶升高等。
IL-4Rα 抑制剂	可特异性结合 IL-4Rα 亚基，从而抑制 IL-4 和 IL-13 的信号转导，阻断由 IL-4 和 IL-13 介导的炎症反应	度普利尤单抗：成人及体重 ≥ 60kg 的儿童 / 青少年首次 600mg，此后每 2 周 300mg，皮下注射。	6 岁及以上儿童 / 青少年和成人中重度特应性皮炎	结膜炎、注射部位反应和头痛。
抗 CD20 单抗	特异性地与跨膜抗原 CD20 结合，通过抗体依赖细胞介导的细胞毒作用（ADCC）和补体依赖的细胞毒作用（CDC）两种途径杀伤 CD20 阳性的 B 淋巴细胞	利妥昔单抗：375mg/m² 静脉输注，每周 1 次，持续 4 次。治疗中重度寻常型天疱疮，分两次静脉输注，每次 1000mg，间隔 2 周；或静脉滴注 4 次，每次 375mg/m² 与逐渐减量的糖皮质激素联合。	非霍奇金淋巴瘤、慢性淋巴细胞白细胞；中重度寻常型天疱疮	发热、寒战、乏力、头痛、过敏反应、支气管痉挛、呼吸窘迫、皮疹、荨麻疹、血管水肿或瘙痒等症状。
BAFF 的抑制剂	特异性地与血清中 BAFF 结合，通过阻止 BAFF 与 B 细胞表面受体结合，抑制 B 细胞活化，促进自身反应性细胞凋亡，减少自身抗体数量，从而发挥治疗系统性红斑狼疮的作用	贝利尤单抗：不论成人或儿童，贝利尤单抗用于治疗 SLE 的剂量为 10 mg/kg，每 2 周 1 次，持续 3 次，此后每 4 周 1 次。	适用于系统性红斑狼疮在常规治疗基础上仍有高度活动度的活动性、自身抗体阳性的狼疮患者	感染最常见，其他包括胃肠道症状、肌肉骨骼和结缔组织疾病、神经系统疾病、皮肤和皮下组织疾病及输注后发生反应。
BLyS 和 APRIL 抑制剂	可以同时阻止 BLyS 和 APRIL 与它们的细胞膜受体、B 细胞成熟抗原、B 细胞活化分子受体之间的相互作用，从而达到抑制 BLyS 和 APRIL 的生物学活性的作用	泰它西普：本品推荐使用剂量为 160mg/ 次，每周皮下注射给药 1 次。	适用于在常规治疗基础上仍具有高疾病活动（如抗 ds-DNA 抗体阳性及低补体、SELENA-SLEDAI 评分 ≥ 8）的活动性、自身抗体阳性的系统性红斑狼疮成年患者	常见上呼吸道感染、注射部位局部反应，包括瘙痒、肿胀、皮疹、疼痛、红斑等。

续表

类别	作用机制	常用药物及用法	皮肤科适应证	常见不良反应
抗 IgE 抗体	直接作用机制是与游离 IgE 结合，阻断其与受体 FcεRI 的结合，从而减少 IgE 对过敏级联反应的影响；间接作用是下调肥大细胞、嗜碱性粒细胞和树突状细胞表面的 IgE 高亲和力受体（FcεRI）	奥马珠单抗：可按每 4 周 150mg 或 300mg 的剂量使用。用药方法为皮下注射，通常在上臂三角肌区给药。	成人（18 岁及以上）患者，用于经 H₁ 抗组胺药治疗后仍不能有效控制症状或无法耐受 H₁ 抗组胺药、雷公藤、环孢素治疗的慢性特发性荨麻疹及慢性诱导性荨麻疹患者	头痛及注射部位的反应，如注射部位疼痛、肿胀、红斑与瘙痒等。
PDE4 抑制剂	抑制磷酸二酯酶的活性，阻断炎症通路	阿普米司特：第 1 日 10mg1 次口服，第 2 日 10mg2 次口服，以后每日增加 10mg 至第 6 日 2 次口服；第 7 日及以后 30mg2 次口服。	中重度斑块型银屑病	包括头疼、腹泻、恶心、上呼吸道感染、鼻咽炎和头痛等。
		2% 克立硼罗软膏外用	2020 年 3 月 FDA 获批用于治疗 3 个月及以上婴儿我国批准用于 2 岁及以上轻度至中度特应性皮炎（AD）患者的局部外用治疗	无明显不良反应
JAK 家族抑制剂	通过抑制 JAK-STAT 信号通路以阻断发病机制中促炎细胞因子的产生	托法替布片（JAK1 和 JAK3 抑制剂）：10mg，每日 2 次，口服。	成人关节病型银屑病	呼吸道感染、鼻咽炎、泌尿系统感染、血清胆固醇和肌酸磷酸激酶升高、血红蛋白和中性粒细胞降低。
		乌帕替尼（高选择性 JAK1 抑制剂）：15mg，每日 1 次，口服。	关节病型银屑病；12 岁及以上中重度特应性皮炎	上呼吸道感染、带状疱疹、单纯疱疹、支气管炎、呕恶、咳嗽、发热、痤疮。
芳香烃受体调节剂	通过调节芳烃受体的功能，能够抑制 IL-17 介导的炎症反应	1% 本维莫德乳膏外用	2019 年在我国获批用于轻中度寻常型银屑病的治疗	用药部位刺激、毛囊丘疹和接触性皮炎。

（七）其他

1. 钙剂

（1）作用机制　可增加毛细血管致密度、降低其通透性，有消炎、消肿、抗过敏作用。

（2）适应证　湿疹、荨麻疹、药疹、过敏性紫癜等。

（3）用法　10% 葡萄糖酸钙或 5% 溴化钙溶液每日 10mL，缓慢静脉注射。

（4）不良反应　注射过快可引起心律不齐或停搏等危险。

2. 硫代硫酸钠

（1）作用机制　具有非特异性抗过敏作用。

（2）适应证　过敏性皮肤病。

（3）用法　硫代硫酸钠 0.64g 加入 0.9% 氯化钠注射液 100mL 静脉滴注。

（4）不良反应　无明显不良反应。

3. 羟氯喹

（1）作用机制　能降低皮肤对紫外线的敏感性，稳定溶酶体膜，抑制细胞免疫和补体活性，还有一定的抗炎、抗组胺、抗 5- 羟色胺和抗前列腺素作用。

（2）适应证　红斑狼疮、皮肌炎、多形性日光疹、扁平苔藓、激素依赖性皮炎等。

（3）用法　每日 0.2 ～ 0.4g 口服，症状控制后逐渐减量。

（4）不良反应　白细胞减少、药疹、角膜色素沉着斑、视网膜黄斑区损害、胃肠道反应、肝肾损害等。需定期检查血象、肝肾功能及眼底。

4. 雷公藤多苷片

（1）作用机制　为中药雷公藤提取物。有抗炎、抗过敏、抑制细胞免疫和体液免疫的作用。

（2）适应证　红斑狼疮、皮肌炎、皮肤变应性血管炎、顽固性湿疹、大疱性皮肤病、关节病型银屑病等凡是可以应用糖皮质激素治疗的皮肤病，都可以应用雷公藤多苷片治疗。

（3）用法　每次 10 ～ 20mg，每日 3 次饭后服用。症状控制后逐渐减量。

（4）不良反应　胃肠道反应、白细胞和 / 或血小板下降、肝功能异常、精子活动降低、月经减少或停经、心悸、胸闷等。

5. 沙利度胺

（1）作用机制　有免疫抑制、免疫调节作用，通过稳定溶酶体膜，抑制中性粒细胞趋化性，产生抗炎作用。尚有抗前列腺素、组胺及 5- 羟色胺作用。

（2）适应证　用于治疗麻风反应、多形性日光疹、红斑狼疮、结节性痒疹、皮肤变应性血管炎、白塞病等。

（3）用法　每日 100 ～ 200mg 口服。

（4）不良反应　致畸、口鼻黏膜干燥、倦怠、皮疹、多发性神经炎，儿童、孕妇及哺乳期妇女禁用。

6. 氨苯砜

（1）作用机制　对麻风杆菌有较强的抑菌作用，大剂量时有杀菌作用，且具有免疫抑制作用。

（2）适应证　用于治疗麻风、疱疹样皮炎、脓疱性皮肤病、过敏性紫癜、血管炎、天疱疮等。

（3）用法　每日 50 ～ 300mg 口服，病情控制后逐渐减量。

（4）不良反应　①溶血性贫血、白细胞减少。②药疹，严重者表现为剥脱性皮炎。如有发热、淋巴结肿大、肝肾功能损害和单核细胞增多，称为"氨苯砜综合征"。③治疗初期，部分患者出现恶心、头痛、头晕、无力等不适，可自行消失。

7. 人免疫球蛋白

（1）作用机制　是从健康人混合血浆中提取的免疫球蛋白制剂，主要是 IgG，可以增强机体的体液免疫功能，提高机体的抗感染能力。

（2）适应证　治疗重症药疹及多种自身免疫性疾病，如红斑狼疮、皮肌炎、天疱疮、大疱性类天疱疮、重症多形红斑等。

（3）用法　每日 0.4g/kg，连用 3 ～ 5 日，必要时可 4 周重复 1 次。

（4）不良反应　副作用较小，少数患者有一过性头痛、恶心、低热等，偶见过敏反应。

8. 烟酰胺

（1）作用机制　参与辅酶Ⅱ组成，并有扩张血管作用。

（2）适应证　烟酸缺乏症、光线性皮肤病、大疱性类天疱疮等的辅助治疗。

（3）用法　常用量 150 ～ 300mg/d，治疗大疱性类天疱疮可用到每次 300mg，每日 2 ～ 3 次。

（4）不良反应　个别有头昏、恶心、上腹不适、食欲不振等。

另外，系统用药中还包括抗生素、抗病毒药和抗真菌药，药物种类的选择需依赖于感染微生物的确定及对抗微生物药物的敏感性。

二、外用药物治疗

皮肤为人体最外在器官，外用药物治疗，药物直接作用于皮损，皮损局部药物浓度高，系统吸收少，因此具有疗效高、不良反应小的特点。学习外用药物治疗应重点掌握外用药物种类、剂型及治疗原则三方面内容。

（一）外用药物种类

1. 清洁剂　能清除皮损处分泌物、鳞屑、结痂、脓液等。常用的有生理盐水、3% 硼酸溶液、0.1% 雷夫奴尔、液状石蜡、植物油等。

2. 保护剂　具有减少摩擦、防止外界刺激、保护皮肤的作用。常用的有氧化锌粉、滑石粉、炉甘石及植物油等。

3. 止痒剂　具有清凉止痒的作用。常用的有 0.5% ～ 5% 薄荷脑、1% ～ 5% 樟脑、1% 麝香草酚、5% 苯唑卡因等。

4. 抗菌剂　具有抑菌或杀菌作用。如 5% ～ 10% 硫黄、0.1% 雷夫奴尔、5% ～ 10% 过氧化苯甲酰、0.5% ～ 3% 红霉素、1% 克林霉素、2% 莫匹罗星、2% 夫西地酸、0.5% ～ 1% 新霉素等。

5. 抗真菌剂　具有杀灭或抑制真菌的作用。常用的有 2% ～ 3% 克霉唑、6% ～ 12% 苯甲酸、10% ～ 30% 冰醋酸、1% 特比萘芬、2% ～ 3% 咪康唑、1% 联苯苄唑、5% ～ 10% 水杨酸等。

6. 抗病毒剂　具有抗病毒作用。常用的有 3% ～ 5% 阿昔洛韦、1% 喷昔洛韦、3% 膦甲酸钠、10% ～ 40% 足叶草酯等。

7. 角质促成剂　增强血管收缩，减轻炎症浸润，促进表皮角质层正常化。常用的有 2% ～ 5% 煤焦油或糠馏油、5% ～ 10% 黑豆馏油、1% ～ 3% 水杨酸、3% ～ 5% 硫黄、0.1% ～ 0.5% 蒽林等。

8. 角质松解剂　能松解角质，使角化过度的角质层细胞松解剥脱。常用的有 5% ～ 10% 水杨酸或乳酸、20% ～ 40% 尿素、10% 雷锁辛、10% 硫黄、0.01% ～ 0.1% 维 A 酸等。

9. 腐蚀剂　具有腐蚀作用，以清除破坏增生的肉芽组织及赘生物。常用的有 30% ～ 50% 三氯醋酸、纯苯酚、硝酸银棒、>20% 水杨酸、鸡眼膏、鸦胆子等。

10. 收敛剂　具有收敛、减少渗出、促进炎症消退、抑制皮脂腺及汗腺分泌的作用。常用的有 0.2% ～ 0.5% 硝酸银、5% 甲醛、2% 明矾液等。

11. 杀虫剂　具有杀灭疥、螨、虱、蠕形螨的作用。常用的有 5% ～ 10% 硫黄、10% 克罗米通、2% 甲硝唑、20% ～ 30% 百部酊、5% 过氧化苯甲酰、25% 苯甲酸苄酯等。

12. 脱色剂　减轻色素沉着。常用的有 3% 氢醌、20% 壬二酸等。

13. 维 A 酸类　具有调节表皮细胞分化、抑制表皮增生和调节黑素代谢等作用。常用的有 0.025% ～ 0.05% 全反式维 A 酸霜、0.1% 他扎罗汀凝胶。

14. 糖皮质激素　具有抗炎、抗过敏、止痒、抑制免疫、抗增生作用。国内外常用的外用糖皮质激素及其抗炎强度等级见表5-6。

表 5-6　糖皮质激素受基质影响的抗炎强度等级

	制剂	剂型
1	丙酸氯倍他索（clobetasol propionate）0.05%	C/O/S/G
	强化倍他米松二丙酸酯（betamethasonedipropionate）0.05%	G/O
	双醋二氟松最佳基质（diflorasonediacetate in optimized base）0.05%	O
	丙酸卤倍他索（halobetasol propionate）0.05%	C/O
2	阿米西奈德（amicinonide）0.1%	O
	倍他米松二丙酸酯（betamethasonedipropionate）0.05%	C/O
	莫米松糠酸酯（mometasonefuroate）0.1%	O
	醋酸氟轻松（fluocinonide）0.05%	C/O/G
	双丙二氟松（betamisongdipropionate）0.05%	C
	去氧米松（desoximetasone）0.25%	C/O
3	曲安奈德（triamcinolone acetonide）0.1%	O
	倍他米松戊酸酯（betamethasone valerate）0.1%	O
	丙酸氟替卡松（fluticasone propionate）0.05%	O
	氯氟舒松（hacinonide）0.1%	O
	莫米松糠酸酯（mometasonefuroate）0.1%	O
	醋酸氟轻松（fluocinonide）0.05%	C
4	莫米松糠酸酯（mometasonefuroate）0.1%	C
	氟西奈德（flucinoloneacetonide）0.025%	O
	曲安奈德（triamcinolone acetonide）0.1%	C/O
	氢化可的松戊酸酯（hydrocortisone valerate）0.2%	O
5	丙酸氟替卡松（fluticasone propionate）0.05%	C
	氢化可的松丁酯（hydrocortisone butyate）0.1%	C
	氟西奈德（flucinoloneacetonide）0.025%	C
	倍他米松戊酸酯（betamethasone valerate）0.1%	C
	倍他米松二丙酸酯（betamethasonedipropionate）0.05%	L
	曲安奈德（triamcinolone acetonide）0.1%	L
	氢化可的松戊酸酯（hydrocortisone valerate）0.2%	C
6	地索奈德（desonide）0.05%	C
	氟西奈德（fluocinoloneacetonide）0.01%	L/C
	倍他米松戊酸酯（betamethasone valerate）0.05%	L
	阿氯米松二丙酸酯（alclometasonedipropionate）0.05%	C/O
	氟米松特戊酸酯（flumethasonepivalate）0.03%	C
7	氢化可的松（hydrocortisone）2.5%、1%	C/O
	泼尼松龙、地塞米松、甲基泼尼松龙等各种基质	

注：C= 霜，O= 软膏，G= 凝胶，L= 洗剂，S= 溶液。

此表的排列等级是代表糖皮质激素的药效强弱，第1级为超强，第2级为最强，第3级为很强，第4级为中强，第5级为中，第6级为弱，第7级最弱。糖皮质激素的药效等级是受其基质的影响，如加强基质的倍他米松二丙酸酯排在超强的第1位，在相同的浓度，不同的基质中又排在第2位，其基质是洗剂时（经皮吸收少）则排在第5位。

超强效和强效激素适用于重度、肥厚性皮损。一般每周用药不应超过50g，连续用药不应超过 2 ～ 3 周。中效激素适合轻中度皮损，可连续应用 4 ～ 6 周。弱效激素适用于轻度及中度皮损（包括儿童皮肤病、面部和皮肤柔嫩部位），必要时可以长期使用。外用糖皮质激素可能引起局部皮肤萎缩、毛细血管扩张、紫癜、多毛、痤疮、毛囊炎、色素异常、真菌感染、激素依赖性皮炎等。

（二）外用药物剂型

1. 溶液 是药物的水溶液。具有清洁、收敛、消炎等作用，主要用于湿敷，以减轻充血、水肿和清除分泌物及痂皮等作用。主要用于急性皮炎、湿疹或伴有糜烂渗液者。常用的有 3% 硼酸溶液、0.1% 雷夫奴尔溶液、1∶8000 高锰酸钾溶液等。

2. 酊剂和醑剂 是药物的乙醇溶液或浸液。具有杀菌、消炎、止痒、溶解皮脂的作用。酊剂和醑剂外用于皮肤后，乙醇迅速挥发，将其中所溶解的药物均匀地分布于皮肤表面，发挥其作用。可用于皮肤瘙痒症、疥疮、足癣、斑秃、白癜风等。常用的有 2.5% 碘酊、复方樟脑醑、百部酊、复方苯甲酸酊等。

3. 粉剂 为药物的细微干燥粉末。具有保护、散热、吸湿、干燥、止痒作用。主要用于急性皮炎无糜烂、渗出者，特别适用于间擦部位。常用的有滑石粉、氧化锌粉、炉甘石粉等。

4. 洗剂 也称振荡剂，是粉剂（30% ～ 50%）与水的混合物，粉不溶于水。具有止痒、散热、干燥及保护作用。主要用于急性皮炎及湿疹无糜烂、渗出者。常用的有炉甘石洗剂、复方硫黄洗剂等。

5. 油剂 用植物油溶解药物或与药物混合。具有清洁、保护、润滑、软化痂皮作用。主要用于亚急性皮炎、湿疹伴少量渗出者。常用的有 25% ～ 40% 氧化锌油、10% 樟脑油等。

6. 乳剂 为油与水乳化而成的剂型。脂为油包水型，霜为水包油型。具有护肤、滋润作用。主要用于亚急性、慢性皮肤炎症。常用的有糠酸莫米松乳膏、地奈德乳膏等。

7. 糊剂 含有 25% ～ 50% 的药粉和油脂基质组成。具有保护、吸湿、收敛作用。主要用于亚急性皮炎、湿疹伴轻度糜烂、渗出、结痂者。常用的有氧化锌糊剂。

8. 软膏 为药物和油脂基质组成（药粉 <25%）。具有保护创面、防止干裂、去除鳞屑的作用。软膏渗透性较好，其中加入不同药物可发挥不同的治疗作用。主要用于慢性湿疹、神经性皮炎、银屑病等。由于软膏可阻止水分蒸发，因此不宜用于急性皮炎、湿疹伴渗出者。常用的有硫黄软膏、曲安奈德软膏等。

9. 硬膏 药物和黏着性基质涂布在裱褙材料上而成。具有作用持久、防止水分蒸发、软化皮肤和增强药物渗透性的作用。主要用于慢性肥厚性局限性皮损。常用的有曲安奈德新霉素贴膏等。

10. 凝胶 是以由高分子化合物和有机溶剂如丙二醇、聚乙二醇为基质配成的外用药物。具有护肤、润滑作用，无油腻感。可用于急慢性皮炎、痤疮等。常用的有过氧化苯甲酰凝胶、阿达帕林凝胶、他扎罗汀凝胶等。

11. 气雾剂 药液和液化气体注入特制的容器内制成。具有保护、减少摩擦、防止感染的作用。可用于感染性或变态反应性皮肤病。常用的有碱性成纤维细胞生长因子气雾剂等。

（三）外用药物治疗原则

1. 正确选择外用药的种类 根据病因、发病机制、自觉症状等进行合理选择。如真菌感染选择抗真菌剂，细菌感染选择抗菌剂，变态反应性疾病选择糖皮质激素，角化不全选择角质促成剂，角化过度选择角质剥脱剂，瘙痒选择止痒剂等。

2. 合理选择外用药的剂型 应根据皮损的特点选择合适的剂型。①急性期：仅有红斑、丘疹、水疱者可选择粉剂或洗剂外用；炎症较重，伴潮红、肿胀、糜烂、渗出较多时，可选择溶液湿敷；有糜烂但渗出不多时可选择糊剂。②亚急性期：渗出轻微者，可选择糊剂或油剂；如无糜烂、渗出者，可选择乳剂。③慢性期：皮损浸润肥厚、苔藓样变者，可选择乳剂、软膏、硬膏、酊剂。④单纯性瘙痒而无皮肤损害者，可选择酊剂、醋剂和乳剂。

3. 注意事项 因为同一患者在同一时间不同的部位，皮损的形态可不同，选择外用药的种类和剂型也可以不同，因此应该向患者详细说明每种外用药的使用方法、时间、使用的部位和可能出现的不良反应，应严格掌握药物的适应证、不良反应及禁忌证。应特别注意特殊人群及敏感部位的用药特点。

三、物理疗法

（一）光疗法

1. 红外线 通过产生温热作用而发挥促进局部血管扩张、改善血液循环、促进局部细胞代谢、加速组织修复、促进炎症消退等作用。适用于皮肤感染、慢性皮肤溃疡、冻疮等。

2. 紫外线 分为短波紫外线（UVC，波长 180～280nm）、中波紫外线（UVB，波长 280～320nm）和长波紫外线（UVA，波长 320～400nm）。

临床常用的有窄谱 UVB（NB-UVB）、光化学疗法（PUVA）和 UVA1 疗法。

（1）窄谱 UVB（NB-UVB） 波长为 311±2nm，由于波长范围窄，治疗作用相对增强，不良反应相对小，是治疗银屑病、白癜风、特应性皮炎、早期原发性皮肤 T 细胞淋巴瘤等的有效疗法之一。

（2）光化学疗法（PUVA） 口服或外用光敏剂后照射 UVA 的疗法。PUVA 疗法具有促使皮肤色素加深、抑制细胞增生和炎症的作用。用于治疗银屑病、掌跖脓疱病、蕈样肉芽肿、特应性皮炎、斑秃、白癜风、多形性日光疹、硬皮病等。不良反应有光毒性反应、皮肤光老化，长期应用有致皮肤肿瘤的风险。

（3）UVA1 疗法 波长 340～400nm 的 UVA 称为 UVA1，主要用于治疗特应性皮炎、硬皮病。

3. 光动力疗法 是通过系统或外用光敏剂，导致靶组织含有外源性光敏物质，再应用特定波长的光或激光照射，使之产生一系列的光化学和光生物学反应，引起病变组织坏死，从而达到治疗疾病和美容目的的一种疗法。

目前国内已经上市的皮肤科常用光敏剂有盐酸氨基酮戊酸（ALA）和海姆泊芬（HMME）。前者常用的光源有氦氖激光、半导体红光、脉冲染料激光、强脉冲光等，适应证有皮肤肿瘤、感染性和炎症性皮肤性病等，如基底细胞癌、鳞状细胞癌、鲍恩病、痤疮、尖锐湿疣等；后者常用的光源是连续性激光（532nm），主要用于鲜红斑痣的治疗。

（二）激光疗法

激光具有单色性、平行性及相位一致的特点。大多数激光治疗，都是应用光被吸收后产生的热能达到治疗效果。近年来皮肤激光发展日新月异，新型激光的研发及原有激光的改进，使激光已经成为众多皮肤性病治疗的一种有效方法。

皮肤科常用激光主要有以下几类：

1. 激光手术 用二氧化碳激光器等发生高功率激光破坏组织，使组织凝固坏死、碳化及气化。用于寻常疣、尖锐湿疣、跖疣、化脓性肉芽肿及皮肤良性肿瘤的治疗。

2. 激光理疗 氦氖激光可改善微循环，促进炎症吸收和创伤修复，减轻局部充血、水肿。可用于皮肤黏膜溃疡、疖、丹毒、带状疱疹、甲沟炎、湿疹合并感染、接触性皮炎等的治疗。

3. 选择性激光 现代激光设备的发展主要基于 1983 年 Anderson 和 Parrish 提出的选择性光热作用理论，即所选择的激光能穿透一定的深度，其波长必须与预期靶组织色基（黑色素、水和血红蛋白）的吸收光谱相匹配，而很少或完全不被周边组织吸收。使其产生的足以损伤靶组织的热都被局限在预期的靶组织内，对周边组织损伤极小或没有损伤，从而提高治疗的选择作用。常用的选择性激光见表 5-7。

表 5-7 皮肤科常用选择性激光

激光名称	波长（nm）	类型	适应证
氩激光	488、514	蓝、绿光	血管性损害
铜蒸汽激光	511、578	绿光	血管性损害
Q 开关 Nd：YAG（倍频）/KTP 激光	532	绿光	血管性损害、色素性损害、文身去除
脉冲染料激光	585 ～ 600	黄光	血管性损害
Q 开关红宝石激光	694	红光	色素病变、文身去除
长脉冲翠绿宝石激光	755	红外光	脱毛
Q 开关翠绿宝石激光	755	红外光	色素病变、文身去除
Q 开关 Nd：YAG 激光	1064	红外光	色素病变、文身去除
长脉冲 Nd：YAG 激光	1064	红外光	嫩肤、血管性损害、脱毛
长脉冲 Nd：YAG 激光	1320	红外光	嫩肤
铒：玻璃	1540	红外光	嫩肤
铒：YAG	2940	红外光	皮肤重建术（磨削、除皱）

4. 强脉冲光嫩肤技术 强脉冲光（IPL）属于非相干光，该技术是利用 IPL 产生的光（400 ～ 1200nm）进行的非剥脱性、非侵入性嫩肤治疗。一是特定光谱的强脉冲光能穿透皮肤，被组织中的色素基团及其血管内的血红蛋白优先选择性吸收，在不破坏正常组织的前提下，使扩张的血管、色素基团、色素细胞等破坏、分解，从而达到治疗毛细血管扩张、色素斑的效果。临床用于治疗光老化血管性疾病、色素性疾病、多毛症，甚至炎症性疾病（痤疮、酒渣鼻等）。二是强脉冲光作用于皮肤组织产生光热作用和光化学作用，使深部的胶原纤维和弹力纤维重新排列，并恢复弹性，使面部皮肤皱纹消除或减轻，毛孔缩小，起到皮肤年轻化的作用。

5. 点阵激光技术 是利用局灶性光热原理发展的皮肤重建术，其术后恢复更快、副作用更小。点阵激光采用细微的点状光束扫描方式，使激光瞬间产生的热能将微观治疗区域去除，并且激活组织自我修复，刺激成纤维细胞增殖，使胶原蛋白发生重组和增生，达到嫩肤、紧肤的目的。常用的非剥脱设备有点阵 1320nmNd：YAG 激光、1550nm 铒激光、1565nm 非剥脱点阵光纤激光；剥脱性激光设备有 2940nmEr：YAG 激光、点阵 CO_2 激光等。

（三）电疗法

1. 电解法 用电解针利用直流电在人体局部组织内引起化学变化，破坏病变组织而达到治疗目的。适用于小赘生物、毛细血管扩张和局部脱毛。

2. 电灼法和电干燥法 用较高电压、较小电流强度的高频电源对病变组织进行烧灼破坏的方法。适用于浅表皮损如脂溢性角化病、日光性角化病、寻常疣、化脓性肉芽肿及皮肤赘生物等。

3. 电凝法 用比电干燥法电压低、电流强度大的高频电流，使病变组织凝固坏死。适用于治疗较深病变组织，如小的皮肤肿瘤、毛发上皮瘤、稍大的寻常疣、皮肤赘生物。

4. 电烙术 利用电热丝对皮损进行烧灼破坏的治疗方法。适用于各种疣、皮肤赘生物及较小的皮肤良性肿瘤。

5. 电切割术 使用双极装置通过轻度侧向热能传递，用于及时止血和切割的治疗方法。适用于治疗大的皮肤肿瘤、玫瑰痤疮鼻赘期整形等。

（四）微波疗法

用微波电流治病的方法称为微波治疗。低能量的微波产热低，以非热效应为主，主要作用为增加局部血循环，加快局部代谢，降低感觉神经兴奋性，增加局部组织抵抗力。高能量的微波可造成蛋白质凝固、坏死、碳化、气化。适用于各种疣、皮赘、汗管瘤、淋巴管瘤等治疗。

（五）冷冻疗法

冷冻疗法是利用制冷剂产生低温，使病变组织坏死达到治疗目的。常用的制冷剂为液氮。根据皮损的大小、深浅、形状，可采用棉签浸蘸法、冷冻头接触法和喷射法进行治疗。冷冻后可见局部组织发白、肿胀，部分患者 1～2 天内可发生水疱，然后干燥结痂，1～2 周脱痂。适用于各种疣、毛发上皮瘤、脂溢性角化病、瘢痕疙瘩、血管瘤、结节性痒疹等。

（六）水疗法

水疗法也称浴疗，是利用水的温热作用和清洁作用，结合不同的药物药效而达到治疗皮肤病的作用。常用的有淀粉浴、矿泉浴、麦饭石浴、人工海水浴、高锰酸钾浴、中药浴等。临床可用于治疗银屑病、慢性湿疹、皮肤瘙痒症等。

（七）放射疗法

放射疗法是用放射线治疗皮肤病的方法。皮肤科常用的放射源有浅层 X 线和放射性核素（如 ^{32}P、^{90}Sr），用于治疗慢性顽固性湿疹、血管瘤、瘢痕疙瘩、蕈样肉芽肿的肿瘤期、基底细胞癌等。

四、化学换肤术

化学换肤术，也称为化学剥脱术，是通过对皮肤产生可控性的损伤，使表皮和（或）真皮浅层部分剥脱，促进表皮细胞更替，刺激胶原蛋白重组，重新生成健康的表皮和真皮，从而改善皮肤外观、提升皮肤功能的治疗方法。根据剥脱深度不同，可分为极浅层剥脱、浅层剥脱、中层剥脱和深层剥脱。常用的换肤药物有水杨酸、α 羟基酸、三氯醋酸、Jessner 液及维 A 酸类药物等。临床可用于治疗痤疮、玫瑰痤疮、黄褐斑、雀斑及光老化等。

五、皮肤外科治疗

常用的皮肤外科手术如下：

1. 切除术　用来切除侵袭性的皮肤癌和需要切除的良性皮损。

2. 玫瑰痤疮切割术　可破坏局部增生的毛细血管及结缔组织，尤其是毛细血管扩张明显和鼻赘期更佳。

3. 活检术　是为了进行病理检查以便进一步明确诊断而进行的获取皮损组织的手术。

4. 皮肤移植术

（1）游离皮片移植术　是指从供区完整切除后失去血供的皮肤移至缺失部位。适用于烧伤后皮肤修复、表浅性皮肤溃疡、皮肤瘢痕切除后修复等。

（2）皮瓣移植术　将相邻部位的皮肤和皮下脂肪同时转移至缺失部位，有血液供应，故易于成活。适用于创伤修复、较大皮肤肿瘤切除后修复等。

（3）自体表皮移植　用负压吸引法在供皮区和受皮区吸引形成水疱，再将供皮区疱壁移至受皮区并加压包扎。适用于白癜风的治疗。

5. 自体毛发移植术　是应用显微外科手术技术取出枕部健康的毛囊组织，经过特殊技术操作，按毛囊单位分离出毛胚后移植到患者秃顶、脱发的部位。毛囊存活后便会生长出健康的新发，而且所长出的新发保持原有头发的一切生物学特性。毛发移植的治疗方法除应用于头皮外，也可应用于眉毛、睫毛、胡须和胸毛等。

6. Mohs 外科手术　将切除组织立即冰冻切片进行病理检查，以确定肿瘤是否切除完整。用于皮肤恶性肿瘤如基底细胞癌、鳞状细胞癌、角化棘皮瘤、恶性雀斑样痣等的切除。

7. 腋臭手术　通过全切术或微创术等方法祛除或破坏局部顶泌汗腺及导管，达到治疗腋臭的目的。适用于较严重腋臭。

8. 甲外科手术　可用于祛除良恶性的甲肿瘤、减轻嵌甲或甲创伤引起的疼痛、通过病理诊断临床上易混淆的甲损伤和甲营养不良等。

第二节　中医治疗

皮肤性病的中医治疗，分为内治和外治。在具体应用中应做到审证求因，辨证施治，将局部治疗和整体治疗有机地结合起来。治疗法则的拟定，应根据皮损表现、致病因素及患者体质强弱（患者先天禀赋及正气盛衰）等情况综合考虑。

一、内治法

（一）解表法

1. 疏风散寒解表　用于风寒证。症见皮疹色淡或白，遇冷即发；恶寒重而发热轻，无汗，口不渴；舌质淡，苔白，脉浮紧。如荨麻疹等。方用桂枝麻黄各半汤、麻黄汤加减。常用药物有桂枝、麻黄、细辛、羌活、苏叶及防风等。

2. 疏风清热解表　用于风热证。症见皮疹色红或红肿焮痛；发热，微恶寒，口渴，无汗或有汗不畅，小便短赤；舌质红，苔薄白或黄，脉浮数。如玫瑰糠疹、风热型荨麻疹、单纯疱疹等。方用银翘散加减。常用药物有金银花、连翘、赤芍、荆芥、防风、桑叶、菊花、浮萍及蝉蜕等。

（二）清热法

1. 清热解毒　用于实热火毒之证。症见皮疹局部焮热发红或红肿热痛；恶寒发热，口渴口苦，小便短赤，大便秘结；舌质红，苔黄，脉数或弦数。如丹毒、疖病、接触性皮炎、玫瑰痤疮红斑期等。方用五味消毒饮、黄连解毒汤、清瘟败毒饮加减。常用药物有金银花、野菊花、蒲公英、黄柏、黄连、黄芩、栀子及大青叶等。

2. 清热凉血 用于血热证或毒入营血者。症见局部焮红灼热，皮疹色红或紫红，甚则紫斑，水疱，血疱；口渴饮冷，高热烦躁，便干尿黄；舌质红绛，苔黄，脉数。如系统性红斑狼疮急性期、过敏性紫癜、重症多形红斑型药疹、天疱疮、银屑病进行期等。方用清营汤、犀角地黄汤加减。常用药物有生地黄、水牛角、牡丹皮、赤芍、紫草、槐花、青黛等。

（三）祛湿法

1. 健脾利湿 用于脾虚湿阻证。症见皮疹色淡不鲜，丘疹，水疱，糜烂，渗液，结痂，鳞屑；纳差，便溏；舌淡，苔白腻，脉濡细等。如亚急性湿疹、特应性皮炎、脂溢性皮炎等。方用除湿胃苓汤、参苓白术散加减。常用药物有党参、白术、苍术、山药、茯苓、猪苓、厚朴、生薏苡仁等。

2. 清热利湿 用于湿热互结证。症见红斑，丘疹，水疱，糜烂，渗液，瘙痒剧烈或灼痛，溢脓；口渴不欲饮，小便短赤，大便秘结或黏滞；舌质红，苔黄腻，脉滑数。如带状疱疹、急性湿疹、接触性皮炎、生殖器疱疹、淋病等。方用龙胆泻肝汤、二妙散、萆薢渗湿汤加减。常用药物有龙胆草、栀子、黄芩、竹叶、滑石、萆薢、薏苡仁、黄柏、苍术、泽泻、车前子等。

3. 滋阴除湿 适用于肝肾阴亏、湿热未解之证。症见皮肤干燥，脱屑，瘙痒；口干不欲饮，便干结或黏滞；舌质红，苔少，脉细或濡。如银屑病、慢性湿疹、天疱疮等。方用滋阴除湿汤。常用中药生地黄、当归、玄参、茯苓、泽泻、黄柏等。

（四）祛风法

1. 祛风胜湿 适用于风湿浸淫证。症见皮肤发红，丘疹，水疱，糜烂，渗液或轻度浸润肥厚，鳞屑；口干，咽痛，自觉瘙痒；舌质淡红，苔薄黄，脉濡或数。如湿疹、丘疹性荨麻疹及扁平苔藓等。方用消风散加减。常用药物有防风、荆芥、蝉蜕、苦参、茯苓、泽泻、牛蒡子、石膏、苍术、知母及木通等。

2. 平肝息风 用于血虚肝旺、肝风内动证。症见皮疹色淡，干燥脱屑或增厚皲裂；头晕眼花，口燥咽干，肌肤隐隐作痒；舌质淡，苔白，脉细或弦。如慢性单纯性苔藓、皮肤瘙痒症及慢性荨麻疹。方用天麻钩藤饮、当归饮子加减。常用药物有天麻、钩藤、石决明、栀子、黄芩、牡蛎、当归、鸡子黄及白芍等。

3. 搜风止痒 用于风邪郁久，蕴于肌肤证。症见皮肤瘙痒剧烈，晨轻暮重，夜寐欠安，游走不定，抓痕累累；舌红，苔薄黄，脉浮。如慢性单纯性苔藓、痒疹、荨麻疹、慢性湿疹等。方用消风散、全虫方等。常用药物有全蝎、僵蚕、蜈蚣、露蜂房、皂角刺、乌梢蛇、苦参、刺蒺藜、秦艽、威灵仙、白鲜皮等。

（五）补益法

1. 益气固表 用于表虚卫气不固证。症见皮疹色淡，遇冷受风即发风团，反复发作；气短懒言，声低倦怠，自汗怕冷；舌质淡，苔薄白，脉细无力。如慢性荨麻疹等。方用玉屏风散加味。常用药物有黄芪、白术、防风、党参等。

2. 养血润燥 用于血虚风燥证。症见皮疹色淡，增厚粗糙，皲裂，干燥脱屑，毛发枯槁脱落；头晕目眩，心悸失眠，口眼干燥，瘙痒夜间尤甚；舌质淡，苔薄白，脉细无力。如慢性单纯性苔藓、慢性湿疹、银屑病静止期、特应性皮炎、皮肤瘙痒症等。方用当归饮子、四物汤、当归补血汤加减。常用药物有熟地黄、当归、女贞子、白芍、何首乌、黑芝麻及鸡血藤等。

3. 滋阴降火　用于肝肾阴虚或阴虚火旺证。症见皮疹不鲜或潮红，水疱反复，易破易溃，干燥脱屑；潮热盗汗，虚烦不眠，两颧红赤，腰膝酸软，耳鸣目眩，口咽干燥；舌红少苔或苔光剥，脉细数。如系统性红斑狼疮、天疱疮、皮肤结核等。方用六味地黄丸、知柏地黄丸、大补阴丸加减。常用药物有生地黄、黄柏、知母、玄参、女贞子、鳖甲及枸杞等。

4. 温补肾阳　用于肾阳虚证。症见皮疹暗红或紫红，肢冷，肢端紫绀；面色㿠白，精神不振，乏力畏寒，腰膝酸软，腹胀便溏，自汗；舌质淡胖，苔白，脉沉细或虚。如皮肌炎、硬皮病、重症药疹，以及长期大量使用激素后的天疱疮、系统性红斑狼疮等。可选用金匮肾气丸、真武汤加减。常用药物有肉桂、附子、仙茅、淫羊藿、肉苁蓉、补骨脂及菟丝子等。

5. 益气托毒　用于正虚邪恋证。症见皮损苍白暗淡，化脓后形成溃疡，不易溃烂或久不敛口或形成窦道、瘘管，可见面色苍白无华，神疲体倦，四末不温，自汗等；舌淡苔少，脉细软无力。如难溃难腐或溃久不敛的痈疽。方用托里消毒散、透脓散等。常用药物有黄芪、党参、皂角刺、桔梗、肉桂、茯苓、白术、当归、白芍、细辛、通草、川芎等。

6. 益气补血　用于气血亏虚证。症见皮损色淡不鲜，四肢不温，毛发稀疏，兼见面色苍白，口唇爪甲色淡，神疲乏力，心悸失眠；舌质淡，少苔，脉细弱。如黄褐斑、天疱疮、湿疹、荨麻疹等。方用八珍汤、十全大补汤。常用药物有黄芪、党参、白术、茯苓、当归、熟地黄、阿胶等。

（六）解郁法

1. 疏肝解郁　用于肝郁气滞或肝郁化火证。症见皮疹色暗淡，多呈深褐色或白色，病程迁延，多随情绪波动而加重；烦躁易怒，胸胁胀满，口苦咽干，月经不调；舌边尖红或有瘀点，苔薄黄，脉弦或弦数。如白癜风、黄褐斑、瑞尔黑变病等。方用柴胡疏肝散、逍遥散、加味逍遥散加减。常用药物有柴胡、枳壳、香附、当归、白芍、延胡索、丹参等。

2. 解郁祛痰　用于气郁夹痰证或气滞痰凝证。症见结块结实，皮色，不痛或微痛；伴有胸闷憋气，两胁作痛或乳房胀痛，性情急躁；舌苔白或腻，脉滑或弦而虚。如淋巴结核。宜解郁化痰，方用逍遥散合二陈汤。常用药物有白芍、当归、柴胡、白术、茯苓、半夏、陈皮、南星、白芥子、夏枯草、昆布、海藻、浙贝母等。

（七）活血法

1. 活血化瘀　用于经络阻遏、气滞血瘀证。症见皮疹紫红，瘀斑，局部肿胀，结节，肥厚，质硬，色素沉着，苔藓样变，或疼痛如针刺，有定处，拒按，口唇爪甲紫暗；舌质暗红或紫暗，苔白，脉涩。如结节性红斑、皮肤变应性血管炎、带状疱疹后遗神经痛、银屑病静止期、硬皮病等。方用血府逐瘀汤、桃红四物汤加减。常用药物有桃仁、红花、枳壳、当归、赤芍、牡丹皮、三棱、莪术、川芎等。

2. 软坚散结　用于痰浊瘀阻证。症见皮损常为有形肿物，质软如棉或质硬，疼痛，久难消散；舌淡或暗红，苔白腻，脉弦滑。如聚合性痤疮、结节性红斑、脂肪瘤、瘢痕疙瘩等。方用海藻玉壶汤、桃红四物汤合二陈汤加减。常用药物有海藻、昆布、浙贝母、桃仁、大黄、川芎、当归、赤芍、牡丹皮、瓜蒌仁及槟榔等。

3. 理气活血 用于气滞血瘀证。症见皮疹结块肿痛，不红不热，寒热已除、毒热已退而肿硬不散者；胸闷不舒，口苦；舌质暗，苔薄，脉弦细。如带状疱疹后遗神经痛、结节性痒疹等。方用桃红四物汤。常用药物有桃仁、红花、当归、青皮、川芎、赤芍、熟地黄、枳壳等。

（八）温通法

1. 温阳通络 用于寒湿阻络或寒凝气滞证。症见皮疹苍白或青紫，肢冷、麻木、疼痛，遇寒加重；口不干，小便清长；舌质淡，苔薄白或白滑，脉沉缓或迟。如结节性红斑、关节病型银屑病、皮肤变应性血管炎等。方用当归四逆汤、阳和汤、独活寄生汤加减。常用药物有当归、桂枝、细辛、白芍等。

2. 温经通络 用于寒凝气滞证。症见皮损色白或青紫，四肢不温，伴有疼痛或感觉异常，恶寒，小便清长；舌淡，苔白滑，脉沉迟。如关节型银屑病、结节性红斑等。方用当归四逆汤。常用药物有当归、附子、桂枝、干姜、细辛、肉桂等。

二、外治法

外治疗法是指运用药物及手术、物理方法或使用一定的器械，直接施于皮损或病变部位，以达到治疗目的的一种治疗方法。外治法是与内治法相对而言的治疗法则，是中医学辨证施治的另一种体现。《理瀹骈文》说："外治之理，即内治之理，外治之药，即内治之药，所异者法耳。"指出了外治法与内治法治疗机理相同，但给药途径不同。外治法的运用同内治法一样，除了要进行辨证施治外，还要根据疾病不同的发展过程，选择不同的治疗方法。

（一）药物外治疗法

1. 湿敷法 用敷料浸吸药液、敷于患处的一种外治疗法。根据药液的温度分为冷湿敷和热湿敷。

【功效】燥湿收敛，清热止痒，祛腐洁肤，活血止痛。

【适应证】

（1）冷湿敷（药液温度在10℃左右） 适用于急性皮肤病，潮红、肿胀、糜烂、渗出明显者，如急性湿疹、痤疮、带状疱疹、银屑病进行期、扁平苔藓等。

（2）热湿敷（药液温度在40℃左右） 适用于亚急性、慢性皮肤病，肥厚、角化性皮损，或仍有轻度糜烂、少量渗液者，如慢性湿疹、结节性痒疹、带状疱疹后遗神经痛等。

【用法】将敷料（6～8层消毒纱布或毛巾）置于药液中浸透，稍拧挤至不滴水为度，敷于患处，每次湿敷20～30分钟，每日湿敷次数据病情而定。

【注意事项】

（1）敷料要紧贴皮损，敷料大小与皮损相当，药液应新鲜配制。

（2）对于老年患者或体质虚弱者，宜分次进行湿敷，每次湿敷面积不宜过大，注意保暖。

2. 洗药法 用药液洗涤皮损局部的外治疗法。

【功效】清热解毒，收湿敛疮，杀虫止痒，软坚散结。

【适应证】感染性皮肤病，慢性局限性瘙痒性皮肤病及浸渍、角化、增生、肥厚性皮损等。

【方法】洗药法又分为淋洗法、浸泡法、熏洗等数种。

（1）淋洗法 以药液自上而下淋洗皮疹或创面。适用于各种感染性皮肤病，如脓疱疮、脓疖、脓癣、天疱疮继发感染、趾间糜烂型足癣及继发感染等。

（2）**熏洗法**　初时利用中药煎煮后产生的蒸汽热熏患处；待药液温度适宜时，再浸洗患处的外治疗法。适用于增生、肥厚性皮损等，如泛发性神经性皮炎、慢性湿疹、银屑病、硬皮病、扁平苔藓、疥疮结节等，以及荨麻疹、体癣等全身泛发性皮损。

（3）**浸泡法**　以药液浸泡患处或全身的外治疗法。如药浴疗法，系指根据皮损进行辨证论治，开具处方，煎取药液加入水中进行洗浴的外治疗法。适用于全身慢性、肥厚、瘙痒性皮肤病，如皮肤瘙痒症、泛发性神经性皮炎、特应性皮炎、银屑病静止期等。坐浴法，系指用药物煮汤置盆中，坐浴，使药液直接浸入皮损。适用于某些特殊部位的皮损，如肛门湿疹、肛门瘙痒症、女阴瘙痒症等。

【注意事项】

（1）药液温度要适宜，以防烫伤皮肤。

（2）治疗感染性皮肤病使用的药液淋洗后应随即流走弃去，不可重复使用。

3. 撒药法　将中药粉末扑撒于患处的外治疗法。根据中药粉末接触皮损的情况，分为直接法和间接法。

【功效】收湿敛疮，燥湿解毒，散热止痒。

【适应证】

（1）**直接法**　急性炎症性皮肤病及溃疡、窦道腐肉未脱者，或为爽身、防护之用，如指（趾）间糜烂型手足癣、带状疱疹、湿疹、脓疱疮、接触性皮炎等。

（2）**间接法**　亚急性、慢性皮肤病，如亚急性及慢性湿疹、玫瑰痤疮等。

【方法】

（1）**直接法**　用棉球、纱布蘸药粉或用孔盒、纱布袋装药粉，于皮损上方均匀扑撒。

（2）**间接法**　根据治疗需要，先在皮损上涂适当厚度的药膏、药油等，然后再在这些药物上面扑撒药粉。

【注意事项】

（1）**直接法**　为减轻刺激及增加蘸取药粉的面积，棉球及纱布要经拉扯使尽量松软。

（2）**间接法**

①以保护膏药为目的时，应选用作用缓和的粉剂，如滑石粉等，用力宜轻。

②以治疗亚急性皮肤病为目的时，药膏宜薄，药粉宜厚，特别注意扑药粉时适当用力，以使药粉颗粒进入药膏中，达到类似糊剂而起一定吸收分泌物的作用。

③以治疗慢性皮肤病为目的时，药膏宜薄，药粉应选用作用较强者。

4. 中药面膜法　将中药细粉用水或蛋清、蜂蜜调成糊状涂于面部，再将倒模粉调成糊状涂于中药面膜之上的外治疗法。

【功效】清热消疮，化瘀祛斑，消肿止痒，润肤除皱。

【适应证】痤疮、黄褐斑、面部皮炎等。

【方法】

（1）清洁面部，运用粉刺针或火针疗法或按摩面部进行治疗之后。

（2）将中药细粉用水等调成糊状涂于面部，15～20分钟后将倒模粉调成糊状涂于中药面膜之上。

（3）15～30分钟后去除面膜，清洁面部。

【注意事项】

（1）过敏性、急性炎症性皮肤病禁用。

（2）面部有渗出、溃疡及面部过敏进展期的患者忌用。

5. 涂擦法　又称涂药法，根据皮损选取不同外用药物直接涂于患处的一种外治方法。药物剂型有洗剂、油剂、酊剂、糊剂、膏剂等。

【功效】清凉止痒，祛风杀虫，软坚散结，润肤去痂。

【适应证】适用于各种急性、亚急性或慢性皮肤病。

【方法】清洁皮肤，用棉签、棉球或纱布等，将药物均匀涂于患处。皮损面积较大时，可用镊子夹棉球蘸药涂布。

【注意事项】某些药物如汞、砷制剂等时，避免大面积使用且不宜用于头面部，以免引起中毒。

6. 贴敷法　又称封包法，指以软膏剂、乳膏剂、糊剂等厚涂患处，然后用敷料覆盖并保持密封的一种外治疗法。敷料常用纱布、保鲜薄膜或橡皮膏等。

【功效】软坚散结，促进吸收，固定药物。

【适应证】

（1）慢性肥厚增生性皮肤病，如神经性皮炎、斑块型银屑病、皮肤淀粉样变等。

（2）结节性皮肤病，如结节性红斑、痒疹、硬红斑等。

（3）慢性皮肤溃疡。

【方法】先将药物厚涂于皮损处，然后用胶布粘贴或纱布、保鲜膜包扎，每日1次。

【注意事项】

（1）敷药后，如局部有瘙痒疼痛等不适反应，及时终止封包，按接触性皮炎处理。

（2）糜烂、渗出明显的皮损慎用。

7. 薄贴法　又称膏药疗法，用膏药外贴穴位或患部以达到治疗目的的一种外治疗法。

【功效】消肿软坚，护肤愈裂，保护创面。

【方法】根据皮损，将膏药裁剪如皮损大小，用时将膏药稍加热微融，贴于穴位或患处。

【适应证】

（1）局限性、角化性及慢性肥厚性皮损，如鸡眼、胼胝、跖疣、瘢痕疙瘩、神经性皮炎、皮肤淀粉样变等。

（2）皲裂性皮损，如手足皲裂等。

（3）感染性皮肤病，如疖肿。

【注意事项】

（1）根据患处情况适时更换膏药，如有溃疡、分泌物，则应每天换1～2次；慢性皮损，可5天左右更换1次。

（2）贴膏药后，如出现水疱、糜烂、渗液或剧痒，应及时将膏药取下，按接触性皮炎处理。

8. 热烘疗法　又称吹烘法，指在病变部位涂药膏或中药湿敷皮损处，再加热烘的一种外治方法。

【功效】活血化瘀，祛风止痒，软坚散结。

【适应证】皲裂型手足癣、慢性湿疹、神经性皮炎、瘢痕疙瘩、皮肤淀粉样变等。

【方法】根据具体病情选用不同的制剂。操作时，把药膏涂于患处或者浸透药液之纱块敷于患处，然后用电吹风（或热熨）患处，每日1～2次，每次15～20分钟。在吹烘时，如药已干，可再加药。

【注意事项】急性皮肤病禁用。

9. 热熨法　又称药熨法，指将药物或其他物品加热后，布包熨摩患处或穴位的一种外治疗法。

【功效】温经通络，活血行气，散寒止痛，祛瘀消肿。

【适应证】带状疱疹后遗神经痛、局限性硬皮病、皮肤淀粉样变、神经性皮炎、冻疮等。

【方法】把药物研成粗末炒热或煮热，用布包裹，乘热熨摩患处或穴位上，稍冷即更换。每日 1～2 次，每次 15～20 分钟。

【注意事项】

（1）身体大血管处、皮肤损伤早期、溃疡、炎症、水疱等禁用。

（2）腹部包块性质不明，孕妇腹部、腰骶部，局部无知觉处或反应迟钝者禁用。

（二）针灸疗法

1. 毫针疗法　又称体针疗法，指用毫针刺入人体有关穴位的一种外治疗法。

【功效】疏通经络，调和阴阳，扶正祛邪。

【适应证】荨麻疹、带状疱疹后遗神经痛、湿疹、神经性皮炎、瘙痒症、痒疹、痤疮、银屑病、玫瑰痤疮、斑秃、黄褐斑及白癜风等皮肤病。

【方法】

（1）常用穴位　取穴以阿是穴、循经取穴及邻近取穴为主。皮肤病常用穴位有合谷、曲池、血海、风市、肺俞、肾俞、足三里、三阴交、中脘、气海、关元、天枢等。

（2）手法　根据"虚者补之""实者泻之"的原则，分别施以有关补泻手法。

【注意事项】如发生晕针、折针、断针，应及时做好相应处理。

2. 耳针疗法　指采用短的毫针或皮内针扎在耳部特定部位上，留针或不留针的一种外治疗法。

【功效】疏通经络，调理气血。

【适应证】皮肤瘙痒症、神经性皮炎、荨麻疹、痒疹、银屑病、湿疹、带状疱疹、扁平疣、斑秃等。

【方法】

（1）局部常规消毒。

（2）找准穴位（可以压痛点取穴），局部消毒，左手固定耳郭，右手以短毫针，垂直刺入，以不刺穿对侧皮肤为宜（或捻转进针法），留针 30 分钟左右，每隔 10 分钟捻转 1 次，一般每两日 1 次，3～6 次为一疗程，也可用皮内针留针 3～7 日。

（3）常用穴位有肺、神门、内分泌、肾、肾上腺、皮质下、交感、肝、枕等。

【注意事项】耳郭针刺部位有化脓感染或创伤应尽量避开，妊娠期应慎用耳针，尤以不采用子宫、卵巢、内分泌、腹部等穴为宜。

3. 梅花针疗法　又称七星针、皮肤针疗法，指用梅花针叩刺病变部位或人体浅表穴位以治疗疾病的一种外治疗法。

【功效】活血化瘀，清热泻火，软坚散结。

【适应证】亚急性、慢性皮肤病，如神经性皮炎、慢性湿疹、斑秃、皮肤淀粉样变、痒疹等。

【方法】

（1）叩刺部位　多为皮损处，或循经取穴。

（2）具体操作　选好治疗部位后，按常规消毒，用弹刺法，以手腕弹力上下叩打，每日 1 次。

（3）叩刺强度　一般根据皮损情况、患者的体质、年龄和叩刺部位的不同，选择轻、中、重不同强度的叩刺。

【注意事项】皮肤糜烂、溃疡者不宜用，急性传染疾病和有凝血功能障碍者禁用。

4. 放血疗法　又称刺络法、刺血法，是用针具如三棱针或采血针等针刺破皮损局部、特定穴位、放出少量血液的一种外治疗法。

【功效】疏通经络，泄热解毒，活血散瘀，通行气血。

【适应证】急慢性皮肤病，如痤疮、进行期银屑病、斑块型银屑病、扁平疣、结节性痒疹等。

【方法】常用穴位：多为阿是穴（病变处），或循经取穴，如委中、背部俞穴、耳穴、耳背静脉等。

具体操作：①常规消毒穴位或局部皮损处。②点刺时，用一手固定被刺部位，另一手持针，露出针尖 3 ～ 5mm，对准所刺部位速刺疾出。③点刺后使血液自动流出，或辅以挤压或负压吸引增加出血量。④最后用消毒干棉球按压针孔止血。⑤每隔 2 ～ 3 日 1 次为宜。

【注意事项】

（1）针刺放血时应注意进针不宜过深，创口不宜过大，避开较大的血管。

（2）凝血机制障碍者、传染病患者禁用。

（3）严重心脑血管疾病者，贫血、晕血、低血压者，孕妇、女性经期者，患者过饥过饱过劳、醉酒者慎用。

5. 火针法　将针在火上烧红后，施刺于病变部位或穴位，速刺疾出的一种外治疗法。

【功效】引热外泄，散毒止痒，温经散寒，活血通络。

【适应证】

（1）皮肤附属器疾病，如痤疮、毛囊炎、玫瑰痤疮等。

（2）病毒性皮肤病，如带状疱疹及其后遗神经痛、疣类等。

（3）瘙痒、顽固性皮肤病，如湿疹、结节性痒疹、神经性皮炎、皮肤淀粉样变、掌跖脓疱病、扁平苔藓、白癜风等。

【方法】局部常规消毒，将针在火上烧红，迅速刺入皮损，随即迅速出针，针眼出血者，以消毒干棉签按压针眼片刻即可，每周 1 次，4 次为一疗程。

【注意事项】

（1）针刺后局部避免沾水，以防感染，待针眼处结痂后方可沾水。

（2）对初次接受火针治疗的患者，应作好解释工作，消除恐惧心理，积极配合治疗。

（3）瘢痕体质、孕妇、高血压、心脏病、血液病患者禁用。具有严重免疫系统疾病、老年人及幼儿慎用。

6. 艾灸法　用艾绒或中药粉剂与艾绒混合制成艾炷或艾条，灸患处或穴位，使局部产生温热或轻度灼痛的刺激，从而达到治疗作用的一种外治疗法。

【功效】温经活络，杀虫止痒，通达气血。

【适应证】奇痒难忍或肥厚性皮肤病，如神经性皮炎、湿疹、结节性痒疹及真菌性皮肤病、带状疱疹后遗神经痛等。

【方法】

（1）艾炷灸　是把艾炷置于应灸的皮损或穴位上，以火点燃尖端，也可在艾炷与皮肤之间垫生姜片（称隔姜灸）、蒜片（称隔蒜灸）、葱（称隔葱灸）或食盐等物。

（2）艾条灸　是把艾条一端点燃，置于离穴位3～5cm处，使皮肤潮红又不致烫伤皮肤为度。

（3）温针灸　在体针疗法留针时，用艾绒裹在针柄上燃烧，使热力通过针身到达穴位。

【注意事项】施灸时防止艾炷脱落，以免烧伤患者皮肤或烧毁衣物。

（三）其他外治疗法

1. 穴位贴敷疗法　指在一定的穴位上敷贴药物的一种外治疗法。其中用有较强烈刺激性的药物敷贴某一特定点或穴位，使皮肤发疱如"灸疮"，则此时又称为"天灸""自灸"，现代也称发疱疗法。若将药物敷贴于神阙穴，通过脐部吸收或刺激脐部以治疗疾病时，又称敷脐疗法或脐疗。

【功效】泄毒消肿，活血祛风，调和气血，扶正祛邪。

【适应证】荨麻疹、特应性皮炎、慢性湿疹、白癜风、银屑病、结节性痒疹等。

【方法】在需要敷药的穴位温水洗净或常规消毒后敷药，之后用胶布固定。一般情况下，刺激性小的药物，每隔1～3天换药1次，不需溶剂调和的药物，还可适当延长至5～7天换药1次；刺激性大的药物，应视患者的反应和发疱程度确定贴敷时间，数分钟至数小时不等，如需再贴敷，应待局部皮肤基本正常后再敷药。对于寒性病证，可在敷药后，在药上热敷或艾灸。

【注意事项】

（1）黏膜部位及颜面部位不宜用发疱疗法。水疱破后注意防止感染。

（2）对刺激性强、毒性大的药物，贴敷穴位不宜过多，时间不宜过长。

2. 穴位注射疗法　指将药液或自身的血液抽取后注入相应的穴位或部位内以达治疗目的的外治疗法。

【功效】疏通气血，渗透药物，改善功能。

【适应证】慢性荨麻疹、湿疹、带状疱疹、皮肤瘙痒症、银屑病等。

【方法】常用穴位：合谷、足三里、曲池、内关、外关、血海、膻中、大肠俞、长强。

具体操作：①施术前严格消毒。②取药及穿刺进针：根据病情辨证选择穴位和药物，用一般注射器配细长针头，吸入药液（每穴位常用量为一般注射量的1/10～1/2，每穴以0.5～1mL为宜），对准穴位快速刺入皮下。③调整得气：缓慢进针达适当深度，小幅度提插，调整针头的方向、角度，至出现酸、胀的得气反应。④注入药液：回抽无血时，将药液徐缓注入。⑤出针：出针时用左手持无菌棉签压于穴位旁，右手快速拔针而出。⑥每日或隔日1次，5～10次为一疗程。

【注意事项】彻底了解所注药物的效应、浓度、剂量与副作用，使用易致敏药如青霉素、普鲁卡因等，应先作皮肤试验，以防过敏反应。

3. 穴位埋线疗法　指将羊肠线或其他可吸收线体埋植到穴位内，持续刺激该经络穴位以发挥治疗作用的一种外治疗法。

【功效】疏通经络，调和气血，扶正祛邪。

【适应证】慢性荨麻疹、皮肤瘙痒症、慢性湿疹、神经性皮炎、斑秃、红斑狼疮、银屑病、带状疱疹及其后遗神经痛等。

【方法】常用穴位：肺俞、大肠俞、足三里、阿是穴等。

具体操作：①辨证选穴，常规消毒，把消毒过或药液浸泡过的羊肠线剪成1～2cm长（线体长短由患者体型及穴位决定），放于穿刺针管内的前端，后接针芯。用左手拇指、食指绷紧或捏起进针部位皮肤，右手持针快速穿入皮肤，把针送到所需深度，待出现酸麻胀痛感后，边推针芯边退针管，把羊肠线留于穴位内，消毒针孔后，盖消毒纱块，胶布固定。②用直或弯的三角皮肤缝针，穿好消毒或药液浸泡过的线体，在距穴位 1cm 处进针，穿过皮下组织，到穴位另一端 1cm 处出针，剪去露在皮肤外两端的线，提起皮肤使线头完全埋入皮下，消毒针孔，盖消毒纱块，胶布固定。2 周 1 次，3～5 次一个疗程。巩固期：1～2 个月 1 次，3 次为一个疗程。

【注意事项】

（1）深度　埋线深度以穴位解剖为主要依据，一般以出现酸麻胀感（即得气）即可。羊肠线头不能暴露在皮肤外面。

（2）感染　严格无菌操作，术后 4～5 天局部不要沾水，以防感染。一旦操作不当发生红、肿、热、痛等表现，需及时抗感染处理。

（3）过敏　羊肠线过敏发生率较高，埋线后局部出现红肿发热、瘙痒、丘疹等，应及时抗过敏处理。

（4）随访　埋线疗法间隔时间较长，注意对患者随访观察，以了解埋线后的反应。

4. 拔罐法　以罐为工具，利用燃烧、抽气等方法排出罐内空气形成负压，使罐吸附在皮肤上，达到通经活络、行气活血、消肿止痛、祛风散寒等作用的外治疗法。

【功效】 温经通络，祛风散寒，消肿止痛，吸毒排脓。

【适应证】 荨麻疹、神经性皮炎、湿疹、毒虫蜇伤、疖痈、痤疮、黄褐斑、带状疱疹及其后遗神经痛等。

【方法】

（1）具体操作　有投火法、闪火法、滴酒法及贴棉法。常用的为闪火法，点燃的火焰在罐内转动，使罐内形成负压后迅速扣至已经选择的拔罐部位上，待罐稳定后方可离开，适时留罐，起罐时，按压罐边皮肤，使外界空气入罐中，消除负压，把罐取下。

（2）拔罐部位　取阿是穴或循经取穴，亦可在局部皮损附近取穴。

（3）走罐　在病变皮损处涂上润滑油，将抽吸空气后的罐在皮肤上进行滑动治疗。

（4）闪罐　在病变皮损处以较快的速度进行连续地拔罐、起罐操作，直至皮肤局部潮红为止。

（5）根据病情，1～2 日治疗一次。

【注意事项】

（1）拔罐部位以肌肉丰满，皮下组织松弛及毛发稀少部位为宜。

（2）皮肤溃疡、水肿及大血管处，心脏部位及孕妇腹部、腰骶部均不宜拔罐。

5. 划耳疗法　是指割划耳部皮肤使其少量出血的一种外治疗法。

【功效】 调和气血，疏通经络。

【适应证】 神经性皮炎、斑秃、白癜风、脂溢性皮炎、银屑病、痤疮等。

【方法】 有两种常用方法：

（1）术者以左手中指顶住耳郭背后，用拇指、食指提起耳尖部，常规消毒，用手术刀片在双侧耳轮下脚部划破皮肤 2～3mm 长，放血 10～20 滴，压以消毒棉球，胶布固定。每 5～7 日 1 次，5～10 次为一疗程。

（2）术者以左手中指抵住耳郭内侧，以拇指、食指固定耳尖部，在耳背部找到静脉，常规消毒，用手术刀片与静脉呈垂直方向切开皮肤，放血 10～20 滴，压以消毒棉球，胶布固定。每日或隔日一次，可单侧或双侧操作，5～10 次为一疗程。

【注意事项】 贫血、体弱或者出血倾向者不宜使用。

6. 挑治疗法　指在患者一定部位的皮肤上，用三棱针等粗针挑断皮下白色纤维样物以达治疗目的的一种外治疗法。

【功效】开窍泄热，消肿止痛，疏通经络，调和气血。

【适应证】化脓性皮肤病，如毛囊炎、疖、痈、痤疮，以及湿疹、会阴或肛门瘙痒症、神经性皮炎、瘰疬性皮肤结核、慢性荨麻疹等。

【方法】

（1）挑治部位　①可根据辨证选用有关穴位，一般以背部穴位为主。②在上起第7颈椎棘突平面，下至第5腰椎，两侧至腋后线的范围内，找明显压痛点或针头大、略带光泽的丘疹2个作挑治点。③靠近皮损部位选2～3个点作挑治点。

（2）具体操作　充分暴露挑刺部位，常规消毒，用三棱针把挑刺部位表皮纵行挑破0.3～0.5cm，然后自表皮下刺入，挑出白色纤维样物，并把其挑断5～10根即可，消毒后，用消毒纱布覆盖，胶布固定，每周1次。

【注意事项】孕妇、严重心脏病和身体过度虚弱者慎用。瘢痕体质者不宜用。

三、中成药的临床应用

中成药是指在中医药学理论指导下，针对某种病、证所制定的，以中药材（饮片）为原料，遵循君、臣、佐、使配伍原则，并按照国家药品管理部门规定的处方、生产工艺和质量标准加工、制成一定剂型的药品，使用方法根据剂型不同而有内服、外用、注射、腔道给药等。中成药是我国历代医药学家经过长期医疗实践创造、总结的有效方剂的精华，具有疗效显著、适用面广、便于携带、使用方便、副作用小等特点，尤其方便适用于急危病症患者及需要长期治疗的患者。当然也应看到，中成药因成分组成、药量配比固定不变，不能像临方调配的饮片处方那样灵活多变、随症加减，这使得中成药的实际应用和临床疗效受到了一定的限制。

1. 中成药的常见剂型　目前市售中成药剂型众多，不同剂型的中成药适用范围及使用后产生的疗效、持续时间和作用特点会有所不同。因此，正确选用中成药应首先了解中成药的常用剂型。

（1）口服剂　口服给药是药物治疗中最常采用的给药方式，药物经口进入人体，由消化道黏膜吸收而发挥疗效，故而口服制剂也是中成药中最常见的一类剂型。口服制剂优点在于给药方式简便、适用人群广泛、安全性较注射剂型高。其不足之处则在于意识不清的患者不方便给药、吸收较慢且药效受胃肠功能及其内容物影响，以及可能会对胃肠产生不良刺激等。常见的口服剂型包括丸剂、片剂、散剂、锭剂、颗粒剂、胶囊剂、口服液、合剂、酒剂、糖浆剂、喷雾剂、膏滋剂等。

（2）外用剂　外用制剂系药物与适宜的溶剂或分散介质所制成，在体表皮肤、口腔黏膜及毛发、指（趾）甲等部位涂抹、贴敷、喷淋、浸洗、熏蒸或填塞，以治疗某些局部或者系统性疾病的一类制剂。皮肤性病多发生于体表，外用药可以直接作用于皮肤病变部位，使用简单、方便又安全、有效，因此外治疗法及外用制剂是皮肤科治疗的重要方法和手段。常见的外用药剂型有乳剂、软膏剂、凝胶剂、溶液剂、洗剂、酊剂、喷雾剂、贴膏剂、油剂、糊剂、涂膜剂、栓剂、散剂、搽剂等。不同的皮肤疾病及皮损类型，所适用的外用中成药种类和剂型也有所不同，其应用原则和方法在之前章节已有详述，此处从略。

（3）注射剂　中药注射剂是指以中医药学理论为指导，采用现代科学技术和方法，从单味中药或者中药复方中提取的有效物质所制成的可供注入人体（包括肌内注射、穴位注射和静脉注射）使用的灭菌溶液或乳状液、混悬液及临用前配成溶液的无菌粉末或浓溶液等制剂。中药注射剂是中医药理论与现代生产工艺相结合的产物，突破了传统的中药给药方式，是中药现代化的重要产物。与其他中药剂型相比，注射剂具有生物利用度高、作用迅速的特点，在抢救神志昏迷、不能口服的重症患者和急救等方面发挥着独特作用。但是近年来，多个品种的中药注射剂发生严重不良事件或存在严重不良反应的报道也层出不穷，甚至有些中药注射液品种被停止生产或暂停销售使用。质量稳定、标准控制、提纯等安全性问题是中药注射剂未来发展亟待解决的问题。目前临床应用中药注射制剂应严格掌握其适应证和禁忌证，按照药品说明书推荐的剂量、调配要求、给药速度和疗程使用药品，注射过程中应密切观察、监护，发现异常应立即停药，必要时采取积极救治措施。

2. 皮肤性病中成药使用的原则

（1）辨证论治原则　辨证论治是中医学诊断和治疗疾病的基本原则，中成药是在中医学理论指导下，结合现代技术制成的成品药剂，其使用也必须在辨证论治原则指导下才能保证安全、有效、合理地用药。而皮肤科疾病辨证特色之一即为全身辨证与局部辨证相结合、辨证与辨病相结合。一种中成药可能适用于多种皮肤性病，而一种皮肤性病在发病的不同阶段或者不同人群中，也可能适用不同种类的中成药。因此在皮肤科临床实践中，将西医学的诊断（辨病）与中医学的辨证相结合，合理选用中成药，使中成药的临床应用更具针对性，可以大大提高临床疗效，但应注意不能仅根据西医学诊断选用中成药。

（2）安全合理原则　许多中成药的不良反应都与超剂量、长期使用及超适应证使用有关。因此，应针对病情的轻重缓急、患者的体质强弱，合理选择、正确使用中成药，中病即止，不可过用，以防过量和蓄积中毒。在医疗实践中，应仔细阅读药品说明书给出的各项信息，保证安全、有效、合理地用药，尽可能避免和减少不良反应。

（3）中成药的联合使用原则　当病情复杂，一种中成药不能满足所有证候的治疗需求时，可以联合应用多种中成药。多种中成药联合应用，应遵循药效互补及增效减毒原则。功能基本相同的中成药原则上不宜叠加使用，药性峻烈或含毒性成分的中成药应避免重复使用。还有一些病证可采用中成药口服与外用制剂联合应用。

（4）中成药与西药的联合使用原则　中成药与西药如无明确禁忌，可以联合应用，但在诊疗方案中应考虑中西药物的主辅地位，并确定给药剂量、给药时间、给药途径。如必须同一途径用药时，应将中西药分开使用。谨慎考虑中西两种注射剂的使用间隔时间和药物相互作用，严禁混合配伍。

第一节　皮肤性病的预防

"预防为主"是我国卫生工作方针之一，"治未病"是中医学防病保健康的精髓，对疾病最好的治疗是不让其发生，皮肤性病更是如此。积极做好预防措施，坚持皮肤性病的预防原则，可以避免或减少皮肤性病的发生，控制传染性皮肤性病的流行，以提高全民的健康水平。

一、一般预防措施

1. 注意皮肤清洁　皮肤的清洁工作是保持皮肤正常生理功能的重要步骤。皮肤生理功能正常，能使皮肤腠理开阖有度，维持良好的通透状态，令汗液正常分泌排泄，营卫运行正常，气血充盛，皮肤润泽，使皮肤成为隔离外界不良刺激的第一道屏障。同时避免过度清洁，根据不同性质的皮肤采用相应的清洁方法和保护措施。

2. 强调情志安定　人的精神情志变化可影响脏腑气机的调畅，以及机体对环境的适应能力和对疾病的抵抗能力。情志失调不仅能引起全身性疾病的发生，而且能引起白癜风、痤疮、黄褐斑等皮肤病。故情志安定，保持平和的心态，才能使气机调达、血脉通利、脏腑安康，以利疾病的预防和康复。

3. 重视整体预防观念　整体观要求重视人与自然、气候、环境、四时的协调统一关系，重视皮肤与脏腑、经络、气血的内在联系。皮肤性病不仅是皮毛之疾，更是脏腑、气血的生理、病理的外在反映，即所谓"有诸内者必形诸外"，故在皮肤性病预防中要重视整体预防的作用。

4. 加强体育锻炼，增强体质　适当的运动健身能改善新陈代谢，促进皮肤的血液循环，增强体质，提高皮肤的抗病能力，预防皮肤性病的发生。

二、皮肤性病的预防原则

（一）防传染

性传播疾病、麻风、疥疮、脓疱疮、真菌感染和病毒感染等传染性皮肤性病，应特别强调预防为主的原则。传染性皮肤性病多数是可以预防的。首先应避免与传染源接触，切断传染途径；其次对患者和传染源要积极进行治疗、管理，必要时应采取隔离措施，并告知患者及家属相关防治知识，共同做好防治工作。

（二）防传变

《金匮要略》云："见肝之病，知肝传脾，当先实脾。"疾病发生后，把握病机，及早治疗，防止疾病向严重复杂的方向发展、传变。如皮肤恶性肿瘤、带状疱疹后神经痛、结缔组织病、大疱性疾病等，应做到早发现、早治疗，以避免病情进一步发展。

（三）防复发

银屑病、慢性荨麻疹、湿疹、手足癣等皮肤病极易反复发作，防复发就成为这类慢性皮肤病治疗的重点和难点。防复发不外扶正和祛邪两法，《灵枢·百病始生》云："风雨寒热不得虚，邪不能独伤人。"《灵枢·本脏》又曰："卫气和则分肉解利，皮肤调柔，腠理致密矣。"故正气足，卫气充是治愈皮肤病，防止复发的根本。《素问·至真要大论》又言："夫百病之生也，皆生于风寒暑湿燥火，以之化之变也。"故清除外邪、清解余毒也是防止皮肤病复发的关键。

（四）防伤害

非感染和传染性皮肤病的预防要积极寻找和祛除病因，若病因不明确者，避免其诱发因素也可使其病情缓解。导致皮肤病发生伤害种类很多，常见的有物理、化学、人为、特殊毒邪等。水火烫伤、冻伤、外伤感染、光线性皮肤病、职业性皮肤病、动物性皮肤病、变态反应性皮肤病、激素依赖性皮炎等是常见的外来伤害导致的疾病，避免伤害可减少部分疾病的发生。如职业性皮肤病做现场调查，改进劳动条件和生产过程；激素依赖性皮炎应避免滥用护肤品、激素，修复皮肤屏障。

第二节　皮肤的保健与美容

一、皮肤的保健

（一）健康皮肤的性状

人的审美观因种族、国家和文化背景等的不同而存在差异，故国际上对健康皮肤没有统一的标准。对多数中国人来说，健康皮肤的性状包括皮肤颜色均匀，白里透红，皮肤含水量充足，水油分泌平衡，肤质细腻有光泽，光滑有弹性，面部皱纹程度与年龄相当，皮肤对外界刺激（包括日光）反应正常，无皮肤病。

（二）健康皮肤的要素

皮肤的健康要素主要包括皮肤色泽（肤色）、光洁度、纹理、湿润度及弹性、功能、敏感度等，它们与遗传、性别、年龄、内分泌变化、营养及健康状况等因素都有密切关系。对我国人群而言，健康的肤色应该是在黄色基调上的白里透红，纹理细腻，毛孔细小，外观丰满、湿润和有弹性；有良好的润泽度，能够抵御日常外界物质的侵袭，不出现皮肤过度敏感的状况；具有健康的外观，还能有效地保持皮肤内外环境的平衡，维持皮肤的灵敏性和协调性，避免机体受到外界的各种有害刺激。

（三）皮肤的分型

皮肤的分类方法有多种，目前多根据皮肤含水量、皮脂分泌状况、皮肤 pH 值及皮肤对外界刺激反应性的不同，将皮肤分为 5 种类型：

1. 干性皮肤 又称干燥型皮肤。角质层含水量低于 10%，pH 值 >6.5，皮脂分泌量少，皮肤干燥，皮纹细，毛孔较小，皮肤清洗后有紧绷感，对外环境（如气候、温度变化）敏感，皮肤易出现皲裂、脱屑和皱纹。干性皮肤与遗传因素、环境因素、生活方式有关，如日晒、过多使用碱性洗涤剂。

2. 中性皮肤 也称普通型皮肤，为理想的皮肤类型。角质层含水量为 20% 左右，pH 值为 4.5～6.5，皮肤表面光滑细嫩，不干燥，油腻度适中，有弹性，对外界刺激适应性较强。

3. 油性皮肤 也称多脂型皮肤，多见于中青年及肥胖者。角质层含水量为 20% 左右，pH 值 <4.5，皮脂分泌旺盛，皮肤外观油腻发亮，毛孔粗大，易吸附尘土，肤色往往较深，但弹性好，不易起皱，比较耐受外界刺激。油性皮肤多与雄激素分泌旺盛、高脂、高糖、刺激食物等因素有关，易患痤疮、脂溢性皮炎等皮肤病。

4. 混合性皮肤 是干性、中性或油性混合存在的一种皮肤类型。多表现为面中央部位（即前额、鼻部、鼻唇沟及下颏部）呈油性，而双面颊、双颞部等表现为中性或干性皮肤。

5. 敏感性皮肤 也称过敏性皮肤，多见于禀赋不耐者。皮肤对冷、热、风吹、紫外线、外用化妆品等外界刺激均比较敏感，局部可出现红斑、瘙痒、灼热等症状。敏感肌肤与许多皮肤病的发生有很高的关联度，敏感肌肤在人群中的比例也有逐年增加的趋势，数据显示，女性敏感肌肤的比例超过 50%。

（四）皮肤的保健

做好皮肤保健是保持皮肤健康、延缓衰老的基础，在日常生活中应坚持养生之道，注重皮肤的清洁和保养。

1. 坚持养生七法 《素问·上古天真论》提出的顺应天地自然变化规律，恰当使用修身养性之术。包括适当的运动健身（如五禽戏、易筋经、气功、太极拳等），注意饮食调养改善体质，调适起居作息，劳作适度，保证充足睡眠，避免接触邪气，调畅情志等养生七法能加强皮肤保健、延缓衰老、保持美好容颜。

2. 保持皮肤的清洁卫生 皮肤表面会有灰尘、污垢、皮肤排泄物、微生物等附着，可堵塞毛囊孔、汗腺开口，因此按时清洗皮肤非常重要。清洗皮肤应选择对皮肤无刺激性的自来水等软质水，水温与人体温度接近为宜。避免过度清洁，清洗过多反而会使皮脂膜含量减少，丧失对皮肤的保护和滋润作用，促进皮肤老化。

3. 合理使用护肤品 不同的个体，皮肤的差异较大，应根据皮肤的不同类型选择护肤品进行保养。油性皮肤保养以温水清洗为宜，选用温和的控油保湿洁肤产品，外用水包油型乳剂（霜），如冷霜、雪花膏等；干性皮肤不宜过多清洗，选用性质温和、保湿作用强的洁肤产品和清水洗面，外用油包水型乳剂（脂）；中性皮肤可选用中性洗护产品洗面，大多数护肤品均适用；混合型皮肤 T 形区用水包油型乳剂，其余部位用油包水型乳剂；敏感型皮肤以软水及温和、保湿、舒缓皮肤的洁肤产品洗面，护肤。

4. 预防皮肤老化 皮肤老化包括皮肤自然老化和光老化。应选择合适的抗氧化、保湿及防晒剂以延缓皮肤老化。

5. 毛发的健康　毛发健康与否直接影响皮肤健康，头发的健康是人外在美的一个重要标志。油性皮肤者毛发亦多油光亮，干性皮肤者毛发亦显干燥。保持头发健康应保持头发清洁，根据头发及头皮的皮脂分泌情况选择合适的洗发剂，每周洗头 1 ～ 2 次为宜，并根据发质选用适宜的护发素。同时因"肾华在发""发为血之余，血为发之本"，故保持精血旺盛是毛发健康的关键。

6. 指（趾）甲的保健　肝主藏血，其华在爪，若肝血不足，则指（趾）甲枯槁、变形，甚至脆裂，故指（趾）甲的保健尤其重视养肝。日常生活中注意确保指（趾）甲清洁，减少对指（趾）甲的不良刺激，摄取富含蛋白质和钙的食物是保有健康亮泽指（趾）甲的基本要素。

二、皮肤的美容

随着科学的发展及科技的进步，目前中西医学多种美容手段可以去除皮肤瑕疵、改善人类皮肤外观、延缓皮肤衰老，达到美容治疗的目的。

（一）中医美容

中医美容是在中医学基础理论和中国传统美学思想的指导下，研究损容性疾病的防治和损容性生理缺陷的掩饰或矫正，以达到防病健身、延年驻颜、维护和创塑人体形神美的有效手段和方法。中医美容可分为保健美容和治疗美容，主要方法有中药美容、经络气功美容、饮食美容、情志美容、养生美容等。

1. 中药美容　内服中药调节人体脏腑阴阳气血平衡，塑造人体形神俱美。外用中药美容面膜、膏、液、粉等抗皱除纹、滋养肤发、增白美颜、护肤防裂等。

2. 药膳美容　药膳的内容丰富，通过药物与食物的适当调配达到延年保健、美容美体作用。

3. 气功美容　内养精气神，外养筋骨皮，内外兼修，调整人体脏腑、经络、气血平衡，以达到塑形、养颜、驻容、修心的作用，还可以净化人的精神境界，是最具代表性与特点的中医美容方法。

4. 经络美容　通过针灸、按摩、拔罐等方法达到调理气血、美颜驻容。

（二）西医美容

西医美容包括注射、化学、物理、手术等方法。

1. 注射美容技术　通过在皮肤内注射肉毒素、玻尿酸、蛋白线等物质以减轻或消除皱纹、抚平皮肤凹陷等皮肤问题，从而达到美容的目的。

2. 激光美容　通过产生高能量、聚焦精确、具有一定穿透力的单色光，作用于人体组织而在局部产生高热量从而达到祛除或破坏目标组织的目的。各种不同波长的脉冲激光可治疗各种血管性皮肤病及色素沉着，如太田痣、鲜红斑痣、雀斑、老年斑、毛细血管扩张等；以及去文身、洗眼线、洗眉、治疗瘢痕等；高能超脉冲 CO_2 激光、铒激光进行除皱、磨皮换肤、美白牙齿等。

3. 化学剥脱术　也称为化学换肤术，是利用各种酸、碱性化学物质先将表皮或真皮腐蚀，进而促进皮肤再生的一种美容方法。常用果酸、三氯醋酸、间苯二酚等酸性物质。根据所使用物质的种类、浓度及其作用深浅的不同，化学剥脱术可分深、中、浅 3 种，临床上用于不同病变深度皮肤病的治疗。

4. 遮瑕术　是用特定的粉底或彩妆类化妆品外用于有颜色改变或点状凹陷等瑕疵的皮损处（如白癜风、凹陷性瘢痕等），使局部颜色或瑕疵被遮盖或减轻，从而获得美容效果的方法。

5. 文绣术　是利用针刺技术将外源性色素颗粒置于特定部位的表皮或真皮内，使局部出现一定形状的颜色改变，从而达到美容目的的一种方法。如文眉线、眼线、唇线、唇红等。

6. 手术美容　主要是通过整形手术整复或纠正面部及体表的微小畸形或缺陷，是改善外表形象使之增加美感的一门医疗美学技术。

此外，皮肤磨削术、射频等技术也可用于皮肤、毛发及指甲美容。

下篇

各 论

第七章
病毒性皮肤病

扫一扫，查阅本篇数字资源，含PPT、音视频、图片等

病毒性皮肤病是皮肤黏膜由病毒感染所致的病变。病毒感染引起的皮肤病有两种不同的临床特点：①病毒直接侵犯皮肤黏膜，引起新生物性皮肤损害；②病毒产生的抗原可引起变态反应性皮疹。根据病毒核酸的化学成分不同，分为脱氧核糖核酸（DNA）病毒和核糖核酸（RNA）病毒两大类。其临床表现通常分为以下 3 种类型：

1. 新生物型　多数由人乳头多瘤空泡病毒引起，少数由痘病毒所致。皮损呈疣状增生，如各种疣（寻常疣、扁平疣、跖疣、尖锐湿疣、传染性软疣）和挤奶人结节等。

2. 红斑发疹型　多由 RNA 病毒引起。皮损以红斑、丘疹为主，如麻疹、风疹、幼儿急疹及传染性红斑等。

3. 疱疹型　多由疱疹病毒或痘病毒引起。基本皮疹为水疱，如单纯疱疹、带状疱疹、水痘、手足口病及 Kaposi 水痘样疹等。

不同种类的病毒引起的相应的病毒性皮肤性病，参见表 7–1。

表 7–1　病毒及其所致的皮肤性病

	病毒种类		所致皮肤性病
DNA 病毒	乳头多瘤空泡病毒	人乳头瘤病毒	寻常疣、扁平疣、跖疣、尖锐湿疣、疣状表皮发育不良
	疱疹病毒	单纯疱疹病毒	单纯疱疹、Kaposi 水痘样疹
		水痘 – 带状疱疹病毒	水痘、带状疱疹
		类疱疹病毒（EB 病毒）	传染性单核细胞增多症
	痘病毒	天花病毒	天花
		牛痘病毒	牛痘、种痘反应、牛痘样湿疹
		副牛痘病毒	挤奶人结节、羊痘
		传染性软疣病毒	传染性软疣
	肝炎病毒	乙型肝炎病毒	小儿丘疹性肢端皮炎、乙型肝炎抗原血症
RNA 病毒	小 RNA 病毒	柯萨奇病毒	手足口病、口蹄病、柯萨奇湿疹、柯萨奇病毒疹
		埃可病毒	埃可病毒疹
	副黏膜病毒	麻疹病毒	麻疹
	Toga 病毒	风疹病毒	风疹、风疹综合征

第一节　单纯疱疹

单纯疱疹（herpes simplex），属于中医学"热疮"范畴，是由单纯疱疹病毒（herpes simplex

virus，HSV）感染所致的病毒性皮肤病；临床特点为好发于皮肤黏膜交界处的簇集性小水疱，具有自限性，易反复发作。

【病因及发病机理】

1. 中医病因病机

本病总由外感风温热毒所致。

发于上者，由风温热毒阻于肺胃二经，蕴蒸皮肤而发；发于下者，则由肝胆二经湿热下注所致；反复发作者，因热邪伤津，阴虚内热所致。

2. 西医病因与发病机制

本病的病原体为 HSV，为双链 DNA 病毒，人是 HSV 的唯一宿主。依据病毒蛋白抗原不同，可分为Ⅰ型（HSV-Ⅰ）和Ⅱ型（HSV-Ⅱ）。

（1）HSV-Ⅰ型初发感染多发生在 5 岁以下儿童，主要引起生殖器以外的皮肤黏膜和脑部感染。HSV-Ⅱ型初发感染主要发生在青年人或成人，以生殖器部位皮肤黏膜感染为主，可在分娩过程中经产道传播给新生儿。病毒经皮肤黏膜破损处进入机体，形成初发感染，也可潜伏于局部感觉神经节，在某些诱因下，潜伏病毒被激活，形成疱疹复发。HSV-Ⅰ和 HSV-Ⅱ感染后可存在部分交叉免疫。

（2）常见诱因为发热、劳累、曝晒、月经等。复发性患者可能存在细胞免疫缺陷。

【临床表现】

本病潜伏期 2～12 天，平均 6 天，临床感染分初发型和复发型，前者皮损范围广泛，自觉症状明显，病程稍长。皮损发生在外阴部的称为生殖器疱疹，属性传播疾病（详见第二十章）。

1. 初发型单纯疱疹临床表现（表 7-2）

表 7-2　初发型单纯疱疹临床类型

临床分型	好发人群	皮损特点	病因及病程演变
疱疹性龈口炎 （herpes gingivostomatitis）	1～5 岁儿童	好发口腔、牙龈、舌、硬腭、咽等部位	多由 HSV-I 引起，迅速发生的群集小水疱，很快破溃成表浅溃疡，疼痛明显。可伴发热、咽痛及局部淋巴结肿痛。自然病程 1～2 周。
接种性疱疹 （incubation herpes）	儿童或未常规用手套的牙医等	接触部位	潜伏 5～6 天后发生群集性水疱。发生于手指较深的疼痛性水疱，称疱疹性瘭疽（herpetic whitlow）。
疱疹性湿疹 （eczema herpeticum）	患有湿疹或特应性皮炎的婴幼儿	躯干上部、颈部和头部	本病又名 Kaposi 水痘样疹，多由 HSV-I 所致，HSV-Ⅱ也可引起。原皮损处突发的簇集脐窝状水疱或脓疱。病情重者 1 周内泛发全身，伴发热等全身症状。
新生儿单纯疱疹 （neonatal herpes simplex）	新生儿	皮肤（头皮）、口腔黏膜、眼结膜	70% 由 HSV-Ⅱ引起，多在出生后 5～7 天发病。表现为水疱、糜烂，严重者累及系统。临床有皮肤-眼睛-口腔局限型、中枢神经系统型和播散型，后两者病死率 15%～50%。
疱疹性角结膜炎 （herpetic keratoconjunctivitis）	任何人群	角结膜	角膜可形成树枝状或圆板状溃疡，重者发生角膜穿孔并致失明，伴结膜充血水肿，易复发。

2. 复发型单纯疱疹

部分患者在原发感染消退后，受到诱发因素的刺激，于同一部位反复发作，好发于口周、鼻周及外阴等皮肤黏膜交界部位。与初发型相比，多见于成人；全身和局部表现较轻或无，有反复发作倾向（图7-1）。发作早期局部先出现灼热，随后出现红斑、簇集状小丘疹和水疱，可相互融合。数天后水疱破溃形成糜烂、结痂，继而愈合，病程 1 ～ 2 周。1 年复发 6 次以上者，称为频繁复发型。

【实验室检查】

1. 疱液涂片 皮损处刮片，做细胞学检查（Tzanck涂片），可见特征性的多核巨细胞或核内嗜酸性包涵体。

2. 病毒培养 是诊断 HSV 感染的金标准，可分离出 HSV。

3. 病毒抗原检测 通过单克隆抗体直接免疫荧光、酶联免疫吸附法检测单纯疱疹病毒抗原，可用于鉴定HSV 分型。

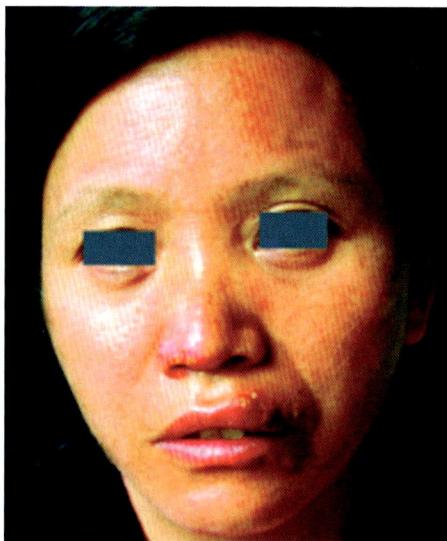
图 7-1 单纯疱疹

【组织病理】

两型变化相同，表皮细胞发生水肿、气球样变性、网状变性和凝固性坏死。表皮棘细胞内及细胞间水肿，导致表皮内水疱形成，特征性改变为气球样变性细胞的胞核内常见到嗜碱性和（或）苍白毛玻璃样病毒包涵体。真皮乳头水肿，毛细血管扩张，血管周围炎细胞浸润。

【诊断与鉴别诊断】

根据好发于皮肤黏膜交界处的群集性小水疱及易于复发等特点，即可诊断。必要时可行病毒培养鉴定或疱液抗原检测以确诊。本病应与带状疱疹、脓疱疮、手足口病、固定性药疹等疾病鉴别。

【治疗】

（一）中医治疗

1. 内治

本病以清热解毒养阴为主要治法。原发性单纯疱疹以清热解毒治之，反复发作者宜扶正祛邪。

（1）分型证治

①肺胃热盛证

证候 群集小水疱，灼热刺痒，多见于颜面部或口唇、鼻侧；轻度周身不适，心烦郁闷，小便黄，大便干。舌红，苔薄黄，脉弦数。

治法 疏风清热解毒。

方药 辛夷清肺饮合竹叶石膏汤加减。疱多疹红者，加大青叶、紫草、升麻；眼周有皮疹者，加青葙子、千里光；刺痒灼痛者，加钩藤、蝉蜕、石决明。

②肝经湿热证

证候 成簇水疱，容易溃破糜烂，灼热瘙痒，多见于外阴；可伴有发热、尿赤、尿频、尿痛。舌红，苔黄，脉数。

治法　清热利湿解毒。

方药　龙胆泻肝汤加减。大便干者，加生大黄；热毒重者，加板蓝根、紫草。

③阴虚内热证

证候　皮损间歇发作，反复不愈；伴口干唇燥，午后微热。舌红，舌苔薄，脉细数。

治法　养阴清热解毒。

方药　增液汤加减。迁延难愈者，加太子参、白薇、绿豆衣；口干咽燥者，加沙参、桔梗、生甘草。

（2）中成药

①一清胶囊：清热泻火解毒，化瘀凉血。适用于单纯疱疹伴有身热烦躁、目赤口疮、咽喉牙龈肿痛、大便秘结者。

②银翘解毒丸：疏风解表，清热解毒。适用于单纯疱疹伴风热感冒，症见发热头痛、咳嗽口干、咽喉疼痛者。

③知柏地黄丸：滋阴清热。适用于单纯疱疹反复发作，伴有午后潮热者。

2.外治　紫金锭磨水外搽、金黄散凉开水调敷或黄连膏外涂。

（二）西医治疗

治疗原则为缩短病程，防治继发细菌感染和全身播散，减少复发和传播机会。

1.系统治疗　根据临床分型不同，选用不同治疗方案，见表7-3。

表7-3　单纯疱疹系统抗病毒治疗

临床分型	药物和剂量（儿童、老年、孕产妇等特殊人群遵医嘱）	
初发型	疗程7～10天	
	阿昔洛韦：每次200mg，5次/日；或每次400mg，3次/日；口服。	
	伐昔洛韦：每次500mg，2次/日；口服。	
	喷昔洛韦：每次250mg，3次/日；口服。	
复发型	疗程一般5天	
	阿昔洛韦：每次800mg，2次/日；或每次400mg，3次/日；口服。	
	伐昔洛韦：每次500mg，2次/日；或首日2g，2次/日，次日1g，2次/日；口服。	
	喷昔洛韦：每次125mg，2次/日；口服。	
频繁复发型	疗程6～12个月	
	阿昔洛韦：每次400mg，2次/日；口服。	
	伐昔洛韦：每次500mg，1次/日；口服。	
	泛昔洛韦：每次250mg，2次/日；口服。	
原发重症感染或皮损泛发者	疗程5～7天	
	阿昔洛韦：5～10mg/kg，每8小时静注1次。	
阿昔洛韦耐药者	疗程：连用2～3周；或直至皮损治愈。	
	静脉注射膦甲酸钠：40mg/kg，每日1次，1小时输完。	

2.外用药物　治疗以收敛、干燥和防止继发感染为主。

（1）一般可选用3%阿昔洛韦软膏、1%喷昔洛韦乳膏或炉甘石洗剂。

（2）继发感染者可用0.5%新霉素霜、2%莫匹罗星软膏。

（3）疱疹性龈口炎宜保持口腔清洁，用1∶1000新洁尔灭溶液含漱。

（4）疱疹性角膜结膜炎可用 0.1% 疱疹净，或病毒唑、阿昔洛韦及干扰素等滴眼液。

（三）中西医结合诊治思路

中医治疗单纯疱疹的原则是清热解毒养阴，西医治疗则以抗病毒为主。单纯疱疹是有自愈性的病毒性皮肤病，抵抗力下降时容易诱发。急性期治疗在于减轻症状，缩短病程，预防继发感染，单用中医或西医治疗即可获效。对一些复发频率高的患者，可采用中医学扶正祛邪之法，对预防该病具有积极的作用。

【预防与调摄】

1. 饮食宜清淡，忌辛辣炙煿、肥甘厚味之品。多食蔬菜水果。
2. 保持患处局部清洁干燥，促使皮损干燥结痂，预防继发细菌感染。
3. 对反复发生者，应积极去除诱因。
4. HSV-Ⅰ型和 HSV-Ⅱ型灭活疫苗皮下注射，对预防同型病毒引起的复发有效。
5. 患阴部疱疹的产妇，剖宫产可预防新生儿感染。
6. 患有特应性皮炎或其他皮肤病者，暂时与本病患者隔离，以预防疱疹性湿疹的发生。

第二节　带状疱疹

带状疱疹（herpes zoster），属于中医学"蛇串疮""缠腰火丹"等范畴。该病是由潜伏在体内的水痘－带状疱疹病毒（varicella-zoster virus，VZV）再激活所致，表现以沿单侧周围神经分布的簇集性小水疱为特征，常伴显著的神经痛。

【病因及发病机理】

1. 中医病因病机

本病多由情志内伤，肝郁化火，或饮食劳倦，脾胃失健，湿热内生，致使经络郁阻，外攻皮肤所致。

（1）情志内伤，肝气郁结，久而化火，外溢皮肤而发。

（2）饮食劳倦，脾失健运，湿邪内生，复感毒邪，致湿热火毒蕴积肌肤而成。

（3）年老体弱者，常因气血不足，复因湿热火毒所伤，致使气血凝滞，经络瘀阻不通，以致疼痛剧烈，病程迁延。

2. 西医病因与发病机制

本病的病原体为水痘－带状疱疹病毒，有亲神经和皮肤特性。

经呼吸道黏膜初次感染本病毒，发生水痘或呈隐性感染而成为病毒携带者，病毒潜伏于脊髓后根神经节或颅神经感觉神经内，当某些因素（如感染性疾病、肿瘤、放疗、外伤、月经期或过度疲劳）造成机体免疫力下降时，潜伏于神经节内的病毒被激活，使受累神经节相应感觉神经及其支配区皮肤出现神经痛及节段性疱疹。带状疱疹愈后可获得较持久的免疫，故一般不会再发。

【临床表现】

1. 典型临床特征

本病好发于春秋季，潜伏期 7～14 天。多见于成年人，发病率随着年龄增大而呈显著上升

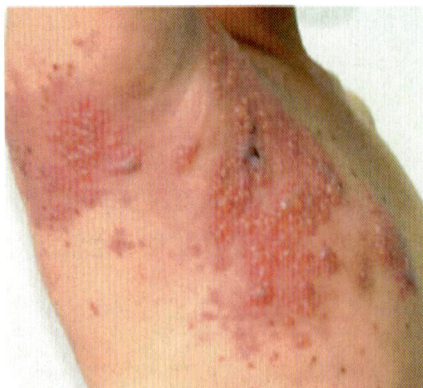

图 7-2 带状疱疹

趋势；依次好发于肋间神经、颅神经和腰骶神经支配的区域。皮损为单侧沿某一周围神经呈带状排列的簇集性水疱，疱壁紧张发亮，疱液澄清，周围绕有红晕，一般不超过体表正中线，各簇水疱间皮肤正常（图 7-2）。前驱期可出现轻度乏力、低热、纳差等全身症状，持续 1～5 天，亦可无前驱症状即发疹。神经痛为本病特征之一，可在发病前或伴随皮疹出现。老年患者较为剧烈，甚至影响睡眠。病程一般 2～3 周，老年人为 3～4 周。水疱干涸、结痂脱落后，留有暂时色素沉着。

本病皮损表现多样，与机体抵抗力差异有关，可表现为：①无疹型：不出现皮疹，仅有皮肤疼痛。②顿挫型：仅出现红斑、丘疹而不发生水疱即消退。③泛发型：同时累及 2 个以上神经节，产生对侧或同侧多个区域皮损。④其他类型：大疱型、出血型、坏疽型。

2. 特殊临床表现

（1）眼带状疱疹（herpes zoster ophthalmicus） 系病毒侵犯三叉神经眼支所致，多见于老年人。

（2）耳带状疱疹（herpes zoster oticus） 病毒侵犯面神经和听神经，膝状神经节受累时，可出现面瘫、耳痛、外耳道疱疹三联征，即 Ramsey-Hunt 综合征。

（3）播散性带状疱疹（disseminated herpes zoster） 约 10% 免疫力严重低下的人群（老年人、血液系统肿瘤、AIDS 等）可在受累皮节外出现 20 个以上皮损，和 / 或内脏累及，可播散至肺、中枢神经系统等部位。

（4）并发于 HIV 感染 通常病情较重，可表现为深脓疱疮样皮损，易引起眼部及神经系统并发症，可复发。

（5）带状疱疹性脑膜炎（zoster meningoencephalitis） 系病毒直接从脊神经前、后根向上侵犯到中枢神经系统，发生变态反应所致。

3. 带状疱疹相关性疼痛（zoster-associated pain，ZAP）

带状疱疹在发疹前、发疹时及皮损痊愈后均可伴有神经痛，统称为 ZAP。皮损消退 4 周后神经痛仍持续存在者，称为带状疱疹后遗神经痛（postherpetic neuralgia，PHN），发生率为 10%～15%，PHN 的严重性和发病率随年龄增长而升高。

【实验室检查】

血常规一般正常。疱底刮取物涂片找到多核巨细胞和核内包涵体、疱液或脑脊液分离到病毒有助于诊断。

【组织病理】

与单纯疱疹的病变相似，但炎症反应较重。

【诊断与鉴别诊断】

根据簇集性水疱、带状排列、单侧分布及伴有明显的神经痛等特点，不难诊断。本病前驱期或无疹型应与肋间神经痛、胸膜炎、阑尾炎、坐骨神经痛、尿路结石、胆囊炎等鉴别；发疹后应与单纯疱疹、接触性皮炎相鉴别。

【治疗】

本病有自限性，西医治疗以抗病毒、消炎、止痛、防治并发症为总则。中医治疗以清热利湿解毒、理气活血止痛为总则。

（一）中医治疗

1. 内治

（1）分型证治

①肝经郁热证

证候　皮损鲜红，疱壁紧张，灼热刺痛，口苦咽干，烦躁易怒，大便干或小便黄。舌红，苔薄黄或厚，脉弦滑数。

治法　清泻肝火，解毒止痛。

方药　龙胆泻肝汤加紫草、板蓝根、延胡索等。发于头面者加牛蒡子、菊花；有血疱者加水牛角粉、牡丹皮；疼痛明显者加制乳香、制没药。

②脾虚湿蕴证

证候　皮损颜色较淡，疱壁松弛，口不渴，食少腹胀，大便时溏。舌淡，苔白或腻，脉沉缓或滑。

治法　健脾利湿，解毒止痛。

方药　除湿胃苓汤加减。发于下肢者加黄柏、牛膝；水疱大而多者加土茯苓、车前草。

③气滞血瘀证

证候　皮疹消退后，局部疼痛不止，甚至放射到附近部位，痛不可忍，坐卧不安，严重者持续数月或更长。舌淡暗，苔白，脉弦细。

治法　理气活血，通络止痛。

方药　桃红四物汤加减。心烦眠差者加珍珠母、牡蛎、酸枣仁；疼痛剧烈者加延胡索、制乳香、制没药、蜈蚣等。

（2）中成药

①四妙丸：清热利湿。适用于带状疱疹发于下肢、阴囊或臀部者。

②血府逐瘀胶囊：活血祛瘀，行气止痛。适用于皮损消退后局部疼痛不止，舌质暗或有瘀斑，脉弦细。

2. 外治

（1）中药外治

①水疱未破溃：三黄洗剂外搽或外敷玉露膏。鲜马齿苋、野菊花叶、玉簪花叶捣烂外敷。

②水疱破溃：用复方黄柏液涂剂湿敷。

③水疱较大者：用三棱针刺破，使疱液流出，以促进愈合。

（2）针灸治疗　取内关穴、阳陵泉、足三里。局部周围卧针平刺，留针 30 分钟，1 次 / 日，疼痛者加支沟，或加耳针刺肝区，埋针 3 天。或是阿是穴强刺激。

（二）西医治疗

1. 系统治疗

（1）抗病毒药物　早期、足量抗病毒治疗。阿昔洛韦，每次 800mg，5 次 / 日，口服；或伐昔洛韦，每次 1000mg，3 次 / 日，口服；或泛昔洛韦，每次 250 ～ 500mg，3 次 / 日，口服；或溴夫定，每次 125mg，1 次 / 日，口服。疗程为 7 ～ 10 天。

（2）止痛剂　轻中度疼痛可选用非甾体抗炎药如对乙酰氨基酚，每次 500mg，3 次 / 日，口服。中重度疼痛可选用钙离子通道调节剂如加巴喷丁，起始剂量每天 300mg，极量每天 1800mg，口服；普瑞巴林，起始剂量每天 150mg，极量每天 600mg，口服。或阿片类药物如吗啡，起始剂量每天 15mg，极量每天 100mg，口服；羟考酮，起始剂量每天 10mg，极量每天 400mg，口服。或三环类抗抑郁药如阿米替林，起始剂量每天 12.5mg，极量每天 150mg，口服。老年人、肝肾功异常者酌减。

（3）神经营养剂　如维生素 B_1 0.1g 肌注，1 次 / 日；维生素 B_{12} 0.5mg 肌注，1 次 / 日。或维生素 B_1 每次 100mg，3 次 / 日，口服。

（4）糖皮质激素　早期短疗程应用以减轻症状，如泼尼松 15 ～ 30mg/d，连用 1 周。主要应用于病程 7 日以内、无禁忌证的老年患者。

2. 局部治疗

（1）外用药　可选用 3% 阿昔洛韦软膏、1% 喷昔洛韦乳膏、1% 膦甲酸钠乳膏或炉甘石洗剂。

（2）眼部处理　0.1% 阿昔洛韦滴眼液外用。

3. 物理治疗

紫外线、频谱治疗仪、红外线等局部照射，可促进水疱的干涸结痂，缓解疼痛。

（三）中西医结合诊治思路

带状疱疹属中医学"本虚标实，虚实夹杂"之证。中医治疗以清热利湿、行气活血为原则；西医治疗以抗病毒、消炎、止痛为急性期治疗原则。重症患者初中期在应用中药、针灸治疗的同时可配合应用糖皮质激素、抗病毒和镇痛药。后期以益气养血，扶助人体正气，增强抵抗力为主。带状疱疹后遗神经痛的患者可予中医中药配合针灸理疗，顽固性疼痛者亦可加入虫类药物，如蜈蚣、全蝎、地龙以加强活血通络止痛之力。

【预防与调摄】

1. 注意休息，发病期间保持心情舒畅。

2. 忌食辛辣肥甘厚味。饮食宜清淡，多食蔬菜水果。

3. 保持局部干燥、清洁。忌用热水烫洗患处，内衣宜柔软宽松，减少摩擦。

第三节　疣

疣（wart）是由人乳头瘤病毒（human papilloma virus，HPV）感染皮肤黏膜所引起的良性赘生物。因其皮损形态及发病部位不同而有不同的名称。寻常疣属于中医学"千日疮""疣目""枯筋箭"等范畴；扁平疣属于中医学"扁瘊"范畴。

【病因及发病机理】

1. 中医病因病机

本病总由肝经血燥，血不养筋，筋气不荣，复遭风、湿、热毒之邪相乘而致气血瘀滞、外搏肌肤而生。

2. 西医病因与发病机制

HPV 是寻常疣、跖疣、扁平疣、丝状疣的病原体，通过直接接触传染所致。外伤和细胞免疫功能低下或缺陷是感染的重要原因。HPV 种类繁多，已有 100 型以上，不同类型的疣可由不同的 HPV 引起。

【临床表现】

一般潜伏期 6 周～2 年，常见临床类型有：

1. 寻常疣（图 7-3）

寻常疣（verrusa vulgaris）多由 HPV-1、2、4、7、27 等所致。手部外伤或水中浸泡是常见诱发因素。好发 5～20 岁人群。由于可自体接种，可发生于身体任何部位，但以手部为多。皮损呈黄豆大小或更大的灰褐色、棕色或皮色菜花状丘疹，质地坚硬，境界清楚。疣体细长凸起伴顶端角化者，称为丝状疣（verruca filiformis），好发于颈部、眼睑、额部。皮损指状突起者，称为指状疣（digitate wart）。指状疣好发于头皮、趾间。发生在甲周者称甲周疣（periungual wart）；发生在甲床者称为甲下疣（subungual wart）。本病大多可自然消退，5 年自然清除率可达 90%。

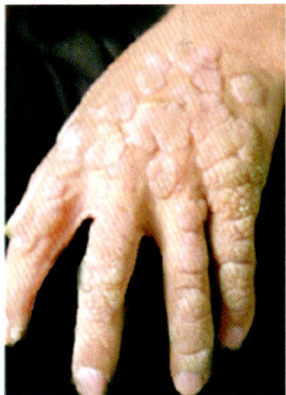

图 7-3 寻常疣

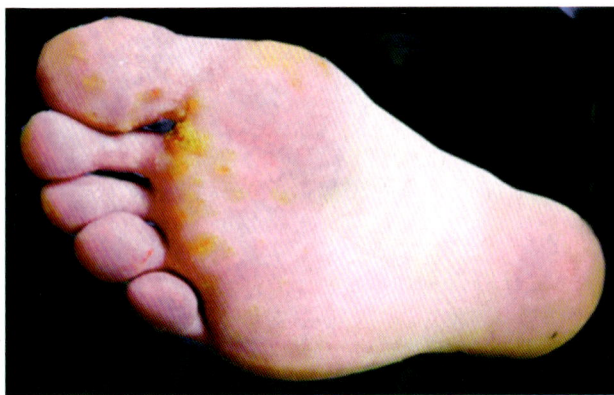

图 7-4 跖疣

2. 跖疣（图 7-4）

跖疣（verruca plantaris）系发生在足底的寻常疣。多由 HPV-1、2、4 所致，外伤、摩擦、足部多汗可促进发生。可发生于足底任何部位，但以足部压力点，特别是跖骨中部区域为多。初起为角质小丘疹，此后逐渐增大，因受压形成淡黄色或褐黄色胼胝样斑块或扁平丘疹，表面粗糙，中央微凹。患者挤压痛明显，也可无任何症状。临床上可有孤立疣、镶嵌疣、增殖疣及巨大疣等。部分跖疣去除角质层后，下方有疏松角质软芯，可见毛细血管破裂出血形成的小黑点，若含有多个角质软芯，称为镶嵌疣（即由多个疣体融合形成）（mosaic vart）。

3. 扁平疣（图 7-5）

扁平疣（verruca plana）多由 HPV-2、3、4、10 等所致。多见于儿童和青少年。好发于颜面、手背和前臂。皮损呈米粒至黄豆大小圆形或椭圆形扁平丘疹，质硬，表面光滑；可多发；搔抓后皮损沿抓痕呈串珠状排列，即自体接种反应或称为 Koebner 现象。本病多骤然发生，病程慢性，在所有临床型 HPV 感染中，扁平疣自发缓解率最高，可在数周或数月后突然消失。

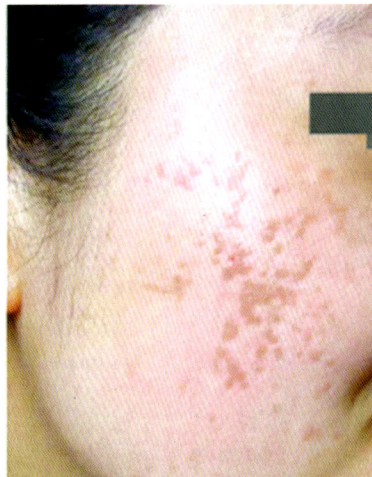

图 7-5 扁平疣

【组织病理】

不同类型的疣组织病理学表现有差异，但均有颗粒层、棘层上部细胞空泡化和电镜下核内病毒颗粒。可伴有角化过度、角化不全、棘层肥厚和乳头瘤样增生等。

【诊断与鉴别诊断】

根据病史及典型皮损即可做出诊断，必要时可行皮肤病理检查。

寻常疣应与脂溢性角化、日光性角化、角化棘皮瘤等鉴别；甲周疣需与鲍恩病、无色素性黑色素瘤等鉴别。跖疣应与鸡眼、胼胝等鉴别。扁平疣应与痤疮、汗管瘤、毛发上皮瘤等鉴别。

【治疗】

本病以清热解毒散结为主治疗。扁平疣、寻常疣宜内外合治，其余疣多采用外治为主。

（一）中医治疗

1. 内治

分型证治

寻常疣、跖疣

①风热血燥证

证候　结节如豆，坚硬粗糙，色黄或红，高出皮肤。舌红，苔薄，脉弦数。

治法　养血活血，清热解毒。

方药　治瘊方加减。疣体坚硬者，加炮甲珠、丹参、乌梅；压痛明显者，加灵磁石、石决明。

②湿热血瘀证

证候　结节疏松，色灰或褐，高出皮肤。舌暗红，苔薄白，脉细。

治法　清化湿热，活血化瘀。

方药　马齿苋合剂加减。湿热较重者加薏苡仁、苍术等。

扁平疣

①风热蕴结证

证候　皮疹淡红，数目多，口干不欲饮，身热，大便不畅，尿黄。舌红，苔白或腻，脉滑数。

治法　疏风清热，解毒散结。

方药　马齿苋合剂加减。皮疹痒者，加僵蚕、白芷；大便干者，加枳实、酒大黄。

②热瘀互结证

证候　病程较长，皮疹黄褐或暗红，可有烦热。舌暗红，苔薄白，脉沉缓。

治法　活血化瘀，清热散结。

方药　桃红四物汤加减。心烦易怒者，加柴胡、黄芩、广木香；皮疹日久不消者，加三棱、莪术；肌肤甲错者，加阿胶、鹿角胶。

2. 外治

（1）外敷法　五妙水仙膏适用于单发或皮损较小的寻常疣、扁平疣、跖疣。常规消毒患部皮肤，用消毒探针沾药（需摇匀）反复数次点涂于病损，直至患部与正常皮肤有明显界线（周围出现一圈白圈或有轻度潮红水肿）时，即停止用药，将药擦掉。注意药物勿涂抹于正常皮肤，涂药前削除过厚的角质，有利药物吸收。亦可用鸦胆子敷贴，适用于寻常疣、扁平疣。用法：鸦胆子去皮剥仁，捣烂如泥，敷于疣面，外贴胶布固定，3日更换1次。

（2）中药浸泡　疣体数量较多者，可选用当归、川芎、大黄、甘草、红花、乌梅、五倍子、枯矾等，煎水浸泡或外洗患处，每日1～2次。适用于寻常疣、跖疣。马齿苋合剂，水煎取汁，搽洗皮疹，潮红为度，每日2次，适用于扁平疣。

（3）针灸及其他　艾灸、针刺、火针疗法适用于寻常疣、跖疣。耳背静脉放血适用于扁平疣。

（二）西医治疗

1. 系统治疗　适用于扁平疣、反复发作的寻常疣及跖疣。

（1）抗病毒疗法　聚肌胞，每次2mg，肌肉注射，隔日1次。

（2）免疫疗法　①左旋咪唑，150mg/d，分3次口服，服3天停11天，连用3个月。②转移因子，皮下注射，每次1支，每周2次，3周为1疗程。③胸腺肽，每次15mg，2次/日，口服。④卡介菌多糖核酸，每次0.5mg，隔日1次，肌内注射。

2. 局部治疗

①刮除法：小的寻常疣疣体可以采用刮匙刮除。

②冷冻法：液氮冷冻治疗。

③烧灼法：CO_2激光或高频电烧灼治疗。

④外用药物：局部外涂具有角质剥脱或细胞毒性药物，如0.025%～0.05%的维A酸制剂、5-氟尿嘧啶、复方硫酸火棉胶等。

⑤局部注射：将聚肌胞注射液均匀注入疣体内至疣体发白，根据疣体大小每次注入溶液0.5mL左右，每周1次，直至疣体消失。

⑥手术治疗：巨大疣体可采用手术切除。

⑦割治封包疗法：条刀或片刀修割祛除疣体，可配合中药或75%水杨酸粉剂封包局部，每周1次，直至疣体消失。

（三）中西医结合诊治思路

疣的治法当以清热解毒散结为主，采用内外合治之法。局部治疗应用活血化瘀、软坚消疣中药外搽、二氧化碳激光、高频电烧灼，或液氮冷冻、聚肌胞局部注射等方法。全身治疗可采用中医辨证论治或联合应用胸腺肽、卡介菌多糖核酸等药物。跖疣、丝状疣以外治为主，扁平疣、寻常疣采用内外合治的中西医结合方法。

【预防与调摄】

1. 扁平疣忌搔抓，以防抓破后损害加重。

2. 寻常疣应避免摩擦和挤压，以防出血。生于甲下者疼痛异常，宜早治。

3. 跖疣者尽量穿着软底透气鞋，减少足部出汗；避免摩擦、碰撞和外伤等造成的出血或继发感染。

4. 锻炼身体，提高免疫能力。

第四节　传染性软疣

传染性软疣（molluscum contagiosum），属于中医学"鼠乳"范畴，俗称"水瘊子"。是感染痘病毒中的传染性软疣病毒所引起的良性病毒性传染病。其特征是皮肤上出现蜡样光泽的半球状小丘疹，顶端凹陷，能挤出乳酪样软疣小体。

【病因及发病机理】

1. 中医病因病机

本病多由腠理不密，外感风热毒邪，蕴阻肌肤而发，或肝经郁热，脾虚生痰，痰热相搏于肌肤腠理所致。

2. 西医病因与发病机制

传染性软疣病毒（molluscum contagiosum virus，MCV）属于痘病毒，目前发现 4 型及若干亚型。儿童患者几乎均由 MCV-1 型所致，但在免疫功能低下者（尤其 HIV 感染者），约 60% 由 MCV-2 型所致。皮肤的直接接触是主要的传播方式，亦可通过性接触或公共设施（如游泳池）传播。

【临床表现】

本病潜伏期一般 1 周至半年。好发于儿童、性活跃人群和免疫缺陷等 3 类人群，尤其是 HIV 感染者。好发于儿童手背、躯干、四肢及面部；成人经性接触者，可见于生殖器、肛门、下腹部、耻骨、大腿内侧等处，黏膜一般不受累。皮损初起为米粒大丘疹，以后逐渐增大呈绿豆到豌豆大肤色或红色半球状丘疹，表面有蜡样光泽，中央有脐状凹陷，挤压后可见白色乳酪状样物质，即软疣小体（molluscum body）（图 7-6）。皮损可单发或多发，互不融合，一般无明显自觉症状。

【组织病理】

表皮突肥大向下延伸，形成梨状兜囊；棘层下部可见软疣小体，并随病变细胞向上移动而渐增大，至角质层时病变中心破裂，释放软疣小体形成火山口样空腔。

【诊断与鉴别诊断】

根据典型临床表现即可确诊，必要时结合皮肤病理检查。

儿童主要与幼年性黄色肉芽肿、Spitz 痣等鉴别，成人主要与扁平疣、汗管瘤鉴别；较大的皮损皮疹应与角化棘皮瘤、尖锐湿疣、基底细胞上皮瘤、皮肤附属器肿瘤等鉴别。

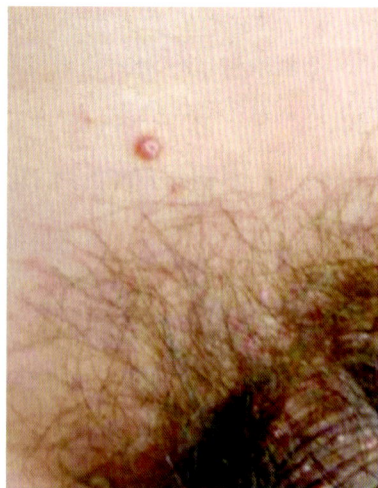

图 7-6　传染性软疣

【治疗】

（一）中医治疗

1. 内治

分型证治

①风热毒蕴证

证候　皮疹新起，不断有新皮疹出现，以上半身为甚，皮色较红，口渴。舌红苔薄黄，脉数。

治法　清热疏风，解毒化痰。

方药　马齿苋合剂加减。瘙痒者，加僵蚕、蝉蜕。

②脾虚湿阻证

证候　病程较长，皮色较淡，发病以下半身为多，伴烦躁、纳食不香。舌淡苔白，脉弦。

治法　健脾化湿，散结消疣。

方药　消疣饮加减。皮损不退者，加桔梗、夏枯草；体虚纳呆者，加黄芪、白术、防风。

2. 外治

（1）五妙水仙膏外涂　用法同疣。

（2）挑治法　用消毒针挑破挤出乳酪样物质，然后用桃花散点涂患处，并以消毒纱布盖贴，注意保护周围皮肤。

（二）西医治疗

本病系统抗病毒治疗疗效不确定，一般以外用药物或物理治疗为主。

（1）挑治法　用消毒针头挑破患处，挤出软疣小体，再用碘伏涂患处。损害较多时应分批治疗。继发细菌感染者先涂 0.5% 新霉素软膏或 2% 莫匹罗星软膏，炎症消退后用上述方法治疗。

（2）冷冻法　数目少、体积大时可冷冻治疗。

（3）外用药物　0.1% 维 A 酸乳膏、斑蝥素或 1% 西多福韦软膏，具有无痛及无创伤的特点，儿童及家长容易接受。

（三）中西医结合诊治思路

传染性软疣治疗法则是扶正祛邪，内外合治。皮疹少者以外治为主；皮疹多者或反复发作者，配以内服中药，以健脾益气、解毒化痰为法。外治临床多采用挑治、冷冻及中西医抗病毒药物外用。对于儿童或婴幼儿患者，可采用药物外涂，患儿及家长易于接受。

【预防与调摄】

1. 普及卫生教育，注意个人清洁卫生，勤洗澡，勤换衣。

2. 患病时避免搔抓，以防自身接种。

3. 中药侧柏叶 30g，陈皮 15g，茵陈 30g，土茯苓 30g，香附 10g，煎水外洗，可预防传染性软疣病毒感染。

第五节　风　疹

风疹（rubella）属于中医学"风痧"范畴。是一种由风疹病毒引起的急性、出疹性、传染性皮肤病。本病多发于学龄期儿童，冬春季节发病最多，可造成流行。一次感染可获持久的免疫力，但免疫力低下者可再次感染。

【病因与发病机理】

1. 中医病因病机

本病因外感风热时邪，邪热从口鼻而入，侵袭肺卫，与正气相搏，外透肌肤而发。若禀赋不耐，邪毒炽盛，内传入里，燔灼气营，甚或迫伤营血，引起热盛出疹。

2. 西医病因与发病机制

病原体为风疹病毒，为囊膜病毒科风疹病毒属。此病毒仅能使人与猴致病。风疹患者是本病的传染源，病原体存在于患者的口、鼻及眼部分泌物中，主要经飞沫传播，也可通过胎盘传给胎儿。发疹前几天至疹退后 5 天均有传染性，发疹期最强。病毒进入人体后，潜伏 2～3 周，开始在上呼吸道及颈淋巴结处繁殖，然后通过血液播散到全身，引起病毒血症，此时耳后、枕后及颈部淋巴结肿大。发疹时或发疹后 1～2 天，血清中出现中和抗体 IgG，血液中的病毒消失。

【临床表现】

临床表现分为潜伏期、前驱期和发疹期 3 个阶段。

1. 潜伏期　14～21 天，平均 18 天。

2. 前驱期　1～2 天，儿童多无明显症状或症状轻微，成人可有发热、头痛、倦怠、咳嗽、流涕、咽痛等症状。

3. 发疹期　一般在前驱期后 1～2 天出现皮疹，一般初发于面部，24 小时内迅速蔓延到颈部、躯干、上肢，最后到下肢，手掌、足跖大多无疹；皮疹呈针帽头到米粒大小的粉红色斑疹或斑丘疹；散在分布，可融合成弥漫性红斑；有轻度痒感，4 天左右消退，消退后不留痕迹或有轻度脱屑。部分患者在前驱期或刚出疹时在软腭、颊、腭垂等处出现暗红色斑疹或瘀点（Forschheimer 征）。出疹时可伴低热，淋巴结肿大最明显。

先天性风疹综合征：多为孕妇在妊娠前 4 个月内感染风疹病毒，经胎盘感染胎儿，引起胎儿在宫内发育迟缓，出生后 20%～80% 的婴儿有先天性器官缺陷或畸型，包括白内障、视网膜病变、听力损害、心脏及大血管畸形，亦可出现活动性肝炎、贫血、糖尿病、脑膜炎及神经发育障碍等。

【实验室检查】

1. 血常规　在前驱期及发疹初期，白细胞总数、淋巴细胞和嗜中性粒细胞均降低。发疹 5 天后，淋巴细胞增多。

2. 血凝集抑制试验　一般在发疹前或发疹时采集第 1 个血样，在发疹 7～10 天后采集第 2 个血样，根据抗体滴度改变可确诊。

3. 抗体检测　发疹时或发疹后 1～2 天内，血清中风疹特异性 IgM 抗体阳性，可明确诊断。

4. 组织培养　可分离出病毒。

【组织病理】

皮肤及淋巴结为非特异性急性或慢性炎症改变。

【诊断与鉴别诊断】

根据流行病学史，皮疹出疹特点及耳后、枕后及颈部淋巴结肿大等进行临床诊断。对早期病例可根据风疹病毒特异性 IgM 抗体等相关实验确诊。本病需与麻疹、猩红热、幼儿急疹相鉴别。

【治疗】

本病具有一定的自限性，西医治疗以对症或抗病毒治疗为主，中医治以疏风清热、凉营解毒为总则。

（一）中医治疗

1. 内治

（1）分型证治

①邪犯肺卫证

证候　发热恶风，咳嗽，流涕，咽痛，口渴，精神倦怠，皮疹为淡红色斑疹，散在分布，或伴有轻度瘙痒。舌淡红，苔薄白或薄黄，脉浮数。

治法　疏风清热透疹。

方药　银翘散加减。皮疹较红者，加绿豆衣、大青叶；咽痛者，可加桔梗、炒牛蒡子。

②邪入气营证

证候　高热烦渴，口唇干裂，心神不宁，食少纳呆，或伴脘腹胀满，疹色鲜红或紫暗，多而密集，甚或融合成片，自觉瘙痒，小便短赤，大便干结。舌红，苔黄燥，脉洪数。

治法　清气凉营解毒。

方药　透疹凉解汤加减。口渴甚，加天花粉、鲜芦根；大便干结，加大黄、芒硝；疹色紫暗，加紫草、黄连。

（2）中成药

①板蓝根冲剂：清热解毒。用于邪见肺卫证。

②抗病毒口服液：清热祛湿，凉血解毒。用于邪热炽盛证。

2. 外治

（1）外洗　苦参、马齿苋、大青叶、板蓝根、白鲜皮等，煎水取汁，外洗皮损，每日 1 次。

（2）外搽　三黄洗剂或解毒搽剂，外搽皮损，每日 1 ～ 2 次。

（二）西医治疗

目前尚无特效药物，一般以对症治疗为主，早期可试用利巴韦林、干扰素等治疗。

（三）中西医结合诊治要点

中医治以疏风宣肺、凉血解毒为治则，西医以对症或抗病毒为主。本病具有一定的自限性，中西医结合治疗可缩短病程，减轻或减少并发症的发生。

【预防与调摄】

1. 风疹流行期间，若有接触史者，可于接触 5 天内注射丙种球蛋白，防止发疹或减轻症状。

2. 儿童或育龄妇女可接种风疹疫苗；对已确诊的早期妊娠妇女，应考虑是否终止妊娠。

3. 隔离患者至出疹后 5 日。

4. 对患者呼吸道分泌物污染衣物、用具，予以日晒、消毒等措施。

5. 宜卧床休息，多饮水，进食易消化食物。

6. 皮肤瘙痒者，注意预防抓伤皮肤而导致的感染。

第六节　手足口病

手足口病（hand-foot-mouth disease），古代医籍无此病名，是以手、足和口腔发生斑丘疹、疱疹为特征的急性病毒性传染病，多发生于学龄儿童，3 岁以下发病率最高。夏秋季节多见，传染性强，易暴发。

【病因与发病机理】

1. 中医病因病机

本病由脾胃湿热，上冲于口舌，复感时邪毒气，两邪相搏，发于口舌、手足皮肤而成水疱；若先天禀赋不耐或湿热蕴而化毒，则毒邪化火，内侵脏腑。

2. 西医病因与发病机制

手足口病的病毒有 20 多种（型），主要为柯萨奇病毒 A 组 16、5、10 型，散发性者可见 A 组 7、9 型和 B 组 1、2、3、5 型，以及肠道病毒 71 型。其中普通病例多见为柯萨奇病毒 A16 型（CoxA16），重症病例多见为肠道病毒 71 型（EV71）。本病主要经粪 - 口途径传播，亦可通过飞沫经呼吸道传播，疱液、咽部分泌物和粪便中均可分离出病毒。

【临床表现】

本病潜伏期 2 ～ 10 天，一般无明显前驱症状。

急性起病，手、足、口腔、臀部出现斑丘疹或疱疹，可伴有发热、咳嗽、流涕、食欲不振、呕吐、腹泻等症状，部分病例仅表现为皮疹或疱疹性咽颊炎。典型皮疹为 2 ～ 4mm、四周绕以红晕的水疱（图 7-7），疱壁薄，疱液清亮；水疱破溃后可形成灰白色糜烂面或浅溃疡，可因此疼痛；病程 1 周左右，疹退后不留瘢痕，无后遗症，愈后极少复发。少数病例（尤其是小于 3 岁者）病情进展迅速，在发病 1 ～ 5 天左右出现脑膜炎、脑炎、脑脊髓炎、肺水肿、循环障碍等；极少数病例病情危重，甚至可致死亡。存活病例可留有后遗症。

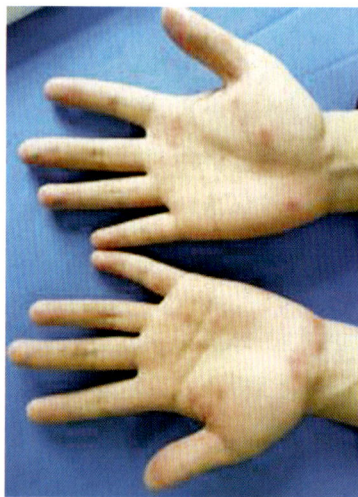

图 7-7　手足口病

【实验室检查】

1. 血常规　普通病例白细胞计数正常或降低；重症病例白细胞计数明显升高。

2. 病原学检查　肠道病毒（CoxA16、EV71 等）特异性核酸阳性，或分离到病毒。咽、气道分泌物、疱疹液、粪便标本阳性率较高。

3. 血清学检查　急性期与恢复期血清 CoxA16、EV71 等肠道病毒中和抗体 4 倍以上的升高。

4. 其他　可根据脏器受累情况进行脑脊液、颅部影像学、血气分析、胸部 X 线、心肌酶谱等相关检查。

【诊断与鉴别诊断】

根据发生于手、足、口腔等部位的特征性皮损，结合流行病学史可做出诊断，病毒分离实验有助于确诊。本病应与疱疹性咽峡炎、水痘等进行鉴别。

【治疗】

西医以抗病毒、对症治疗为主，中医治以解表清热、化湿解毒。

（一）中医治疗

1. 内治

（1）分型证治

①邪犯肺脾证

证候　前驱症状后口腔出现水疱，破溃后形成溃疡，疼痛流涎，不欲饮食；手足出现红色或斑丘疹，呈米粒、绿豆大小，迅速转化为水疱，疱浆清亮，分布稀疏，疹色红润，根盘红晕不著。舌质红，苔薄黄腻，脉浮数。

治法　宣肺解表，清热化湿。

方药　甘露消毒丹加减。伴高热者，加柴胡、生石膏、淡豆豉；恶心呕吐者，加紫苏梗、姜竹茹；泄泻者，加车前子、苍术；肌肤痒甚者，加蝉蜕、白鲜皮。

②湿热毒盛证

证候　身热持续，烦躁，口渴，口腔、手足、四肢、臀部疱疹，分布稠密或成簇出现，疹色紫暗，根盘红晕显著，疱液混浊，伴剧烈瘙痒；甚或拒食，小便短赤，大便干结。舌质红绛，苔黄腻或黄燥，脉滑数。

治法　清热凉营，解毒化湿。

方药　清瘟败毒饮加减。偏于湿重者，去地黄、知母、玄参，加广藿香、佩兰、薏苡仁；大便秘结者，加大黄、芒硝；腹胀满者，加枳实、厚朴；口渴喜饮者，加麦冬、芦根；烦躁不安者，加连翘、淡豆豉、莲子心；瘙痒重者，加白鲜皮、地肤子。

③气阴两虚证

证候　疱疹渐退，神疲乏力，口渴，纳差，或伴低热，舌淡红，苔少而干，脉细。

治法　益气健脾，养阴生津。

方药　竹叶石膏汤或四君子汤加减。反复低热者，加青蒿、地骨皮；纳差者，加焦三仙；口渴甚者，加天花粉。

（2）中成药

①蒲地蓝消炎口服液：清热解毒，抗炎消肿。适用于邪犯肺脾证。

②蓝芩口服液：清热解毒，利咽消肿。适用于邪犯肺脾证。

③清胃黄连丸：清热解毒，燥湿凉血。适用于湿热毒盛证。

2. 外治　口咽部疱疹，可选用青黛散（青黛、石膏、滑石、黄柏各等份），共研细末，或冰硼散、锡类散、蒲黄炭等，外涂。手足疱疹重者，可用金黄散、青黛散、麻油调敷。

（二）西医治疗

1. 系统治疗

（1）目前尚无特效抗病毒苗，早期可选用利巴韦林、干扰素等。

（2）继发感染可选用抗生素如阿莫西林等。

2. 局部治疗

（1）口腔用淡盐水或生理盐水漱口，外涂四环素甘油，口腔黏膜损害严重影响进食者，饭前用利多卡因、苯海拉明醑剂、盐酸达克罗宁等混合外用。

（2）局部外用炉甘石洗剂。

（三）中西医结合诊治思路

本病中医治疗采用清热、利湿、解毒治疗原则，对伴发热的患者和重症病例，需联合西医抗病毒及对症治疗，可有效控制病情、减少并发症。

【预防与调摄】

1. 及时发现并隔离患者 2 周，至皮损消退为止。
2. 对污染的日常用品、食品、玩具、便器等，应消毒处理。
3. 流行期间勿带儿童到人群聚集的公共场所。
4. 注意休息，保持室内空气流通，清淡而富含维生素的流质或软食，忌食辛辣、过烫等刺激性食物。

第七节　水　痘

水痘（varicella），中医学也称"水痘"。是由水痘 - 带状疱疹病毒（varicella-zoster virus，VZV）引起的急性、发疹性传染病。本病冬春季多见，可造成流行。本病好发儿童，近年成人水痘发生率有上升趋势。

【病因与发病机理】

1. 中医病因病机

本病由外感时邪，内蕴湿热，时邪与湿热相搏，郁于肺脾二经，轻者肺失宣肃，邪从表透；重者湿毒困脾，郁而化热，毒热炽盛，内犯气营；若体虚邪毒化火，正不胜邪，引起邪陷心肝；或邪毒内犯，闭阻于肺，引起邪毒闭肺等变证。

2. 西医病因与发病机制

患者为唯一传染源，呼吸道分泌物、疱液和血液中均含有大量的病毒。水痘是 VZV 的原发感染，主要通过呼吸道和接触疱液感染。感染后病毒先在局部皮肤、黏膜细胞、淋巴结复制，2 ～ 4 天后释放入血，形成首次病毒血症；然后病毒在单核 - 吞噬细胞系统内复制，形成第 2 次病毒血症，并广泛播散到全身各组织器官。一般感染后无临床症状或症状轻微，称为隐匿性感染。水痘发疹后 2 ～ 5 天，机体产生 IgG、IgM 和 IgA 抗体，病毒血症逐渐减轻，症状缓解。抗VZV 抗体具有不全保护作用。水痘发病后病毒持续潜伏在神经节细胞内，当某些因素（如创伤、疲劳、恶性肿瘤、使用免疫抑制剂等）导致机体抵抗力下降，潜伏的病毒重新激活则表现为带状疱疹。

【临床表现】

潜伏期多为 14 ～ 17 天，临床可分为前驱期和出疹期。

1. 前驱期　起病急，常有全身不适、发热、头痛、咽痛等前驱症状。儿童前驱症状较成人轻或没有。

2. 出疹期　皮疹多在前驱症状出现 1 ～ 2 天后出现。最先发生于躯干，逐渐延及头面及四肢；呈向心性分布；口腔黏膜，特别是上腭也可受累。皮疹初起为针头大的红色斑疹、丘疹，数小时至 1 天变为绿豆大、中央有脐凹、周围绕以红晕的椭圆形水疱，疱液很快由澄清变为混浊，常有瘙痒（图 7-8），疱壁易破；经 2～4 天水疱干燥结痂，1～2 周脱落，一般不留瘢痕。皮疹分批出现，同一时期可见斑疹、丘疹、水疱和结痂同时存在。临床尚可见异型水痘，如大疱型、出血性、新生儿和成人水痘。成人水痘较儿童前驱期长，高热、全身症状较重，皮疹数目多，瘙痒重。病程约两周，如无继发感染，一般不留瘢痕。并发症并不常见，主要是皮肤、黏膜的继发感染，可发生皮肤坏疽，严重者可致败血症或脓毒血症。

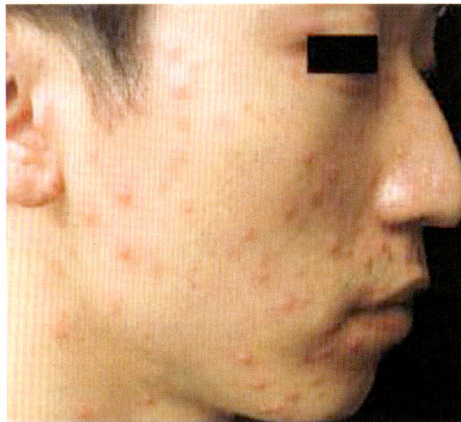

图 7-8 水痘

【实验室检查】

参见带状疱疹。

【诊断与鉴别诊断】

根据流行病学资料、前驱症状，以及前驱期后 1～2 天成批发生，呈向心性分布的红色斑丘疹，很快变为脐状凹陷性椭圆形水疱，周围绕有红晕，疱壁易破，继而结痂、脱落，不留瘢痕。常斑、丘疱疹和结痂并见，即可诊断，必要时可结合实验室检查。本病应与丘疹性荨麻疹、脓疱疮、天花、泛发性带状疱疹等疾病鉴别。

【治疗】

西医治疗以抗病毒、防治继发感染和并发症为主，中医治以解毒宣肺、凉血解毒为原则。

（一）中医治疗

1. 内治

（1）分型证治

①邪犯肺卫证

证候　发热轻微，鼻塞流涕，喷嚏咳嗽，1～2 天后，出现斑疹、丘疹，继而变为椭圆形疱疹，痘疹稀疏，向心分布，躯干为多，色红壁薄，疱液清亮，根盘红晕不显，伴瘙痒。舌红，苔薄白，脉浮数。

治法　辛凉解表，疏风宣肺。

方药　银翘散加减。兼有湿邪者，加薏苡仁、滑石、冬瓜皮；皮疹色红者，加大青叶、紫草；皮肤瘙痒者，加白鲜皮、蝉蜕、地肤子；咽痛者，加射干、马勃、玄参。

②邪炽气营证

证候　壮热烦渴，唇红面赤，口渴欲饮，口舌生疮，全身性皮疹，广泛分布，痘色红赤或紫暗，形大而密，根盘明显，周围红晕色深如胭脂，疱液混浊，或见出血性皮疹，小便短赤，大便干结。舌红绛，苔黄燥或黄腻，脉滑数。

治法　清气凉血，化湿解毒。

方药　调胃解毒汤合清营汤加减。壮热口渴者，加生石膏、寒水石、天花粉；脓疱者，加板蓝根、紫花地丁、阜河车；大疱者，加薏苡仁、冬瓜皮；血疱者，加蒲公英、茜草、大蓟、小蓟；痘色暗紫者，加生地炭、紫草；瘙痒不宁者，加僵蚕、蝉蜕；大便干结者，加大黄、全瓜萎；神志模糊甚抽搐者，加服紫雪丹。

（2）中成药

①板蓝根冲剂：清热解毒，凉血利咽。用于皮疹轻者。

②抗病毒口服液：清热祛湿，凉血解毒。用于邪炽气营证。

2. 外治

（1）水疱破溃、渗出者，选用马齿苋 30～60g 煎水外洗。每日 1～2 次。

（2）糜烂化脓者，选用青黛散撒布或用植物油调敷，每日 2～3 次。

（3）口腔糜烂者，选用冰硼散、西瓜霜、锡类散撒布患处。

（二）西医治疗

1. 系统治疗

（1）抗病毒治疗　阿昔洛韦，可减轻水痘的严重程度，缩短病程，防止水痘播散。成人水痘或严重的水痘患者，应早期（出现皮疹 24 小时以内）使用。①成人：免疫功能正常者 20mg/kg，每日 4 次，连用 5 天；免疫抑制患者 10mg/kg，每天 3 次，静脉注射治疗持续到所有新水疱停止出现两天后，再续用抗病毒药物最少 10 天。②儿童：免疫功能正常的根据个体决定是否用阿昔洛韦治疗，免疫抑制患者予静脉注射，500mg/m^2，每天 3 次（停药原则同成人）。③孕妇 / 新生儿：有明显接触史者 72～96 小时内给予水痘带状疱疹免疫球蛋白（VZIG），孕妇已发生水痘者，不应予 VZIG。此外，早期应用 α - 干扰素可促进恢复。

（2）对症和支持治疗　继发感染者，可系统使用抗生素。高热者，可给予解热镇痛剂；瘙痒剧烈者，可口服抗组胺药物。

2. 局部治疗

（1）皮肤瘙痒者，外用炉甘石洗剂。

（2）水疱破溃者，外涂 2% 龙胆紫溶液。

（3）继发感染者，外用 2% 莫匹罗星软膏，每日 2 次。

（三）中西医结合诊治要点

本病中医治疗原则是疏风清热、凉血解毒兼祛湿，联合应用西医抗病毒药，可尽快控制体温，减少并发症的发生。本病是一个自限性疾病，对轻症患者，采用中医治疗或西医治疗均能取得良好的疗效；对痘色紫暗、疱液晦浊，伴有全身症状较重者，中西医药物联合治疗，有利于明显减轻症状和缩短病程，减少并发症的发生。

【预防与调摄】

1. 接种水痘减毒活疫苗，有一定预防作用。

2. 有接触史的人群应检疫 3 周；可在接触水痘病人 72 小时内注射丙种球蛋白，适用于免疫缺陷、免疫抑制剂治疗者、严重疾病者，或易感孕妇及体弱者、患水痘母亲的新生儿等。

3. 隔离患者至全部皮疹干燥结痂为止；患者的病室、衣被和用具，可采用紫外线照射、通风、曝晒或煮沸等。

4. 水痘患者应注意休息，清淡饮食，多饮开水，保持室内空气流通。

5. 保持皮肤、衣物清洁，避免抓伤皮肤而继发感染。

6. 密切观察重症患者病情变化，及早发现变证并积极治疗。

细菌性皮肤病主要包括两大类，即球菌性皮肤病和杆菌性皮肤病。球菌性皮肤病病原菌多为葡萄球菌和链球菌。通常葡萄球菌易引起脓疱疮、毛囊炎、疖、痈等皮肤病，链球菌易引起丹毒、蜂窝织炎等，并可诱发肾炎和关节炎等。杆菌性皮肤病包括麻风、皮肤结核病、皮肤炭疽、类丹毒等。

第一节　脓疱疮

脓疱疮（impetigo），本病中医学多称为"黄水疮""滴脓疮""天疱疮"等，深脓疱疮中医学常称为"脓窝疮""水豆疮"等。是由金黄色葡萄球菌或溶血性链球菌引起的一种急性化脓性皮肤病，具有接触传染和自体接种感染的特性，多发生在夏秋季节，易在儿童中流行。

【病因与发病机理】

1. 中医病因病机

本病总由暑热、湿邪客于肌肤所致，易自身或相互传染。

（1）夏秋季节，气候炎热，湿热交蒸，暑湿热毒袭于肌表，致气机不畅，疏泄障碍，熏蒸皮肤而成。

（2）小儿皮肤娇嫩，腠理不固，汗多湿重，或素体脾虚湿蕴，兼暑邪湿毒侵袭，内外合邪则更易发病，且可相互传染。

2. 西医病因与发病机制

本病主要由凝固酶阳性的金黄色葡萄球菌感染所致，其次为乙型溶血性链球菌，少数为凝固酶阴性的白色葡萄球菌，亦可葡萄球菌、链球菌混合感染。常见于夏秋季节，多见于2～7岁儿童，也可见于部分免疫功能缺陷或低下的成人。常见诱发因素为环境温度升高、皮肤多汗或有浸渍；皮肤屏障功能破坏，如患有湿疹、虫咬皮炎等瘙痒性皮肤病；新生儿经产妇、助产人员接触传染；机体免疫缺陷或低下等。

本病通常经直接接触或自体接种传播。细菌主要侵犯表皮，引起化脓性炎症；凝固酶阳性噬菌体Ⅱ组71型金葡菌可产生表皮剥脱毒素，引起毒血症及全身泛发性表皮松解坏死；抵抗力低下者（肾炎、尿毒症、身体衰弱、严重葡萄球菌败血症者），细菌可入血引起菌血症或败血症、骨髓炎、关节炎、肺炎等，少数患者可诱发肾炎或风湿热，主要与链球菌有关。

【临床表现】

本病根据临床表现的不同，一般分为下列 5 型：

1. 接触传染性脓疱疮（impetigo contagiosa） 又称寻常性脓疱疮（impetigo vulgaris），是脓疱疮中最常见的一种类型。主要由金黄色葡萄球菌和链球菌单独或合并感染所致；炎热及潮湿季节多见，传染性强，可在学龄前及学龄期儿童中流行。可发生于任何部位，以面部等暴露部位为多。

特征性皮损为周围绕有红晕的脓疱；疱壁薄，易破溃、糜烂，结蜜黄色脓痂；可因搔抓向周围蔓延、扩展并融合（图 8-1）。皮损初发为红斑，迅速发展成丘疹、脓疱；自觉瘙痒；陈旧性痂皮 6 ～ 10 天脱落，一般不留瘢痕。链球菌感染者可出现全身中毒症状伴淋巴结肿大，2% ～ 5% 患者可出现急性肾小球肾炎，一般为 6 岁以下儿童，预后良好。

2. 大疱性脓疱疮（impetigo bullosa） 主要由噬菌体Ⅱ组 71 型金黄色葡萄球菌所致。多见于儿童，成人亦可发生，尤其易发于 HIV 感染者。好发于面部、躯干和四肢；一般头皮不受累，无全身症状。特征性皮损为直径 1 ～ 2cm 大小的浅表性大疱，约 1 日后疱液变浑浊，疱壁先紧张后松弛，疱内可见半月状积脓。皮损进展迅速，疱周红晕不明显，疱壁易糜烂、结痂，愈后留暂时色沉（图 8-2）。本病部分皮损排列呈环状，称环状脓疱疮。

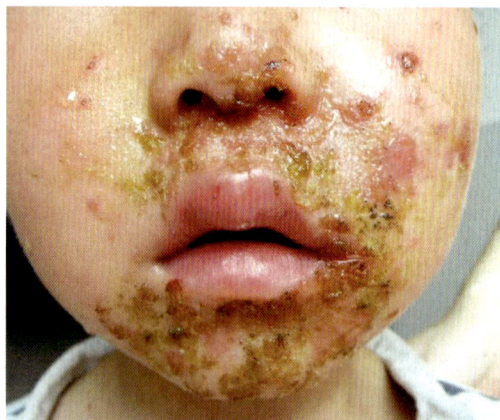

图 8-1　接触传染性脓疱疮

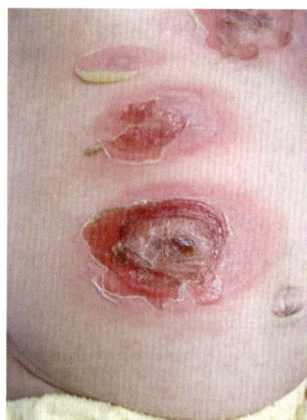

图 8-2　大疱性脓疱疮

3. 新生儿脓疱疮（impetigo neonatorum） 多见于出生后 4 ～ 10 天的新生儿，起病急，传染性强，易在新生儿室内流行。特征性皮损为广泛分布的多发性大脓疱，尼氏征（Nikolsky's sign）阳性；疱壁薄而易破，疱周绕以红晕。可伴高热等全身中毒症状，易并发败血症、肺炎或脑膜炎而危及生命。

4. 深脓疱疮（ecthyma） 又称臁疮。由乙型溶血性链球菌引起，有时与金黄色葡萄球菌合并感染。多见于营养不良儿童或老年人。好发于小腿与臀部。特征性皮损为逐渐向皮肤深部发展的脓疱，表面有坏死、蛎壳状黑痂，去除痂后可见边缘陡峭的碟状溃疡，免疫力低下时，溃疡可进一步发展为坏疽，愈后留有瘢痕；基底有坏死组织及肉芽肿样损害。自觉疼痛明显，常伴发热、附近淋巴结肿大。病程为 2 ～ 4 周或更长。

5. 葡萄球菌性烫伤样皮肤综合征（staphylococcal scalded skin syndrome，SSSS） 又称新生儿剥脱性皮炎，由凝固酶阳性、噬菌体Ⅱ组 71 型金葡菌所产生的表皮剥脱毒素导致，多累及 5 岁以内婴幼儿，偶见于肾脏疾病或免疫功能抑制的成年人。特征性皮损为大片红斑基础上松弛性水疱，尼氏征阳性；皮肤剥脱后呈烫伤样外观，皱褶部位明显；手足皮肤可呈手套、袜套样剥脱；口周放射状裂纹，除唇炎、口腔炎及结膜炎外，无明显黏膜损害。本病发病急骤，起病前常有上呼吸道感染或皮肤、咽、鼻、耳等处的化脓性感染；皮损常由眼周和口周开始，迅速波及躯干、四肢，24～48 小时累及全身；有明显疼痛和触痛；病程 1～2 周，重者可并发败血症、肺炎而危及生命；成人死亡率可达 60%。

【实验室检查】

血常规提示白细胞总数及中性粒细胞增多，可取脓液做细菌培养鉴定及药敏试验。

【组织病理】

本病的特点为在角质层与棘层之间形成脓疱，脓疱内有大量中性粒细胞及少量单核细胞，涂片染色常发现革兰阳性球菌。疱底棘层可有海绵形成和中性粒细胞的渗入。真皮浅层亦可出现炎症反应，表现为血管扩张、充血、血管周围有中性粒细胞及淋巴细胞浸润。

【诊断与鉴别诊断】

根据发病季节、临床表现、接触传染特点即可诊断，必要时结合创面细菌培养帮助确诊。

寻常性脓疱疮应与丘疹性荨麻疹、水痘等鉴别；新生儿脓疱疮应与遗传性大疱性表皮松解症等鉴别；深部脓疱疮应与丘疹坏死性结核疹、变应性血管炎等鉴别；SSSS 应与非金葡菌所致的中毒性表皮坏死松解症等鉴别。

【治疗】

治疗原则：根据患者的皮损情况及有无全身症状，可酌情选用抗生素或清热解毒的中药制剂。隔离患儿、消毒污染衣物。局部以杀菌、消炎、干燥、止痒及清除分泌物为治疗原则。

（一）中医治疗

1. 内治

（1）分型证治

①暑湿热毒证

证候　皮疹多而脓疱密集，色黄，四周有红晕，破后糜烂面鲜红，或伴有发热、口干、便干、小便黄。舌红，苔黄腻，脉滑数或濡数。

治法　清暑利湿解毒。

方药　清暑汤或五味消毒饮加减。若壮热者，加生石膏、知母、栀子；面目浮肿者，加桑白皮、猪苓、金钱草等；大便干结者，加生大黄、芒硝、火麻仁。

②脾虚湿滞证

证候　皮疹少而脓疱稀疏，色淡黄或淡白，四周红晕不显，破后糜烂面淡红，多伴食少、面色无华、大便溏薄。舌质淡，苔薄微腻，脉濡细。

治法　健脾渗湿。

方药　参苓白术散加减。食滞不化者，加槟榔、焦三仙、鸡内金。

（2）中成药

①黄连解毒丸：泻火，解毒，通便。适用于脓疱疮属暑湿热毒证。

②参苓白术颗粒：健脾化湿。适用于脓疱疮属脾虚湿蕴证。

2. 外治

（1）早期脓疱未破时，可用三黄洗剂或颠倒散洗剂外搽，每日 4 ～ 5 次，或颠倒散洗剂外搽，每日 4 ～ 5 次。

（2）破溃或渗液不多时，可外用青蛤散或青黛散，麻油调敷，每日 2 ～ 3 次；渗出较多时用三黄洗剂、复方黄柏液涂剂或马齿苋、苦参、蒲公英、黄柏等适量煎水湿敷；痂皮较厚者，可用黄连膏外涂。

（3）新起脓疱或脓疱较大者，可用消毒针逐个挑破，立即以棉球将脓液吸干，不让脓液向四周皮肤流出，再用三黄洗剂外涂。

（二）西医治疗

1. 系统治疗　皮损泛发、全身症状较重者，应及时使用抗生素，可选择金葡菌敏感的头孢类抗生素，必要时依据药敏试验选择用药。同时应注意保持水电解质平衡，必要时可输注血浆或免疫球蛋白。

2. 局部治疗　以外用药物治疗为主，杀菌、消炎、干燥为治疗原则。脓疱未破者可外用 10% 炉甘石洗剂，脓疱较大时应抽取疱液，脓疱破溃者可用 1∶5000 高锰酸钾液清洗或 0.5% 新霉素溶液湿敷，再外用 2% 莫匹罗星软膏等抗生素软膏。SSSS 治疗应加强眼、口腔、外阴的护理，注意保持创面干燥。

（三）中西医结合诊治思路

本病的发生多有明确的细菌感染，临床上应规范使用抗生素，必要时采用细菌培养及药敏试验来选择敏感抗生素，局部应以杀菌、消炎、干燥、止痒及清除分泌物为治疗原则。病情较轻，病损范围较局限者，单纯的中医清热化湿解毒治疗即可控制病情；病情较重，体质虚弱者，在系统应用抗生素同时结合中药内服，可扶正祛邪，减少自体接种感染的机会；小儿脾常不足，内治用药不宜过于苦寒，需兼顾调理脾胃。

【预防与调摄】

1. 开展卫生宣教，注意个人卫生，保持皮肤清洁，及时治疗各种易引发本病的慢性疾病及瘙痒性皮肤病；改善营养，增强机体抗病能力。

2. 患儿应隔离，防止接触传染。接触过的衣服物品，要进行消毒。幼儿园、托儿所在夏季应对儿童做定期检查。

3. 病变处忌蘸生水，如欲清洗脓痂，可用 0.02% 呋喃西林溶液或 10% 黄柏溶液清洗。

4. 病变部位避免搔抓，以免接触传染。

5. 发病期忌食辛辣刺激性食物及鱼腥发物，以免加重病情。

第二节　丹　毒

丹毒（erysipelas），系由乙型溶血性链球菌感染引起的急性感染性皮肤病，可累及皮肤、黏膜、皮下组织内淋巴管及其周围组织，又称网状淋巴管炎。其特点是起病突然的局限性水肿性斑片，皮肤发红色如涂丹，故中医学也称为"丹毒"。依其发病部位不同，而有不同命名：发于头面者，称"抱头火丹"；发于躯干者，称"内发丹毒"；发于下肢者，称"流火"；新生儿丹毒则称"赤游丹"。

【病因与发病机理】

1. 中医病因病机

本病总由血热火毒为内患，毒邪多经皮肤黏膜破损乘隙侵入而成。风、湿、热等毒邪为其外在病因。皮肤破损、蚊虫叮咬、脚气等为丹毒的诱发病因，内外合邪郁阻于皮肤腠理，邪气不得外泄，发为丹毒。

发生于头面部者，多为风热；发于胸、腹、腰、胯部者，多夹肝火；发于下肢者，多夹湿热；发于新生儿者，多为胎热、火毒所致。风湿热邪，郁阻肌肤，轻者患处红肿热痛，重者入里走黄，危及生命。婴幼儿者，脏腑娇嫩，形气未充，湿热火毒与胎热相结，更易热入营血、内攻脏腑。

2. 西医病因与发病机制

丹毒多由 A 族乙型溶血性链球菌感染引起，G、B、C、D 型链球菌，金黄色葡萄球菌，肺炎球菌属，克雷伯杆菌等也可引起。细菌多由皮肤或黏膜细微损伤处侵入，亦可由血行感染，或经污染的敷料、器械和用具等间接接触感染。足癣、甲真菌病、小腿溃疡、鼻炎、慢性湿疹等均可诱发本病。免疫力低下者如糖尿病、慢性肝病、营养不良等，或肿瘤患者接受放化疗或行淋巴清扫均可成为促发因素。

【临床表现】

本病发病前多有皮肤、黏膜破损史，好发于面部、小腿、足背等处，多为单侧。起病急剧，常伴畏寒、发热、呕恶、呕吐等前驱症状。特征性皮损为水肿性红斑（图 8-3，图 8-4），界限清楚，表面紧张发亮，压之退色，有灼热感，皮损可迅速向四周扩大，形成大片鲜红或紫红色斑片，疼痛及压痛明显，伴附近淋巴结肿大及不同程度全身症状。病情多在 4～5 天达高峰，消退后局部可留有轻度色素沉着及脱屑。

本病依据皮损及病程演变，可分为五类：①水疱型、大疱型和脓疱型丹毒：在红斑的基础上发生水疱、大疱或脓疱者；②坏疽型丹毒：炎症深达皮下组织并引起皮肤坏疽者；③游走型丹毒：皮损一边消退，一边发展扩大，呈岛屿状蔓延者；④复发型丹毒：丹毒于某处多次反复发作者；⑤象皮肿：下肢丹毒反复发作可致皮肤淋巴管受阻，淋巴液回流不畅，致受累组织肥厚，日久形成象皮肿。

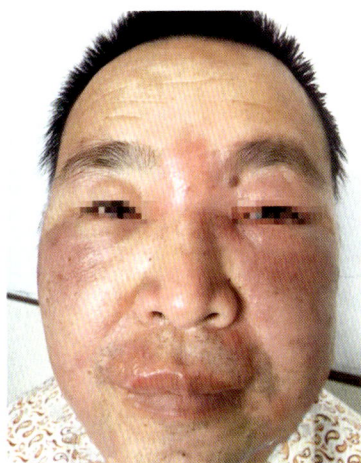

图 8-3　颜面丹毒

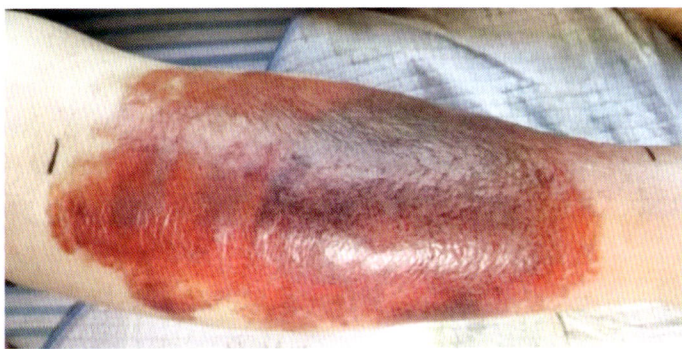

图 8-4　下肢丹毒

【实验室检查】

血常规提示白细胞总数升高，以中性粒细胞为主，可出现核左移和毒性颗粒。可出现 C 反应蛋白增高，血沉增快。约 5% 病例血培养阳性。

【诊断与鉴别诊断】

根据典型临床表现，结合全身中毒症状和实验室检查即可确诊。本病应与接触性皮炎、蜂窝织炎、痛风性关节炎和类丹毒等相鉴别。

【治疗】

治疗原则：早期、足量、足疗程系统使用敏感抗生素，积极祛除诱因，重症者予以支持治疗。中医治疗以清热、凉血、解毒为主。发于头面者，需兼清风热；发于胸、腹、腰、胯者，需兼清肝泻火；发于下肢、外阴者，需兼清热利湿。

（一）中医治疗

1. 内治

（1）分型证治

①风热毒蕴证

证候　发于头面部，皮肤焮红灼热、肿胀疼痛，甚至发生水疱，眼睑肿胀难睁，伴恶寒、发热、头痛。舌质红，苔薄黄，脉浮数。

治法　疏风清热解毒。

方药　普济消毒饮加减。大便干结者，加生大黄、芒硝；咽痛者，加生地黄、玄参。

②肝脾湿火证

证候　发于胸、腹、腰、胯部，皮肤红肿蔓延，触之灼手，肿胀疼痛，伴口干口苦。舌红，苔黄腻，脉弦滑数。

治法　清肝泻火，利湿解毒。

方药　柴胡清肝汤、龙胆泻肝汤或化斑解毒汤加减。高热者，加生石膏、淡竹叶。

③湿热毒蕴证

证候　发于下肢，局部红赤肿胀、灼热疼痛，或见水疱、紫斑，甚至化脓或皮肤坏死，伴恶寒、发热，胃纳不香。舌红，苔黄腻，脉滑数。反复发作者，可形成大脚风（象皮肿）。

治法　清热利湿解毒。

方药　五神汤合萆薢渗湿汤加减。肿胀甚，或形成大脚风者，可加赤小豆、丝瓜络、鸡血藤等。

④胎火毒蕴证

证候　发生于新生儿，多见于臀部，局部红肿灼热，常呈游走性，或伴壮热烦躁，甚则神志昏糊，恶心，呕吐。舌红绛，苔黄，脉数。

治法　凉血泻火解毒。

方药　犀角地黄汤合黄连解毒汤加减。壮热烦躁，甚则神志昏糊者，加服安宫牛黄丸或紫雪丹；舌绛苔光者，加玄参、麦冬、石斛等。

（2）中成药

①板蓝根颗粒：清热解毒，凉血利咽。适用于抱头火丹初起、轻症。

②龙胆泻肝丸：清利肝胆湿热。适用于内发丹毒。

③四妙丸：清热利湿。适用于下肢丹毒急性期后，或反复发作，全身症状不明显者。

④小金丸：散结消肿，化瘀止痛。适用于反复发作的下肢丹毒。

2. 外治

（1）薄贴法　又称为膏药或膏剂，可用金黄膏、南瓜藤软膏、铁箍膏等外敷皮损处。

（2）湿敷法　用玉露散或金黄散，以冷开水或鲜丝瓜叶汁调敷。或用鲜荷叶、鲜蒲公英、鲜紫花地丁、鲜马齿苋、鲜冬青树叶等捣烂外敷。

（3）药浴法　可用苦参、黄柏、生大黄、虎杖、益母草、紫花地丁、蒲公英煎汤进行熏蒸和外洗。

（4）针刺法　包括针刺、火针、梅花针、三棱针、刺络拔罐等，起到疏经通络、活血化瘀的作用。临床常在患处消毒后，用三棱针点刺患部皮肤，放血泄毒，亦可配合刺络拔罐。此法只适用于下肢复发性丹毒，禁用于头面部、新生儿丹毒患者。若流火结毒成脓者，可在坏死部位作小切口引流，掺九一丹，外敷红油膏。

（二）西医治疗

1. 系统治疗　早期、足量、足疗程的抗生素治疗可减缓全身症状、控制炎症蔓延并防止复发。首选青霉素，对青霉素及头孢类抗生素过敏者可选用红霉素或喹诺酮类药物。用药一般需持续使用两周左右以防止复发，重症者需加强支持疗法。

2. 局部治疗　可用50%硫酸镁或0.5%呋喃西林溶液湿敷，外用抗生素软膏如2%莫匹罗星软膏、夫西地酸软膏等，也可外敷15%～20%硫黄鱼石脂软膏。

3. 物理治疗　紫外线照射、半导体激光、音频电疗、超短波、红外线等可作为辅助治疗。

（三）中西医结合诊治思路

本病中医治疗以清热凉血解毒为原则，在使用抗生素同时，联合中医药治疗，采用内外合治方法，有助于防止败血症等严重并发症的发生，且可缩短抗生素的用量和时间。特别是对于丹毒后期肿胀难以消退或者慢性复发性丹毒患者，以及一些免疫功能低下、抗生素耐药等特殊人群，中西医结合治疗在提高疗效、缩短病程及预防复发方面具有优势。

【预防与调摄】

1. 积极治疗足癣、甲真菌病、鼻炎、湿疹等原发疾病。

2. 若有皮肤黏膜破损，应及时治疗，以免感染。

3. 卧床休息。若发于下肢者，应抬高患肢30～40°。

4. 忌食辛辣刺激、油腻、助火生热食物。

第三节　类丹毒

类丹毒（erysipeloid），本病亦可归属中医学"丹毒"范畴，是一种由猪丹毒杆菌侵入人体皮肤黏膜伤口后发生的丹毒样皮损的急性感染性疾病。

【病因与发病机理】

1. 中医病因病机

本病系因肌肤破损，鱼虾蟹毒或湿热火毒之邪乘隙侵入所致；若素体羸弱，正气不足，火热毒邪旁窜，可泛发全身，甚至热入营血，内攻脏腑，而成走黄之症。

2. 西医病因与发病机制

猪丹毒杆菌（又称红斑丹毒丝菌）是本病的致病菌，为细棒状、微需氧，不活动的革兰阳性菌，无包膜，不形成芽孢。在土壤及鱼类、猪、鸟类动物体表及肠道等处都有本菌分布。此种细菌也存在于蟹类和其他贝类分泌的黏液中。人类可因接触带菌的动物或其制品而感染，故本病主要见于经营家畜、水产、禽鸟的商贩或屠宰工人、厨师、制革工人及兽医等，主要经外伤的皮肤感染致病，有时发生于洗鱼、切肉时，手部皮肤被刺伤或刀切伤引起感染。

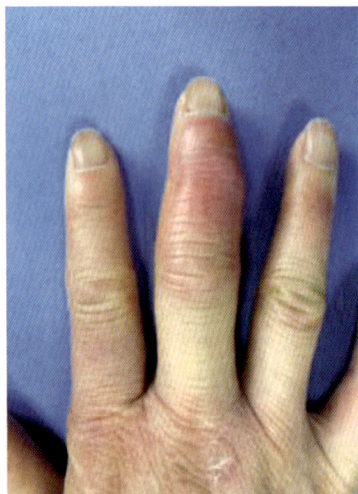

图 8-5　类丹毒

【临床表现】

本病潜伏期 1～5 天，亦有短至数小时发病者。按临床表现可分为以下 3 型：

1. 局限型　最常见，皮损与丹毒类似，特征表现为境界清楚的紫红色水肿性疼痛性斑块，初起为局限性红斑，继而逐渐扩大，边缘微隆起呈环状，不化脓、破溃，可有水疱、大疱（图 8-5）。如累及整个手指，常因肿胀及疼痛而致活动受限。部分患者皮损具有游走性，最终可累及所有手指，甚至手背、手掌或双手。可在原处或附近反复发作，一般无全身症状。多数患者经 2～4 周自然痊愈，血培养阴性。

2. 弥漫型　较少见，皮损形态与局限型相似，皮损可呈环状、花瓣状或地图状，边缘呈紫红色，皮疹可时发时消，数周后可累及全身皮肤；常伴发热、关节疼痛及活动障碍等症状。数周至数月可自愈，血培养阴性。

3. 败血症型　此型罕见，患者一般无明确外伤史。常见广泛性红斑和严重的紫癜样损害，少数可发生外耳出血性坏死，有诊断意义。亦可发生关节症状，全身反应严重，可伴发心肌炎或急性心内膜炎等多脏器损害。血常规提示白细胞增高，血培养阳性。死亡率高。

【实验室检查】

在不断扩展的皮损边缘处针刺吸取物培养、摩擦鲜红斑块取渗出物和活检皮片培养可分离出红斑丹毒丝菌，后者检出率更高。红斑丹毒丝菌性关节炎或心内膜炎血培养或滑膜液中可分离细菌。局限型和弥漫型血培养阴性，败血症型血培养阳性。病理活检见表皮及真皮乳头层有明显水肿，真皮及皮下组织血管周围有炎症细胞浸润，浸润主要为淋巴细胞、中性粒细胞和浆细胞等。用 Gram-Weigert 染色可在真皮深层、皮下组织的血管周围查见猪丹毒杆菌。PCR 扩增试验可帮助快速诊断。

【诊断与鉴别诊断】

局限型和弥漫型可根据职业、手部外伤史、皮损特征可诊断；败血症型可根据全身症状、紫癜样皮损、外耳出血性坏死及血培养阳性等确诊。本病应与丹毒、蜂窝织炎、接触性皮炎等疾病鉴别。

【治疗】

轻症者以局部外用药物治疗为主，重者中西医结合综合治疗。

（一）中医治疗

1. 内治

（1）分型证治

①热毒蕴结证

证候 多见于局限型，皮损好发于手指、手背、足背部，局部肿胀疼痛，活动受限，皮肤色红，灼热疼痛，伴有低热，头痛，大便干，口苦。舌红，苔黄，脉滑数。

治法 清热解毒，凉血消肿。

方药 普济消毒饮加减。

②正虚邪恋证

证候 多见于弥漫型，皮损由局部累及全身，时发时消，此起彼伏，病程迁延；伴有发热，关节疼痛，脘痞纳呆，神疲乏力。舌淡，苔滑腻，脉细数。

治法 凉血清热，扶正解毒。

方药 五味消毒饮、黄连解毒汤等合玉屏风散加减。

③邪毒内攻证

证候 多见于败血症型，局部出现严重的紫癜样损害或发生外耳出血性坏死，寒战，高热，关节痛，或邪毒内陷心包而见神昏、谵语、烦躁不安。舌质红绛，苔黄，脉洪数。

治法 清营开窍，凉血解毒。

方药 清瘟败毒饮加减。同时服安宫牛黄丸 1～2 丸。

（2）中成药

①六神丸：清凉解毒，消炎止痛。适用于热毒蕴结所致者。

②新癀片：清热解毒，活血化瘀，消肿止痛。用于热毒蕴结致经络瘀滞者。

2. 外治

（1）中药外敷 金银花、野菊花、蒲公英、马齿苋等煮水湿敷或碾粉调涂于患处，每日 2 次。

（2）小金丹 碾成粉末水调涂于患处，每日 2 次。

（3）金黄膏 外敷患处，每日 1 次。

（二）西医治疗

1. 局限型应首选青霉素，每天 240 万～480 万 U，连用 7～10 天。局部外用 10%～20% 鱼石脂软膏，亦可用 50% 硫酸镁溶液湿敷。

2. 弥漫型或败血症型者，应尽早应用大剂量青霉素静脉滴注，对青霉素过敏者，可选用红霉素、四环素或磺胺类药物，亦可注射免疫球蛋白。

（三）中西医结合诊治思路

本病以局限型多见，治疗以系统使用抗生素及局部用药为主，中西医综合治疗多用于弥漫型、败血症型。局限型可选择清热解毒中药湿敷或外涂，以抗生素控制感染；弥漫型或败血症型者，尽早运用敏感抗生素控制感染；全身情况危重者，可予对症支持治疗，联合中医辨证论治，以扶正祛邪为原则。

【预防与调摄】

1. 加强对家畜、家禽等饲养场、屠宰场、水产养殖和加工场所的检验、检疫工作，并对上述场所定期进行清洁消毒；对上述从业人员进行卫生宣传教育，有关人员有皮肤破损时，应及时处理。对带菌的禽畜、鱼虾进行严格管理，如已死亡的应焚化或深埋。

2. 有发热等全身症状者，应卧床休息，多饮开水，床旁隔离。

3. 患者所用器械、敷料等必须经严格消毒，以防传染。

4. 注意增强体质，提高自身抵抗力。

第九章
真菌性皮肤病

真菌是微生物中的一大类。它具有典型细胞核和完整细胞器，属于真核细胞生物，含有人类细胞所没有的细胞壁。真菌细胞中不含叶绿素，不能进行光合作用，以腐生和寄生方式获取营养物质。

真菌的形态千变万化，有的小到肉眼看不见，如念珠菌、小孢子菌；有的大如碗口、面盆，如木耳、蘑菇。真菌的基本结构为菌丝和孢子，各种真菌具有不同的菌丝和孢子，组成不同的菌落。

真菌广泛分布于自然界，其繁殖力强，能进行有性和无性繁殖。真菌的种类繁多，迄今已发现150余万种真菌。有的真菌对人类有益，如食用、酿造、生产抗生素等。与人类疾病有关的真菌有400余种，包括致病菌、机会致病菌、引起中毒和超敏反应的真菌等，统称致病真菌。

根据真菌入侵组织深浅及部位的不同，临床上常分为浅部真菌病、皮下组织真菌病及系统性真菌病。浅部真菌病指局限于角质层、毛发及甲的感染，主要由皮肤癣菌、念珠菌属和马拉色菌属所致。皮下组织真菌病侵犯皮肤和皮下组织，主要包括孢子丝菌病、着色芽生菌病、暗色丝孢霉病及足菌肿。系统性真菌病多由条件致病菌引发，主要见于长期使用广谱抗生素、糖皮质激素、免疫抑制剂的患者，以及艾滋病、先天或其他原因所致的免疫缺陷病患者，器官移植、各种导管和插管技术的开展也增加了系统性真菌病的发病概率。

真菌性皮肤病的诊断主要依靠真菌学检查，以真菌直接镜检和真菌培养最为常用，随着实验技术的发展，聚合酶链反应（PCR）、原位杂交等分子生物学技术也运用于真菌菌种鉴定和早期诊断。

第一节 头 癣

头癣（tinea capitis）是由皮肤癣菌侵犯头皮、毛发引起的慢性传染性皮肤病。头癣常见的类型有黄癣、白癣、黑点癣和脓癣。黄癣，中医学称之为"赤秃""肥疮"；白癣，中医学称之为"白秃"。

【病因与发病机理】

1. 中医病因病机

本病外由剃头理发，腠理洞开，风毒外袭，气血不潮，而致皮干发枯；内由脾胃积热上攻头皮，蕴湿生虫，而致发枯脱落。

2. 西医病因与发病机制

目前我国头癣常见的病原菌：黄癣为许兰毛癣菌；白癣为犬小孢子菌、石膏样小孢子菌和铁锈色小孢子菌；黑点癣多为紫色毛癣菌和断发毛癣菌。

由于个体对真菌的抵抗力不同，真菌侵入头发后不一定都致病。大多数成人对真菌抵抗力较强，而儿童较弱，故头癣多见于儿童。一般通过直接或间接接触患者或患病的动物而传染，也可通过共用污染的理发工具、枕巾、梳子、帽子等物品间接传染。

感染病原菌后，真菌孢子在表皮角质层内繁殖，逐渐在毛囊口形成大量菌丝，菌丝伸入毛囊，继而侵入毛根，深达毛球上部的角质形成区，以后在发内或发周分支分裂，形成紧密的孢子或分节菌丝，引起头发病变及头皮炎症而产生症状。当头发向外生长时，病发可逐渐地移出毛囊，由于真菌破坏了毛干，致使毛发失去光泽而折断。

【临床表现】

头癣根据病因和临床表现不同，可分为 4 种类型：

1. 黄癣

黄癣（tinea favosa）多在儿童期发病。特征性表现为碟状黄癣痂、永久性秃发伴有鼠尿味。

皮损初起为毛囊周围黄红色斑点，覆盖黄色薄痂，痂渐变厚，边缘翘起，中心微凹而成碟状。病发内真菌生长，因此干燥无光，变脆易折断，毛囊破坏引起毛发脱落，愈后遗留萎缩性瘢痕，形成永久性脱发（图 9-1）；病变区域嗅之有鼠尿味。亦有少数患者仅表现为炎性丘疹和脱屑，而无典型黄癣痂。可伴不同程度的瘙痒和疼痛。

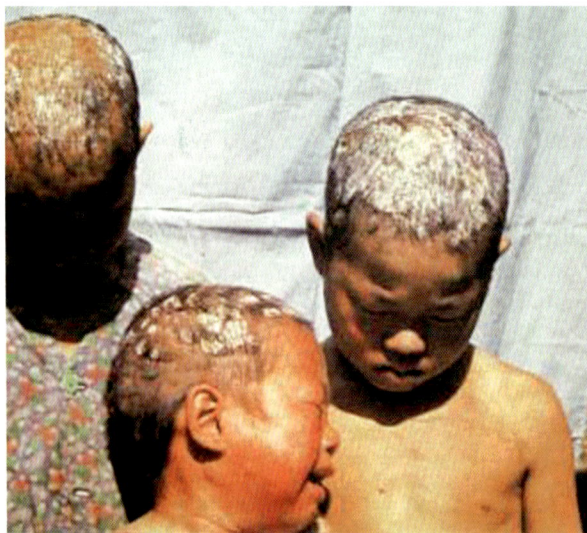

图 9-1 黄癣

2. 白癣

白癣（white ringworm）多见于学龄期儿童，男性多于女性。特征性皮损为"母子斑"和菌鞘。皮损初起为群集性红色小丘疹，很快发展成圆形或椭圆形，上覆灰白色鳞屑，继而周围出现较小的相同皮损；病发出头皮 2～4mm 处折断，残根包绕由真菌寄生发干而形成的灰白色套状鳞屑，称为"菌鞘"；青春期因皮脂分泌增多，皮脂中不饱和脂肪酸抑制真菌生长而自愈；不留瘢痕。一般无明显自觉症状，偶有轻度瘙痒。

3. 黑点癣

黑点癣（black-dot ringworm）较少见，儿童和成人均可发病。特征性皮损为鳞屑性灰白色斑片、毛囊性黑点、点状萎缩性瘢痕。皮损初期灰白色鳞屑性斑片，病发出头皮即断（低位断发），断端呈黑点状；本型属发内感染，如不及时治疗，毛囊可破坏，愈后留局灶性脱发和点状萎缩性瘢痕。病程慢性，进展缓慢，皮损炎症轻或无，稍痒。

4. 脓癣

脓癣（kerion）常由亲动物性皮肤癣菌引起，常并发于白癣和黑点癣，是机体对真菌的严重变态反应，近年发病有增多趋势。特征性皮损为毛囊炎性肿块、毛发松动易拔、淋巴结肿痛、永久性脱发和瘢痕。皮损初起为毛囊炎性丘疹，逐渐融合成肿块，质软，表面蜂窝状排脓小孔，可挤出脓液；耳后、颈、枕淋巴结肿痛，继发细菌感染后形成脓肿，也可引起癣菌疹；本型破坏毛囊，愈后留永久性脱发和瘢痕。

【实验室检查】

1. 真菌直接镜检 黄癣病发可见发内与毛发长轴平行排列的链状菌丝和关节孢子，黄癣痂内可见呈鹿角状菌丝及厚壁孢子；白癣可见发外围绕毛发排列紧密的圆形小孢子；黑点癣可见发内呈链状排列圆形大孢子。

2. 真菌培养 取病发直接接种于葡萄糖蛋白琼脂培养基（沙氏培养基）上，置室温培养，待真菌生长后再做菌种鉴定。

3. 滤过紫外线（Wood 灯）检查 黄癣病发呈暗绿色荧光；白癣病发呈亮绿色荧光；黑点癣病发无荧光。

4. 皮肤镜（毛发镜）检查 受累毛发可呈现逗号状发、螺旋状发、"Z"字形发、摩斯电码样发、点状断发等改变。

【诊断与鉴别诊断】

根据临床表现，真菌镜检及 Wood 灯检查，诊断不难，必要时可做真菌培养。本病应与脂溢性皮炎、头皮银屑病、头皮糠疹、头皮脓肿、斑秃、梅毒性脱发等疾病进行鉴别。

【治疗】

对患者应做到早发现、早治疗，并做好消毒隔离工作；对患癣家畜及宠物应给予相应治疗和隔离；对幼儿园、学校、理发店应加强卫生宣传和管理。治疗上遵循"五"字综合治疗，即"洗、剃、消、服、搽"。

（一）中医治疗

1. 内治

分型证治

①血虚风燥证

证候 皮损呈灰白色鳞屑、斑片状，毛发干枯、易于折断；伴瘙痒，面色晦黄。舌淡红，苔薄腻，脉濡细。

治法 疏风止痒，养血润肤。

方药 四物消风饮加减。

②湿热毒聚证

证候 皮损呈红斑肿胀，丘疹、脓疱，结黄色痂；多有发热，身疼，可有局部淋巴结肿大。舌红，苔黄腻，脉滑数。

治法　清热化湿，解毒散结。

方药　苦参汤加减。

③风湿热毒证

证候　肥疮，皮疹泛发，大部分头皮、头发受累，毛发枯焦，发落不长；脓疱糜烂，蔓延浸淫，黄痂堆集，散发鼠尿臭气。舌红，苔薄白，脉濡。

治法　祛风除湿，杀虫止痒。

方药　消风散加减。

2. 外治

（1）洗涤法　选用皮肤康洗液或蛇床子、百部、白鲜皮煎水洗头。

（2）涂抹法　选用 10% 硫黄软膏、50% 苦楝子糊膏、30% 大蒜油等涂抹患处。

（二）西医治疗

1. 系统治疗

（1）灰黄霉素　成人 600～800mg/d，1 次或分 2 次口服；儿童 10～20mg/（kg·d），分 3 次饭后口服；疗程 3～4 周，餐后或脂餐后服用，以利于药物吸收。

（2）伊曲康唑　成人 200 mg/d；儿童 3～5mg/（kg·d），疗程 4～6 周，餐后即服。

（3）特比萘芬　成人 250mg/d。儿童（2 岁以上）：体重 <20kg，62.5 mg/d；20～40 kg，125 mg/d；>40 kg，250 mg/d。疗程 4 周。

2. 外用药物治疗

（1）洗头　用 2% 酮康唑洗剂或硫黄皂洗头，每日 1 次，连续 8 周。

（2）剃发　尽可能将病发剃除，每周 1 次，连续 8 周；剃下头发应烧毁。

（3）消毒　患者使用的帽子、枕巾、梳子等生活用品及理发工具应煮沸消毒。

（4）搽药　可用 2.5% 碘酊、1% 联苯苄唑溶液或霜剂、1% 特比萘芬喷雾剂、5%～10% 硫黄软膏等，每日 2 次，连续 8 周。

（三）中西医结合诊治思路

本病西医治疗以抗真菌药物为主，治疗遵循"洗、剃、消、服、搽"五字原则。对于红斑、脱屑及瘙痒明显者，配合采用清热化湿、祛风止痒中药内外合治，有利于减轻症状。

【预防与调摄】

1. 一旦发现患者应及时治疗，并追查传染源。对家养宠物，如猫、狗应定期检查，如有可疑癣病要作处理。

2. 对幼儿园、托儿所、学校、理发店要加强卫生宣传，并定期对儿童做体格检查。

第二节　手癣和足癣

手癣（tinea manus）、足癣（tinea pedis）指皮肤癣菌侵犯指间、手掌、掌侧平滑皮肤或足趾间、足跖、足侧缘和足跟引起的浅部真菌感染性疾病。手癣和足癣分别相当于中医学的"鹅掌风"和"脚湿气"。

【病因与发病机理】

1. 中医病因病机

本病多由外感湿热之邪，凝聚手足皮肤而成。或水中工作，或鞋袜闷热，或公用脚盆、拖鞋等，外染湿热毒邪，蕴积手足皮肤而成；病久湿热化燥，气血不潮，皮肤失去濡养，以致皮肤燥裂。

2. 西医病因与发病机制

本病常见致病菌为红色毛癣菌、须癣毛癣菌、絮状表皮癣菌、石膏样毛癣菌和白念珠菌等。主要通过接触传染，搔抓患部或与患者共用鞋袜、浴巾、手套、足盆等是主要传播途径。

【临床表现】

手足癣夏秋季发病率高，多累及成年人，男女比例无明显差别；手癣常见于单侧；足癣多累及双侧，皮损多由一侧传播至对侧。根据临床特点不同，手足癣可分为 3 种类型：

1. 水疱鳞屑型

本型好发于指（趾）间、掌心、足跖及足侧。特征性皮损表现为瘙痒剧烈的深在性水疱及脱屑。皮损可表现为厚壁水疱，如继发细菌感染则成黄色脓疱，疱液吸收干燥后出现脱屑；也可因继发感染而伴发淋巴结炎、淋巴管炎，此型易继发癣菌疹。

2. 浸渍糜烂型

此型也称间擦型，多见于指（趾）缝，足癣尤以第 3～4 和 4～5 趾间多见，特征性表现为指（趾）间浸渍发白、糜烂伴裂隙、瘙痒明显（图 9-2）。多见于手足多汗、浸水、长期穿胶鞋者，夏季多发。由于表皮剥脱，常继发细菌感染，如丹毒、蜂窝织炎等。

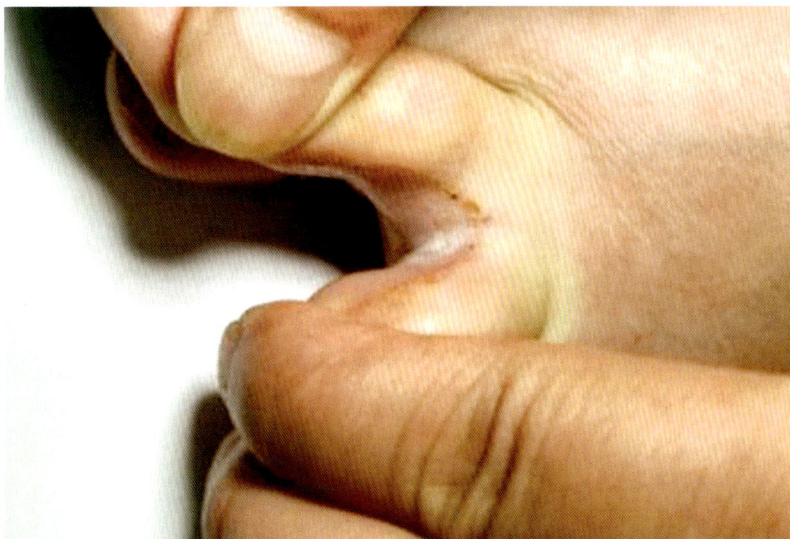

图 9-2　足癣

3. 鳞屑角化型

此型好发于掌跖部及足跟。特征性皮损为糠状鳞屑、角化过度（图 9-3）。冬季易发生皲裂及出血可伴疼痛。病程慢性，常伴发甲真菌病。

本病常以一型为主或几型同时存在，也可发生转向，如夏季表现为水疱鳞屑型，冬季表现为角化过度型。治疗不彻底是迁延不愈的主要原因之一。

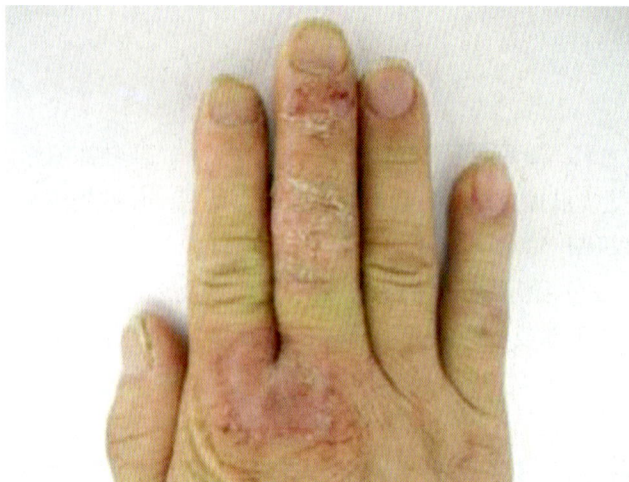

图 9-3　手癣

【实验室检查】

手足癣的实验室检查主要包括真菌直接镜检和培养。鳞屑角化型手足癣真菌直接镜检阳性率较低，结合真菌荧光染色技术或真菌培养可以显著提高真菌检测的阳性率。

【诊断与鉴别诊断】

根据手足癣的临床表现，结合真菌镜检或培养可明确诊断。本病需与湿疹、汗疱疹、掌跖脓疱病、接触性皮炎等相鉴别。

【治疗】

本病以外治为主，局部症状明显者，可配合中医辨证论治，必要时采用中西医结合治疗。

（一）中医治疗

1. 内治

（1）分型证治

①风湿蕴肤证

证候　为散在或聚集水疱，针尖大小，深在不易破，或足丫皮肤浸渍发白；瘙痒；口渴不欲饮。舌质淡，苔薄白，脉弦滑。

治法　祛风利湿，清热杀虫。

方药　消风散加黄柏、川牛膝、土茯苓、金银花、紫花地丁。

②湿热毒聚证

证候　为水疱或脓疱，疱周有红晕，可有糜烂，滋汁外溢；自觉灼热瘙痒或红肿热痛；口干，便结溲赤。舌质淡红，苔黄，脉滑。

治法　清热解毒，燥湿止痒。

方药　五味消毒饮合三妙丸。湿甚者加茯苓、地肤子。

③血虚风燥证

证候　皮肤干燥，角化皲裂，脱屑，或伴疼痛；口渴，大便秘结。舌质淡红少津，脉细。

治法　养血润燥，祛风杀虫。

方药　四物消风饮加刺蒺藜、鸡血藤、何首乌、百部。

（2）中成药

①二妙丸：燥湿清热，用于下焦湿热所致脚湿气等。

②皮肤病血毒丸：清血解毒，消肿止痒。适用于经络不和，湿热血燥引起的脚气疥癣者。

③百癣夏塔热片：清除异常黏液质、胆液质，消肿止痒。用于各种癣疾。

2. 外治

（1）黄蒲洁肤洗剂　清热燥湿，杀虫止痒。适用于湿热蕴结所致的手足癣（水疱型）。

（2）肤痔清软膏　清热解毒，化瘀消肿，除湿止痒。用于湿热蕴结所致手足癣。

（3）复方紫荆皮水杨酸溶液　活血解毒，杀虫止痒。用于水疱鳞屑型手足癣。

（4）鹅掌风醋剂　燥湿杀虫止痒。用于角化鳞屑型手足癣。

（二）西医治疗

1. 系统治疗

（1）伊曲康唑 200mg/d，水疱鳞屑型和浸渍糜烂型 1 ～ 2 周，鳞屑角化型 2 ～ 3 周。

（2）特比萘芬 250mg/d，疗程同伊曲康唑。

（3）手足癣继发细菌感染时，应联合抗生素治疗。伴有癣菌疹时，在积极治疗手足癣的同时，应遵循皮炎湿疹类疾病的处理原则进行抗过敏治疗。

2. 局部治疗

（1）应根据不同皮损类型选择不同剂型　①水疱鳞屑型：应选择刺激性小的溶液剂或霜剂，指（趾）间型可选用粉剂、霜剂；②浸渍糜烂型：可先溶液湿敷，待渗出减少后再使用粉剂、霜剂、软膏等；③角化过度型：选择剥脱作用较强的霜剂、软膏剂，必要时可采用封包治疗。

（2）抗真菌药　有效的治疗药物包括唑类、丙烯胺类、吗啉类和吡咯酮类，如环吡酮胺等；一些具有角质剥脱作用的制剂也有一定的抗真菌作用，如水杨酸等。

唑类的代表药物有咪康唑、益康唑、克霉唑、酮康唑和联苯苄唑等，疗程一般至少 4 周；丙烯胺类主要包括特比萘芬、布替萘芬和萘替芬等，疗程一般 2 周。

（三）中西医结合诊治思路

本病的治疗以中西医抗真菌药物外用为主。单纯外治疗效不佳时，可联合使用口服抗真菌药物。对于鳞屑角化型手足癣，治疗效果差者，可采用"冬病夏治"特色疗法，于夏季三伏天外用中药浸泡患处。

【预防与调摄】

1. 鞋袜应干爽透气，保持足部干燥；勤换鞋袜，并于日光曝晒或煮沸消毒。

2. 积极预防和治疗足癣，可有效预防手癣发生。伴发甲真菌病时应同时治疗真菌病，消灭传染源。

第三节　甲真菌病

甲真菌病（onychomycosis）指由皮肤癣菌、酵母菌和非皮肤癣菌性霉菌（简称其他霉菌）侵犯甲板和（或）甲床所致的病变，其中由皮肤癣菌引起的甲真菌病又称为甲癣。本病相当于中医学的灰指（趾）甲。

【病因与发病机理】

1. 中医病因病机

本病由脚湿气、鹅掌风之湿热毒邪侵袭甲板，爪甲失荣所致。

2. 西医病因与发病机制

引起甲真菌病的皮肤癣菌常为红色毛癣菌、须癣毛癣菌、絮状表皮癣菌；酵母菌主要是念珠菌和马拉色菌；其他霉菌常见为短帚霉、曲霉等。患手足癣者容易感染指（趾）甲。易感因素主要有遗传因素、系统性疾病（如糖尿病、肾功能受损、HIV 感染等）、局部血液或淋巴液回流障碍、滥用抗生素和糖皮质激素、甲外伤或其他甲病等。

【临床表现】

甲真菌病患者的甲板可以表现为浑浊、增厚、分离、变色、萎缩、脱落、翘起、表面凹凸不平、钩甲及甲沟炎等（图 9-4）。目前按照临床表现可分为 6 种主要类型。

1. 浅表白斑型甲真菌病

浅表白斑型甲真菌病（superficial white onychomycosis，SWO），真菌从甲板表面直接侵入，位于甲板表浅层。甲板出现大小不等片状白色斑，边缘清楚，质地较松脆易破裂，表面逐渐失去光泽或凹凸不平。日久可变成黄白色。

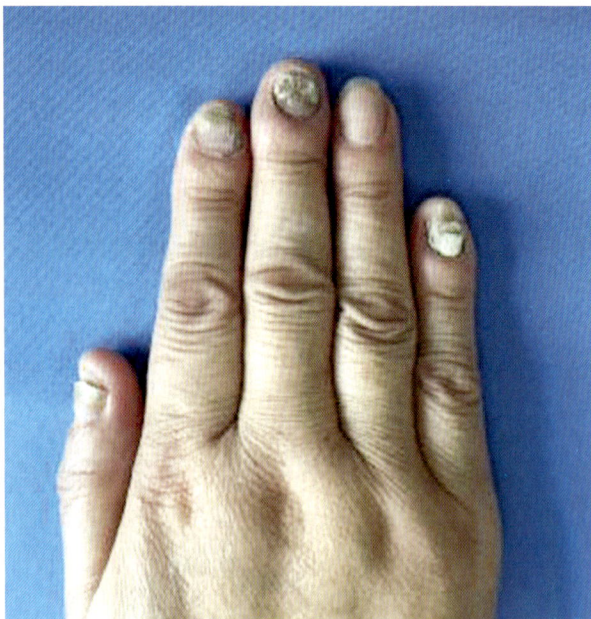

图 9-4　甲真菌病（甲癣）

2. 远端侧位甲下型甲真菌病

远端侧位甲下型甲真菌病（distal and lateral subungual onychomycosis，DLSO），此型最常见。趾甲更易感，感染始于甲周远端和侧缘的皮肤角质层，后延至甲床。甲板破坏以角化增生为主，表现为甲板色泽改变、质地松软和厚度增加，有时可见甲板和甲床分离。随着病情进展，可累及其他甲。

3. 近端甲下型甲真菌病

近端甲下型甲真菌病（proximal subungual onychomycosis，PSO）真菌由受损甲小皮入侵，

多发于手指。常表现为甲半月和甲根部白斑、粗糙、增厚、凹凸不平或破损，呈营养不良甲外观，常见于有系统性疾病及免疫功能异常者。

4. 甲板内型甲真菌病

甲板内型甲真菌病（endonyx onychomycosis，EO），此型罕见，主要由苏丹毛癣菌引起。损害仅局限在甲板，不侵犯甲下，甲板呈白色或浅黄色，表面高低不平，但很少缺失。

5. 全甲毁损型甲真菌病

全甲毁损型甲真菌病（total dystrophic onychomycosis，TDO），又称全甲营养不良型，由上述各型发展而来，累及全甲，可表现为全甲板受到侵蚀、破坏、脱落，甲床异常增厚。多见年长或易感因素者，治疗较困难。

6. 念珠菌性甲床炎和甲沟炎

念珠菌性甲床炎和甲沟炎近端和侧位甲皱襞的慢性炎症。常伴有甲沟炎，可有甲分离，也可有甲增厚，但不多见。甲皱襞的炎症呈轻度暗红色慢性肿胀，一般无化脓。慢性黏膜皮肤念珠菌病的患者可为全甲受累，常累及 20 个甲，甲板增厚，并伴有鹅口疮和皮肤损害。

甲真菌病病程慢性，一般无明显自觉症状，如不治疗可迁延终生。

【实验室检查】

1. 甲真菌镜检　皮肤癣菌可见分枝分隔的菌丝或呈关节样菌丝。酵母菌如念珠菌可见芽生孢子和假菌丝。其他霉菌往往可见形态不规则的菌丝或孢子，暗色真菌可见棕色的菌丝或孢子。

2. 甲真菌培养　培养结果如为皮肤癣菌，即可确诊为甲真菌病。但如为酵母菌或其他霉菌，在 10 个接种点中有 6 个生长为同一菌种且直接镜检显示相应的菌丝或孢子形态特征，可考虑为甲真菌病的病原菌。

【诊断与鉴别诊断】

病甲临床表现，结合真菌镜检阳性即可确诊，必要时做真菌培养。本病应与甲营养不良、银屑病、扁平苔藓、慢性湿疹等所致甲病及甲下疣、甲下肿瘤等进行鉴别。

【治疗】

治疗原则：本病以口服和局部应用抗真菌药物治疗为主，因药物不易进入甲板且甲板生长缓慢，故治疗的关键在于合理用药和坚持用药。

（一）中医治疗

1. 中成药　大蒜素胶囊：成人每次两粒，每日 4 次，儿童酌减。

2. 外治

（1）复方土槿皮酊浸搽患甲，每日 1 次，每次 10 分钟。用药前最好用锉刀刮除部分病甲，隔日刮除 1 次，连续用药 3 个月以上。

（2）鲜凤仙花捣烂如泥，敷在患甲上，封包，每日换药 1 次，直至痊愈。

（二）西医治疗

1. 系统治疗

（1）伊曲康唑　推荐间歇冲击疗法，成人剂量每次 200mg，每天 2 次，餐后即服或餐时服用，连续服用 1 周、停药 3 周为 1 个疗程，一般指甲需 2～3 个疗程，趾甲需 3～4 个疗程。

（2）特比萘芬 推荐连续疗法，成人剂量每次 250mg，每天 1 次；疗程一般指甲为 6～9 周，趾甲为 12～16 周。

2. 局部治疗 应用局部药物治疗甲真菌病的指征包括远端受损甲板 < 50%；无甲母质受累，受累指（趾）甲数目 <4 个；不能耐受口服药物治疗的患者。局部治疗疗效有限，目前主要药物有 5% 阿莫罗芬搽剂和 8% 环吡酮胺甲涂剂。

（1）拔甲或病甲清除术 去除病甲可用 40% 尿素或 20% 尿素加 10% 水杨酸软膏封包，待甲板软化后再予拔除。一般很少单独应用，通常用于外用药物、口服药物和激光等联合治疗中。

（2）5% 阿莫罗芬搽剂 推荐每周 1 次或 2 次外用，连续 48 周；部分患者在用药部位有轻微的不适，包括烧灼感、瘙痒、发红、局部疼痛等，但可以耐受。

（3）8% 环吡酮胺甲涂剂 第 1 个月隔天 1 次外用；第 2 个月每周 2 次外用；第 3 个月每周 1 次外用到治疗结束，一般疗程 6 个月以上。不良反应主要为涂药甲的邻近皮肤刺激，可自行恢复。

（三）中西医结合诊治思路

中西药抗真菌药物可用于表浅或较轻型的甲真菌病局部治疗，严重者联合内服伊曲康唑、特比萘芬等抗真菌药物。本病病程缓慢，长期口服抗真菌药应定期监测肝肾功能，在内服药物疗程结束时，病甲仍未痊愈，可配合使用外搽药物。

【预防与调摄】

1. 甲真菌病治疗较难，需有耐心和良好的依从性。
2. 应去除易感因素，治愈手足癣，防止疾病复发。

第四节 体癣和股癣

体癣（tinea corporis），中医学又称之为"圆癣""铜钱癣"，是指发生于除头皮、毛发、掌跖和甲板以外的浅表部位的皮肤癣菌感染，其以面、颈、躯干、四肢出现大小不定的鳞屑性红斑，境界清楚，中央向愈，边缘部微呈堤状隆起，自觉瘙痒为临床特征。体癣发生于腹股沟处者，又称为股癣（tinea cruris），可蔓延至股部、臀部、会阴及肛门周围等处，属中医学"阴癣"范畴。

【病因与发病机理】

1. 中医病因病机

本病的发生总由外感风、湿、热、虫之邪，客于肌肤而致；亦可由鹅掌风、脚湿气传染而发。

2. 西医病因与发病机制

本病病原菌主要为红色毛癣菌、须癣毛癣菌、疣状毛癣菌、犬小孢子菌和石膏样小孢子菌等。常由自身感染，如患手癣、足癣、甲真菌病、头癣，或直接接触患者及患癣病的猫、狗，或间接接触患者污染的衣物、澡盆、浴巾等引起。高温潮湿环境容易诱发本病。长期应用糖皮质激素或患糖尿病、慢性消耗性疾病者易并发本病。

【临床表现】

1. 体癣

特征性皮损为边缘隆起的环形红斑和脱屑。皮损初起为丘疹、水疱或丘疱疹，由中心逐渐向周围扩展蔓延，形成环形或多环形损害，其边缘微隆起，炎症明显（图9-5），中央炎症较轻或正常。瘙痒程度不一，可因长期搔抓刺激引起局部湿疹样或苔藓样改变。

2. 股癣

可单侧或双侧发生，基本损害与体癣相同，由股内侧向外发展的边界清楚，炎症明显的半环形红斑，上覆鳞屑。自觉瘙痒。长期局部外用或系统应用糖皮质激素及免疫抑制剂使皮疹蔓延扩大甚至形成肉芽肿（图9-6），且无上述典型的临床表现，称难辨认癣。

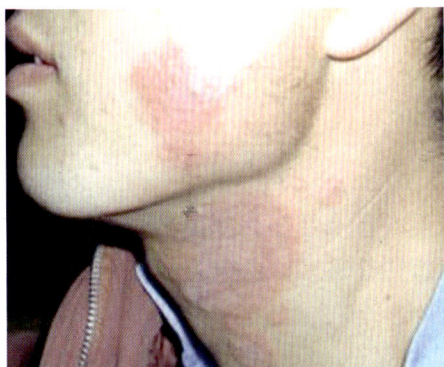

图 9-5 体癣

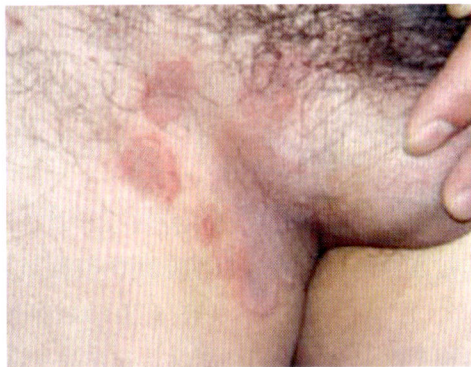

图 9-6 股癣

【实验室检查】

真菌镜检阳性和／或培养分离到皮肤癣菌即可诊断。

【诊断和鉴别诊断】

根据临床表现及真菌学实验室检查即可明确诊断。本病应与慢性湿疹、慢性单纯性苔藓、玫瑰糠疹等进行鉴别，后者真菌镜检为阴性。

【治疗】

治疗目标是清除病原菌，快速缓解症状，清除皮损，防止复发。外用药、口服药或二者联合均可用于体股癣的治疗，但应进行个体化选择。

（一）中医治疗

1. 内治

（1）分型证治

①风湿蕴肤证

证候　皮疹如钱币，渐次扩展，瘙痒无休。舌淡红，苔白腻，脉滑。

治法　疏风利湿，杀虫止痒。

方药　消风散加减。瘙痒明显者，加蒺藜、浮萍。

②湿热虫蕴证

证候 皮损多见水疱、脓疱，自觉灼热、瘙痒或疼痛；伴口干，便结，溲赤。舌红，苔黄或黄腻，脉滑数。

治法 清热除湿，杀虫止痒。

方药 萆薢渗湿汤加减。热重于湿者加金银花、连翘、蒲公英；湿重于热者加茵陈、藿香、佩兰；发于阴股部者，合龙胆泻肝汤以清热利湿。

（2）中成药

①疗癣卡西甫丸：清除碱性异常黏液质，燥湿止痒。适用于体癣、股癣伴肌肤瘙痒者。

②百癣夏塔热片：清除异常黏液质、胆液质及败血，消肿止痒。适用于各种癣疾。

2. 外治

（1）复方黄柏液涂剂 清热解毒，消肿祛腐，外搽于患处，或将纱布条浸泡后局部外敷，每日 2～3 次。

（2）10% 硫黄软膏 解毒杀虫，燥湿止痒，外用涂于洗净患处，每日 1～2 次。

（二）西医治疗

1. 系统治疗 对外用药治疗效果不佳、泛发或反复发作及存在免疫功能低下的病例，可选用系统抗真菌药物治疗。目前常用的口服抗真菌药为特比萘芬和伊曲康唑。特比萘芬成人量为 250mg/d，疗程 1～2 周。伊曲康唑 100mg/d，疗程 15 天，或 200mg/d，疗程 1 周。如患者合并有足癣和（或）甲真菌病，建议其一并治疗，与外用药物联合治疗可增加疗效。

2. 局部治疗

（1）抗真菌制剂 市售药物以唑类和丙烯胺类药物最多见。唑类的代表药物有联苯苄唑、咪康唑、益康唑、克霉唑、酮康唑、舍他康唑等。丙烯胺类主要包括特比萘芬、布替萘芬和萘替芬等。一般为每日 1～2 次，疗程 2～4 周。

（2）抗真菌药物复方制剂 同时含有抗真菌药物和糖皮质激素，如复方硝酸益康唑乳膏等，可用于治疗炎症较重的体股癣患者，但应注意避免糖皮质激素的不良反应，建议限期应用 1～2 周，随后改用单方抗真菌药物至皮损清除。对于股癣，特别要注意外用剂型的选择，避免刺激反应。

（三）中西医结合诊治思路

本病中医以清热利湿、杀虫止痒为原则。体股癣属浅部真菌病，以中西医抗真菌药物外治为主；若皮损面积较大、外用抗真菌药疗效不佳者，可联合伊曲康唑、特比萘芬等药物系统治疗。

【预防与调摄】

1. 注意个人卫生，保持皮肤清洁干燥。
2. 肥胖者易出汗部位可使用粉剂保持局部干燥。
3. 对患癣病的动物亦应及时处理以消除传染源。
4. 对疾病早发现，早治疗，坚持用药，巩固治疗。

第五节 花斑糠疹

花斑糠疹（pityriasis versicolor）又称花斑癣，中医学称为"紫白癜风"，俗称"夏日斑""汗斑"，是由马拉色菌侵犯皮肤角质层引起的浅部感染性真菌病。本病临床上以皮肤色素加深或减退斑，上覆细小糠秕状鳞屑为特征，热带地区较为多见。

【病因与发病机理】

1. 中医病因病机

本病为素体热盛，风湿所侵，郁于皮肤腠理；或外感暑湿，兼之汗液蕴积，淹渍肌肤、浸渍毛窍而成。

2. 西医病因与发病机制

本病病原体为糠秕/球形马拉色菌，属嗜脂性酵母菌，是常见的人体正常皮肤表面寄居菌，仅在某些特殊情况下由孢子相转为菌丝相并致病。皮脂分泌旺盛、多汗、高温潮湿或营养不良、慢性疾病及长期应用糖皮质激素药物等为常见诱发因素。具有一定的遗传易感性。

【临床表现】

本病好发于青壮年，男性多见，以颈侧、前胸、上臂、腋窝等皮脂腺丰富部位多发。皮损特点为细碎棕色糠秕状鳞屑斑。初起表现为以毛孔为中心、境界清楚的点状斑疹，可为褐色、淡褐色、淡红色、淡黄色或白色，渐增大融合成不规则形状，表面覆以糠秕状鳞屑；色渐转深，变为淡棕色，在黑色皮肤或棕黄色皮肤的患者，皮损色淡，可变为色素脱失（图9-7）。一般无自觉症状，病程慢性，冬轻夏重，如不治疗，可持续多年。

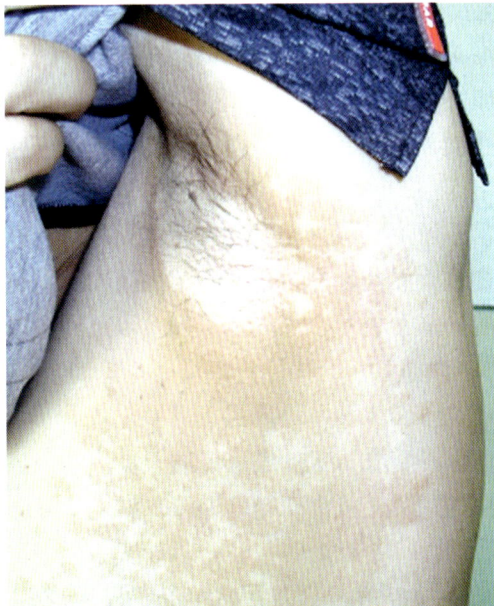

图 9-7　花斑糠疹

【实验室检查】

皮损处鳞屑直接镜检可见成簇圆形或卵圆形孢子和短粗、两头钝圆的腊肠形菌丝。标本在含有植物油的培养基中37℃培养3天，有奶油色酵母菌落生成。Wood灯下皮损呈淡绿黄色荧光。

【诊断和鉴别诊断】

根据临床表现结合实验室检查，本病易诊断。本病应与白癜风、玫瑰糠疹、白色糠疹、脂溢性皮炎等疾病鉴别，后者真菌镜检为阴性。

【治疗】

本病的治疗以外用药为主，多采用杀虫止痒类中药或抗真菌外用药。皮损面积大，单纯外用效果不佳者可口服抗真菌药。

（一）中医治疗

1. 内治

①百癣夏塔热片：清除异常黏液质、胆液质及败血，消肿止痒。适用于花斑糠疹伴有大便燥结不通者。

②皮肤病血毒丸：清热解毒，消肿止痒，适用于花斑糠疹伴有多汗瘙痒、皮脂溢出者。

2. 外治　可用复方土槿皮酊外搽，每日2～3次，或颠倒散、密陀僧散外用，持续使用1～2个月。

（二）西医治疗

1. 系统治疗　伊曲康唑200mg/d，顿服，连用5～10天；氟康唑50mg/d，顿服，连续2～4周或150mg/w，顿服，连服4周。

2. 局部治疗

（1）外涂　可选用各种抗真菌外用制剂，如1%联苯苄唑溶液或霜、2%咪康唑霜、克霉唑霜、复方雷锁辛搽剂、20%～40%硫代硫酸钠溶液、2.5%二硫化硒洗剂等外用亦有效，疗程2～4周。

（2）洗浴　可用2%酮康唑洗剂或二硫化硒香波洗浴患处，揉搓至起泡沫，停留5～15分钟，清水洗干净即可，每日1次，持续2周。

（三）中西医结合诊治思路

花斑糠疹属浅部真菌性皮肤病，在治疗方面以中西医药物外治为主。面积较大或单纯外治疗效不佳时，可口服抗真菌药物。

【预防与调摄】

1.注意个人卫生，应勤洗澡、更衣，保持皮肤清洁干燥。
2.贴身衣物及毛巾、浴巾等用具应煮沸、曝晒消毒，防止反复感染。

第六节　马拉色菌毛囊炎

马拉色菌毛囊炎（malassezia folliculitis），又称之为糠秕孢子菌毛囊炎，是由马拉色菌累及毛囊皮脂腺单位引起炎症性皮肤病。本病临床上多以在毛囊皮脂腺丰富的部位出现圆顶状红色毛囊小丘疹，伴有不同程度瘙痒为临床特征。南方热带和亚热带炎热潮湿地区多见。

【病因病机】

1. 中医病因病机

本病的发生与外感或内生风、湿、热邪密切相关。过食肥甘辛辣刺激之物，致脾胃运化失常，湿热内生，外溢肌肤；或因暑热高温，素体多汗、多脂，浸渍肌肤，兼与风邪相搏，郁于肌肤而致。

2. 西医病因与发病机制

本病的病原菌是马拉色菌属（以球形、限制、合轴马拉色菌多见），在促发因素影响下（如高温、多汗、皮脂分泌旺盛或长期使用糖皮质激素、广谱抗生素等），马拉色菌在毛囊内大量繁殖。菌体所含的脂肪分解酶可将毛囊内的甘油三酯分解成游离脂肪酸，而游离脂肪酸可刺激毛囊口，产生较多脱屑，引起毛囊导管阻塞，进而引起皮脂的潴留，加之游离脂肪酸的刺激，导致阻塞的毛囊扩张破裂，内容物释放入组织而产生炎症。

【临床表现】

本病多见于中青年，男性多于女性。本病好发于皮脂腺丰富的部位，如背上部、胸前、双肩、颈部，少数见于前臂、小腿和面部，腹部有时亦会发生，多呈对称性。皮损特征为成批出现的圆顶状毛囊红色小丘疹，间有毛囊性小脓疱，可挤出粉状物，周边有红晕（图9-8）。自觉有不同程度的瘙痒。常见于多汗症、油性皮肤，可合并花斑糠疹和脂溢性皮炎。

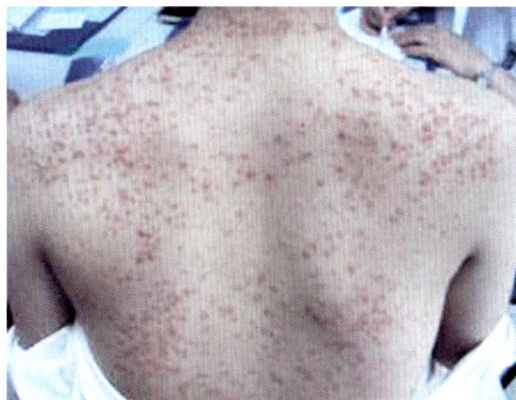

图 9-8　马拉色菌毛囊炎

【实验室检查】

取毛囊角栓，加 10%KOH-Paker 墨水直接镜检，可见圆形、卵圆形、壁厚、芽颈较宽的孢子，常成簇分布。真菌培养可分离出马拉色菌。

【诊断及鉴别诊断】

根据临床表现结合真菌镜检或培养即可诊断。本病应与寻常痤疮、多发性细菌性毛囊炎、嗜酸性脓疱性毛囊炎、痤疮样药疹等疾病鉴别。

【治疗】

本病一般以外用为主，可配合服用中药，皮损面积较大或反复发作可以配合内服抗真菌药物或者中西医结合治疗。

（一）中医治疗

1. 内治

（1）分型证治

①肺胃热盛证

证候　丘疹、脓疱疹色鲜红，或伴有痒痛感，身热汗出，皮肤油腻，口渴或口臭，大便干结不畅，尿黄，颜面潮红，舌红，苔黄或腻，脉滑数。

治法　清泄肺胃，佐以解毒。

方药　枇杷清肺饮加减。面红、口渴、口腔异味可加知母、石膏、淡竹叶；大便干结不畅可加枳实、全瓜蒌、生大黄；皮脂溢出较多，舌苔黄腻，可加茶树根、茵陈蒿、侧柏叶等。

②暑湿毒蕴证

证候　皮疹多而脓疱密集，色黄，四周有红晕，或伴有多汗、口干、四肢困倦、胸满气促、大便秘结或溏薄、小便短赤。舌红，苔黄腻，脉滑数或濡数。

治法　清暑利湿，佐以解毒。

方药　清暑汤加减。皮疹色红灼热者，加牡丹皮、蒲公英、黄芩；脓疱较多者，加紫花地丁、皂角刺；身热而烦，口渴自汗者，加麦冬、玄参、青蒿。

（2）中成药

①百癣夏塔热片：清除异常黏液质、胆液质及败血，消肿止痒。适用于马拉色菌毛囊炎伴有大便燥结不通者。

②丹参酮胶囊：抗菌消炎。适用于马拉色菌毛囊炎皮疹炎症较剧、色红伴有脓疱者。

③连翘败毒片：清热解毒，消肿止痛。适用于马拉色菌毛囊炎肺胃热盛证者。

2. 外治

（1）中药外治

①复方黄柏祛癣搽剂：清热燥湿，祛风杀虫，收敛止痒，外用喷涂患处，使其在 3 分钟内保持湿润，每日早、晚各 1 次。

②中药黄芩、金银花、连翘、侧柏叶煎汤外洗，每日 1 次。

（2）针灸治疗　可采用火针疗法进行治疗，具体方法为患者采取舒适体位，皮损局部消毒后，采用毫火针点刺，以皮肤浅刺为主，而后稍加挤压将皮疹内的分泌物或瘀血清除即可，每周 1 ～ 2 次。

（二）西医治疗

1. 系统治疗　伊曲康唑 200mg/d，疗程为 1 ～ 4 周；氟康唑每周 150mg，疗程为 1 ～ 4 周。

2. 局部治疗

（1）外涂　可选用各种抗真菌外用制剂，如 1% 联苯苄唑溶液或霜、2% 咪康唑霜、克霉唑霜、复方雷锁辛搽剂、20% ～ 40% 硫代硫酸钠溶液、2.5% 二硫化硒等外用亦有效。疗程 2 ～ 4 周。

（2）洗浴　可用 2% 酮康唑洗剂或二硫化硒香波洗浴患处，揉搓至起泡沫，停留 5 分钟，清水洗干净即可每晚 1 次，持续 2 ～ 6 周。

（三）中西医结合诊治思路

本病中医治疗以清热解毒、祛风除湿为原则，治疗以外用抗真菌药物为主，面积较大或单纯局部治疗效果不满意者，可配合伊曲康唑、氟康唑等内服，配合中医辨证治疗，有助于减轻症状、控制病情。

【预防与调摄】

1. 去除各种诱因，停用可能诱发皮损的糖皮质激素。

2. 忌食辛辣刺激及肥甘厚味之物，宜清淡饮食。

3. 注意个人卫生，避免大量汗出，保持皮肤清洁干燥。

第十章
动物源性皮肤病

扫一扫，查阅本篇数字资源，含PPT、音视频、图片等

第一节 疥 疮

疥疮（scabies），中医学也称本病为"疥疮"，俗称"干疤疥""虫疥"。是由疥螨寄生于人体皮肤而引起的一种接触性传染性皮肤病，易在集体和家庭中流行。

【病因与发病机理】

1. 中医病因病机

本病因螨虫侵袭，湿热内蕴，郁于皮肤所致。

2. 西医病因与发病机制

疥螨又称疥虫，分为人疥螨和动物疥螨，人的疥疮主要由人疥螨引起。人疥螨 0.2 ～ 0.4mm，在显微镜下呈圆形或卵圆形，黄白色，腹侧前后各有足两对，体面有很多棘。雄虫较小，与雌虫交尾后即死亡；雌虫受精后钻入皮肤角质层内形成隧道，并在内产卵；受精卵经 3 ～ 4 日孵化为幼虫，藏匿于毛囊口内，经 3 次蜕皮发育为成虫，从卵到成虫需要 10 ～ 15 天。疥螨离开人体后可生存 2 ～ 3 天。

【临床表现】

疥螨易侵犯皮肤薄嫩部位，故本病皮损好发于皮肤细嫩、皱褶部位，如手指缝（图 10-1）、腕部屈侧、前臂、肘窝、腋窝、妇女乳房、脐周、下腹部、股内侧、外生殖器等部位。成人头、面、掌跖等处不易受累，但免疫功能低下及婴幼儿皮损可遍及全身。

皮损多对称发生。皮损特点为瘙痒性的米粒大小红色丘疹、丘疱疹及隧道，男性在外生殖器部位还可见暗红色结节。不同的发病季节、宿主免疫状态及是否接受治疗等因素会影响皮损形态。丘疹一般呈淡红色或正常肤色，周围可有炎性红晕；隧道表现为轻度隆起、浅灰色、蜿蜒的短线状，末端可有丘疹或小水疱，为雌虫停留处，如搔抓或继发病变，出现感染、湿疹化及苔藓样变者不易看到典型隧道；儿童在掌跖部位可见到隧道；在阴囊、阴茎、龟头等处常出现直径3 ～ 5mm 结节，是疥螨死亡发生的异物反应，可在疥疮治愈后数周至数月持续存在（图 10-2）；高度敏感者出现大疱；病程长者可出现湿疹样、风团样、苔藓样变，并易继发细菌感染而发生脓疱疮、毛囊炎、疖、淋巴结炎，甚至发展为肾炎。瘙痒是本病主要自觉症状，一般夜间加剧并影响睡眠。

在营养不良、免疫抑制等特殊人群中，可发生结痂性疥疮，是一种严重的疥疮，又称挪威

疗。表现为明显的结痂和脱屑，可累及面部和头皮，痂皮中有大量疥螨，其大量繁殖与宿主免疫反应下降有关。

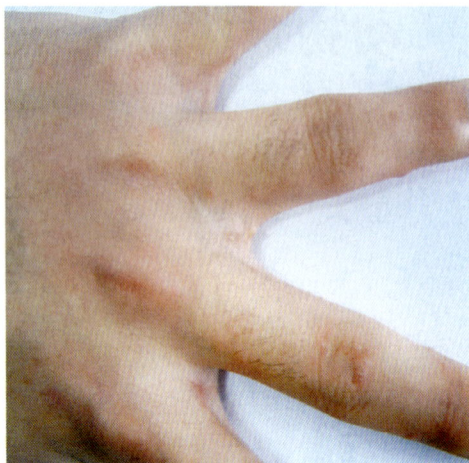

图 10-1　疥疮

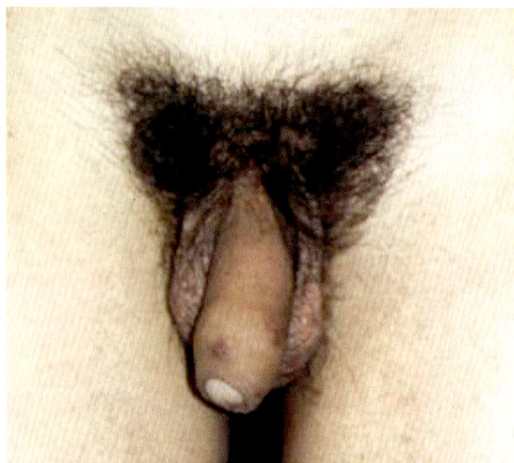

图 10-2　疥疮结节

【实验室检查】

一般用针尖挑破隧道直达盲端，挑取肉眼可看到的针头大灰白色小点，在低倍显微镜下观察，可发现疥螨或椭圆形黄褐色虫卵。

【诊断与鉴别诊断】

根据接触传染史，结合皮损特征不难诊断；若能找出疥螨，则可确诊。本病应与湿疹、痒疹、皮肤瘙痒症、虱病等疾病鉴别。

【治疗】

本病重在外治，一般不需内服，若继发感染，可考虑辨证治疗。

（一）中医治疗

1. 内治

分型证治

湿热蕴结证

证候　皮损以水疱多见，丘疱疹泛发，壁薄液多，抓破流水，浸淫湿烂；或脓疱叠起，或起红丝，臀核肿痛。舌质红，苔黄腻，脉滑数。

治法　清热化湿，解毒杀虫。

方药　黄连解毒汤合四妙丸加减。痒甚加地肤子、白鲜皮、百部、苦参等；结节多加贯众、牡蛎、刺蒺藜等。

2. 外治

（1）以杀虫止痒为原则，中医学采用硫黄治疗疥疮的方法一直沿用至今。目前临床上常用 5% ～ 20% 的硫黄软膏，小儿用 5% ～ 10%，成人用 10% ～ 20%。一般用温水肥皂洗涤全身后，开始搽药。先搽好发部位，再搽全身。每日早、晚各 1 次，连续 3 天，第 4 天洗澡换衣、换席被，此为1疗程。一般治1～2个疗程，停药后观察1周左右，如无新皮损出现，即为痊愈。

（2）中药外洗：艾叶、川椒、千里光、地肤子、明矾、苦参、大黄、藿香各30g，每日1剂，煎汁待温。洗澡后，用中药温汁反复外洗全身，重点部位多洗，连续4天为1疗程，每日及时消毒衣物，第5天全面消毒可能传染的衣服和物品。7天后嘱患者来院复诊，未愈的患者行第2疗程治疗。

（二）西医治疗

1. 系统治疗　瘙痒剧烈，难以入睡者，可口服抗组胺药对症止痒；继发感染严重者，可系统应用抗生素。伊维菌素（ivermectin）是一种半合成大环内酯类药物，近年国外报道治疗疥疮安全有效，但有神经毒性，适于治疗常规外用药物无效的或重复感染者及挪威疥。

2. 局部治疗　外用药应从颈部（婴儿包括头面部）到足遍涂全身，尤其是皮肤皱褶、肛门周围、指甲边缘和甲襞。涂药期间不洗澡、不更衣，以保持药效。一次治疗未痊愈者，间隔1～2周再重复使用。可选用下列治疗之一：

（1）5% 三氯苯醚菊酯霜　为合成除虫菊酯，可杀死疥螨，对人毒性极低，是最安全有效的疥疮治疗药物之一。外用8～14小时后洗去。

（2）1% γ-666霜　有杀螨作用，无臭味，但有毒性，成人用量不超过30g，24小时后用温水洗澡。皮肤大面积破损不宜使用，儿童和孕妇禁用。

（3）5%～20%硫黄软膏或霜　治疗前先用热水和肥皂洗澡，然后搽药，自颈以下遍搽全身，每日2次，连续3～4日为1疗程。

（4）10% 克罗米通乳膏　将本品从颈以下涂搽全身皮肤，特别是皱褶处、手足、指（趾）间、腋下和腹股沟，每日1次，连用3日为1疗程。1周后可重复1次。

（5）疥疮结节　可局部外用或皮损内注射糖皮质激素，必要时可冷冻或手术切除。

（6）挪威疥的治疗　用角质剥脱剂（40%尿素霜）去除角化过度的皮肤，然后每周用1次三氯苯醚菊酯霜，连用6次，其余6天外用硫黄或克罗米通霜。

（三）中西医结合诊治思路

本病中医以杀虫止痒为原则，一般以外治为主，可以控制病情。瘙痒剧烈者，可用中西医药物对症治疗，缓解症状。

【预防与调摄】

1. 注意个人清洁卫生，发现患者应立即隔离治疗。

2. 患者衣服、被褥均需煮沸消毒或在阳光下充分曝晒，以杀灭疥虫及虫卵。未治愈前应避免和别人身体密切接触，包括握手等。

3. 家中及集体生活中的患者应同时治疗，避免相互传染。

4. 加强卫生宣传，对公共浴室、旅馆、车船的衣被用物应定期清洗消毒。

第二节　虱　病

虱病（pediculosis），属于中医学的"虱疮""阴虱疮"等范畴。是由虱子叮咬吸血引起的瘙痒性皮肤病。

【病因与发病机理】

1. 中医病因病机

接触虱虫，感受湿浊之气，郁结于毛发、肌肤而致，可互相传染。

2. 西医病因与发病机制

本病由接触传染虱虫所致，可分为头虱、阴虱、体虱，各有相对的宿主特异性和寄生部位特异性。人虱一般不能在其他动物体上寄生，只由人与人之间的直接接触或通过被褥、衣、帽等间接接触传播。阴虱主要通过性接触传播。虱用口器刺入皮肤吸血时造成的机械性损伤和毒性分泌物刺激是主要致病因素。

【临床表现】

1. 头虱病（pediculosis capitis）

头虱主要发生于儿童，成人偶有受累。可在头发根部发现虱虫和虱卵；虱虫叮咬处有红斑、丘疹；瘙痒剧烈，常致头皮抓破并结血痂，重者有浆液渗出，可使头发粘连成束，散发出臭味。易继发脓疱疮、疖病、淋巴结炎等。

2. 体虱病（pediculosis corporis）

虱虫和虱卵常隐藏在内衣衣缝、衣领、裤腰、裤裆和被褥的褶皱里。患部可见叮咬所致的红斑、丘疹或风团，伴抓痕、血痂及剧烈瘙痒。久则可发生苔藓样变及色素沉着。

3. 阴虱病（pediculosis pubis）

本病常发生于成人，与性接触有关。通常阴虱紧贴于皮肤表面，阴毛根部；皮损局限于生殖器部位和下腹部，偶尔累及腋窝或睫毛；自觉瘙痒难忍；内裤上常见褐色血污。过多搔抓可继发细菌感染，导致毛囊炎、疖病等。

【实验室检查】

夹取阴毛根部棕褐色附着物置于载玻片上，滴加一滴浓度为10%的氢氧化钾溶液，略加热后，于显微镜下可见到阴虱虫体。

【诊断与鉴别诊断】

根据局限性瘙痒，结合接触或传染史（性或非性接触）常可提示本病；肉眼或显微镜下查见虱虫或虱卵即可确诊。头虱应与头癣（白癣）、发结节病、管状发鉴别；体虱病应与湿疹、痒疹、瘙痒症鉴别；阴虱应与外阴瘙痒症、大汗腺痒疹、疥疮等鉴别。

【治疗】

本病一般不需内治，以外治为主，对于症状较重者，可内外兼治。

（一）中医治疗

外治

（1）头虱　消灭头虱最好剃头再搽药，女性患者和不愿剃头者可外用50%百部酊搽遍头皮及头发，每日2次，第3日用大量热水肥皂洗头，用密箆子将虱及卵箆尽，然后将用过的梳子、箆子和帽子、头巾、枕套等同时进行消毒。

（2）体虱 外用 25% 百部酊，每日 2 次，衣被煮沸消毒。

（3）阴虱 将阴毛剃净，清洗局部，用消毒棉签蘸药液或药膏涂于阴阜处，每日 3 次，连用 7 天为 1 疗程。已婚者夫妇同治，内裤、床单等煮沸，太阳曝晒，以杀灭虫卵。常选用①外用方：百部 60g，川椒 60g，芦荟 50g。先将前两味药倒入冷水中浸泡两小时，武火煎沸后，再文火煎煮 10 分钟，去渣纳芦荟粉。每日 1 剂，分 2 次先熏后坐浴（已婚者夫妻均用），5 天为 1 疗程。②外涂药：百部 50g，浸泡于 20% ～ 70% 乙醇溶液中，12 小时以后，去渣滤液备用。

（二）西医治疗

虱病是传染病，既要治疗患者，也要对与患者密切接触的家庭成员及性伴进行检查和治疗；剃除患病的头发、阴毛等；避免接触患者，严格消毒污染物。

（1）头虱 消灭头虱最好剃光头发后用硫黄香皂洗头。不愿剃发者可用密篦子将虱及卵篦尽，头皮遍擦 50% 百部酊、1% 升汞酊或 25% 苯甲酸苄酯乳剂等，每日 2 次，第 3 日用大量热水肥皂洗头。

（2）体虱 体虱离开人体还能生存 1 个月，因此需煮沸或烘干消毒衣物，烘干至少 65°C，机内烘烤 30 分钟；此外，熨斗烫衣物也可达满意消毒效果。

（3）阴虱 外涂 1% γ –666 霜，12 小时后洗去；也可外擦克罗米通霜、10% 硫黄霜或软膏、0.3% 除虫菊酯等。此外，凡士林外用，虽然对虱卵无杀死作用，但可阻塞阴虱呼吸道和消化道致阴虱死亡，配合消毒措施等，仍有较好疗效；因其无毒无刺激性，适用于孕妇或皮肤局部有破损或炎症者。

（三）中西医结合诊治思路

本病以杀虫止痒为原则，外治为主。瘙痒剧烈，影响睡眠者，可用中西医结合对症治疗。

【预防与调摄】

1. 加强卫生宣传，公共浴室、旅馆、车船公用衣被用物等应定期清洗消毒。

2. 注意个人清洁卫生，在公共澡堂、浴池等场所洗浴自备毛巾、浴巾等。

3. 发现患者应立即隔离治疗。家中及集体生活中的患者应同时治疗，避免反复或相互传染。阴虱患者暂时避免性生活。

4. 虱病患者接触用品，如帽、头巾、枕套、内衣、浴巾、被褥、梳子等均应用热水洗烫，以彻底灭虫。

第三节 虫咬皮炎

虫咬皮炎（insect bite dermatitis）属中医学"射工伤""蚝虫螫""蜂叮疮""蜂螫"等范畴，是指被螨虫、蚊、蠓、臭虫叮咬或蜂蜇伤，接触其毒液或虫体、虫粉、虫毛而引起的一种急性炎性和过敏反应。传统以皮损特点命名的"丘疹性荨麻疹"，从病因上说属于虫咬皮炎。

【病因与发病机理】

1. 中医病因病机

本病多因毒虫叮咬，虫毒侵入肌肤，蕴积化热，兼受风湿外邪，与气血相搏所致。若禀赋不耐，虫毒入里，则可致内攻脏腑之变。

2. 西医病因与发病机制

节肢动物引起皮肤病变的方式为：①机械性损伤：通过口器叮刺皮肤引起伤害，如蚊虫等；②毒液直接引起：如胡蜂等蜇人时直接将毒液注入人体，引起皮肤或全身症状；③变态反应：部分昆虫的毒腺浸出液和唾液内含抗原性物质，可引起Ⅰ型变态反应；④异物反应：昆虫的口器留在组织内可引起持久的肉芽肿性结节性反应。

【临床表现】

1. 螨虫皮炎（mite dermatitis）（图 10-3） 多发于夏秋温暖潮湿季节，先发生于暴露部位，以后侵及衣服被覆部位。皮损特点为水肿性风团样丘疹、丘疱疹或瘀斑，中央有虫咬瘀点。重者皮疹泛发全身，并出现不同程度全身症状，如头痛、发热、乏力、气喘、腹泻等。个别患者可发生哮喘、蛋白尿，血中嗜酸性粒细胞增高。

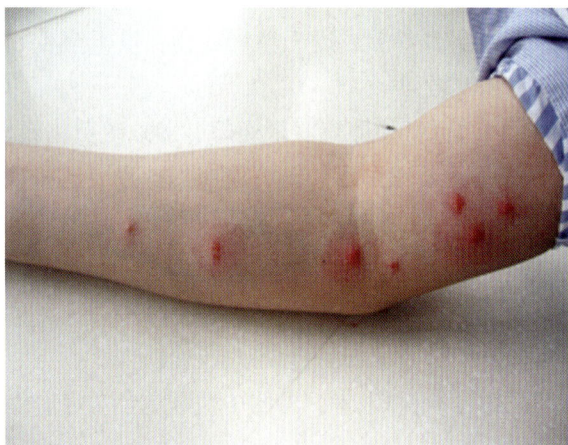

图 10-3 螨虫皮炎

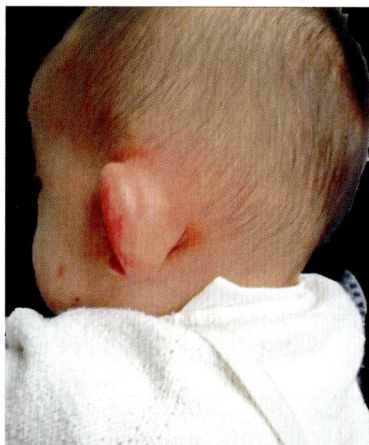

图 10-4 蜂蜇伤

2. 蚊虫叮咬（mosquito sting） 蚊虫叮咬后释放唾液刺激皮肤。人对蚊虫叮咬反应并不相同，既可毫无反应，也可在皮肤上出现红斑、丘疹、风团，皮损中央可有瘀点，有些皮损周围出现白晕；瘙痒明显。婴幼儿被蚊虫叮咬后，可在面部、手背、包皮等部位出现血管性水肿。病程短，一般 2～3 天即可逐渐消退，全身症状一般不明显。

3. 蠓叮咬（heleidae bite） 皮损多见于下肢、小腿、足背或前臂、两耳、面部等暴露部位，奇痒难忍。皮损一种为速发型风团，中央有叮咬痕迹，皮损 24 小时内消退，不留痕迹；另一种为迟发型风团，于叮咬 12～24 小时内发生水肿性红斑，后变成风团，重者出现血管性水肿并累及全身；日久可在反复 2～3 年后产生免疫力。

4. 臭虫叮咬（cimicosis） 皮疹常分布在腰、臀、肩、踝等受压部位。被臭虫叮咬后皮肤反应因人而异，不尽相同。有的人可毫无反应，有的人可表现为红斑、丘疹、风团、水疱或紫癜；一只臭虫可连续叮咬多处，因此皮疹排列成线状或片状。瘙痒剧烈，一般较少出现全身反应。

5. 蜂蜇伤（bee sting）（图 10-4） 蜂蜇伤后局部立即出现疼痛、烧灼及痒感，皮肤红肿，中央有瘀点，甚至形成水疱、大疱损害。如多处被蜇伤，可出现全身症状，如畏寒、发热、头痛、恶心等，重者可发生过敏性休克。蜇伤后 1～2 周后可出现血清病样迟发型过敏反应（如发热、荨麻疹、关节痛等）。

【诊断与鉴别诊断】

昆虫叮咬和季节、个人生活环境密切相关，依据皮损特点，结合昆虫暴露史等即可诊断。本病应与疥疮、虱病和湿疹、水痘、带状疱疹等疾病鉴别。

【治疗】

（一）中医治疗

1. 内治

（1）分型证治

①热毒蕴结证

证候　虫叮咬后，皮肤起红色风团，瘙痒剧烈或局部红肿痒痛，严重者溃脓，或伴发热、头痛、恶心呕吐。舌质红绛，苔黄，脉滑。

治法　清热利湿，解毒杀虫。

方药　黄连解毒汤加减。瘙痒剧烈者，加地肤子、白鲜皮、苦参；湿热重者，加土茯苓、茵陈；伴发热者，加炒知母、石膏、滑石粉；红肿、溃脓者，加赤芍、天花粉、连翘。

②脾虚湿盛证

证候　躯干四肢泛发散在风团样丘疹，色淡红，呈纺锤形，部分皮疹中央可见米粒至蚕豆大小水疱，皮疹以双下肢、臀部为重；反复发作。舌质淡红，苔薄白或腻，脉缓。

治法　健脾除湿，祛风止痒。

方药　三豆饮加减。消化不良者，加焦山楂、炒神曲；大便干燥者，加炒枳实、炒厚朴；大便稀溏者，加炒白术、茯苓；瘙痒剧烈者，加刺蒺藜、乌梢蛇。

（2）中成药

①金蝉止痒胶囊：清热解毒，燥湿止痒。适用于湿热内蕴所致者。

②消风止痒颗粒：祛风清热，除湿止痒。适用于因风湿血热所致者。

③季德胜蛇药片：清热解毒，消肿止痛。适用于毒虫咬伤。

2. 外治

（1）中药外洗　可用黄柏、苦参、马齿苋、川椒、白鲜皮、茵陈各30g煮汁，待温凉后，用药汁敷洗患处，每次20分钟，每日1～2次。

（2）中成药外敷　可用季德胜蛇药片或新癀片研末，水调敷于患处，每日1次。

（3）其他疗法　火针疗法：选用消毒后的火针在酒精灯上烧红后迅速刺入皮损周围及较重部位，隔日1次，治疗期间保持局部皮肤干燥。

（二）西医治疗

1. 系统治疗　瘙痒剧烈、难以入睡者，可口服抗组胺药物对症止痒；皮疹泛发、过敏反应重者可予系统应用糖皮质激素。

2. 局部治疗　各种虫咬皮炎，症状轻者可使用止痒剂、糖皮质激素类等外用药；如有继发感染应及早给予外用抗生素；形成结节者可向皮损内注射糖皮质激素。

蜂蜇伤后应立即拔除毒刺，挤出毒液，局部涂3%～10%氨水或5%～10%碳酸氢钠溶液，疼痛剧烈时可于患处皮下注射1%盐酸吐根碱溶液3mL，或在蜇伤近端或周围皮下注射

1%～2% 普鲁卡因 2～4mL，可快速消肿止痛。对有休克等全身反应者，要立即抢救。

（三）中西医结合诊治思路

虫咬皮炎以祛风止痒为原则，症状轻者，可外用糖皮质激素软膏或清热解毒药物；对一些过敏体质人群，特别是儿童，蚊虫叮咬后的反应强烈，持续时间长，需中西医结合治疗，可有效减轻症状。

【预防与调摄】

1. 注意个人防护和职业防护，远离昆虫污染区，必要时可穿防护衣。

2. 避免接触宠物、家禽，可用含二氯二本三氯乙烷（DDT）、含除虫菊酯类杀虫剂对环境消毒。

3. 昆虫叮咬时应将其掸落，勿拍打；高敏人群应随身携带急救药盒（内含肾上腺素、注射器和抗组胺药物）。

扫一扫，查阅本篇数字资源，含PPT、音视频、图片等

第一节　日晒伤

日晒伤（sunburn）又称晒斑、日光性皮炎（solar dermatitis），属中医学"晒疮""风毒肿"范畴，是由于强烈日光照射后，曝晒处皮肤出现红斑、水肿、水疱为临床特征的急性光毒性反应。

【病因与发病机理】

1. 中医病因病机

禀赋不耐，腠理不密，日光曝晒，阳热毒邪侵袭肌表，灼伤皮肤而发为红斑、水肿；甚者与内湿搏结而成水疱。

2. 西医病因与发病机制

本病是皮肤经日光中 290～320nm 波长的中波紫外线过度照射后，细胞中蛋白质和核酸吸收大量的紫外线产生的一系列复杂的光生物化学反应，其反应程度因照射时间、范围、环境因素及肤色、种族、体质的不同而有差异。

【临床表现】

本病春夏季多见，好发于Ⅰ～Ⅲ型皮肤人群。皮损特点为日晒后数小时到 10 余小时内，暴露部位境界清楚的鲜红斑，伴灼痛或刺痛（图 11-1）。严重者可出现水疱、糜烂、破溃。日晒面积广时，可引起全身症状，如发热、畏寒、头痛、乏力等。部分患者在日晒后仅出现皮肤色素变化，即呈即刻或迟发色素沉着晒斑，前者系 UVA 和可见光引起，日晒后 15～30 分钟出现，数小时后消退；后者由 UVB 引起，日晒后 10 小时出现，4～10 天达到高峰，可持续数月。

【诊断与鉴别诊断】

根据强烈日光曝晒史，暴露部位的皮损特点，本病易于诊断。本病应与接触性皮炎、烟酸缺乏症等病鉴别。

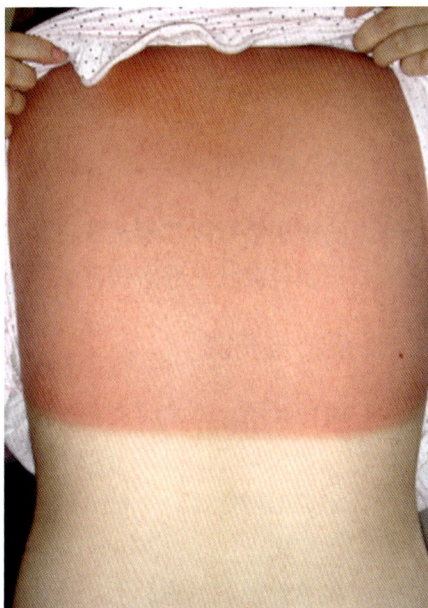

图 11-1　日晒伤

【治疗】

（一）中医治疗

1. 内治

（1）分型证治

①热毒灼肤证

证候　皮肤弥漫性红斑、微肿、灼热、刺痛、瘙痒，重者伴身热、头痛、乏力、口干渴、溲短赤。舌质红，舌苔薄黄，脉数。

治法　清热解毒，凉血消斑。

方药　清营汤加减。热甚加生石膏、栀子；烦渴加西瓜翠衣、生石膏、炒知母、天花粉。

②湿毒搏结证

证候　局部潮红、水肿，群集水疱及糜烂、渗液，烧灼疼痛，恶心纳差，头晕乏力。舌质红，舌苔黄或厚腻，脉滑数。

治法　清热除湿，凉血解毒。

方药　清暑汤加减。身热重加生石膏、炒知母、青蒿；水疱糜烂、渗液多，加薏苡仁、绿豆、茵陈、土茯苓。

（2）中成药

①栀子金花丸：清热泻火，凉血解毒。适用于热毒灼肤证。

②金蝉止痒胶囊：清热解毒，燥湿止痒。适用于湿热内蕴伴见瘙痒者。

2. 外治　可用黄柏、苦参、马齿苋、紫花地丁、生地榆各 30g 煎水，待凉后，用药水敷洗患处，一次 20 分钟，每日 1～2 次。

（二）西医治疗

1. 系统治疗　轻者可选用抗组胺药，重者或疗效欠佳者，可予糖皮质激素、非甾体消炎药等。

2. 局部治疗　轻者用炉甘石洗剂，皮损严重者可用 3% 硼酸溶液或冰牛奶冷敷、糖皮质激素霜剂或用 2.5% 吲哚美辛溶液外擦，每日 2～3 次。

（三）中西医结合诊治思路

本病中医治疗以"清热解毒凉血"为原则。严重者可联合使用抗组胺及抑制光敏西药，内外合治，可减轻症状，缩短病程。

【预防与调摄】

1. 避免曝晒。外出时注意遮阳防护，如使用宽边帽子、遮阳伞、太阳镜等。

2. 外用防晒剂。出门前 20 分钟使用全波段防护的防晒剂，即对 UVA、UVB、UVC 和红外线均有防护的防晒剂；一般外出 SPF15，户外工作者建议 SPF>30；PA>+++；出汗多或遇水，需反复多次涂抹。

3. 避免食用黄泥螺、无花果、芹菜、灰菜、磺胺类药物等易导致光敏感的蔬果和药物。

第二节 痱 子

痱子（miliaria）也称粟粒疹（milium），中医学称"痱子""痱毒"，是由于高温、潮湿所致小汗腺导管闭塞，导致汗液潴留、汗管破裂、汗液外溢入邻近组织的一种表浅性、炎症性皮肤病。

【病因与发病机理】

1. 中医病因病机

本病多因暑热熏蒸，湿热闭阻毛窍，汗出不畅，郁积腠理所致；或热体汗出，肤腠张开，突遇冷水淋激，玄府骤闭，汗不得泄，热毒内郁而致。若经搔抓染毒，毒邪侵肤，则化为脓痱。

2. 西医病因与发病机制

本病多在炎夏或湿热的环境中，汗液大量分泌，不能及时地从体表挥发致使汗管口角质浸渍、肿胀，堵塞汗孔，汗液排出困难，淤积的汗液使汗管在不同水平上发生扩张或破裂，汗液渗入周围组织引起刺激产生炎症。此外，夏季湿热环境下，皮肤表面的细菌数量明显增多，产生的毒素亦会加重炎症反应。

【临床表现】

根据汗管堵塞及汗液溢出部位不同可分为以下临床类型：

1. 白痱 又称晶形粟粒疹（miliaria crystallina），好发于颈、躯干。多见于长期卧床，过度衰弱，高热伴大量出汗患者。汗液溢出发生在角质层内或角质层下，故临床表现为针尖至针头大浅表性透明小水疱，疱壁薄而易破，疱液清，疱周无红晕，干涸后留有细小鳞屑（图11-2）。一般无自觉症状，无须治疗。

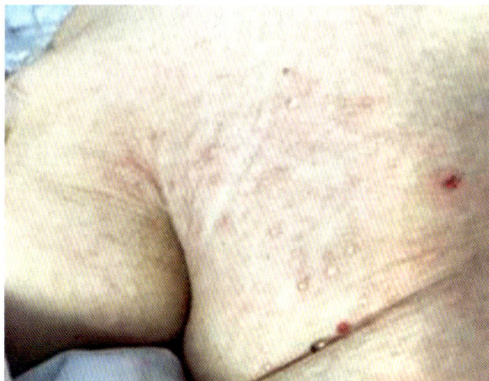

图 11-2 白痱

2. 红痱 又称红色粟粒疹（miliaria rubra），最常见。好发于肘窝、腘窝、前胸、后背、皱褶部位或小儿头面部，常对称分布。汗液溢出发生在表皮稍深处，表现为密集排列针尖大丘疹、丘疱疹，周围有红晕，消退后可见轻度脱屑。自觉轻度烧灼及刺痛感。

3. 脓痱 又称脓疱性粟粒疹（miliaria pustulosa），多由红痱发展而来，好发于四肢屈侧、会阴等皮肤皱襞及小儿头颈部。皮损表现为顶端有针头大浅表性密集小脓疱的痱子，脓疱内容为无菌性或非致病性球菌。

4. 深痱 又称深部粟粒疹（miliaria profunda），好发于颈部、躯干，常见于反复发作严重的红痱者。汗液在表皮 – 真皮交界处汗管破裂溢出而引起，皮损表现为密集的与汗孔一致的非炎性丘疱疹，出汗刺激后皮损加剧。自觉症状不明显。皮损泛发者，可出现热衰竭或热带汗闭性衰竭等全身症状。

【诊断与鉴别诊断】

根据发病季节，典型皮损等可以确诊。本病应与夏令皮炎、急性湿疹、脓疱疮等进行鉴别。

【治疗】

本病治疗以外治为主，严重者可配合内治。

（一）中医治疗

1. 内治

（1）分型证治

①热盛证（红痱）

证候　可见一致性针尖大丘疹水疱，周围红晕，伴刺痒或继发暑疖时红热痒痛。舌质红，苔黄或腻，脉数。

治法　清热解暑化湿。

方药　清暑汤加减。伴暑疖疼痛明显加黄芩、紫花地丁。亦可服连翘败毒丸。

②热毒证（脓痱或深痱）

证候　可见红色丘疹、水疱或脓疱，伴身热口渴、头痛目眩等。舌质红，苔黄或腻，脉数。

治法　清热解毒，解暑利湿。

方药　五味消毒饮合清暑益气汤加减。口渴加石斛，身热，加生石膏；嗜睡乏力伴眩晕，加西洋参。

（2）中成药

①清暑解毒颗粒：清暑解毒，生津止渴。适用于热盛证。

②六神丸：清热解毒，消炎止痛。适用于热毒证。

2. 外治

（1）中药外治

①消痱散（冰片、薄荷、滑石）或六一散外扑，可用于任何证型。

②丝瓜叶 200g 或鲜马齿苋 100g，加水适量，煎水温洗，每日 2 次。

③金银花 30g，野菊花 30g，鲜紫花地丁 30g，煎水外洗，每日 2 次。

（2）针灸疗法　取穴：曲池、合谷、血海、大椎，用泻法，留针 20 分钟，每日 1 次。

（二）西医治疗

1. 系统治疗　一般无需系统治疗，瘙痒明显者可口服抗组胺药；脓痱感染严重时可予以抗生素治疗。

2. 局部治疗　以清凉、收敛、止痒为原则。可外用清凉粉剂或止痒剂，例如 1% 薄荷炉甘石洗剂、痱子粉；脓痱可外用 5% 硫黄炉甘石洗剂、2% 鱼石脂炉甘石洗剂。

（三）中西医结合诊治思路

本病中医治疗以清暑利湿为原则，以清凉、收敛、止痒为目的，外治为主。根据皮损特点选用适当的外用剂型，严重者需加用口服清热药物或抗生素。

【预防及调摄】

1. 伏暑季节室内注意通风、散热、降温。
2. 着衣宽大，吸汗性好，并勤换洗。
3. 保持皮肤清洁，忌搔抓及重力搓擦，以防继发感染。

第三节　冻　疮

冻疮（pernio），中医学称为"冻疮"或"冻烂疮"，是一种与寒冷相关的末梢部位局限性、瘀血性、炎症性皮肤病。

【病因与发病机理】

1. 中医病因病机

本病多因寒邪外袭，阳气不达四末，寒凝肌肤，经脉阻隔，使气血瘀滞为主要病机。

（1）严寒侵袭，阴寒凝滞导致气滞血瘀，血脉运行不畅，不能荣养肌肤，肌肤失却温煦而发为冻疮。

（2）极度严寒气候，阴寒太甚，内侵脏腑，直中少阴，则可见畏寒蜷卧、四肢厥冷、神志不清、脉微欲绝等阳气衰微的危重证候。

（3）素体阳气虚弱，气血运行无力，又受寒冷条件影响，寒性收引，愈发阻滞正常气血运行，导致气滞血瘀而发冻疮。

（4）寒邪入侵，气血瘀滞不通，日久郁而化热，热盛则肉腐而致疮面溃烂。

2. 西医病因与发病机制

本病为长期暴露于寒冷、潮湿环境，皮肤血管痉挛收缩，导致局部组织缺氧，代谢失常，引起细胞损伤，久之血管麻痹扩张，引起静脉淤血、毛细血管扩张、渗透压增加，血浆渗出而致局部水肿、水疱形成乃至组织坏死。潮湿能加速体表散热，故冬季湿度大的地区，冻疮发生率比干燥地区为高。此外，自主神经功能紊乱、周围血循环不良、手足多汗、缺乏运动、营养不良、贫血、鞋袜过紧等均可诱发或加重病情。

【临床表现】

本病好发于初冬、早春季节，寒冷潮湿环境。各年龄组均可发生，但多见于儿童、妇女和末梢血液循环不良者。皮损好发于四肢末端、面部和耳郭等暴露部位（图11-3）。皮损特点为局限性水肿性紫红斑块或结节，边界清楚，触之局部温度变低，按之退色，压力去除后红色逐渐恢复。如受冻时间长，可出现水疱、糜烂、溃疡，愈后留有色素沉着、色素脱失和萎缩性瘢痕；亦有冻疮皮损可表现为多形红斑样皮损，呈典型虹膜样外观。自觉瘙痒，受热后加重。本病病程慢性，气候转暖可自愈。

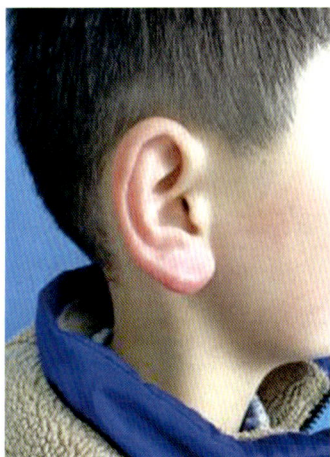

图 11-3　耳郭冻疮

【诊断与鉴别诊断】

根据发病季节和典型临床特点易于诊断。本病应与肢端发绀症、冷球蛋白血症、多形红斑、冻疮样狼疮等疾病鉴别。

【治疗】

本病一般重在预防，应注意保暖，保持干燥；加强营养，宜高蛋白及高纤维素的饮食；坚持体育锻炼促进血液循环，提高机体对寒冷的耐受性。

（一）中医治疗

1. 内治

分型证治

①寒凝血瘀证

证候　局部麻木冷痛，肤色青紫或暗红，肿胀结块，或有水疱，发痒，手足清冷。舌淡苔白，脉沉或沉细。

治法　温经散寒，养血通络。

方药　当归四逆汤加减。痛重，加乳香、没药；坏死、黑痂时，加桃仁、皂角刺、紫花地丁。

②寒盛阳衰证

证候　时时寒战，四肢厥冷，感觉麻木，幻觉幻视，意识模糊，蜷卧嗜睡，呼吸微弱，甚则神志不清。舌淡紫苔白，脉微欲绝。

治法　回阳救脱，散寒通脉。

方药　四逆加人参汤或参附汤加味。

③瘀滞化热证

证候　冻伤后局部坏死，疮面溃烂流脓，四周红肿色暗，疼痛加重，伴发热口干。舌红苔黄，脉数。

治法　清热解毒，活血止痛。

方药　四妙勇安汤加味。热盛者加蒲公英、紫花地丁；气虚者加黄芪；疼痛甚者加延胡索、炙乳香、炙没药。

④气虚血瘀证

证候　神疲体倦，气短懒言，面色少华，疮面不敛，疮周暗红漫肿，麻木。舌淡苔白，脉细弱或虚大无力。

治法　益气养血，祛瘀通脉。

方药　人参养荣汤加减。痛甚，加乳香、没药；溃烂，加紫花地丁、蒲公英。

2. 外治　根据皮损性质选择外用药，皮损未破溃者用 10% 胡椒酒精浸液、红灵酒或生姜辣椒酊、冻疮膏、阳和解凝膏或独胜膏外涂；有水疱者应在局部消毒后，用无菌注射器抽出疱液，或用无菌剪刀在水疱低位剪小口放出疱液，外涂冻疮膏、生肌白玉膏或红油膏等；也可将红油膏掺八二丹外敷；腐脱新生时，用红油膏掺生肌散外敷。

3. 针灸治疗　取哑门、劳宫、三阴交等为主针刺，辅以推拿也可取得明显疗效。

（二）西医治疗

1. 系统治疗　可口服烟酸、硝苯地平、芦丁等扩血管药物；盐酸山莨菪碱、己酮可可碱、维生素 C、维生素 E 也有一定疗效。氟桂利嗪：每晚口服 5mg，20 天为一疗程，可阻断 5- 羟色胺和组织胺受体，扩张血管，增加血流量，改善循环。

2. 局部治疗 以消炎、消肿、促进循环为原则。皮损未破损者可外用复方肝素软膏、多磺酸黏多糖软膏、辣椒酊、维生素 E 软膏等。已破溃者，可使用 5% 硼酸软膏、1% 红霉素软膏等。

3. 物理治疗 可选用红外线、氦氖激光、半导体激光等照射或作激光穴位照射。

（三）中西医结合诊治思路

本病以温经散寒、补阳通脉为基本治则。血瘀作为冻疮的一个主要病理因素贯穿始终，对于任何证型均可加入活血化瘀药物。

中西并用、内外兼治是治疗冻疮的主要策略。针对皮损的形态及严重程度选择不同的药物和剂型，同时联合使用红外线、氦氖激光照射等物理疗法，有利于改善局部血液循环，促进肌肤恢复。也可采用冬病夏治方法，利用夏季气候炎热，阳气旺盛季节对冻疮进行治疗，有利于预防冻疮复发。

【预防与调摄】

1. 本病一般重在预防，应注意防寒保暖；坚持体育锻炼，促进血液循环，提高机体对寒冷的耐受性。

2. 在寒冷环境下生活及工作的人员要注意局部和全身干燥及保暖，尤其是对手足、耳鼻等暴露及末梢部位加强保护，可涂防冻霜剂，手套、鞋袜不宜过紧。

3. 受冻部位不宜立即火烤和热水烫洗，防止溃烂生疮。冻疮未溃发痒时切忌用力搔抓，防止皮肤破伤感染。

4. 加强营养，多吃豆类、肉类及蛋类等食品，有利于提高耐寒能力。积极治疗贫血等慢性消耗性疾病。

第四节 鸡眼与胼胝

鸡眼（clavus）与胼胝（callus），中医学称前者为"鸡眼"或"肉刺"，后者为"胼胝"或"脚垫"，系是由于长期摩擦受压引起的角质增生性损害。

【病因与发病机理】

1. 中医病因病机

本病多由于穿尖鞋或足骨畸形，经长久站立或行走，使局部摩擦、挤压、气血运行受阻，肌肤失养而成。

2. 西医病因及发病机制

两者均与长期机械刺激（如压迫和摩擦）引起的角质层过度增生有关。

【临床表现】

1. 鸡眼 好发于成人，女性多见。常累及突出的受力部位，如足跖前中部、小趾外侧、趾背及足跟等部位多见。皮损为境界清楚、表面光滑的淡黄色或深黄色的倒圆锥状的角质栓，由于尖端压迫神经末梢，故行走时引起疼痛，按压痛明显（图 11-4）。

2. 胼胝 好发于掌跖受压迫和摩擦处，表现为境界不清楚的黄色或蜡黄色半透明增厚的角质性斑块，扁平或稍隆起，表面光滑，质地坚实。一般起病慢，多无自觉症状，严重者可有压痛

（图 11-5 ）。

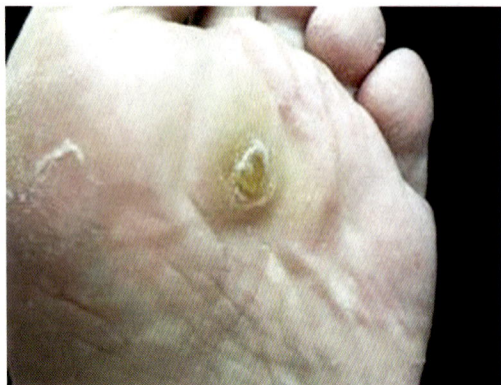

图 11-4 鸡眼

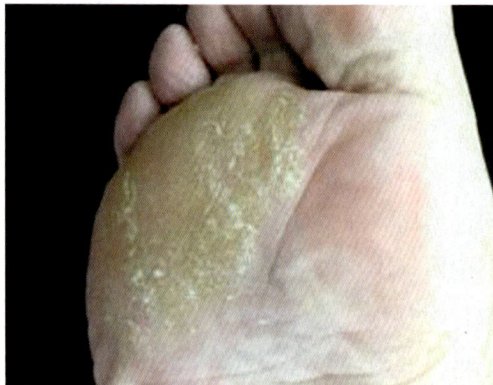

图 11-5 胼胝

【组织病理】

鸡眼与胼胝主要表现为病变部位的表皮增生，角化过度。该角化过度因全部由角质构成，故又名正性角化过度。

【诊断与鉴别诊断】

根据好发部位、典型损害易于诊断。本病应与跖疣、点状掌跖角皮症等疾病鉴别。

【治疗】

（一）中医治疗

1. 内治 一般不需内服药物治疗。

2. 外治

①中药鸦胆子或鲜半夏捣烂局部贴敷。用药前将胶布剪一同鸡眼大小一致的圆孔贴在其表面，保护皮肤，将药敷在皮损处，再盖上一胶布固定。5 天换药 1 次。

②骨碎补 30g（研细），加热蜂蜡 60g 溶化，与骨碎补拌成膏，用法同上。

③修治疗法又称修脚疗法，是治疗脚病的一种独特方法。修脚疗法有见效快、能迅速缓解疼痛症状、操作层面清楚、不易产生局部瘢痕、操作器械简单、疗效肯定等优点。具体操作：常规消毒，削去表面角质层，取一小块胶布，中间剪一圆洞，贴于患处，以水杨酸粉局部封包，用胶布包扎固定，1 周后揭去，如皮损仍未消失，则再予重复以上治疗，每周换药 1 次。

④中药外洗治疗。威灵仙 50g，红花 30g，透骨草 30g，鸡血藤 30g，海桐皮 30g，待水煎液温热后泡患处，浸软后用刀修削过厚的角质，隔日 1 次。

（二）西医治疗

1. 鸡眼 可外用鸡眼膏，50% 水杨酸软膏，但注意保护周围正常皮肤，也可选用手术切除、冷冻、二氧化碳激光等方法。

2. 胼胝 一般无需治疗，减少摩擦多能缓解。若角质增生过度出现疼痛，可手术切除或使用角质剥脱剂，如 25% 水杨酸火棉胶、0.3% 维 A 酸软膏等。

（三）中西医结合诊治思路

本病的治疗首先需要积极处理原发因素，一般采用外治法。各种疗法去除角质增生后，再配合中医药局部治疗能使足部气血畅行，进一步软化角质，从而减轻疼痛，减少复发。

【预防与调摄】

1. 去除摩擦、压迫及足部畸形等诱因。
2. 穿合适的软底鞋，或使用矫形鞋、海绵垫、支具等减轻挤压。
3. 勿自行用刀片修脚或外用腐蚀性药物，以防感染或加重病情。

第五节　手足皲裂

手足皲裂（rhagadia manus et pedis），中医学称此为"皲裂疮"或"干裂疮"。是由各种原因所致的手足部皮肤干燥和皲裂，伴疼痛，严重者行走受限，影响日常工作和生活。

【病因与发病机理】

1. 中医病因病机

该病的发生多责于外感或内生之燥邪，使肤失濡养，燥胜枯槁而成。

（1）风寒燥烈所伤，寒凝血脉，燥胜枯槁，肢体末端皮肤失于濡养而致。

（2）素体血虚津亏之人不耐燥寒，而致肌肤失养枯裂。

（3）肌肤受水湿浸渍，或摩擦日久，或化学、生物等外邪刺激，日久化燥伤津，致使肌肤不能耐受燥寒而枯槁变脆。

2. 西医病因与发病机制

手足皮肤尤其是掌跖角层较厚，无皮脂腺，冬季汗液分泌少，角层内含水量减少，因而皮肤容易干燥；再加各种机械性、物理性摩擦和刺激，酸碱、有机溶媒的脱脂作用等使角质层增厚。当局部活动或牵拉力较大时，即可引起皮肤皲裂。老年人、鱼鳞病、掌跖角化症、角化性足癣等患者亦多发生手足皲裂。

【临床表现】

本病好发于秋冬季节，好发于手指屈侧、手掌、足跟、足跖外侧等角质层增厚或经常摩擦的部位，皮损特点为沿皮纹发展的长短、深浅不一、纵横交错的裂隙。常有出血、疼痛，主要取决于皲裂深度和范围。根据皲裂深浅程度分为3度。1度：患处皮肤干燥有皲裂，但仅累及表皮，无出血、疼痛等；2度：患处皮肤干燥，裂隙深达真皮浅层伴轻度刺痛，但无出血；3度：患处皮肤干燥，裂隙深达真皮深层和皮下组织，常伴出血、疼痛或触痛等症状。（图11-6，图11-7）

【诊断要点与鉴别诊断】

根据本病临床表现，诊断并不困难。本病应与手足癣、鱼鳞病、掌跖角化症相鉴别。

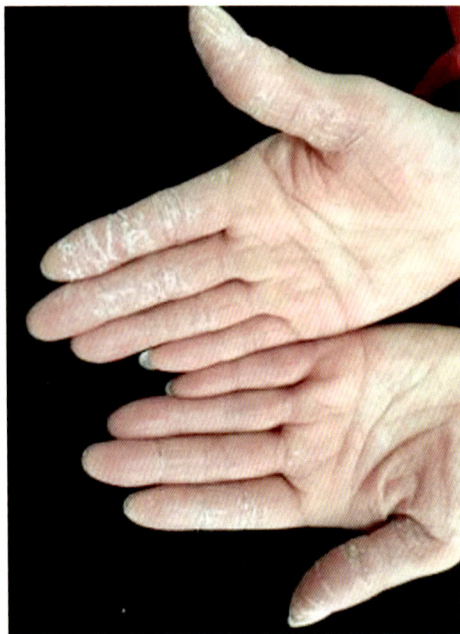

图 11-6　手部皲裂

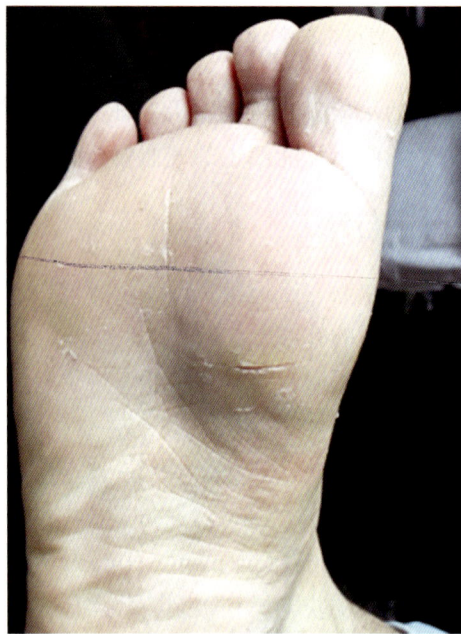

图 11-7　足部皲裂

【治疗】

（一）中医治疗

1. 内治

（1）分型证治

①血虚风燥证

证候　可见皮肤干燥，掌跖角化过度，增厚，皲裂，疼痛，出血。舌质淡红，苔薄白，脉细缓涩。

治法　养血润燥。

方药　当归饮子加减。

②风湿浸淫证

证候　可见皮肤干裂，并可见渗出、疼痛，可波及大面积足部、手部。舌质淡红，苔润，脉濡细。

治法　祛风除湿。

方药　祛风除湿汤加减。大便溏薄者，加炒山药、炒白术；舌苔白腻者加薏苡仁、苍术。

③寒凝血瘀证

证候　可见皮肤干裂，疼痛，皮损暗紫色，肢端肿胀，遇冷加重。舌暗红，苔白浊，脉弦紧。

治法　温经散寒。

方药　当归四逆汤加减。形寒、畏冷者，加肉桂、鹿角片；倦怠、纳差者，加党参、白术、茯苓。

（2）中成药

①润肤丸：清热养阴，活血调肤，祛风止痒。适用于皲裂伴有皮肤瘙痒、口干口苦、小便短

涩等湿热伤阴者。

②养血荣筋丸：养血荣筋，祛风通络。适用于皲裂伴有筋骨疼痛、肢体麻木。

③人参养荣丸：温补气血。适用于皲裂伴有形瘦神疲、食少便溏、病后虚弱等气血虚弱者。

2. 外治

①皲裂汤：红花、金银花、地骨皮、苍术、桃仁、牡丹皮、苦参、白术、芦荟适量，煎水浸泡手足。

②紫归治裂膏：主要由紫草、当归、白蔹、甘草等组成，具有活血、生肌止痛。用于手足皲裂。贴患处，2～3天换药1次。

（二）西医治疗

治疗原则：以润泽皮肤、软化角质、减少疼痛为主。可外用10%～20%尿素软膏、5%～10%水杨酸软膏或0.1%维A酸软膏；角质较厚者，可用热水浸泡，然后用刀片将角层削薄，外搽上述外用药，亦可用胶布贴在裂口处使之愈合。

（三）中西医诊疗思路

本病中医治疗以养血润燥、活血化瘀，软化角质为原则。对于手足皲裂轻者外治为主，兼顾润肤，无需内服药物。重者治宜养血、祛风、润燥，佐以软坚散结。由其他疾病引发的手足皲裂，当积极治疗原发病。

【预防与调摄】

1. 预防为主，治疗原发病如手足癣、湿疹等。

2. 保持手足清洁，冬季温热水浸泡手足，随后外涂润肤乳/霜。

3. 勿用碱性强的肥皂，以用中性肥皂为好，避免接触脱脂性有机溶媒，一旦接触应即刻清洗并涂润肤霜。

4. 因职业因素而引起的皲裂，应加强防护措施，避免手足受到有害的物理、化学性刺激。

第十二章
变态反应性皮肤病

抗原物质作用于机体后可致机体的反应性发生改变。当机体再次暴露于相同抗原时，所产生的反应与首次不同，或出现对机体有利的免疫反应，或出现对机体组织有损伤的变态反应。变态反应亦称超敏反应或过敏反应。变态反应分为四类：速发型（Ⅰ型）、细胞毒型（Ⅱ型）、免疫复合物型（Ⅲ型）、细胞介导型（迟发型、Ⅳ型）。属于变态反应性皮肤病的病种很多，本节所述的是最常见的几种变态反应性皮肤病。

第一节　湿　疹

湿疹（eczema），属于中医学"湿疮""浸淫疮""血风疮"或"粟疮"的范畴，依据其发病部位尚有不同名称，如"旋耳疮""涡疮""乳头风""脐疮""肾囊风"等。本病是由多种内外因素引起的一种常见的急性或慢性皮肤炎症性疾病。本病急性期皮损以丘疱疹为主，慢性期以苔藓样变为主，易反复发作，多有渗出倾向。

【病因与发病机理】

1. 中医病因病机

本病总由禀赋不耐，风、湿、热邪阻滞肌肤所致。

（1）急性以湿热为主，常因饮食失节，嗜酒或过食辛辣、腥膻之品，伤及脾胃，脾失健运，致使湿热内蕴，复外感风湿热邪，两邪相搏，阻于腠理，浸淫肌肤而发病。

（2）亚急性多因素体虚弱，或脾虚不运，湿邪留恋，肌肤失养为主。

（3）慢性者因湿热蕴久，耗伤阴血，血虚生风生燥，肌肤失却濡养而成。

2. 西医病因与发病机理

本病病因尚不清楚，其发病是多种内外因素相互作用所致，少数可能由迟发型变态反应介导。病因可能与以下因素有关：内部因素包括慢性感染病灶、内分泌及代谢改变、血液循环障碍、神经精神因素、遗传因素等；外部因素包括食物、吸入物、生活环境、动物皮毛、各种化学物质等所诱发或加重。本病不是遗传性疾病，但往往有一定的家族倾向，这可能与遗传过敏体质有关。

【临床表现】

根据病程和临床特点可分为急性、亚急性和慢性湿疹。临床上可从任一阶段开始发病，并向其他阶段演变。

1. 急性湿疹（acute eczema） 可发生于任何体表部位，好发于头面、耳后、四肢远端、手足、阴囊、女阴、肛门等处，多对称分布。皮损特点为多形性，表现为红斑基础上密集分布的针头至粟粒大小丘疹、丘疱疹和水疱，搔抓破后有点状糜烂、渗出；皮损常融合成片，向周围扩展。自觉瘙痒，瘙痒程度和皮损形态、部位及患者耐受性有关（图 12-1）。如合并细菌感染，皮损炎症加重，形成脓疱、脓液和脓痂。个别患者还可合并毛囊炎、疖、局部淋巴结炎等。

2. 亚急性湿疹（subacute eczema） 急性湿疹炎症减轻或未经适当处理，可发展成亚急性湿疹。皮损范围缩小，炎症减轻，主要以小丘疹、鳞屑、结痂为主（图 12-2），瘙痒程度减轻。如再次暴露于致敏原、新的刺激或处理不当，可导致急性发作和皮损加重。久治不愈者，发展成为慢性湿疹。

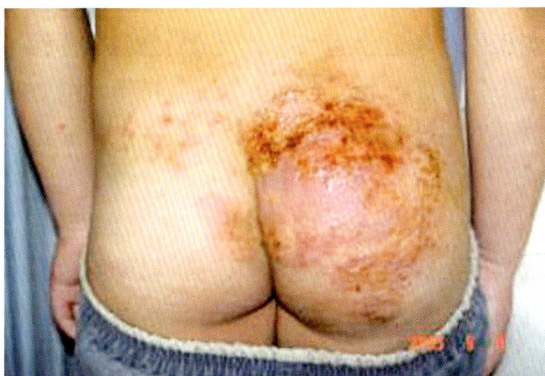

图 12-1　急性湿疹

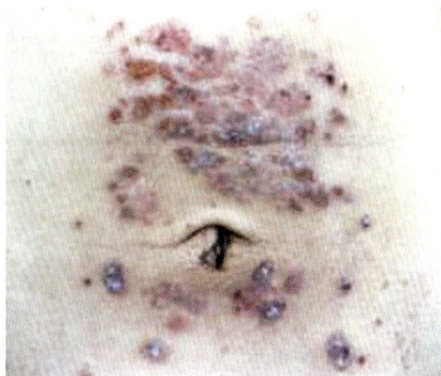

图 12-2　亚急性湿疹

3. 慢性湿疹（chronic eczema） 由急性及亚急性湿疹迁延而来，也可由于持续轻微刺激，一开始就表现为慢性。皮损特点为浸润肥厚、表面粗糙，伴抓痕、血痂、色素改变等（图 12-3）。本期病情时轻时重，容易复发，瘙痒多为阵发性。

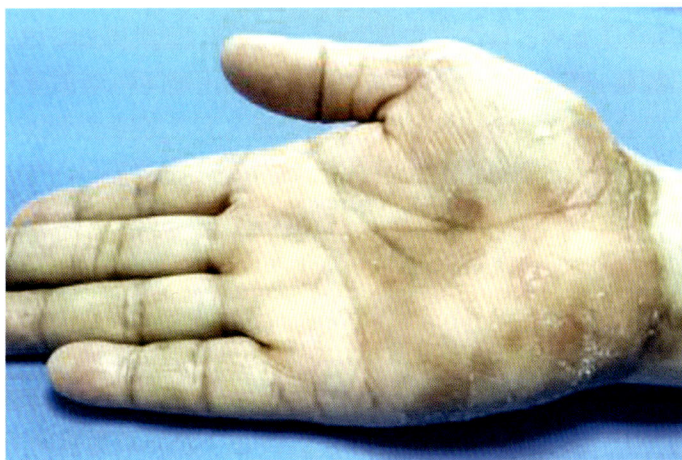

图 12-3　慢性湿疹（手部湿疹）

4. 特殊类型湿疹

（1）手部湿疹（hand eczema） 也是一种常见的职业病，常见于潮湿环境工作人群，如理发师、餐饮、水产业者等人群；女性多见。好发于手背、掌面或掌侧，可蔓延至手背和腕部。皮损表现为界限不清、角化明显、浸润肥厚，常有皲裂，指侧可表现为瘙痒性小水疱，多对称分布。长期不愈者可有指甲改变。

（2）耳部湿疹（ear eczema） 多发生在耳后皱襞、耳轮和外耳道。皮损表现为红斑、渗液、结痂及皲裂，常对称分布。外耳道湿疹可由污染的真菌刺激引起，或由于中耳炎引起的继发性感染性湿疹，有时带脂溢性。

（3）乳房湿疹（eczema mammae）　多见于哺乳期女性。表现为乳头、乳晕、乳房暗红斑，多有明显糜烂、渗出或结痂，境界清楚；有浸润时会有疼痛性皲裂；可单侧或双侧；自觉瘙痒。3个月以上或常规治疗不愈的单侧乳头或乳晕湿疹，需行组织病理检查，排除乳房 Paget 病。

（4）外阴、肛门湿疹　男性主要局限于阴囊，有时波及肛门、阴茎，表现为皮纹加深加宽，浸润肥厚，干燥，伴脱屑及色沉，有渗出者常肿胀、皲裂；自觉瘙痒；慢性经过，常年不愈。需与核黄素缺乏性阴囊炎鉴别。有潮湿型和干燥型两种。女性多累及大小阴唇及附近皮肤；患处皮肤浸润肥厚，境界清楚，因搔抓常有继发性损害；经期及分泌物刺激可使病程迁延难愈。肛周湿疹常局限于肛周皮肤，少数累及会阴；皮损浸润肥厚，伴苔藓样变；奇痒难忍；局部潮湿多汗。

（5）干燥性湿疹（xerotic eczema）　也称皮脂缺乏性湿疹。发病与气候干燥、皮肤屏障受损、经皮水分丢失增加及皮脂分泌减少等有关。好发于手足背、上肢、小腿伸侧，常见于鱼鳞病患者及老年人，皮损特征为皮肤干燥伴糠秕状脱屑，也可出现湿疹样皮损，一般无渗出，冬重夏轻。

【组织病理】

急性湿疹表皮内可有海绵形成和水疱，真皮浅层毛细血管扩张，周围可见淋巴细胞，少数中性及嗜酸性粒细胞。慢性期表皮棘层肥厚明显，有角化过度及角化不全，真皮浅层毛细血管壁增厚，胶原纤维可轻度变粗。

【诊断与鉴别诊断】

根据对称性、多形性皮损、瘙痒显著、反复发作等临床特点，一般诊断不难。本病应与接触性皮炎、神经性皮炎、手足癣等疾病鉴别。

表 12-1　急性湿疹与接触性皮炎的鉴别

	急性湿疹	接触性皮炎
病因	不明确	有明确接触史
好发部位	任何部位	局限于接触部位
皮损特点	多形性、对称性，无大疱及坏死，炎症较轻。	单一形态，可有大疱及坏死，炎症较重。
皮损境界	不清楚	清楚
自觉症状	瘙痒剧烈	瘙痒或灼热感
病程	较长，易复发	较短，去除病因后可迅速自愈，不再接触即不复发。
斑贴实验	常阴性	多阳性

表 12-2　慢性湿疹与神经性皮炎鉴别

	慢性湿疹	神经性皮炎
病史	常由急性湿疹演变而来，有反复发作亚急性史，急性期先有皮损后有痒感。	慢性起病，无急性发作史。
病因	各种内外因素	局部摩擦及神经精神因素为主
好发部位	任何部位	颈项、肘膝关节伸侧、腰骶部、眼睑
皮损特点	圆锥状、米粒大、灰褐色丘疹，融合成片，浸润肥厚，有色素增加。	多角形扁平丘疹，密集成片，呈苔藓样变，边缘可见扁平发亮丘疹。
演变	可急性发作、有渗出倾向	慢性，干燥。

【治疗】

湿疹易反复发作，所以治疗根据病因病机、临床表现、病程长短进行辨证治疗。一般急性湿疹多辨证为湿热浸淫，治宜清热利湿；亚急性者多辨证为脾虚湿蕴，治宜健脾利湿；慢性者则多辨证为血虚风燥，治宜养血润肤，祛风止痒。西医治疗目的在于抗炎、止痒。

（一）中医治疗

1. 内治

（1）分型治疗

①风热蕴肤证

证候　病变进展快，皮损以红色丘疹为主，可见鳞屑、结痂，渗出不明显，皮肤灼热，瘙痒剧烈；可伴发热，口渴。舌边尖红或舌质红，苔薄黄，脉浮或浮数。

治法　疏风清热、化湿止痒。

方药　消风散加减。如瘙痒甚，加用地肤子、白鲜皮；如红斑较甚，加生地黄、丹皮、赤芍。

②湿热浸淫证

证候　发病急，皮损潮红灼热，瘙痒无休，渗液流汁；伴身热，心烦，口渴，大便干，尿短赤。舌红，苔薄白或黄，脉滑或数。

治法　清热利湿。

方药　龙胆泻肝汤合萆薢渗湿汤加减。若渗液明显，加苦参、泽兰、泽泻以清热敛湿；大便干结，则加大黄、厚朴以行气通腑。

③脾虚湿蕴证

证候　发病较慢，皮损潮红，瘙痒，抓后糜烂渗出，可见鳞屑；伴有纳少，神疲，腹胀便溏。舌淡胖，苔白或腻，脉弦缓。

治法　健脾利湿。

方药　除湿胃苓汤或参苓白术散加减。若纳呆，加神曲、谷芽、麦芽以健脾消食；腹胀，加香附、佛手以行气消滞。

④血虚风燥证

证候　病程迁延日久，反复发作，皮损色暗或色素沉着，剧痒，或皮损粗糙肥厚；伴口干不欲饮，纳差腹胀。舌淡，苔白，脉濡细。

治法　养血润肤，祛风止痒。

方药　当归饮子或四物消风散加减。若血虚明显者，加黄精、制首乌养血；皮损肥厚，加鸡血藤、丹参以活血养血；瘙痒剧烈，加乌蛇、乌梅、五味子祛风敛阴止痒。

（2）中成药

①金蝉止痒胶囊：清热解毒，燥湿止痒。适用于湿热浸淫证。

②百癣夏塔热片：清除异常黏液质、胆液质及败血，消肿止痒。适用于急性湿疹早期，兼有大便秘结者。

③八宝五胆芍墨：消炎解毒，活血止痛，凉血止血，消肿软坚，防腐收敛。用于吐血，咳血，鼻衄，便血，赤白痢下，痈疽疮疡，无名肿毒，顽癣，皮炎，湿疹等。

④润燥止痒胶囊：养血滋阴，祛风止痒，润肠通便。适用于慢性湿疹皮肤干燥，肥厚，脱屑，瘙痒者。

2. 外治

（1）**急性湿疹** 外治宜清热解毒，除湿止痒，可选用清热止痒的中药苦参、黄柏、地肤子、马齿苋、野菊花、荆芥等煎汤温洗，或复方黄柏液涂剂、皮肤康洗液外洗。

（2）**亚急性湿疹** 外治原则为清热解毒、润燥止痒、收敛燥湿，选用除湿止痒软膏、冰黄肤乐软膏、黄连软膏、三黄洗剂、3%黑豆馏油调搽。

（3）**慢性湿疹** 外治原则以清热除湿、润燥止痒，一般可外搽七参连湿疹膏、除湿止痒软膏、青黛膏、5%硫黄软膏、10%～20%黑豆馏油软膏。

（二）西医治疗

1. 局部治疗 是湿疹治疗的主要手段，应根据皮损分期选择合适的药物剂型。

（1）**急性期** 无水疱、糜烂、渗出时，可外用炉甘石洗剂、糖皮质激素乳膏或凝胶；大量渗出时应选择冷湿敷，如3%硼酸溶液、0.1%盐酸小檗碱溶液、0.1%依沙吖啶溶液等；有糜烂但渗出不多时可用氧化锌油剂。

（2）**亚急性期** 外用氧化锌糊剂、糖皮质激素乳膏。

（3）**慢性期** 外用糖皮质激素软膏、硬膏、乳剂或酊剂、涂膜剂等，可合用保湿剂及角质松解剂，如20%～40%尿素软膏、5%～10%水杨酸软膏等。顽固性局限性肥厚性皮损可用糖皮质激素皮损内局部封闭注射。

2. 系统治疗 内用药物常用抗组胺药和镇静安定剂。急性期可选用钙剂、维生素C、硫代硫酸钠静脉注射，或用普鲁卡因静脉封闭。一般不宜用糖皮质激素，但对用多种疗法效果不明显的急性泛发性湿疹患者，可考虑短期使用糖皮质激素，一旦急性症状被控制后即应酌情减量撤除，以防长期使用激素引起的不良反应。有感染时应考虑加用抗生素。

（三）中西医结合诊治要点

湿疹的中医治疗，急性期治以清热利湿，亚急性期治以健脾利湿，慢性者治以养血润肤；西医治疗以抗炎、止痒为原则。中医药治疗可降低复发率，有效减轻临床症状，因此各型湿疹均宜中医辨证治疗。对于急性湿疹瘙痒明显，皮损泛发、渗液多而难以控制，或合并感染时应考虑中西医结合治疗以控制病情，亚急性及慢性湿疹中医治疗更具有优势。

【预防与调摄】

1. 急性者忌热水烫洗和碱性洗涤剂等刺激物洗涤。

2. 应避免搔抓，并忌食辛辣、海鲜、酒、牛、羊肉等食物。对鱼、虾、蟹等一般易诱发本病的食物注意观察。

3. 急性湿疹或慢性湿疹急性发作期间，应暂缓预防注射。

4. 保持皮肤清洁，避免过度洗烫、碱性洗涤剂及各种有害因子刺激。治疗全身性疾病，发现病灶应及时积极清除。

第二节　特应性皮炎

特应性皮炎（atopic dermatitis，AD）又称遗传过敏性皮炎、异位性皮炎或特应性湿疹，是一种与遗传过敏素质有关的慢性复发性、具有年龄阶段特征的炎症性皮肤病。中医学把发生在婴幼儿期者称为"胎敛疮""奶癣"，儿童及成人期发病者归属于"湿疮""浸淫疮""血风疮""四弯风"。

【病因与发病机理】

1. 中医病因病机

本病是由于先天禀赋不耐，胎毒遗热，外感六淫，饮食失调，致心火过盛，脾虚失运而发病。心火与脾虚为本病的主导病机，婴儿期以心火为主，因胎毒遗热，郁而化火，火郁肌肤而致；儿童期以心火脾虚交织互见为主，因心火扰神，致脾失健运，湿热蕴结肌肤所致；青少年和成人期病久心火耗伤元气，脾虚气血生化乏源，或湿热耗气伤津，致血虚风燥，肌肤失养而致。

2. 西医病因及发病机制

本病可能是一种多因素疾病，发病主要与遗传背景、免疫异常、环境、皮肤屏障功能、皮肤菌群紊乱等因素密切相关。

（1）遗传学说 本病可能是多基因遗传病，遗传因素在发病中起重要作用。临床调查发现43%～83%患者有家族遗传过敏史。父母一方有 AD 者，其子女出生后 2 岁内发病率可达 50% 以上；如父母双方均有特应性疾病的病史，其子女 AD 发病率高达 79%；此外，双生子研究发现，同卵或异卵双生子一方患 AD，另一方患病概率分别为 77% 和 15%；再有，目前已经确定了至少 19 个 AD 基因变异与本病有明显的相关性。

（2）免疫学说 免疫学机制在 AD 的发病中占主导地位。免疫介导的炎症涉及以下几个环节，包括朗格汉斯细胞和皮肤树突细胞提呈变应原、Th1/Th2 平衡失调、调节性 T 细胞功能障碍、嗜酸粒细胞和特异性 IgE 参与并扩大炎症反应过程（大多数患者血清 IgE 升高），角质形成细胞产生细胞因子和炎症介质参与炎症反应等。

（3）环境因素 外界环境的各种吸入或食入变应原均可诱发 AD。主要的变应原有屋尘螨、食物、感染性变应原、花粉、动物毛发、镍、钴、香精等，如本病患者常有高水平屋尘螨 IgE 抗体、婴儿期有食物蛋白过敏、微生物定植（如金黄色葡萄球菌和马拉色菌），形成皮肤免疫异常反应和炎症，引发皮疹和瘙痒。

（4）皮肤屏障功能 患者皮损和甚至外观正常的皮肤表皮屏障均存在缺陷，神经酰胺较正常人含量降低，不仅使得经皮水分丢失增加，还使得皮肤对一些溶剂、消毒剂的刺激和敏感性增加，与本病的严重性密切相关。绝大多数患者夏轻冬重，后者除了与寒冷、毛衣物刺激及屋内尘螨等有关外，环境湿度降低是主要原因。精神紧张也可使经表皮水丢失增加，与本病复发有关。因此，修复和保持皮肤屏障功能对疾病改善和恢复至关重要。

（5）皮肤菌群紊乱 AD 皮损和外观正常皮肤常伴有以金黄色葡萄球菌定植增加和菌群多样性下降为主要表现的皮肤菌群紊乱，以及所导致的代谢等功能异常，促进了皮肤炎症的进展。

【临床表现】

本病在不同年龄阶段，具有不同特点，通常分为婴儿期、儿童期、青年与成人期及老年期。

1. 婴儿期（出生～2 岁） 表现为婴儿湿疹，多分布于两面颊、额部和头皮，皮疹可干燥或渗出，在头皮、耳后等部位可表现为脂溢性。病程慢性，少数患者可在两年内逐渐缓解或痊愈，多数患者可持续迁延至儿童期，甚至成人期。

2. 儿童期（2 岁～12 岁） 多由婴儿期演变而来，也可不经过婴儿期而发生。多发生于肘窝、腘窝和小腿伸侧，以亚急性和慢性湿疹为主要表现，皮疹往往干燥肥厚，有明显苔藓样变（图 12-4）。此期瘙痒剧烈，易形成"瘙痒－搔抓－瘙痒"的恶性循环，也可暂时痊愈迁延至成人期。

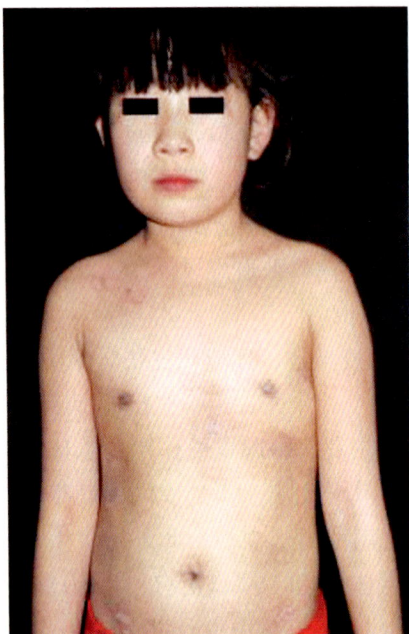

图 12-4　特应性皮炎（儿童期）

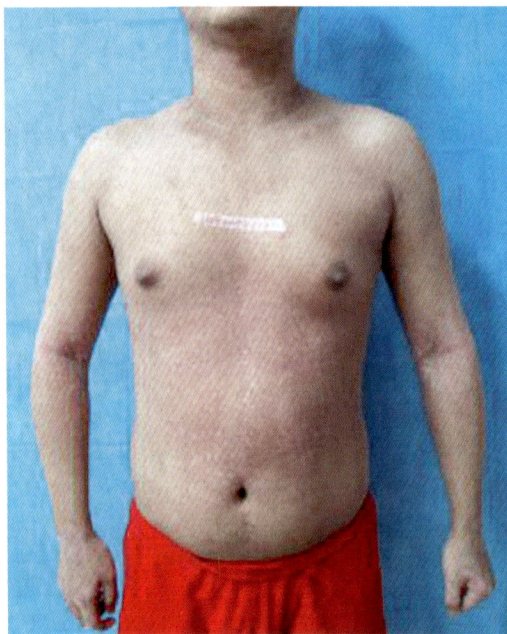

图 12-5　特应性皮炎（成人期）

3. 青年与成人期（12 岁以上）　皮损与儿童期类似，也以亚急性和慢性湿疹为主，主要发生在肘窝、腘窝、颈前等部位，也可发生于躯干、四肢、面部、手背，大部分呈干燥、肥厚性皮炎损害，部分患者也可表现为痒疹样皮疹（图 12-5）。

4. 老年期（>60 岁）　是近几年来逐渐被重视的一个特殊类型，男性多于女性，皮疹通常表现为严重而泛发的慢性湿疹样皮疹，严重时累及 90% 以上体表面积，形成红皮病。

5.AD 患者特征性临床表现　①皮肤特征：皮肤干燥、鱼鳞病、毛周角化、掌纹症、眶下褶痕、颈前皱褶、眶周黑晕、苍白脸、出汗时瘙痒、对羊毛敏感；眼睑湿疹、手部湿疹、乳头湿疹、盘状湿疹、鼻下和耳根皱褶处湿疹、汗疱疹、唇炎。②血管特征：皮肤白色划痕症。③眼部异常：复发性结膜炎等。④并发症：部分患者还同时有其他特应性疾病，如过敏性哮喘、过敏性鼻炎，部分患者有明显的异种蛋白过敏，如对部分食物蛋白（肉、蛋、奶、坚果等）或吸入物（粉尘螨、屋尘螨等）过敏。⑤感染的易感性：患者皮损局部金黄色葡萄球菌定植数量增加，常继发葡萄球菌感染。

【实验室检查】

1. 血液学和血清学检查　①外周血液中嗜酸性粒细胞增多；②血清中总 IgE 增高；③血清中特异性 IgE 升高等。

2. 皮肤试验　对某些变应原（如真菌、花粉、毛屑）的速发型过敏反应常呈阳性。用结核菌素、念珠菌素等做皮内试验（迟发型过敏反应），常为阴性或弱阳性。

3. 皮肤白色划痕试验　用钝器划皮肤，皮肤出现白色划痕（正常人呈红色）。

【诊断与鉴别诊断】

特应性皮炎是一种异质性疾病，表现多种多样，一般综合患者病史、临床表现、家族史和实验室检查，诊断不难。目前国内外有多种诊断标准，国内推荐使用 Williams 诊断标准。

表 12-3　Williams1994 年诊断标准

持续 12 个月的皮肤瘙痒加上以下标准中的 3 项或更多
1. 2 岁以前发病（适用于大于 4 岁者）
2. 屈侧皮肤受累（包括肘窝、腘窝、踝前或颈周，10 岁以下儿童包括颊部）
3. 有全身皮肤干燥史
4. 个人史中有其他过敏性疾病如哮喘或花粉症，或一级亲属 4 岁以下儿童发生 AD 病史。
5. 有可见的身体屈侧湿疹样皮损（或 4 岁以下儿童颊部 / 前额和远端肢体湿疹）

本病应与脂溢性皮炎、非特应性湿疹、单纯糠疹、鱼鳞病、疥疮、副银屑病、嗜酸性粒细胞增多性皮炎、皮肤 T 细胞淋巴瘤、Netherton 综合征、高 IgE 综合征、特应性皮炎样移植物抗宿主病等相鉴别。

【治疗】

特应性皮炎治疗目标是缓解或清除临床症状，清除诱发和（或）加重因素，减少、预防复发，提高患者生活质量。中医治疗以心火脾虚为主导病机，治以清心培土，在急性期清心健脾为主，慢性缓解期健脾为主。若涉及其他脏腑，则兼而治之。本病易反复，病情缓解后建议巩固治疗。

（一）中医治疗

1. 内治

（1）分型证治

①心脾积热证

证候　面部红斑、丘疹、脱屑或头皮黄色痂皮，伴糜烂渗液，有时蔓延到躯干和四肢，哭闹不安，可伴有大便干结，小便短赤。指纹呈紫色达气关或脉数。本型常见于婴儿期。

治法　清心导赤。

方药　三心导赤饮加减。面部红斑明显，酌加黄芩、白茅根、水牛角；瘙痒明显，酌加白鲜皮；大便干结，酌加火麻仁、莱菔子；哭闹不安，酌加钩藤、牡蛎。药物用量可参照年龄和体重酌情增减。

②心火脾虚证

证候　面部、颈部、肘窝、腘窝或躯干等部位反复发作的红斑、水肿，或丘疱疹、水疱，或有渗液，瘙痒明显，烦躁不安，眠差，纳呆。舌尖红，脉偏数。本型常见于儿童反复发作的急性期。

治法　清心培土。

方药　清心培土方加减。皮损鲜红，酌加羚羊角或水牛角、栀子、牡丹皮；瘙痒明显，酌加苦参、白鲜皮、地肤子；眠差，酌加龙齿、珍珠母、合欢皮。药物用量可参照年龄和体重酌情增减。

③脾虚湿蕴证

证候　四肢或其他部位散在的丘疹、丘疱疹、水疱；倦怠乏力，食欲不振，大便稀溏。舌质淡，苔白腻，脉缓或指纹色淡。本型常见于婴儿和儿童反复发作的稳定期。

治法　健脾渗湿。

方药　小儿化湿汤加减。皮损渗出，酌加萆薢、茵陈蒿、马齿苋；纳差，酌加鸡内金、谷芽、山药；腹泻，酌加伏龙肝、炒黄连。药物用量可参照年龄和体重酌情增减。

④血虚风燥证

证候　病程久，皮肤干燥，肘窝、腘窝常见苔藓样变，躯干、四肢或可见结节性痒疹样皮损，继发抓痕，瘙痒剧烈，面色苍白，形体偏瘦，眠差，大便偏干。舌质偏淡，脉弦细。本型常见于青少年和成人期反复发作的稳定期。

治法　养血祛风。

方药　当归饮子加减。皮肤干燥明显，酌加沙参、麦冬、石斛；情绪急躁，酌加钩藤、牡蛎；眠差，酌加龙齿、珍珠粉、百合。药物用量可参照年龄和体重酌情增减。

⑤风湿热蕴证

证候　皮疹一般发作迅速，可泛发全身，以红色丘疹为主；伴水疱或丘疱疹，糜烂、渗液不明显，瘙痒剧烈。舌红，苔黄，脉浮数或浮缓。

治法　祛风除湿。

方药　消风散加减。渗液多，可加土茯苓、萆薢；皮疹红肿灼热者，加金银花、白茅根。

⑥脾肾阳虚证

证候　皮肤粗糙肥厚；伴干燥脱屑，皮疹暗淡，瘙痒，四肢不温，面色苍白或黧黑，眼圈发黑。舌胖淡，苔白或滑，脉沉细或沉弱。

治法　健脾利水，温阳补肾。

方药　真武汤或五苓散。皮肤灼热、潮红者，加桑白皮、金银花、连翘等；渗液者，加薏苡仁、白鲜皮、地肤子等；烦躁、睡眠差者，加柴胡、龙骨、牡蛎等；皮肤干燥脱屑，口干唇燥者，加生地黄、白芍、肉苁蓉等。

（2）中成药

①小儿七星茶颗粒：开胃化滞，清热定惊。适用于心火脾虚证。

②启脾丸：健脾和胃。适用于脾虚湿蕴证，常见于婴儿和儿童反复发作的稳定期。

③润燥止痒胶囊：养血滋阴，祛风止痒，润肠通便。适用于血虚风燥证，常见于青少年和成人期反复发作的稳定期。

2. 外治

（1）中药外治

①皮肤康洗液、复方黄柏液涂剂：清热燥湿，收敛止痒。适用于特应性皮炎急性期，皮损表现为红肿、糜烂、渗出为主。取适量药液直接涂抹于患处，有糜烂面者可稀释5倍量后湿敷，每日2次。

②川百止痒洗剂：疏风止痒，燥湿解毒。适用于特应性皮炎急性期，潮红、丘疹、丘疱疹、无渗液的皮损。可直接涂于患处或经稀释4倍后洗浴患处，每日1～2次。

③除湿止痒软膏：清热除湿，祛风止痒。适用于特应性皮炎急性期的辅助治疗。1日3～4次，涂抹于患处。

④黑豆馏油软膏：清热收敛止痒。用于特应性皮炎慢性期，涂敷患处，1日2～3次。

⑤青鹏乳膏：活血化瘀，消肿止痛。适用于特应性皮炎慢性期皮损肥厚粗糙，苔藓样变者，取本品适量涂于患处，1日2次。

（2）针灸治疗

针刺：主选血海、足三里、脾俞。用补法，毫针刺入，留针20分钟，每日1次，10次为1

个疗程。

（3）其他外治法

①敷脐疗法：把中药消风导赤散（生地黄、赤茯苓、牛蒡子、白鲜皮、金银花、薄荷、木通、黄连、甘草、荆芥、肉桂）研成粉末混合，过80目筛后，装瓶备用。用时取药末2匙填脐，外用纱布、绷带固定，每2日换药一次，连用3次为一疗程。

②拔火罐：采用梅花针叩刺皮疹部位，以微渗血为度，然后在叩刺局部行拔罐疗法。隔日1次，7日为1疗程。

③吹烘疗法：用于肥厚性皮损患者。

（二）西医治疗

1. 局部治疗

（1）外用糖皮质激素　是AD的一线疗法。根据患者的年龄、皮损性质、部位及病情程度选择不同剂型和强度的糖皮质激素制剂，以快速有效控制炎症，减轻症状。初治时应选用足够强度的制剂，迅速控制炎症，然后逐渐过渡到中弱效糖皮质激素软膏或钙调神经磷酸酶抑制剂（topical calcineurin inhibitors，TCI）。

（2）外用钙调神经磷酸酶抑制剂　此类药物是治疗中重度AD的抗炎药物，推荐用于面颈部、褶皱部位及乳房、肛门外生殖器部位控制炎症与瘙痒症状或用于主动维持治疗减少复发。

（3）其他外用药　根据不同皮损表现可以选用氧化锌油（糊）剂、黑豆馏油软膏等；AD急性期的渗出的可以选用0.9%氯化钠溶液及硼酸溶液及其他湿敷药物；外用磷酸二酯酶4（PDE-4）抑制剂软膏用于治疗2岁及以上轻度至中度AD。

2. 系统治疗

（1）口服抗组胺药物　用于AD瘙痒的辅助治疗，特别是对伴有荨麻疹、过敏性鼻炎等过敏并发症的患者，推荐使用第二代非镇静抗组胺药治疗；瘙痒明显或伴睡眠障碍患者可尝试选用第一代或第二代抗组胺药，不推荐长期使用第一代抗组胺药，特别是儿童。

（2）免疫抑制剂　如环孢素、甲氨蝶呤、硫唑嘌呤等适用于重度AD且常规疗法不易控制的患者，使用时间多需6个月以上。应用免疫抑制剂时必须注意适应证和禁忌证，并应密切监测不良反应。

（3）系统应用糖皮质激素　原则上尽量不用或少用此类药物。对病情严重、其他药物难以控制的急性发作期患者可短期应用。

（4）生物制剂　Dupilumab可阻断IL-4和IL-13的生物学作用，对6岁以上及成人中重度AD具有良好疗效。

（5）Janus激酶抑制剂（Janus kinase，JAK）　可以阻断多种参与免疫应答和炎症因子信号传递。口服和局部外用JAK抑制剂均显示了良好的疗效。

3. 物理治疗

紫外线疗法：窄谱中波紫外线（NB-UVB）和UVA1安全有效，因而使用最多，也可用传统的光化学疗法（PUVA），但要注意副作用。光疗后应注意使用润肤剂。6岁以下儿童应避免使用全身紫外线疗法。

（三）中西医结合诊治思路

本病应遵循标本兼顾、内外并治的整体与局部相结合的治疗原则，急性期清心为主，缓解期健脾为主。既重视临床表现，又重视脾失健运的根本原因，从脾论治，治病必求其本。对中重度 AD 则应予以中西医结合治疗，根据皮损的情况，适当选用生物制剂和 JAK 抑制剂。待病情缓解后，再用中药进行调理以巩固疗效。中医治疗在 AD 的各个阶段都具有改善症状减少复发的作用。

【预防与调摄】

1. 避免过度搔抓及烫洗；注意发现加剧病情的环境因素并尽力避免。

2. 沐浴有助于清除或减少表皮污垢和微生物，在适宜的水温（32～40℃）下沐浴，每日 1 次或隔天 1 次，每次 10～15 分钟。洁肤用品 pH 值最好接近表皮正常生理（pH 值约为 6.0）。皮肤明显干燥者应适当减少清洁用品的使用次数，尽量选择不含香料的清洁用品。

3. 恢复和保持皮肤屏障功能外用润肤剂是特应性皮炎的基础治疗，有助于恢复皮肤屏障功能。每日至少使用两次亲水性基质的润肤剂，沐浴后应该立即使用保湿剂、润肤剂。

第三节　接触性皮炎

接触性皮炎（contact dermatitis），属中医学"漆疮""膏药风""马桶癣"的范畴。是由于皮肤、黏膜接触外源性物质后，在接触部位甚至接触以外部位发生的急性或慢性炎症。能引起接触性皮炎的物质很多，根据来源可分为动物性、植物性和化学性 3 大类（表 12-4）。

表 12-4　接触性皮炎的接触物来源

来源	常见致敏物
动物性	主要由动物毒素或昆虫毒毛引起：蚤、虱、松毛虫或动物皮毛等。
植物性	某些植物茎、叶、花、果或其产物：漆树、除虫菊、银杏、补骨脂等。
化学性	金属及其制品：镍、铬、铍等。 日常生活用品：肥皂、洗涤剂、皮革、塑胶及橡胶制品等。 化妆品：油彩、香水、染发剂、防光剂、除汗剂、指甲油等。 外用药物：汞剂、磺胺、清凉油、抗氧化剂、某些外用中药等。 杀虫剂及除臭剂：敌百虫、氨基甲酸酯等。 各种化工原料：汽油、机油、油漆、合成树脂、甲醛、聚乙烯等。

【病因与发病机理】

1. 中医病因病机

本病主因禀赋不耐，皮肤腠理不密，接触某些物质（如漆，药物，塑料，橡胶制品，染料和某些植物的花粉、叶、茎等），毒邪侵入皮肤，蕴郁化热，邪热与气血相搏而发病；病情反复，局部气血不荣，肌肤失养，而致干燥、粗糙、肥厚。

2. 西医病因与发病机制

根据发病机制不同，病因可分为原发刺激物和变态反应性（表 12-5，12-6），前者产生刺激反应，后者引起变态反应性炎症。皮肤接触外界物质后可能发生多种不良反应，这些反应主要取决于所接触的物质、接触时间、性质及个体易感性，在临床上通常引起刺激性接触性皮炎（irritant contact dermatitis，ICD）和变应性接触性皮炎（allergic contact dermatitis，ACD），但二者与所致疾病关系有时很难区分，如有些物质在低浓度时可为致敏物，引起 ACD，高浓度时则成为刺激物或毒性物质，引起 ICD。

表 12-5　常见原发刺激物

无机类
酸类：硫酸、硝酸、盐酸、氢氟酸、铬酸、磷酸、氯碘酸等。
碱类：氢氧化钠、氢氧化钾、氢氧化钙、碳酸钠、氧化钙、硅酸钠、氨等。
金属元素及其盐类：锑和锑盐、砷和砷盐、重铬酸盐、氯化锌、硫酸铜等。
有机类
酸类：甲酸、醋酸、苯酚、水杨酸、乳酸等。
碱类：乙醇胺类、甲基胺类、乙二胺类等。
有机溶剂：石油和煤焦油类、松节油、二硫化碳、脂类、醇类、酮类溶剂等。

表 12-6　变态反应接触物及其可能来源

变态反应接触物	可能来源
重铬酸钾	水泥、涂料（油漆）、皮革、衣物染料、地板蜡、眼影膏
硫酸镍	合金及电镀饰品、合金假肢/假牙、不锈钢制品、避孕环
甲醛	服装、纸张、除体臭及敛汗功能的化妆品中、木制家具
环氧树脂	黏合剂、表面涂料、油漆、PVC 制品
甲苯	染料、农药、香料等精细化学品生产
二甲苯	合成纤维、塑料、橡胶、各种涂料及胶黏剂、防水材料
氯化镍	镀镍眼镜框、镀镍饰品等、防腐剂
对苯二胺	染发剂、皮毛染料
羊毛脂	化妆品、医药软膏、洗发美发膏
亚乙基二胺	类固醇霜、乳化剂、地板上光剂、染料、眼药水、滴鼻剂
秘鲁香脂	外用药、牙科用药
戊二醛	杀菌剂、消毒剂、皮革鞣制

　　ICD 系接触物直接的非免疫毒性反应所致。此类物质本身具有强烈刺激性或毒性，任何人接触后均可发病，其轻重、发病快慢与接触物性质、浓度、时间有关。接触物刺激性越强、浓度越高、时间越长，局部炎症反应越重，发病越快；部分低浓度刺激物长期接触既可产生耐受作用，也可因累积性刺激导致累积性刺激性皮炎，例如家庭妇女手部皮炎多属于此类。此外，皮炎发生和严重程度还与患者年龄、性别、接触部位及皮肤状况和环境因素有关。相对而言，潮湿、冷热、易受压迫或摩擦的环境易患本病，干燥和较厚皮肤则较少发生。

　　引起 ACD 的致敏物本身无刺激性或毒性，多数人接触后不发病，仅有少数人接触后经过一定潜伏期，在接触部位的皮肤黏膜发生变态反应性炎症。ACD 发病机制主要为 T 细胞介导的 IV 型变态反应，它是一种变应原特异性的反应，机体需要被该致敏原致敏。从致敏到发病需经历 3 个阶段：①抗原抗体复合物形成：患者初次接触致敏原，致敏原作为半抗原，与皮肤表皮细胞膜的载体蛋白及表皮内抗原提呈细胞（即朗格汉斯细胞）表面的免疫反应性 HLA-DR 抗原结合后，即形成完全的抗原复合物；②初次反应阶段（诱导期）：抗原形成后，由朗格汉斯细胞提呈给 T 淋巴细胞，进而增殖、分化成为记忆 T 淋巴细胞和效应 T 淋巴细胞，并经血流播散全身，需要 4～20 天；③二次反应阶段（激发期）：当皮肤再次接触致敏因子，此时致敏因子仍需先形成完全抗原，再与已经特异致敏的 T 淋巴细胞作用，一般在 24～48 小时内发生明显的炎症反应。少数患者发生由 IgE 介导的 I 型变态反应，主要见于接触性荨麻疹，是变应性接触性皮炎的一种变异表现。

【临床表现】

本病由原发性刺激反应引起者一般起病较急，由接触性致敏反应引起者有一定的潜伏期，首次接触后不发生反应，经过 1～2 周后如再次接触同样致敏物质才发病。

皮疹主要发生在接触部位（图 12-6），表现为境界清楚的红斑、丘疹、丘疱疹，严重时红肿明显并出现水疱或大疱，疱壁紧张，内容澄清，水疱破后为糜烂面，有时甚至发生组织坏死。其特点是皮炎发生的部位及范围与接触物一致，境界非常鲜明，当皮炎发生于组织疏松部位如眼睑、口唇、包皮、阴囊等处，则肿胀明显而无鲜明的边缘。自觉症状大多有瘙痒和烧灼感或胀痛感，少数严重病例可有全身反应，如发热、畏寒、恶心及头痛等。

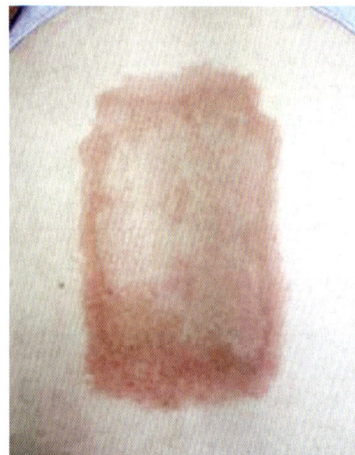

图 12-6 接触性皮炎

【诊断与鉴别诊断】

根据接触史、皮损特点，除去或再接触致敏物皮损转归等特点即可诊断。当病因不明或有数种接触物质接触，需要找病因时可做斑贴试验，注意假阳性结果，必须与病史及体格检查相一致才能确定病因。ICD 应与 ACD 鉴别（表 12-7），此外还应与急性湿疹等鉴别。

表 12-7 接触性皮炎：ACD 与 ICD 的鉴别

	ICD	ACD
危险人群	任何人	少数人，遗传易感性。
应答机制	非免疫性，表皮理化性质改变。	IV 型变态反应
接触物特性	无机或有机类刺激物	低分子量半抗原
接触物浓度	通常较高	可较低
起病方式	随表皮屏障的丧失渐加重	接触后 12～48 小时，一旦致敏迅速发作。
潜伏期	无	首次接触后不发生，1～2 周后再次接触发病。
量－效关系	有关	无关或不明显
去接触物后转归	可迅速痊愈消退	一般 1～2 周可消退；斑贴试验（＋）。
诊断方法	试验性脱离致敏原	斑贴试验；试验性脱离致敏原。
治疗	保护，减少接触机会。	完全避免

【治疗】

根据病因病机，本病急性期多属湿热夹毒之证，治宜清热、利湿、解毒；若反复发作进入慢性阶段，则多属血虚风燥，治宜清热祛风、养阴润燥。西医治疗原则是寻找病因、迅速脱离接触物并积极对症处理。

（一）中医治疗

1. 内治

（1）分型证治

①热毒湿蕴证

证候　起病急骤，皮损鲜红肿胀，其上有水疱或大疱，水疱破裂后则糜烂渗液，自觉灼热、瘙痒，伴发热，口渴，大便干结，小便黄短。舌红，苔微黄，脉弦滑数。

治法　清热利湿，凉血解毒。

方药　化斑解毒汤合龙胆泻肝汤加减。口渴，加玄参、天花粉以清热生津止渴；渗液明显，加苦参、青黛以清热敛湿。

②血虚风燥证

证候　病情反复发作，皮损肥厚干燥，有鳞屑，或呈苔藓样变，瘙痒剧烈，有抓痕及结痂。舌淡红，苔薄，脉弦细数。

治法　养血祛风，润燥止痒。

方药　当归饮子加减。

（2）中成药

润燥止痒胶囊：养血滋阴，祛风止痒。适用于血虚风燥证。

2. 外治

①以潮红、丘疹为主者，选用三黄洗剂外搽，或青黛散冷开水调涂。

②伴大量渗出、糜烂，选用绿茶、马齿苋、黄柏、羊蹄草、石韦、蒲公英、桑叶等煎水湿敷，或10%黄柏溶液湿敷。也可用鬼箭羽、冬桑叶煎水湿敷或洗涤。

③糜烂、结痂者，选用青黛油、3%黑豆馏油外涂。

④皮损肥厚粗糙、有鳞屑或呈苔藓样变者，选用10%硫黄软膏、黄连膏、青黛膏等外搽。

（二）西医治疗

1. 系统治疗　以抗炎、止痒等对症处理为主，视病情轻重可予抗组胺药物、糖皮质激素。对于重度、泛发者，可予糖皮质激素短期应用。有继发感染者，使用抗生素类药物。

2. 局部治疗　可按照湿疹治疗原则，根据皮损形态、性质选择不同剂型和作用的外用药物。

（三）中西医结合诊治思路

本病中医治疗急性期宜清热利湿解毒，慢性期清热养阴润燥。西医治疗原则是寻找病因、迅速脱离接触物并积极对症处理。对于急性期肿胀明显，水疱，大疱，渗液严重的皮损，采用中西医结合的方法；对于慢性系统性接触性皮炎患者，需查找变应原，避免接触，同时配合中医药治疗。本病治疗的关键是避免接触致敏物，去除病因后适当治疗，皮损消退后停药。

【预防与调摄】

1. 明确病因，避免继续接触致敏物质。与职业有关者，应更换工作环境，改进工序，加强防护措施。

2. 发病期间，不宜用热水或肥皂水洗涤或摩擦，禁用刺激性强的止痒药物，或慎用易致敏药物，以免引起多价或交叉过敏。

3. 多饮水，并给予易消化的食物，忌食辛辣、油腻、鱼腥等刺激性食物。

4. 愈后应尽量避免接触致病因素，以防复发。

第四节　汗疱疹

汗疱疹（pompholyx），属中医学"蚂蚁窝"范畴。是一种对称发生在掌跖、指趾屈侧皮肤的复发性、水疱性皮肤病，常伴手足多汗。

【病因与发病机理】

1. 中医病因病机

本病由脾经湿热内蕴，兼风邪外袭，交阻皮内而成。

2. 西医病因与发病机制

本病病因和发病机制尚未清楚，多认为汗疱疹为一种内源性皮肤湿疹样反应。精神因素、病灶感染，局部过敏或刺激、过敏性体质及神经系统功能失调可能与本病有关。部分患者有家族史。

【临床表现】

本病好发春末夏初，多见于青年男女，好发于掌跖和指趾侧缘。皮损特征为表皮深处的米粒大小半球形水疱，常对称分布，常伴局部多汗。水疱内含清澈浆液或变浑浊，可融合成大疱，周围无红晕，疱壁紧张，但一般不自行破裂，干涸后形成领圈状脱屑（图12-7）。自觉不同程度的瘙痒或烧灼感。病程慢性，易复发。

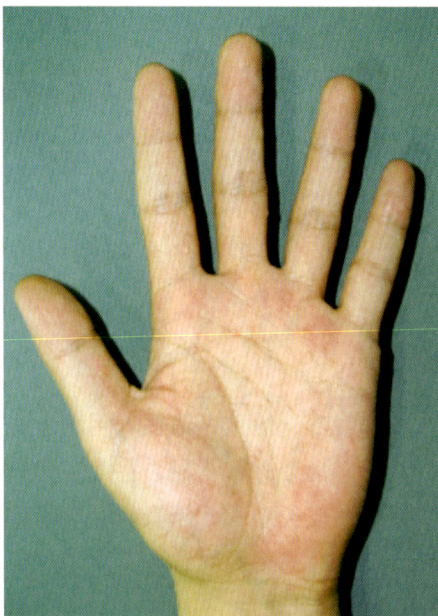

图 12-7　汗疱疹

【诊断与鉴别诊断】

根据好发季节和部位、周期性发作病史、典型皮损、复发倾向，本病不难确诊。本病应与水疱型手癣和足癣、汗疱性癣菌疹、剥脱性角质松解症等鉴别。

【治疗】

（一）中医治疗

1. 内治

（1）分型证治

湿热蕴阻证

证候　双手足密集小水疱，灼热瘙痒，伴有多汗。舌质红，苔薄白腻，脉滑。

治法　利湿清热，祛风解毒。

方药　萆薢渗湿汤加减。水疱多者，加地肤子、土茯苓；汗多者，加白术、煅牡蛎。

（2）中成药

①二妙丸：燥湿清热。适用于湿热蕴阻证。

②消风止痒颗粒：消风清热，除湿止痒。适用于湿热蕴阻证伴瘙痒剧烈者。

2. 外治

（1）中药外治

①黄连、生地黄、黄芩、苦参、苍术、白鲜皮、白芷、地肤子、土茯苓、薄荷、藿香，水煎浸泡患处，每日1次。

②川百止痒洗剂外用，可直接涂于患处或经稀释4倍后洗浴患处，每日1～2次。

③蛇床子、当归尾、苦参、威灵仙，水煎先熏洗再浸泡，每日1次。

（2）针灸治疗　主穴取合谷、劳宫、鱼际、间使。配穴取曲池、足三里、三阴交。

（二）西医治疗

1. 系统治疗　给予镇静安定药，如溴剂、安定、谷维素等，有助于改善精神紧张状态；瘙痒明显者，口服抗组胺药物；皮损面积大、炎症明显者，可短期口服小剂量糖皮质激素；抗胆碱能药物如阿托品、山莨菪碱等，具有短暂疗效，应注意其不良反应。

2. 局部治疗　以收敛、止痒药物为主。早期水疱性损害的治疗以干燥止痒为主，可用1%炉甘石洗剂外涂；水疱较多者，用1%明矾溶液或1%醋酸铅溶液冷湿敷；开始脱屑时可用糖皮质激素霜剂或软膏等；干燥脱屑伴疼痛者，可外用2%～5%水杨酸软膏、10%尿素霜等。

（三）中西医结合诊治思路

本病中医治疗以利湿清热、祛风解毒为原则；西医以收敛、止痒、抗过敏为主要原则治疗。寻找并去除接触性刺激因素，避免精神紧张和情绪波动，严重者采用中西医结合治疗，内外合治以达到标本兼治，减少复发。

【预防与调摄】

1. 避免过度精神紧张和情绪波动，寻找并去除接触性刺激因子，手足多汗应予适当处理。

2. 手足少接触肥皂、洗衣粉等有刺激性的化学物品。

第五节 药 疹

药疹（drug eruption），又称药物性皮炎（dermatitis medicamentosa），中医学称之为"药毒""中药毒"，是主要发生在皮肤、黏膜上的药物不良反应，即药物通过口服、注射、吸入、栓剂、灌注、皮肤黏膜外用等途径进入体内后所引起的皮肤、黏膜炎症反应。引起药疹的药物种类繁多，皮损多种多样，病情轻重不一，严重者可累及多个系统，甚至危及生命。

【病因与发病机理】

1. 中医病因病机

本病的发生主要是由于患者禀赋不耐，复因感受药物特殊之毒，导致风、湿、热毒之邪外达于肌肤为患，甚者可热毒化火，燔营灼血，内攻脏腑。

（1）药毒内侵化热，复受风邪外袭，风热相搏，甚者入里化火，燔灼营血，外郁肌肤腠理而发。

（2）过食肥甘厚味，脾失健运，酿生湿热，兼药毒内侵化火，湿热火毒蕴蒸肌腠而成。

（3）素体血热，复受药毒，郁而化火，燔灼营血，外泛肌肤，内攻脏腑。

（4）热毒内蕴日久，伤津耗气，以致气阴两虚，肌肤失养，甚者阴损及阳，病情危殆。

2. 西医病因及发病机制

本病的病因存在着个体和药物两方面的因素。由于遗传因素（过敏体质）、某些酶的缺陷、机体病理或生理状态的影响，不同个体对药物反应的敏感性差异较大，同一个体在不同时期对药物的敏感性也不尽相同。另外，不同类药致病的危险性不同，临床常见的致敏药物有以下几类：①抗生素类，如青霉素、链霉素、庆大霉素等。②磺胺类，以长效磺胺多见。③解热镇痛类，以吡唑酮类、水杨酸盐制剂常见。④安眠镇静药。⑤抗毒素与血清制品。⑥其他如抗甲状腺功能药、吩噻嗪类药、疫苗和生物制剂等新型药物。另外，近年来，中草药引起本病的报道亦日渐增多，其中单味中药及复方中药均可引起药疹。

本病的发病机理较为复杂，一般分为变态反应与非变态反应两大类，其中变态反应是引起药疹的主要原因。

（1）变态反应　大多数药物及其代谢分解产物为小分子物质，属半抗原，只有免疫原性，没有免疫反应性，需与体内各种载体蛋白共价结合后，才能形成完全抗原，此时方具有免疫原性和免疫反应性。完全抗原在抗原提呈细胞的作用下，将其提呈给免疫效应细胞，如 B 细胞和 T 细胞。药物抗原作用于机体 B 细胞和 T 细胞后，产生抗体和致敏淋巴细胞而发生各型变态反应。这类免疫反应是药疹中最常见的类型。

（2）非变态反应　此类药疹少见，可能的发病机制包括效应途径的非免疫性活化、蓄积反应、过量反应、药物的相互作用、药物使已存在的皮肤病激发等。

总之，药疹的发病机制复杂，目前有许多学说尚未得到足够的证实，还需要深入的研究。

【临床表现】

药疹的临床表现多种多样，相同的药物可在不同的机体引起不同的临床表现，不同的药物在相同的机体也可以引起不同的临床表现，因此药疹的临床表现比较复杂。但是药疹的发生基本都有以下规律，临床需细致辨析。

1. 发病前有用药史，这是发生药疹的基础。去除病因后易于治愈。

2. 有一定的潜伏期，首次用药一般为 4～20 天后发生药疹。重复用药，如机体已处于致敏状态，则可在数分钟至 24 小时内发病。

3. 轻症病程有自限性，一般在 1 月以内，若再次用该药或与其化学结构相类似的药物，可再次发病。

4. 除固定性药疹外，皮损多广泛、鲜艳而且对称。

5. 常伴有不同程度的瘙痒，部分患者可有发热等全身症状，严重病例可导致心、肝、肾及造血系统等内脏损害。

6. 皮损的表现复杂多样，缺乏特异性，常见以下类型：

（1）固定型药疹（fixed drug eruption）　好发于皮肤黏膜交界处，如口唇、包皮、肛门等处，但也可以发生在身体任何地方。皮损常为圆形或椭圆形紫红色或鲜红色水肿性红斑，炎症剧烈者中央可形成水疱（图 12-8），愈后常留下深褐色色素沉着，伴有瘙痒或疼痛，一般无全身症状。常由磺胺类药、解热镇痛药、巴比妥和四环素类药物所致。再次接触致敏药物，仍可在原处复发，因此得名。

（2）荨麻疹型药疹（urticaria eruption）　皮损表现为大小不等、形状不规则的风团，多泛发全身，数目多，色泽红，且持续时间较普通荨麻疹长，部分患者多伴有关节痛、腹痛、腹泻等症状，严重者可引起过敏性休克，多由抗生素及血清制品所致。亦可合并血管性水肿。

（3）麻疹型或猩红热型药疹（morbilliform drug eruption and scarlatiniform drug eruption）　此型药疹是最常见的药疹表现，也叫发疹型药疹，约占所有药疹的 95%。发病突然，常伴有畏寒、发热等症，皮损表现为麻疹样（散在或密集的红色针头至米粒大小的丘疹或斑丘疹，对称分布）或猩红热样（片状红斑，很快泛发全身，以皮肤皱褶部尤甚，消退后出现糠状或片状脱屑）（图 12-9），一般无内脏损害。严重病例可发展为剥脱性皮炎。

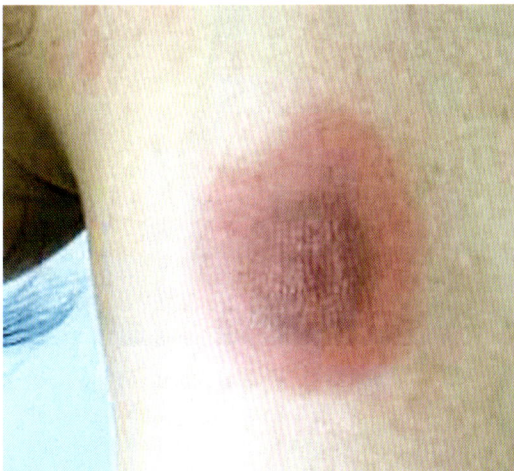

图 12-8　固定型药疹

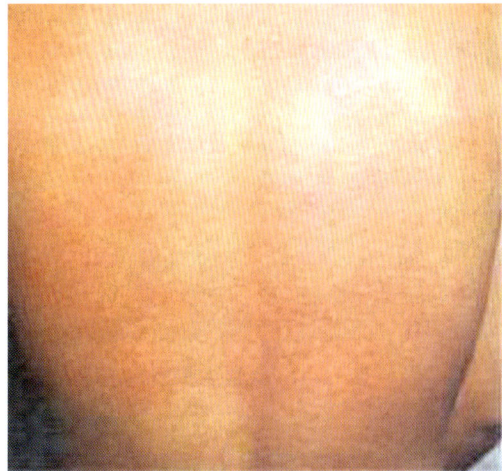

图 12-9　麻疹样药疹

（4）多形红斑型药疹（erythama multiforme drug eruption）　皮损多分布于四肢远端，常累及口、眼、外阴等处黏膜，对称发生，伴有瘙痒、低热、全身不适等症，甚至肝、肾受累表现。皮损表现为黄豆至蚕豆大小的圆形或椭圆形水肿性红斑，边缘色淡，中心色较深或有水疱，状似虹膜（图 12-10）。严重者眼、口、外阴等黏膜，发生红肿、糜烂、破溃，疼痛明显。

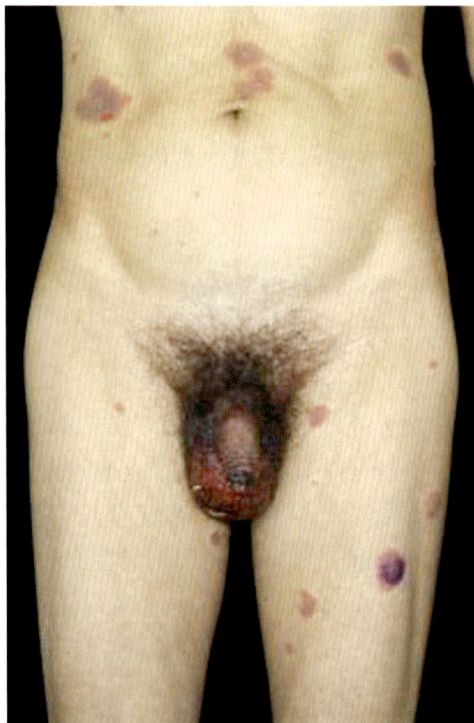

图 12-10　多形红斑型药疹

（5）紫癜型药疹（purpuric drug eruption）　皮损为针头至黄豆大小的紫红色瘀点、瘀斑、风团或血疱，散在或密集分布，可融合成片。常见于双下肢，对称分布，常由抗生素、巴比妥类、利尿剂等所致。

（6）大疱性表皮松解型药疹（drug-induced bullosa epidermolysis）　发病率低，但预后险恶，是药疹中最严重一型。临床表现为起病急，全身中毒症状严重，常有黏膜和内脏损害。皮损起初可表现为麻疹样、猩红热样或多形红斑样，但很快出现松弛性大疱，相互融合，直至破裂、糜烂，病情严重者可致衰竭死亡（图12-11）。常由磺胺类、解热镇痛类、抗生素、巴比妥类、卡马西平、别嘌呤醇、抗结核药等引起。

（7）剥脱性皮炎型药疹（exfoliative dermatitis eruption）　或红皮病型药疹是药疹中的重型，首次用药其潜伏期多在 20 天以上，起初皮损表现为湿疹样或麻疹样，其后迅速发展弥漫成片，全身皮肤呈现潮红、肿胀，约两周后出现大片脱屑（图 12-12）。常有内脏损害，若治疗不及时，可导致死亡。

除上述类型外，还有湿疹型、痤疮型、苔藓型、血管炎型及光感型药疹，药物超敏反应综合征等。

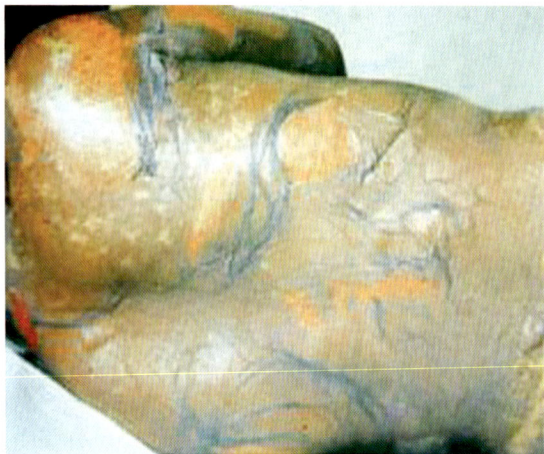

图 12-11　大疱性表皮松解型药疹

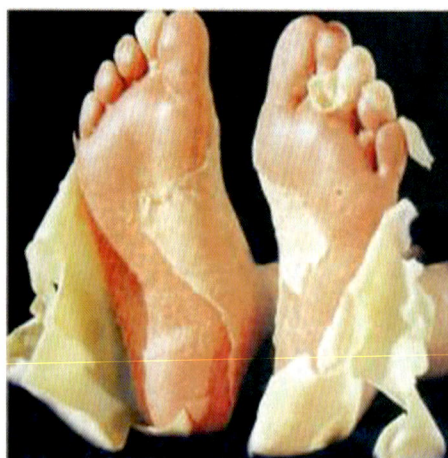

图 12-12　剥脱性皮炎型药疹

【诊断与鉴别诊断】

药疹的诊断主要根据其病史及临床表现来确定，除了固定性药疹有比较特征性的改变外，其他类型的药疹均无特异性的临床表现，因此其他类型的药疹需要跟类似皮疹的疾病相鉴别。在诊断药疹的过程中，需要明确用药史，根据疾病的病史及发展过程综合分析。

1.诊断依据

（1）有明确的用药史。

（2）有一定的潜伏期（首次用药一般为 4 ～ 20 天后发生药疹；重复用药则可在数分钟至 24

小时内发病）。

（3）起病急，除固定性药疹外，皮损常广泛而对称。

（4）排除其他相类似的疾病。

（5）药物过敏试验分体外和体内两大类。如药物激发试验、斑贴试验、放射变应原吸附试验、淋巴细胞转化试验等。在进行体内试验时，要注意其危险性。

2. 鉴别诊断

本病由于表现复杂，因此鉴别诊断也比较复杂。麻疹型或猩红热型药疹应与麻疹或猩红热进行鉴别；大疱性表皮松解型药疹应与葡萄球菌性烫伤样皮肤综合征进行鉴别；生殖器部位的固定型药疹出现破溃时，应与生殖器疱疹、硬下疳等进行鉴别。

【治疗】

严重的药疹可危及生命，因此首先是停用或更换可疑的致敏药物。多饮水或输注液体以助排泄体内致敏药物。中医治疗主要辨别病情变化，根据临床症状辨证施治，西医治疗主要以抗炎为主。

（一）中医治疗

1. 内治

（1）分型治疗

①风热证

证候　皮损为丘疹、红斑、风团，起病急，发病快，以身体上部为主，伴有畏寒发热、头痛鼻塞、咳嗽。苔薄黄、脉数等。

治法　疏风清热，凉血解毒。

方药　消风散加减。皮损红肿明显者，加白茅根、车前子；瘙痒剧烈者，加苦参、白鲜皮。

②湿热证

证候　皮肤肿胀、潮红、糜烂渗出、滋水淋沥，以身体下部为甚；可伴有胸闷、纳呆、口干苦不欲饮。苔白腻或黄腻，脉滑数。

治法　清热解毒，利湿消肿。

方药　萆薢渗湿汤合龙胆泻肝汤加减。糜烂渗液明显者加六一散、苦参清热敛湿；发热不退者加羚羊角、紫雪丹以清热退热。

③血热证

证候　皮肤红斑，颜色鲜红，甚有水疱、大疱或血疱、肌衄；伴口干、溲赤。舌红苔黄，脉弦数。

治法　清热解毒，凉血消斑。

方药　犀角地黄汤加减。大便干结者加大黄、厚朴行气通腑。发热不退加羚羊角、紫雪丹。

④火毒证

证候　皮损广泛，累及黏膜，红斑肿胀，水疱、糜烂；常伴有内脏损害，高热烦渴，甚者可伴神昏谵语等。舌红绛，苔黄腻，脉洪数。

治法　清营凉血，泻火解毒。

方药　清营汤加减。若高热、口渴者，加石膏、天花粉以清热生津；神昏谵语者，加安宫牛黄丸或紫雪丹以清热开窍；紫斑、尿血者，加大小蓟、白茅根以凉血止血。

⑤气阴两伤证

证候　疾病后期耗气伤阴，表现为片状脱屑；伴神疲乏力、纳呆便溏、口干欲饮。舌红有裂纹，少苔，脉细数。

治法　益气养阴生津。

方药　益胃汤加减。脾胃虚弱者，加茯苓、白术、山药以健脾；气短者，加黄芪以益气；低热者，加青蒿、鳖甲、太子参以清热。

（2）中成药

①消风止痒颗粒：消风清热，除湿止痒。适用于风热证。

②黄柏胶囊：清热燥湿，泻火除蒸，解毒疗疮。适用于湿热证。

③复方青黛胶囊：清热解毒，化瘀消斑，祛风止痒。适用于血热证、火毒证。

④生脉饮：益气复脉，养阴生津。适用于气阴两伤证。

2. 外治

中药外治

对红斑、丘疹等损害，可选用三黄洗剂、炉甘石洗剂等。糜烂渗液者，可以大黄、苦参、地榆、紫草煎汤湿敷；水疱伴少量渗液者，可给予青黛油、甘草油调涂；结厚痂者，用麻油或甘草油去痂皮。

（二）西医治疗

1. 系统治疗

（1）轻型药疹

①停用可疑药物，慎用结构相似的药物，多饮水，加快排泄。

②抗组胺药物，维生素 C 及钙剂。必要时给予小剂量泼尼松 0.5 ～ 1.0mg/（kg·d），分 3 次口服，皮损好转后逐渐减量。

（2）重型药疹

①及早、足量使用糖皮质激素，根据病情选择剂量，如糖皮质激素足量，病情应在 3 ～ 5 天内控制，如未能满意控制病情应酌情加大剂量，当病情好转后逐渐减量。

②防治继发感染，在治疗中较为关键。如已并发感染，则应选用适当的抗生素。避免使用易过敏抗生素。

③加强支持疗法，维持内环境稳定，注意补充和维持水电解质平衡。如果渗液多，必要时可补充胶体或血浆。

④静脉使用免疫球蛋白，一般按 0.4g/（kg·d），连用 3 ～ 5 天。

⑤血浆置换，可去除炎性因子及毒性药物。

⑥加强眼部、口腔、外阴、肛门等黏膜处的护理。

2. 局部治疗　主要根据皮肤病外治的原则，无渗液皮损选用粉剂或洗剂保持干燥，促进炎症消退，肿胀明显时可用湿敷或油剂；糜烂渗液明显时，可先用溶液湿敷，改善局部渗出情况后，间歇期再用油剂外擦以消炎、收敛、保护。

（1）对红斑、丘疹等无渗出损害，可选用炉甘石洗剂等。

（2）糜烂渗液者，可以 3% 硼酸溶液湿敷。对大疱型表皮松解型药疹，出现大面积糜烂时，应置于无菌病房，以干燥、暴露为宜。

（3）累及黏膜者应注意眼部、口腔、外阴的护理，需定期冲洗以减少感染。眼部可配合外用眼膏以防止球睑结膜粘连，闭眼困难者可用油纱布覆盖以防角膜长期暴露而损伤。

（三）中西医结合诊治要点

中医学认为药疹以"药毒"为患，清热解毒原则贯彻治疗始终，西医治疗主要以抗炎为主。需停用或者更换可疑的致敏药物，多饮水或输注液体以助排泄体内致敏药物。对于轻症药疹根据病情变化，以中西医结合治疗为主；对于重症药疹因皮损广泛，病情危重，应及早、足量使用糖皮质激素、抗感染、维持电解质平衡，以尽快控制病情。

【预防与调摄】

1. 用药前仔细询问药物过敏史，避免使用已知过敏药物及化学结构相类似的药物。

2. 合理用药，临床用药时应严格掌握药物的适应证，避免滥用药物，对过敏体质者尽量选用致敏性低的药物。

3. 按规定做皮肤过敏试验，如注射青霉素、血清制品、普鲁卡因等应作皮试，皮试前应做好抢救措施的准备以应急。

4. 注意早期症状，用药过程中如出现瘙痒、红斑、发热等，应立即停用可疑药物，及时处理。

5. 建立药物过敏卡，让患者牢记，看病时交给医生作为用药参考。

6. 建议患者多饮水，重症患者给予高能量、高蛋白流质或半流质食物。

第六节　荨麻疹

荨麻疹（urticaria），俗称"风疹块"，属中医学"瘾疹"范畴。是由于皮肤、黏膜小血管反应性扩张和通透性增加而出现的一种暂时性、局限性水肿反应，一般皮损持续不超过 24 小时，但易反复发作。

【病因与发病机理】

1. 中医病因病机

本病总由禀性不耐，人体对某些物质敏感所致。可因食物、药物、病灶感染、肠寄生虫病而发；或因情志不畅，外感风、寒、热邪等因素而发。

（1）卫外不固，感受风邪不正之气，夹寒或兼热，侵袭肌表，邪正相争，郁于肌肤，致使营卫失调，外不得透达，内不得疏泄而发病。

（2）禀赋不耐，进食动风发物，或饮食失宜致湿浊内生，化热生风，邪气外越，郁于腠理而发病。

（3）平素体弱，气血不足，气虚则卫外不固，血虚则易生内风，致使病情反复。

（4）因胎产、经期失血，冲任不调，失于调理；或情志不畅，肝郁化火，灼伤阴血，致使肝肾不足，肌肤失养，化燥生风。

2. 西医病因与发病机制

急性荨麻疹常可找到病因，但慢性荨麻疹很少由变应原介导所致，且病因多难以明确。通常将病因分为外源性和内源性。

（1）外源性因素（多为暂时性）

①食物　动物蛋白如鱼、虾、蟹、贝壳类、蛋类等，植物或水果类及腐败食物和食品添

加剂。

②药物　免疫介导类药物，如青霉素、磺胺类药、血清制剂、各种疫苗等，或非免疫介导的肥大细胞释放剂，如吗啡、可待因、阿司匹林等。

③植入物　如人工关节、吻合器、心脏瓣膜、骨科的钢板、钢钉及妇科的节育器等。

④呼吸道吸入物及皮肤接触物　常见的吸入物如花粉、动物皮屑、粉尘、真菌孢子、尘螨及一些化学品等；皮肤接触物如昆虫叮蜇、毒毛虫刺激、动物毛发等。

⑤物理刺激　如摩擦、压力、冷、热、日光照射等。

（2）内源性因素（多为持续性）

①肥大细胞　对 IgE 高敏感性。

②慢性隐匿性感染如细菌、真菌、病毒、寄生虫等感染，幽门螺杆菌感染在少数患者可能是重要的因素。

③劳累或精神紧张。

④针对 IgE 或高亲和力 IgE 受体的自身免疫及慢性疾病如风湿热、系统性红斑狼疮、甲状腺疾病、淋巴瘤、白血病、炎症性肠病等。

荨麻疹的发病机制至今尚不十分清楚，可能涉及感染、变态反应、假变态反应和自身反应性等。肥大细胞在发病中起中心作用，其活化并脱颗粒，导致组胺、白三烯、前列腺素等释放，是影响荨麻疹发生、发展、预后和治疗反应的关键。诱导肥大细胞活化并脱颗粒的机制包括免疫性、非免疫性和特发性。免疫性机制多数为 I 型变态反应介导，少数为 II 型、III 型或 IV 型变态反应介导；其中 II 型变态反应多见于输血引起的荨麻疹；III 型变态反应多见于血清病及荨麻疹性血管炎。非免疫性机制包括物理因素（如冷、热、水、日光、运动、震动等）刺激肥大细胞释放剂直接诱导，食物中小分子化合物诱导的假变应原反应，或非甾体抗炎药改变花生四烯酸代谢等；还有少数荨麻疹患者目前尚无法阐明其发病机制，甚至可能不依赖于肥大细胞活化。

【临床表现】

荨麻疹临床表现为风团，其发作形式多样，多伴有瘙痒，少数患者可合并血管性水肿。根据诱发因素将荨麻疹分为自发性（无明确诱因）和诱导性荨麻疹（有明确诱因），前者可根据病程分为急性自发性荨麻疹（病程 ≤ 6 周）和慢性荨麻疹（>6 周），后者根据是否与物理因素有关，分为物理性和非物理性荨麻疹。

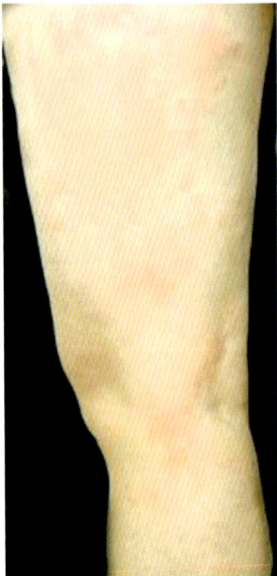

图 12-13　荨麻疹

1. 急性自发性荨麻疹（acute urticaria）　起病急发展快，先感皮肤瘙痒，随之出现红色或苍白色风团；形状不规则、大小不等，可融合成片（图 12-13），部分短期内迅速进展可呈橘皮样外观；但新风团可此起彼伏，一般数小时内（一般不超过 24 小时）逐渐消退，消退后不留痕迹；风团出现时自觉剧痒或灼热。病情重者可出现头昏心慌、烦躁，甚至血压降低等过敏性休克症状，胃肠道累及可有恶心、呕吐、腹痛、腹泻等；累及喉头、支气管时可出现呼吸困难，甚至窒息；系感染引起者，可出现寒战、高热、脉速等全身中毒症状。

2. 慢性自发性荨麻疹（chronic urticaria）　风团反复发作，时轻时重，病程持续超过六周以上，迁延数月至数年之久。病因不易找到，通常与感染及系统性疾病有关，此外阿司匹林、非甾体类抗炎药、青霉素、血管紧张素转换酶抑制剂、麻醉剂、乙醇等都会加剧病情。

3. 物理性荨麻疹（physical urticaria）

（1）人工荨麻疹　又称皮肤划痕症（dermatographism），系因机体对外界机械刺激敏感性增高，发病可能与 IgE 有关，也可能与肥大细胞高反应性有关。表现为搔抓、摩擦或钝器划过皮肤后，该处即出现与划痕一致的条状风团（图 12-14），不久即退；伴或不伴瘙痒；可与荨麻疹同时发生或单独出现；皮肤划痕试验阳性。

（2）冷接触性荨麻疹（cold urticaria）　皮肤受到冷刺激后在局部发生或复温时出现风团或水肿，分为获得性与家族性两种：①获得性寒冷性荨麻疹：较常见，1/3 患者有遗传过敏史；多见于青年女性。表现为接触冷风、冷水、冷物或气温突然降低，于接触部位或暴露部位出现风团；进食冷饮等出现咽和喉头水

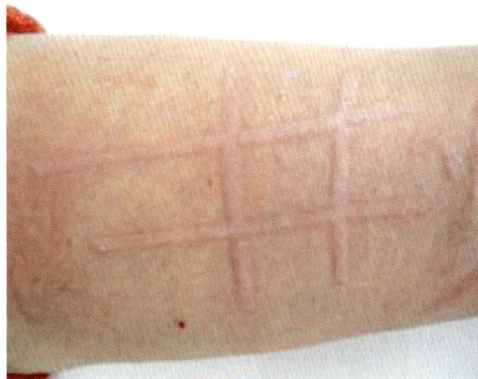

图 12-14　人工性荨麻疹

肿；自觉瘙痒；重者可出现手麻、唇麻、胸闷、心悸、腹泻、晕厥甚至休克等；一般持续半小时或数小时消退或遇热后消退。寒冷性休克常是冷水中游泳的死因之一。冰块或冷水（0～8℃）试验阳性，被动转移试验可阳性；少数可继发于冷球蛋白血症、冷纤维蛋白血症、冷溶血症、阵发性冷性血红蛋白尿症。②家族性寒冷性荨麻疹：较罕见，为常染色体显性遗传，女性多见。婴儿期开始发病，反复发作，持续终身。表现为遇冷后 0.5～4 小时出现风团；自觉灼热或灼痛，不痒；可伴有畏寒发热、头痛、关节痛、白细胞增多等；被动转移试验阴性，冰块试验阴性。

（3）延迟压力性荨麻疹（pressure urticaria）　又称迟发性压力性荨麻疹（delayed pressure urticaria）。皮肤受压后 4～6 小时产生瘙痒性、烧灼样或疼痛性、水肿性斑块；持续 8～12 小时消退；部分伴畏寒等全身症状。行走、站立后的足底，久坐后的臀部，手提重物或穿紧身衣等可诱发本病。慢性病程，常持续 1～40 年（平均 9 年）。重物压迫试验阳性（6.75kg 物体压在皮肤上 20 分钟，观察受压部位 4～8 小时，或 0.2～1.5kg/cm² 压迫 10～20 分钟，局部出现迟发性风团。）

（4）热接触性荨麻疹（heat urticaria）　少见，是一种局限性荨麻疹，对运动、情绪和皮内注射乙酰甲胆碱（methacholine）反应正常。分获得性和遗传性两种；前者在接触 43℃以上热水 5 分钟即可诱发风团，被动转移试验阴性；后者属常染色体显性遗传，幼年发病，对热产生延迟型局部反应，1～2 小时出现风团，可持续 12～14 小时，无全身反应，被动转移试验阴性。

（5）日光性荨麻疹（urticaria solaris）　较少见，由中长波紫外线及 400～500nm 可见光引起，以波长 300nm 左右敏感性最高。皮肤暴露于日光或人工光源数分钟后，在暴露部位出现红斑、风团；持续数分钟至 1 小时消退；有瘙痒及刺痛感。重者伴畏寒、乏力、痉挛性腹痛、晕厥等全身症状。光感试验阳性，被动转移试验阳性。

（6）血管性水肿（angioedema）　也叫巨大性荨麻疹。以突然发生的组织疏松部位皮肤黏膜的局限性水肿为特征；多见于眼睑、口唇、包皮、阴唇、口腔黏膜、舌，甚至咽喉；水肿处皮肤紧张发亮，边界不清，触之坚韧有弹性，压之无凹陷；可有轻痒、麻胀感；咽喉受累则有咽喉不适、声嘶、呼吸困难等。此病常单发或合并荨麻疹，也可在同一部位反复发作。临床分遗传性与获得性，前者主要由常染色体显性遗传，主要与 C1 酯酶抑制物（C1-INH）合成障碍或其他功能缺陷所致；后者发病机制同荨麻疹，常见病因为青霉素、麻醉剂及放射显影剂等药物。

（7）振动性荨麻疹（vibration urticaria） 皮肤受到震动刺激后，如慢跑、毛巾摩擦、使用震动性机器（摩托车、剪草机等），数分钟内局部发生水肿和红斑，持续 30 分钟左右。

4. 非物理性荨麻疹（non physical urticaria）

（1）胆碱性荨麻疹（cholinergic urticaria） 多见于年轻人，常在饮酒、热饮、运动、受热或情绪激动时使胆碱能神经发生冲动，释放乙酰胆碱，作用于肥大细胞释放组胺等而发病。皮疹表现为受刺激后数分钟出现 1 ～ 3mm 小风团，周围红晕；散在或密集分布，但不互相融合；持续0.5 ～ 1 小时消退；通常累及躯干及四肢近端，面部及掌跖很少发生；自觉剧痒。偶有出汗、流涎、头痛、头晕、恶心、腹痛、腹泻等。慢性病程，数年后逐渐好转。用 1：5000 乙酰胆碱做皮试或划痕试验阳性，被动转移试验阴性。

（2）水源性荨麻疹（aquagenic urticaria） 指接触淡水或海水而引发的风团；汗液、唾液、精液，甚至泪液也可诱发。皮肤与水接触后立即或几分钟内出现风团；伴剧烈瘙痒；掌跖不累及；与温度无关。患者饮水无反应。乙酰甲胆碱和被动转移试验阴性。

（3）接触性荨麻疹（contact urticaria） 皮肤接触某些物质后发生在局部的风团及皮肤潮红；伴瘙痒及灼热感。本病可分为免疫性和非免疫性两类。免疫原性者致敏物质可包括食物、药物、动物、化学品等物质；病理机制为Ⅰ型变态反应；皮肤表现为局限性风团，或可合并血管性水肿。非免疫性表现为接触性荨麻疹，常在接触二甲基亚砜（DMSO）、苯甲酸、荨麻、昆虫及水母毒素后数分钟局部出现风团及血管性水肿；斑贴试验 15 ～ 30 分钟后局部可出现风团。

【组织病理】

真皮水肿，毛细血管及小血管扩张，血管周围稀疏淋巴细胞浸润，可有少许嗜酸性粒细胞浸润，肥大细胞数量增多。水肿在真皮上部最明显，乳头、网状层水肿，胶原纤维束间隙增宽。某些慢性复发性荨麻疹（荨麻疹性血管炎）可呈现真皮浅层坏死性血管炎（白细胞破碎性血管炎）的组织象。

【诊断及鉴别诊断】

根据典型风团、反复发作、消退后不留痕迹等临床特点，本病不难诊断。但确定病因较为困难，应详细询问病史、生活史及生活环境的变化等。各种物理性荨麻疹和特殊类型荨麻疹的诊断还需依赖各项特异性诊断试验（如冰块试验等）。

本病应与丘疹性荨麻疹、荨麻疹性血管炎等进行鉴别；伴腹痛或腹泻者，应与急腹痛症及胃肠炎等进行鉴别；伴高热和中毒症状者，应考虑合并严重感染。

【治疗】

荨麻疹临床表现复杂、病程长短不一，易反复发作，所以治疗根据临床表现，病程长短进行辨证治疗。一般急性荨麻疹多属实证，治以祛风、清热、散寒、凉血、解毒或以清肠胃湿热积滞为主；慢性荨麻疹多属虚证，治以益气固表、养阴润燥、祛风止痒为主。

（一）中医治疗

1. 内治

（1）分型证治

①风热证

证候　多发于夏秋季，起病急，风团色红，自觉灼热瘙痒，遇热加重，遇冷减轻；多伴有恶心、心烦、口渴、咽部肿痛。舌质红，苔薄黄，脉浮数。

治法　清热疏风，辛凉透表。

方药　消风散或桑菊饮加减。若伴咳嗽痰黄，加桑白皮、北杏；大便干结，加冬瓜仁；心烦者，加生山栀；咽痛者，加板蓝根、山豆根。

②风寒证

证候　多发于冬春季，风团色白或淡，遇冷加剧，得热则减轻，自觉瘙痒；可伴有畏寒恶风，口不渴。舌淡红，苔薄白或腻，脉浮紧、迟或濡缓。

治法　疏风散寒，辛温解表，调和营卫。

方药　桂枝汤或桂枝麻黄各半汤加减。若阳虚遇寒加重者，去荆芥加淫羊藿、白术、黄芪；手足冰冷者，加当归、鹿角胶；易出汗着风即起者，去麻黄加浮小麦、麻黄根。

③气血两虚证

证候　风团色淡红，反复发作迁延数月数年，日久不愈，劳累后复发加剧。自觉瘙痒；伴有神疲乏力、失眠多梦。舌质胖淡，苔薄，脉濡细。

治法　养血益气，调补气血，疏风止痒。

方药　八珍汤或当归饮子加减。大便稀者，去生地黄，加茯苓、山药；痒剧者，加防风、牡蛎、蒺藜。

④胃肠实热证

证候　风团发生时伴有恶心、呕吐、脘腹疼痛、腹胀、腹泻或大便燥结、神疲纳呆。舌质红，苔黄腻，脉滑数。有的可有肠道寄生虫。

治法　疏风解表，通腑泄热，除湿止痒。

方药　防风通圣散合茵陈蒿汤加减。若有虫积者，加乌梅肉、槟榔；便秘者，加大黄、厚朴。

⑤冲任不调证

证候　风团色暗，时轻时重，多在月经前数天出现，随月经干净而缓解，风团出现与月经周期有关。可伴有经期腹痛，月经不调，面色晦暗。舌色暗或有瘀斑，脉细涩。

治法　调摄冲任，养血祛风。

方药　四物汤合二仙汤加减。经来腹痛者，加三七、鸡血藤；月经不调量少色淡者，加桑寄生、阿胶。

（2）中成药

①金蝉止痒胶囊：清热解毒，燥湿止痒。适用于湿热内蕴所引起皮肤瘙痒症状。

②玉屏风颗粒：益气，固表，止汗。适用于荨麻疹证属表虚不固，见自汗恶风，面色㿠白者。

③荨麻疹丸：清热祛风，除湿止痒。适用于风、湿、热而致的荨麻疹。

2. 外治

（1）中药外治

①三黄洗剂、炉甘石洗剂：外搽皮损，每日1～3次。

②儿肤康搽剂：用于急性荨麻疹证属实热证或风热证的辅助治疗。每次取本品约30mL，涂擦患处，轻揉2～3分钟，用温水冲洗干净，1日2～3次。

③丹皮酚软膏：有消炎止痒作用。用于慢性荨麻疹，外用，涂敷患处，1日2～3次。

（2）针灸治疗

①体针：风团泛发于全身，选风市、风池、大椎、大肠俞。风团发于下半身者取血海、足三里、三阴交。毫针刺入，留针 20 分钟，每日 1 次，10 次为 1 个疗程。

②耳针：主穴：肺、荨麻疹。配穴：寒冷性荨麻疹，加刺脑点、枕、交感；风热型荨麻疹，加刺心、肝；胆碱能性荨麻疹，加刺交感、肾上腺、抗过敏点。方法：施泻法，针刺后留针 30 分钟，日 1 次。

③放血疗法：耳背静脉放血：用消毒三棱针刺之出血，每 3 天 1 次，10 次为 1 个疗程。双耳轮、双中指尖、双足趾尖消毒后用三棱针刺之放血，每 3 天 1 次，5 次为 1 个疗程。

（3）其他外治法

穴位注射盐酸苯海拉明 40mg，注射用水 2mL 混合，双足三里、双血海每穴各 1mL，每日 1 次，7 次为 1 个疗程。

（二）西医治疗

1. 系统治疗

（1）急性荨麻疹　首选镇静作用较轻的第二代 H_1 受体拮抗剂，症状缓解后逐渐减量。皮疹广泛者加用钙剂。如喉头水肿、呼吸困难或过敏性休克，应立即抢救，方法为注射 1∶1000 的肾上腺素 0.2～0.4mL（心脏病患者慎用）；静脉注射糖皮质激素，可选用氢化可的松、地塞米松或甲泼尼龙等；支气管痉挛者，酌情给予氨茶碱 0.25g；喉头水肿者予气管切开，吸氧，心电监护；如感染引起者要用有效的抗生素或抗病毒药，并处理感染病灶；腹痛者加用阿托品、山莨菪碱等；心跳呼吸骤停时应进行心肺复苏术。

（2）慢性荨麻疹　疗程一般不少于 1 个月，必要时可延长至 3～6 个月，或更长时间。首选第二代 H_1 受体拮抗剂，当一种抗组胺药无效时，可 2～3 种抗组胺药联用或交替使用。也可视病情联合应用第一代 H_1 受体拮抗剂、H_2 受体拮抗剂药物（西咪替丁或雷尼替丁）。酌情加用脑益嗪、氨茶碱、利血平、氯喹、雷公藤制剂等。也可选用非特异性疗法如组胺球蛋白、静脉封闭治疗、胎盘组织液等。上述常规治疗无效的慢性荨麻疹，可予生物制剂（如奥马珠单抗）和免疫抑制剂（环孢素等）。

（3）特殊类型荨麻疹　诱导性荨麻疹对常规的抗组胺药治疗相对较差，治疗无效的情况下，要选择一些特殊的治疗方法（表 12-8）。

表 12-8　特殊类型荨麻疹的治疗选择

类型	特殊治疗方法
人工荨麻疹	减少搔抓；联合酮替芬，1mg，每天 1～2 次；UVA 或窄谱 UVB。
冷接触性荨麻疹	联合赛庚啶，2mg，每天 3 次；联合多塞平，25mg，每天 2 次；冷水适应性脱敏。
胆碱能性荨麻疹	联合达那唑，0.6g/d，以后逐渐减为 0.2～0.3g/d；联合美喹他嗪，5mg，每天 2 次；联合酮替芬，1mg，每天 1～2 次；逐渐增加水温和运动量。
延迟压力性荨麻疹	通常抗组胺药无效，可选糖皮质激素，如泼尼松 30～40mg；难治患者可选氨苯砜，50mg，每天 1 次；柳氮磺胺吡啶，每天 2～3g。
日光性荨麻疹	羟氯喹，0.2mg，每天 2 次；UVA 或 UVB 脱敏治疗。

2. 局部治疗　可选用止痒剂，如 1% 樟脑炉甘石洗剂、炉甘石洗剂、苯海拉明霜等；日光性荨麻疹可使用遮光剂，如二氧化钛霜等作预防。

（三）中西医结合诊治要点

中医学认为荨麻疹属"虚实夹杂"证，以"风邪"为其主要致病原因，急性者多属实证，慢性者多属虚证；西医治疗以抗组胺药物为主。慢性荨麻疹以中医辨证治疗为主，配合西医治疗，以控制荨麻疹发作为目的。如出现喉头和支气管受累导致喉头水肿，出现咽喉发堵、气促、胸闷、呼吸困难，甚至出现过敏性休克、窒息者应以西医治疗为主。待病情缓解后，再根据情况进行中西医结合治疗。

【预防与调摄】

1. 积极寻找和去除病因及可能的诱因，如化学刺激物、吸入物（花粉、屋尘、动物皮屑、汽油、油漆、杀虫喷雾剂、农药、煤气等）。

2. 饮食适度，忌食辛辣发物，避免摄入可疑致敏食物、药物等。

3. 避免搔抓，防止继发感染。

4. 治疗体内慢性病灶及肠道寄生虫，调节内分泌紊乱。

5. 注意气候变化，冷暖适宜，加强体育锻炼，增强体质，保持良好心态。

第十三章
瘙痒性神经功能障碍性皮肤病

瘙痒性神经功能障碍性皮肤病包括一组以瘙痒为突出表现的皮肤病，多数病因复杂，病情顽固难愈，其发病一般多认为与神经精神因素存在直接或间接的相关性。本章仅述常见几种瘙痒性神经功能障碍性皮肤病。

第一节　慢性单纯性苔藓

慢性单纯性苔藓（lichen simplex chronicus），又名神经性皮炎，属于中医学"牛皮癣""摄领疮""顽癣"范畴。是一种常见的以阵发性剧痒和皮肤苔藓样变为特征的慢性炎症性皮肤神经功能障碍性疾病。

【病因与发病机理】

1. 中医病因病机

情志内伤、风邪侵袭是本病的诱发因素，营血失和、气血凝滞则为其主要病机。

（1）初起多为风湿之邪阻滞肌肤，或遇热后颈项多汗、硬领摩擦等所致。

（2）因情志不遂，肝火郁滞，或紧张劳累，烦躁焦虑，心肝火旺所致。

（3）病久阴血耗伤，血虚化燥生风，肌肤失养而发。

2. 西医病因与发病机制

本病具体病因还不十分清楚，可能与以下原因相关。

（1）神经精神功能障碍，患者多伴有精神紧张、焦虑、抑郁等神经官能症状，因此一般认为本病的发病与大脑皮质的抑制和兴奋功能失调有关。

（2）硬领机械性摩擦、日光照射、长期消化不良或便秘、内分泌紊乱、酒精中毒、感染性病灶的致敏等因素可促发本病。

【临床表现】

本病以20～40岁青壮年多发，老年人少见，儿童一般不发病。病程呈慢性经过，皮疹反复发作，临床上根据皮肤受累范围大小，分为局限性和播散性。

1. 局限性　多见于中青年，好发于颈部、双肘伸侧、腰骶部、眼睑、会阴、阴囊、肛周等易搔抓部位。皮损特征为局限性分布多角形扁平丘疹；皮损淡红、淡褐或正常肤色；表面可覆有少量糠秕状鳞屑。经搔抓、摩擦后，皮损融合成片，皮肤肥厚似皮革样变，即"苔藓样变"。皮损境界清楚，呈圆形、类圆形或不规则形（图13-1），瘙痒明显。

2. 播散性　好发于成年人及老年人，皮疹分布广泛，既可在正常皮肤上产生，也可在其他疾病基础上产生。皮损多呈苔藓样变，常因搔抓伴抓痕和血痂。自觉阵发性剧痒，夜间尤甚；患者常因此失眠而情绪烦躁。也可因外用药不当而产生接触性皮炎或继发感染发展而来。

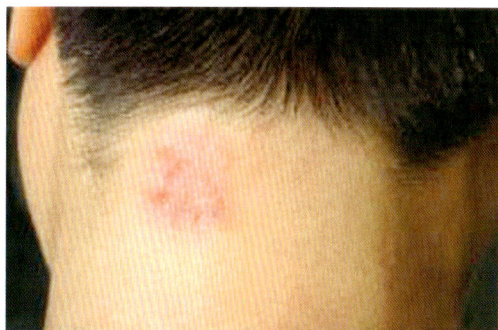

图 13-1　慢性单纯性苔藓（局限性）

【组织病理】

组织病理可见角化过度，棘层肥厚，表皮突延长，细胞内及细胞间水肿，基层较多色素颗粒。真皮浅层高度水肿，血管及淋巴管水肿、扩张，血管周围有淋巴细胞、白细胞、浆细胞及肥大细胞，少见胶原纤维和张力纤维肿胀。

【诊断与鉴别诊断】

根据典型临床表现易于诊断。本病应与慢性湿疹、特应性皮炎、扁平苔藓、局限性皮肤淀粉样变等疾病鉴别。

【治疗】

解决精神过度紧张，寻找潜在性疾病，避免外在的各种机械性、物理性刺激。西医治疗酌予镇静、安定及抗组胺药，配合局部外用药及物理疗法；中医辨证论治，配合针灸疗法。

（一）中医治疗

1. 内治

（1）分型证治

①风湿热蕴肤证

证候　皮损成淡褐色片状，粗糙肥厚，阵发剧痒，并伴有部分皮损潮红、糜烂、湿润和血痂。舌红，苔薄黄或黄腻，脉濡缓。

治法　疏风清热，利湿止痒。

方药　消风散加减。凡情绪波动而病情加剧者，加珍珠母、生牡蛎、五味子；大便稀溏不爽者，加炒白术。

②肝郁化火证

证候　皮疹色红，伴心烦易怒，失眠多梦，头晕目眩，心悸，口苦咽干。舌尖红，脉弦数。

治法　疏肝理气，清肝泻火。

方药　龙胆泻肝汤加减。痒甚者，加蒺藜、白鲜皮。

③血虚风燥证

证候　皮损肥厚粗糙，瘙痒夜间尤甚，病程较长；可伴有头晕，心悸怔忡，气短乏力，妇女月经量过少等。舌质淡，苔薄白，脉细。

治法　养血祛风，润燥止痒。

方药　四物消风饮或当归饮子加减。夹血瘀者，加桃仁、红花、丹参。

（2）中成药

①消风止痒颗粒：消风清热，除湿止痒。适用于风湿热蕴肤证。

②润燥止痒胶囊：养血滋阴，祛风止痒，润肠通便。适用于血虚风燥证。

③乌蛇止痒丸：养血祛风，燥湿止痒。适用于风湿邪蕴、肌肤失养者。

2. 外治

（1）中药外治

①七参连湿疹膏：清热燥湿，活血消肿，祛风止痒。用于因风湿热毒瘀阻所致者。适量涂敷患处，1日3～4次。

②丹皮酚软膏：消炎止痒。用于湿疹、皮炎、皮肤瘙痒、蚊虫叮咬红肿等各种皮肤疾患，涂敷患处，1日2～3次。

（2）针灸治疗　用毫针在皮损周围沿皮向中心进针0.5～1寸，每次10～30针，最后在皮损中心直刺1～3针，留针15分钟，每周2次；或取穴曲池、血海、大椎、足三里、合谷、三阴交，或在皮损附近取穴，隔日1次。

（3）其他外治法　划痕疗法，局部皮肤消毒后用手术刀片在皮损外缘作点状划痕一圈，然后在皮损内沿皮纹方向划痕，刀痕约长0.5cm，每刀相距0.3cm，深度以有血清渗出或少量渗血为度。划后撒布少量消毒枯矾并用纱布轻擦片刻。当日纱布固定，4～5天治疗1次。

（二）西医治疗

1. 局部治疗　根据皮损类型、部位等，合理选择药物种类（如止痒剂、煤焦油、糖皮质激素或钙调磷酸酶抑制剂等）和剂型。皮损泛发者，可选用药浴、矿泉浴、紫外线治疗、^{90}Sr、^{32}P 局部敷贴或浅层X线放射治疗。

2. 系统治疗　可口服抗组胺药、钙剂、维生素C，配合应用谷维素、维生素 B_1、维生素 B_{12}、复合维生素B等。如影响睡眠者可于睡前加用镇静安眠药（如地西泮或多塞平等）；皮损泛发者可用雷公藤多苷片；病情严重者可用普鲁卡因静脉封闭。对有疑似精神障碍患者，需在药物治疗基础上辅以心理指导。

（三）中西医结合诊治思路

本病以止痒、消除皮损及减少复发为原则。减少精神紧张、避免局部摩擦，规律生活作息有助于疾病的康复。症状轻者，采用中西医药物外用治疗；瘙痒剧烈者，皮损播散全身、严重影响患者生活质量时，中西医并用，内治或外治结合治疗。

【预防与调摄】

1. 注意生活节律，保证充足的睡眠与休息。

2. 保持精神和情绪的稳定，调整神经系统机能。

3. 避免各种机械性、物理性刺激，避免硬质衣领摩擦。

4. 饮食宜清淡，忌食辛辣发物，戒烟酒及各种刺激性食物。

第二节　瘙痒症

瘙痒症（pruritus），属中医学"风瘙痒""痒风"范畴。是指临床上仅有皮肤瘙痒而无原发性皮损的感觉神经机能异常性皮肤病。临床上可分为全身性与局限性两种。

【病因与发病机理】

1. 中医病因病机

本病可由多种内外因素所致。

（1）禀赋不耐，素体血热，外邪侵袭，内外相合而郁滞肌肤，不得疏泄，因而致痒。

（2）饮食不节，过食辛辣或嗜食腥发，脾失健运，湿热内生，熏蒸肌肤，发为瘙痒。

（3）久病体虚，气血不足，血虚生风，肌肤失养，而致本病。

2. 西医病因与发病机制

本病的发病因素比较复杂，可归纳为内因和外因两方面。

（1）内因　常见的有感染性疾病、内分泌和代谢性疾病、肝脏疾病、肾脏疾病、自身免疫病、恶性肿瘤、妊娠、神经性及精神性瘙痒、药物或食物过敏、自身中毒、酗酒等。

（2）外因　与环境因素（季节、气温、湿度、工作场地等）、生活习惯（碱性强的洗涤剂、穿着毛衣或化纤物）、皮肤情况（皮肤干燥、皮肤萎缩）等有关。局限性瘙痒症主要由局部疾病或刺激所致。

【临床表现】

1. 全身性瘙痒症（pruritus universalis）　瘙痒呈全身性，但非同时全身遍痒，可先由一处渐波及全身；瘙痒常呈阵发性，夜间加重，影响睡眠；瘙痒程度轻重不一，常因搔抓出现抓痕、血痂等（图13-2），有时有湿疹样改变、苔藓样变或色素沉着。抓伤皮肤易继发感染发生疖或毛囊炎。全身性瘙痒症可有以下类型：

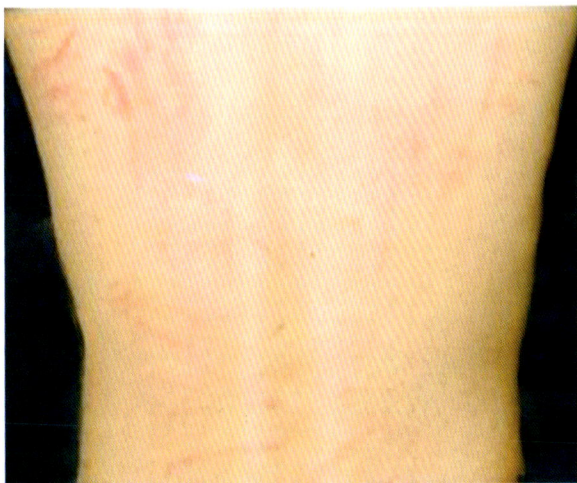

图 13-2　瘙痒症（抓痕）

（1）老年性瘙痒症（pruritus senilis）　老年人因皮肤腺体分泌功能减退、皮肤干燥、退行性等因素，易泛发全身性瘙痒，以躯干部瘙痒最重。

（2）冬季瘙痒症（pruritus hiemalis）　出现于秋末及冬季气温急剧变化时，由寒冷室外骤入室内时或夜间加剧。一般四肢症状较重，部分区域可出现湿疹样改变或皮肤裂隙。

（3）妊娠瘙痒症（pruritus gestations）　瘙痒为弥漫性，常发生于孕妇妊娠末期，85%患者因雌激素增多致肝内胆汁淤积所致；二次妊娠发病率达47%。部分患者在发生瘙痒后2～3周出现黄疸，产后迅速消失。

2. 局限性瘙痒症（pruritus localis）　瘙痒局限于某一部位，多见于肛门、女阴、阴囊等部位。

（1）肛门瘙痒症（pruritus ani）　最常见的局限性瘙痒症，因反复搔抓，可致肛部黏膜及皮肤肥厚浸润，有辐射状皲裂、浸渍和湿疹等继发性改变。男女都可发病，多见中年男性。肛周疾病如肛周尖锐湿疣、扁平湿疣、痔疮、肛门息肉、肛裂和瘘管形成会导致或加重瘙痒。此外，扁平苔藓、银屑病也可累及肛周。

（2）女阴瘙痒症（pruritus vulvae）　主要发生于大小阴唇、阴阜及阴蒂。因长期搔抓，常见局部皮肤肥厚、灰白色浸渍。多与阴道真菌感染、淋病、阴道毛滴虫病或糖尿病、宫颈癌等相关，也有部分因使用安全套、卫生巾等导致。对绝经期妇女，除局部瘙痒外，常伴多汗、失眠、情绪急躁等更年期症状。

（3）阴囊瘙痒症（pruritus scroti）　瘙痒发生在阴囊，也可波及阴茎和肛门。由于经常搔抓，阴囊皮肤可出现糜烂、渗出、结痂等，久之可有皮肤肥厚、色素改变或苔藓样变等；有时可呈湿疹化或继发性皮炎。

【诊断与鉴别诊断】

根据全身或局限性瘙痒，仅有继发性改变而无原发性皮损，可明确诊断。为寻找病因，应仔细询问病史，作全面体格检查和实验室检查。一旦出现继发性皮损，应与湿疹、慢性单纯性苔藓、疥疮等进行鉴别；局限性瘙痒需与局部的浅部真菌病、虱病、接触性皮炎、固定性药疹等鉴别。

【治疗】

寻找病因及原发疾患，进行相应治疗；内服药物以抗组胺剂、镇静止痒剂及中医辨证论治为主。

（一）中医治疗

1. 内治

（1）分型证治

①风热血热证

证候　病属新起，一般以青年患者多见，皮肤瘙痒剧烈，遇热加重，皮肤抓破后有血痂；伴心烦，口渴，便干，溲赤。舌质红，舌苔薄黄，脉浮数。

治法　疏风清热，凉血止痒。

方药　消风散合四物汤加减。风甚者，加全蝎、蜈蚣等息风通络止痒；血热甚者，加牡丹皮、浮萍等清热凉血；夜间痒甚者，加龙骨、牡蛎、珍珠母等平肝潜阳，镇心安神。

②湿热内蕴证

证候　瘙痒不止，抓破后滋水淋漓，继发感染或湿疹样变；伴口干口苦，胸胁胀满，胃纳不香，大便燥结，小便黄赤。舌质红，舌苔黄腻，脉滑数或弦数。

治法　清热利湿止痒。

方药　龙胆泻肝汤加减。兼血热者，加牡丹皮、白茅根等清热凉血；大便燥结者，加生大黄等泻热通便。

③血虚肝旺证

证候 病程日久，以老年患者多见，皮肤干燥，可有脱屑，抓破后血痕累累；伴头晕眼花，失眠多梦。舌质红，舌苔薄，脉细数或弦数。

治法 养血润燥，祛风止痒。

方药 当归饮子加减。年老体弱者，加黄芪益气生血；瘙痒甚者，加白鲜皮、蜈蚣等祛风止痒；皮损肥厚者，加阿胶、丹参等养血活血润燥；夜寐不安者，加酸枣仁、五味子等宁心安神。

（2）中成药

①疗癣卡西甫丸：清除碱性异常黏液质，燥湿止痒。用于肌肤瘙痒症、体癣、牛皮癣。

②金蝉止痒胶囊：清热解毒，燥湿止痒。用于湿热内蕴所引起皮肤瘙痒症。

③润燥止痒胶囊：养血滋阴，祛风止痒，润肠通便。适用于瘙痒症属血虚风燥证者。

④肤痒颗粒：祛风活血，除湿止痒。用于瘙痒症属风湿蕴肤、血虚风燥证者。

2. 外治

（1）中药外治

①丹皮酚软膏：有消炎止痒作用。用于湿疹、皮炎、瘙痒症、蚊虫叮咬红肿等各种皮肤疾患。外用，涂敷患处，1日2～3次。

②黄连膏（《医宗金鉴》）：黄连9g，当归15g，黄柏9g，生地黄30g，姜黄9g，麻油360g，黄蜡120g，上药除黄蜡外，浸入麻油内，1天后用文火熬煎至药枯，去渣滤清，再加入黄蜡，文火徐徐收膏。外搽患处，每日3～4次。

（2）针灸治疗 体针取穴曲池、合谷、血海、足三里、三阴交等，每周2次，10次为1个疗程；耳针取穴枕部、心区、肺区、神门、肾上腺、内分泌等，埋针或压豆，每周1次。

（二）西医治疗

1. 局部治疗 应以保湿、滋润、止痒为主，使用刺激性小的制剂。对女阴瘙痒症禁用酊剂。

（1）外用药物 根据皮损类型、部位等，合理选择外用药物种类（止痒剂、焦油类或糖皮质激素）和剂型。皮肤干燥者，可选用保湿剂或皮肤屏障修复剂；肛门、阴囊、女阴瘙痒症者，外用药物注意避免使用刺激性药物。

（2）局部封闭治疗 局部皮肤苔藓化、浸润肥厚者，可用普鲁卡因、曲安奈德或复方倍他米松做皮损处皮下封闭治疗。

2. 系统治疗 抗组胺药为一线治疗。其他如钙剂、维生素C等，可配合谷维素、维生素B_1、维生素B_{12}等治疗。影响睡眠者，可在睡前加用镇静安眠类药，如地西泮片、多塞平等；严重者可用普鲁卡因静脉封闭，皮损泛发者可口服雷公藤多苷片。对老年性皮肤瘙痒患者或更年期者，男性可用丙酸睾酮或苯丙酸诺龙治疗；女性可用己烯雌酚治疗，注意对生殖系统肿瘤或肝肾功能不全者忌用或慎用。

3. 物理治疗 光疗（UVA、UVB、PUVA）对部分瘙痒症有效；皮肤干燥者可配合淀粉浴、矿泉浴、熏蒸等治疗。局限性瘙痒症多方治疗无效时，可考虑同位素或浅层X线治疗。

（三）中西医结合诊治思路

本病中医治疗以止痒为主，配合祛风、清热、利湿、润燥等方法；西医治疗以抗组胺药、镇静安眠药、钙剂为主。若因内部疾病引起瘙痒者，要及时寻找原因，采用标本兼顾、内服与外用兼治的方法；若瘙痒控制不明显，可加用静脉封闭或激素治疗。对老年性皮肤瘙痒，血虚肝旺证用养血祛风法疗效较好。

【预防与调摄】

1. 避免热水烫洗，避免使用强碱性洁肤产品洗澡，老年患者洗澡不宜过勤，注意保湿剂的应用，以防皮肤干燥。

2. 调适寒温，调畅情志，避免劳累。

3. 避免用力搔抓、摩擦，不使用刺激性强的外用药物。

4. 忌饮酒类，忌食辛辣腥发动风之物，多食蔬菜水果。内衣宜柔软、宽松，宜穿棉织品或丝织品，不宜穿毛织品和化纤产品。

第三节　痒　疹

痒疹（prurigo），属于中医学"顽湿聚结""粟疮""马疥"范畴。是一组以风团样丘疹、结节、奇痒为特征的急性或慢性、炎症性皮肤病。

【病因与发病机理】

1. 中医病因病机

（1）感受风、湿、热邪，聚结皮肤，郁而不散。

（2）饮食不节，脏腑功能失调，湿热内生，日久化热化火，伤阴耗血，血燥生风，肌肤失养所致。

2. 西医病因与发病机制

本病病因与发病机制尚不清楚，但多认为与变态反应有关。部分患者具有家族性遗传过敏史，伴发荨麻疹、哮喘、枯草热等。此外，虫咬、食物或药物过敏、精神因素、气候变化、胃肠道功能紊乱、内分泌障碍、病灶感染等也可能与本病的发生有关。

【临床表现】

本病病因复杂，其临床包括病种和分类至今尚无完全统一意见。常见临床类型如下：

1. 急性痒疹

（1）急性单纯性痒疹（simple acute prurigo） 也称为丘疹性荨麻疹（papular urticaria），夏秋季节多发。发病与某些节肢动物如蚊、蚤、螨等的叮咬有关，也可能由消化道障碍或对某些物质过敏而引发。是一种迟发型变态反应，致敏需 10 天左右。多累及儿童及青少年，常见一个家庭中多人同时发病。好发于四肢、腰背等部。皮损特征为 0.5 ~ 2cm 纺锤形淡红色风团样丘疹，有的有伪足，顶端常有小水疱；皮损常分批发生，易群集，少融合；自觉瘙痒。红斑和水疱可在短期内消退，丘疹消退慢，1 ~ 2 周后逐渐消退，留暂时色素沉着斑。可反复发生，一般无全身症状。局部淋巴结不肿大。

（2）成人急性单纯性痒疹（simple acute prurigo of adult） 亦称暂时性或一过性痒疹（prurigo temporanea）。多见于 30 岁以上女性。发病前常有疲乏、头痛、失眠及胃肠功能失调等全身症状。好发于躯干及四肢伸侧，肘、膝部明显，也可累及头皮、面部、臀部。皮损特征为多发性坚实圆形或顶部略扁平的丘疹；绿豆至豌豆大；淡红或肤色，以后变为暗红或红褐色；散在分布，亦可聚集成簇，但不融合。瘙痒剧烈，搔抓后出现风团样皮损及丘疱疹，反复搔抓可出现苔藓样变、色素沉着。2 ~ 3 个月可自愈，但有时会复发。

2. 慢性痒疹

（1）小儿痒疹（prurigo infantilis） 又称 Hebra 痒疹，多在 3 岁前发病，特别是 1 岁左右者。好发于四肢伸侧，常发于丘疹性荨麻疹或荨麻疹皮损消退后，即出现肤色或淡红色丘疹，质硬，称为痒疹小结节，也可出现丘疱疹，对称分布，下肢更甚；反复发作，此起彼伏交替发生。瘙痒剧烈，搔抓继发感染后，可发生脓疱疮及淋巴管炎。多伴颈部、腋窝、肘部及腹股沟处淋巴结肿大，尤以腹股沟淋巴结肿大最为显著，称为痒疹横痃（prurigo agria），但无红、痛及化脓。血液中嗜酸性粒细胞增多。病程长，患儿可有失眠、消瘦、营养不良等，多至青春期逐渐痊愈。

（2）结节性痒疹（prurigo nodularis） 又称疣状固定性荨麻疹（urticaria perstans verrucosa）或结节性苔藓（lichen nodularis）。常见于中年女性。好发于四肢，尤以小腿伸侧多见；面部、掌跖较少累及。皮损特征为坚硬、圆形、红褐色或黑褐色丘疹或结节，表面粗糙；瘙痒剧烈。初起为淡红色丘疹，迅速变成半球形结节，顶部角化明显，呈疣状外观（图 13-3）；皮损周围有色素沉着或苔藓样变。慢性经过，可长期不愈。

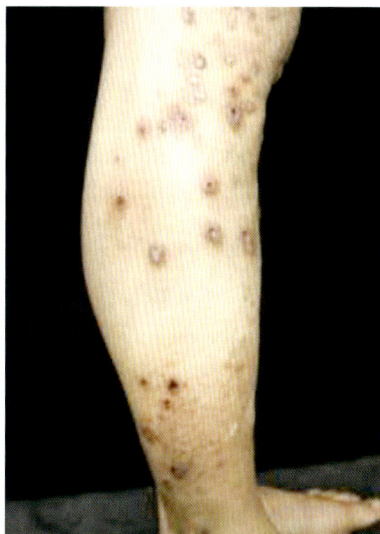

图 13-3　结节性痒疹

（3）症状性痒疹 常发生于妊娠妇女或肿瘤（如淋巴瘤或白血病）患者，可能与体内代谢产物等有关。

【诊断与鉴别诊断】

根据皮损特征及剧烈瘙痒即可诊断，必要时可结合皮肤病理诊断。临床类型可根据病史、年龄、病程及伴发疾病、实验室检查等情况确定。急性痒疹应与荨麻疹、水痘、疱疹样皮炎、慢性湿疹、疥疮等进行鉴别；慢性痒疹应与寻常疣、结节性类天疱疮、疣状扁平苔藓、结节性皮肤淀粉样变等进行鉴别。

【治疗】

寻找病因进行治疗，配合抗组胺药、中医辨证施治及局部治疗。

（一）中医治疗

1. 内治

（1）分型证治

①风湿郁热证

证候　见于发病早期。以淡红色风团样丘疹为主，剧烈瘙痒，较多抓痕、血痂或水疱、脓疱；伴纳呆，大便稀溏，小便黄。舌红苔黄，脉数。

治法　清热除湿，祛风止痒。

方药　全虫方加减。药用全蝎、皂角刺、猪牙皂角、蒺藜、生槐花、威灵仙、白鲜皮、苦参、黄柏等。

②血瘀风燥证

证候　见于发病中后期。皮疹反复发作，皮肤干燥粗糙，色素沉着，苔藓样变或有硬实小结节；伴大便干结。舌红苔薄黄，或舌暗红少苔或有瘀点，脉细数。

治法　养血活血，祛风止痒。

方药　乌蛇荣皮汤加减。药用生地黄、当归、桂枝、白芍、川芎、桃仁、红花、牡丹皮、紫草、蒺藜、白鲜皮、乌梢蛇、甘草等。

（2）中成药

①祛风止痒口服液：养血活血，清热利湿，祛风止痒。适用于风湿热证。

②血府逐瘀胶囊：活血祛瘀，行气止痛。适用于血瘀风燥证。

2. 外治

丹皮酚软膏：有消炎止痒作用。用于湿疹、皮炎、瘙痒症、蚊虫叮咬红肿等各种皮肤疾患。外用，涂敷患处，1日2～3次。

（二）西医治疗

1. 局部治疗　以止痒、消炎为主。可使用止痒剂、糖皮质激素类药物；皮损角化肥厚者可选用角质剥脱剂，结节性皮损可使用封包治疗、局部糖皮质激素封闭治疗或钙调磷酸酶抑制剂；淀粉浴、矿泉浴可使瘙痒减轻；结节性痒疹可液氮冷冻、激光、放射性同位素贴敷或浅层 X 线放射治疗；UVB 光疗或 PUVA 疗法对顽固性皮损常有效。

2. 系统治疗　瘙痒剧烈者，可使用抗组胺类药物、维生素 C、钙剂等。对有神经精神因素者，可使用镇静催眠类药物（如地西泮、多塞平等）。病情较重及皮损广泛者，可短期系统使用糖皮质激素，如泼尼松（每天 20 ～ 30mg）口服，或采用普鲁卡因静脉封闭。泛发性病变者可予沙利度胺 25mg，每日 3 次口服；或雷公藤多苷 30 ～ 60mg/d 口服；或氨苯砜 50mg，每天 2 次口服。也可使用维 A 酸类药物及免疫抑制剂。

（三）中西医结合诊治思路

本病中西医结合治疗优势互补，以止痒、消除皮损为原则。在瘙痒剧烈、皮损全身泛发、严重影响患者生活质量时，此时应以西医系统治疗配合局部治疗为主，同时中医辨证论治；在瘙痒减轻、皮损缓解无新发时，可以中医辨证治疗及外治为主，酌情配合使用抗组胺药。

【预防与调摄】

1. 预防昆虫叮咬，避免搔抓、摩擦刺激和热水烫洗。

2. 忌食辛辣刺激性食物及肥甘厚腻之物，禁酒、浓咖啡等饮料。

3. 保持心情舒畅，情绪稳定，避免精神刺激；保持大便通畅，养成良好的排便习惯。

扫一扫，查阅本篇数字资源，含PPT、音视频、图片等

第一节　银屑病

银屑病（psoriasis），俗称"牛皮癣"，属于中医学"白疕"范畴。是一种常见易复发的慢性炎症性皮肤病，皮损特点为红色丘疹或斑块上覆盖多层银白色鳞屑。有一定季节规律，常冬重夏轻。主要侵犯青壮年，无传染性。

【病因与发病机理】

1. 中医病因病机

本病的形成多属血分热毒炽盛，营血亏耗，生风生燥，肌肤失养。

（1）风寒或风热之邪外袭，致营卫失和，兼因心火旺盛、热伏营血，外邪与内火相搏结，郁于肌肤而发为红斑鳞屑。

（2）情志失畅，肝失疏泄，气机壅滞，气血运行不畅，以致瘀阻肌表，皮损肥厚、暗红。

（3）病久营血暗耗，生风化燥，不能荣养肌肤，而见皮损色淡、皮肤干燥、脱屑。

（4）心肝火旺，毒邪内侵，热毒炽盛，燔灼营血，而见弥漫性红斑、脓疱。

（5）病久或年老体弱，肝肾不足，外为风湿所困，内有热伏营血，风湿热邪阻于筋骨关节，而见关节肿痛。

2. 西医病因与发病机制

银屑病的确切病因尚未完全阐明，目前认为与遗传、免疫、环境等多种因素有关。

（1）遗传因素　遗传是银屑病发病的主要危险因素。流行病学研究和遗传学研究均提示银屑病有遗传倾向。31.26% 银屑病患者有家族史，一级亲属和二级亲属的遗传度分别为 67.04% 和 46.59%。已被确认的银屑病易感基因有 80 多个。PSORS9 为中国汉族人群所特有的银屑病易感位点。

（2）免疫因素　IL-23 和 Th17 细胞相关的免疫通路是银屑病发病的核心机制。T 细胞、树突状细胞、中性粒细胞和角质形成细胞等多种细胞，通过 TNF-α、IFN-γ、IL-17 和 IL-22 等细胞因子，引起银屑病特征性变化，包括血管生成、中性粒细胞浸润。银屑病的免疫学机制涉及一个复杂的炎症级联反应，该反应最初由先天免疫细胞（角质形成细胞、树突状细胞、NKT 细胞、巨噬细胞）触发。与此同时，通过与适应性免疫细胞（T 淋巴细胞）的相互作用促进疾病发展，其中 IL-23/Th17 轴已被证实是银屑病发病的中心环节，IL-23 刺激 TH17 分泌激活角质形成细胞和上皮细胞的细胞因子（包括 IL-17A 和 IL-17F），从而释放抗菌肽（如 S100A7、S100A9）

和一系列促炎细胞因子（包括 IL-1β、IL-6 和 TNF-α），并形成一个正反馈循环，维持炎症过程，最终引起起银屑病特征性变化。

（3）感染因素 目前的研究发现，银屑病与链球菌、金黄色葡萄球菌、马拉色菌、白念珠菌等细菌或真菌感染或定植相关。许多学者从体液免疫、细胞免疫、细菌培养和治疗等方面均证实链球菌感染与银屑病发病和病程迁延有关。金黄色葡萄球菌感染与银屑病的关系也得到了研究证实，MHC-Ⅱ（组织相容性复合体Ⅱ类抗原）对 SEA（葡萄球菌外毒素 A）有较高亲和性，通过 α、β 两个位点与 SEA 自体传递，兴奋信号传导直接活化表皮 T 细胞，产生 INF-γ 及细胞因子而致病。马拉色菌对银屑病患者 PMNs（多形核白细胞）有趋化作用，这是马拉色菌对银屑病患者特有的作用。此外，还有研究发现白念珠菌滤液可促进角质形成细胞增殖。

（4）代谢紊乱 代谢综合征是以中心性肥胖为核心，合并高血糖、高血压和脂代谢紊乱等多种代谢异常集结的病理状态，与银屑病存在共同的细胞因子表达。银屑病是一种典型的 T 细胞介导的炎症性疾病，特征在于活化抗原提呈细胞，导致 Th1、Th17 细胞激活和增殖，T 细胞在皮肤和关节聚集，是促进血管生成、表皮过度增生的关键。这些炎症介质对血管生成、胰岛素信号、脂肪生成、脂质代谢和免疫细胞的运输等不同的过程具有多效性效应，也可能导致其他疾病如肥胖症、糖尿病、血栓形成、动脉粥样硬化的发生。相应的，肥胖症、糖尿病、动脉粥样硬化等产生的炎症因子和激素水平也可以通过促炎症状态，增加银屑病的患病风险或增加病情的严重程度。

（5）神经精神、环境因素及药物因素 多项调查显示，银屑病对患者的生理、心理和社会生活都有不同程度的影响，银屑病患者常合并焦虑、抑郁、失眠等情绪应激问题。这些情绪应激可能通过神经-内分泌-免疫网络及 p38MAPK 通路加重银屑病。

日光作为环境因素的一个方面与银屑病的发病和转归有着明显的相关性。日光中的紫外线可致角质形成细胞凋亡，并能调节机体异常的免疫应答反应从而减轻银屑病的临床症状。日光照射还可促进皮肤合成维生素 D，促进角质形成细胞再生。但紫外线也是产生活性氧最常见的污染物，如果体内活性氧生成量增加，超出机体的抗氧化能力则可能诱发银屑病，这就部分解释了光敏性银屑病的发生原因。

药物摄入可能是诱发或加重银屑病的重要原因，某些药物可能会直接导致易感个体发生银屑病，也可能引起原有银屑病病情复发或加重。明确可诱发和加重银屑病的药物有锂制剂、合成抗疟药（包括氨酚喹、氯喹）、β 受体阻滞剂（普萘洛尔、纳多洛尔等）。

【临床表现】

本病任何年龄均可受累。临床一般分为寻常型、脓疱型、关节病型和红皮病型。

1. 寻常型银屑病

寻常型银屑病（psoriasis vulgaris）为临床最多见类型，急性发病。皮损可发生于全身各处，但以四肢伸侧（特别是肘、膝）和尾骶部最常见，常呈对称性。皮损特征为界限清楚的银白色鳞屑性斑块；刮除最上层鳞屑后，可观察到鳞屑成层状，犹如在刮蜡滴（蜡滴现象）；继续刮除鳞屑后露出淡红发亮的半透明薄膜（薄膜现象），剥去薄膜即见点状出血（Auspitz 征），后者由真皮乳头顶部迂曲扩张的毛细血管被刮破所致。皮损初期为红色粟粒至黄豆大的丘疹或斑丘疹（图 14-1），以后逐渐扩展成斑块，形态各异，可呈点滴状、钱币状、地图状等，也可肥厚呈疣状（图 14-2）。有不同程度瘙痒。不同部位皮损有所差异，头皮鳞屑较厚，常超出发际线，头发呈束状（图 14-3）；面部皮损多呈脂溢性皮炎样；腋窝、腹股沟等皱襞部位由于多汗和摩擦，呈湿疹样变；约 10% 银屑病患者累及龟头、包皮内面和颊黏膜等处，龟头处为境界清楚、光滑干燥性暗红斑块；颊黏膜为灰白色环状斑；50% 患者可有指（趾）甲损害，特别是脓疱型银屑病患者，表现为顶针箍样点状凹陷。

寻常型银屑病根据病情发展可分为 3 期：①进行期：旧皮损无消退，新皮损不断出现，皮损炎症浸润明显，周围可有红晕，鳞屑较厚，针刺、手术、搔抓等损伤可导致受损部位出现新的典型银屑病皮损，称为同形反应（isomorphism）或 köbner 现象；②静止期：皮损稳定，无新皮损出现，炎症较轻，鳞屑较多；③退行期：皮损缩小或扁平，炎症基本消退，遗留色素沉着或减退斑。

急性点滴状银屑病（acute guttate psoriasis），又称发疹型银屑病，常见于青年，发病前常有咽喉部链球菌感染史。起病急骤，数天可泛发全身，皮损为 0.3～0.5cm 大小鲜红色丘疹、斑丘疹；覆以少许鳞屑，痒感程度不等。经适当治疗可在数周内消退，少数可转化为慢性病程。

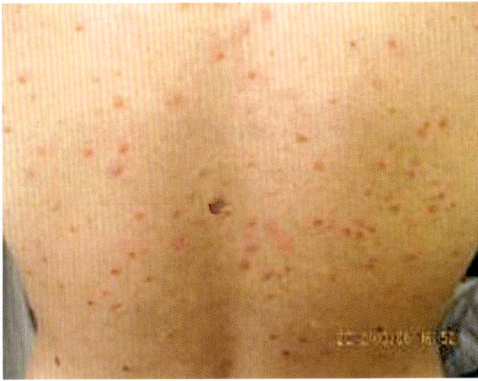

图 14-1　寻常型银屑病

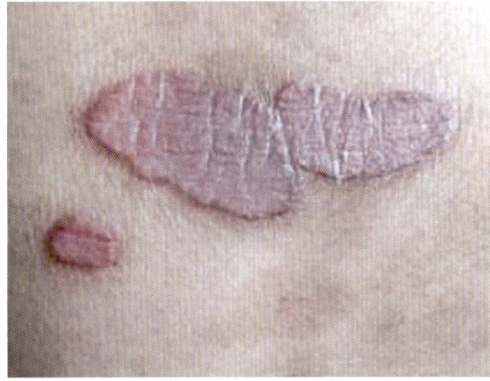

图 14-2　寻常型银屑病斑块

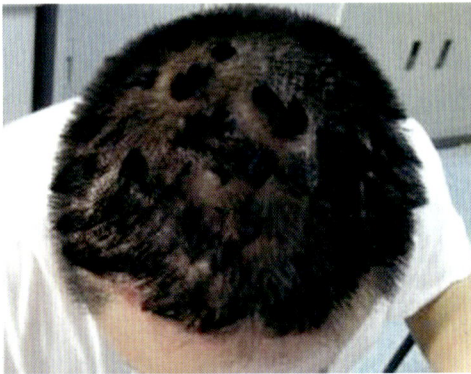

图 14-3　银屑病束状发

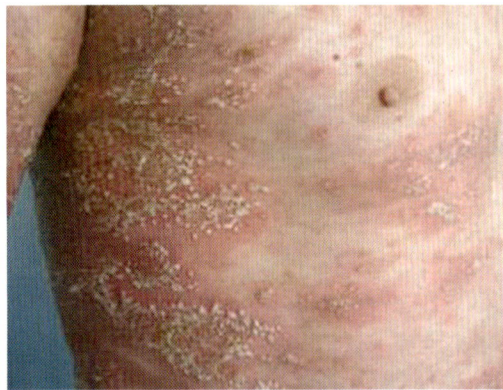

图 14-4　脓疱型银屑病

2. 脓疱型银屑病

脓疱型银屑病（psoriasis pustulosa）较少见，一般分为以下两种类型。

（1）泛发型　发病急骤，数周内遍及全身。皮损在寻常型银屑病或正常皮肤上迅速出现针尖至粟粒大潜在无菌性小脓疱，淡黄色或黄白色，密集分布，常融合成片状脓湖（图 14-4），迅速发展至全身，伴肿胀、疼痛。有沟纹舌，指（趾）甲肥厚、浑浊。病程数月或更久，可反复周期发作，也可发展为红皮病。常伴高热、关节痛；并发肝肾系统损害，也可因继发感染、器官功能衰竭而危及生命。

（2）局限型　①掌跖脓疱型：皮损限于手掌及足跖，对称分布，成批发生，表现为红斑基础上小脓疱，经 1～2 周脓疱干涸，结痂，脱屑；自觉轻度瘙痒。甲常受累，可有点状凹陷、横沟、纵嵴、甲浑浊、甲剥离和甲下积脓。一般情况良好，也可伴低热、头痛等全身不适症状。病情顽固，对一般治疗反应不佳。②连续性肢端皮炎：罕见。可见银屑病发生于肢端，有时发生在指（趾）端，脓疱消退后可见鳞屑、痂皮，甲床也可有脓疱，甲板可能会脱落；有地图样舌。

3. 关节病型银屑病

5%～30% 银屑病患者可发生关节病型银屑病（psoriasis arthropathica，PsA）。PsA 可发生于任何年龄，高峰年龄在 30～50 岁，无性别差异。起病隐袭，约 1/3 呈急性发作，起病前常无诱因。常在寻常型银屑病的基础上出现侵蚀性关节病变，可于皮损同时或先后出现，皮肤病变严重性和关节炎症程度无直接关系；80%PsA 患者有指（趾）甲病变，主要呈顶针箍样点状凹陷（>20 个）。大小关节均可累及，包括肘膝关节、指趾关节、脊椎和骶髂关节。受累关节疼痛、肿胀、晨僵和功能障碍。根据关节炎症临床特点分为 5 类：①单一和不对称性小关节炎；②远端指（趾）间关节炎；③类风湿关节炎样表现；④残毁型关节炎；⑤脊柱炎和骶髂关节炎。上述类型60% 可相互间转化或合并存在。病程迁延、易复发，晚期可出现关节强直，导致残疾。

4. 红皮病型银屑病（图 14-5）

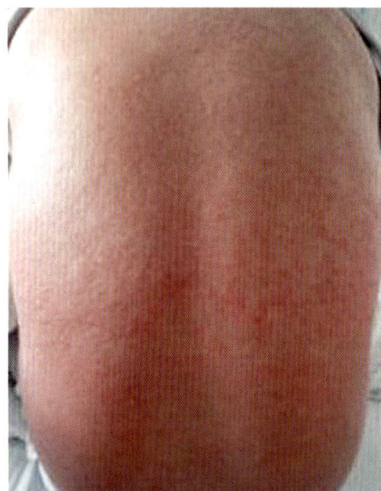

图 14-5　红皮病型银屑病

红皮病型银屑病（psoriasis erythrodermic）是较少见的严重银屑病。皮损表现为全身皮肤弥漫性潮红、浸润肿胀伴大量糠状鳞屑；皮疹间有片状正常皮肤（皮岛）；此时银白色鳞屑及点状出血等银屑病特征往往消失；指（趾）甲混浊变厚、变形，甚至脱落；可伴全身症状，如发热、表浅淋巴结肿大等；病程较长，易反复。

【组织病理】

寻常型银屑病以表皮角化不全为主，伴角化过度，颗粒层变薄或消失，棘层增厚，表皮突延长，真皮乳头呈杵状向上延长，乳头上方表皮变薄，角质层或颗粒层内可见 munro 微脓疡。

【诊断与鉴别诊断】

根据本病临床特点进行诊断和分型，必要时结合实验室检查及影像学检查；皮肤组织病理具有一定诊断价值。本病应与脂溢性皮炎、头癣、甲真菌病、毛发红糠疹、二期梅毒疹、玫瑰糠疹、副银屑病、扁平苔藓等病鉴别。

【治疗】

本病致病原因较复杂，应采取综合性治疗，在治疗的过程中避免各种可能的诱发、加重因素，才能取得较好的疗效。

（一）中医治疗

1. 内治

（1）分型证治

①血热证

证候　皮损鲜红，新出皮疹不断增多或迅速扩大，瘙痒较重；可伴有心烦易怒，咽部充血，口干，小便黄，大便干。舌质红或绛，脉弦滑或数。

治法　凉血解毒。

方药　凉血活血汤加减（赵炳南经验方）。血热甚者，加水牛角；咽喉肿痛者，加板蓝根、北豆根、玄参。

②血燥证

证候　皮损淡红，鳞屑干燥，瘙痒明显；伴有口干咽燥。舌质淡，舌苔少或红而少津，脉细或细数。

治法　养血解毒。

方药　养血解毒汤加减（赵炳南经验方）。脾虚者，加白术、茯苓；风盛瘙痒明显者，加白鲜皮、蒺藜、苦参。

③血瘀证

证候　皮损暗红、肥厚浸润，经久不退。女性可见月经色暗或有瘀块。舌质紫暗或有瘀点、瘀斑，脉涩或细缓。

治法　活血化瘀。

方药　活血散瘀汤加减（赵炳南经验方）。月经量少或有血块者，加丹参、益母草。

④毒热炽盛证

证候　多见于红皮病型或泛发性脓疱型。全身皮肤潮红、肿胀，大量脱皮，或有密集小脓疱，灼热痒痛；伴有壮热、畏寒、头痛、口干、便干、溲赤。舌红绛，苔黄腻或苔少，脉弦滑。

治法　清热解毒，清营凉血。

方药　解毒凉血汤加减（赵炳南经验方）。热入营血者，加玳瑁；热盛伤阴者，加石斛、玉竹、麦冬。

⑤风湿阻络证

证候　多见于关节病型。红斑浸润，鳞屑黏腻；伴有关节疼痛或肿胀。舌质淡红，苔腻，脉滑。

治法　祛风除湿通络。

方药　独活寄生汤加减。关节肿痛，活动不利，加土茯苓、桑枝、姜黄；皮损肥厚，加鸡血藤、当归、赤芍；皮损瘙痒，加白鲜皮、威灵仙。

（2）中成药

①复方青黛胶囊：清热解毒，消斑化瘀，祛风止痒。适用于血热夹瘀证、毒热炽盛证。

②消银颗粒：清热凉血，养血润燥，祛风止痒。适用于血热风燥型和血虚风燥型。

③苦丹丸：养血润燥，凉血化瘀，祛风止痒。适用于血虚风燥型的寻常型银屑病。

④银屑胶囊：祛风解毒。适用于各型银屑病。

⑤雷公藤多苷片：具有抗炎止痛及免疫抑制双重效应，对缓解关节肿痛有效。

⑥白芍总苷胶囊：多用来治疗类风湿关节炎，能减轻关节炎症状。

2. 外治

（1）中药外治

①中药软膏：普连膏、紫草膏、冰黄肤乐软膏等外用。

②中药水剂：根据患者证候特点分别选用凉血、解毒、清热、燥湿、养血、润燥、活血、通络、止痒等中药，煎汤进行湿敷、溻渍、浸浴或熏蒸。

（2）针灸治疗

①体针：选大椎、曲池、合谷、血海、三阴交、肝俞、脾俞等。用泻法，留针 20 ～ 30 分钟，每日或隔日 1 次。进行期慎用。

②拔罐：肌肉丰厚处，皮损肥厚、面积大者，可采用走罐疗法。先在所拔部位的皮肤或罐口上，涂一层凡士林等润滑剂，再将罐拔住。然后医者用右手握住罐子，向上下或左右需要拔的部位，往返推动，至所拔部位的皮肤红润、充血，将罐起下。每日或隔日 1 次。

③穴位贴敷：具有不同功效的中药贴敷于脐部（神阙）、足三里、血海、阳陵泉、阴陵泉、膈俞、脾俞、肺俞等，每次 6 ～ 8 小时，每日 1 次。

（3）其他治疗　心理治疗：通过医务人员的言语、表情、姿势、态度和行为，或是通过相应的仪器及环境来改变患者的感觉、认识、情绪、性格、态度及行为，使患者增强信心，消除紧张，从而达到治疗疾病的目的。心理治疗可采用个别治疗、集体治疗、家庭治疗和社会治疗的方式，也可采用生物反馈疗法和腹式呼吸训练。

（二）西医治疗

1. 局部治疗　皮损 < 体表面积 3% 的，可单独采取外用药治疗；对于严重、受累面积大者，除外用药外，还可联合物理疗法和系统治疗。糖皮质激素、维生素 D3 衍生物、他扎罗汀联合和序贯疗法为临床一线治疗。实际应用中应注意局部药物刺激性，采用替换疗法。皮损较厚或甲部，可采用封包治疗。

2. 系统治疗　一线药物包括甲氨蝶呤（MTX）、环孢素、维 A 酸类；二线药物包括硫唑嘌呤、羟基脲、来氟米特、麦考酚酯、糖皮质激素、抗生素。MTX 主要用于红皮病型、关节病型、急性泛发性脓疱型银屑病，以及严重影响功能的手掌和足跖银屑病和广泛性斑块状银屑病。环孢素对银屑病有确切的疗效，主要用于其他传统治疗疗效不佳的患者。通常短期应用 2 ～ 4 个月，间隔一定时期可重复疗程，最长可持续应用 1 ～ 2 年。阿维 A 治疗斑块状、脓疱型、掌跖型、滴状型、红皮病型银屑病有效，首选治疗泛发性脓疱型银屑病、红皮病型银屑病，单独或与其他治疗联合应用于掌跖脓疱病、泛发性斑块状银屑病。一般不主张使用糖皮质激素，仅用于红皮病型、关节病型及泛发性脓疱型银屑病且使用其他药无效者，并需采用联合治疗。对伴有上呼吸道感染、咽炎、扁桃体炎者，特别是点滴型银屑病者可用青霉素、红霉素治疗。生物制剂用于治疗银屑病关节炎和中重度银屑病。目前国内已用于银屑病临床治疗的生物制剂主要包括 TNF-α 抑制剂、IL-12/23 抑制剂、IL-17A 抑制剂；小分子药物主要为 PDE4 抑制剂，上述药物的使用需严格掌握适应证和禁忌证。

3. 物理治疗　窄谱 UVB、PUVA、308nm 准分子激光、洗浴疗法等均可应用。

（三）中西医结合诊治思路

寻常型银屑病中医治疗采用"从血论治"的辨治方法。血热证、血燥证和血瘀证是银屑病基本证型，其中以血热证最常见。进行期以血热证为主，退行期以血燥证为主，静止期以血瘀证为主。由于本病病程长，病情复杂，可能出现各种兼夹证，临床实践中以血的辨证为基础，当出现其他兼夹症状时可参考其他辨证方式。

对于寻常型银屑病采用中医方法治疗为主，包括中药内服、外用、中医学特色外治疗法，如中药浴疗法、中药膏外涂、针灸拔罐等，可酌情配合西药外用制剂；对于特殊类型的银屑病及寻常型银屑病皮损面积广泛者，可中西医结合治疗，尤其如红皮病型等重症患者，应当尽早系统应用西药治疗，缓解症状。

需要注意的是，系统使用西药时，应监测可能发生的副作用，病情稳定后，规范地进行减量，可配合应用中医药治疗，有助于减少病情的反复，减少西药用量，减少副作用的发生。

【预防与调摄】

1. 解除思想负担，保持乐观情绪，树立战胜疾病的信心。
2. 避免上呼吸道感染及消除感染性病灶。在秋冬及冬春季节交替之时，要特别注意预防感冒、咽炎、扁桃体炎。对反复发作的扁桃体炎合并扁桃体肿大者，可考虑手术摘除。
3. 避免物理性、化学性物质和药物刺激，防止外伤和滥用药物。
4. 忌食辛辣及酒，少食脂肪肉类，减少或戒除吸烟，多食新鲜蔬菜水果及豆制品。

第二节　玫瑰糠疹

玫瑰糠疹（pityriasis rosea），属于中医学"风癣""血疳""风热疮"范畴。是一种自限性炎症性皮肤病，以椭圆形玫瑰色红斑、覆有糠状鳞屑、好发于躯干及四肢近端为特征。

【病因与发病机理】

1. 中医病因病机

本病多因血热之体，复感风邪，内外合邪，闭塞腠理，郁于肌肤而成；若素体营血不足，或后期耗伤阴液，则生风化燥，肌肤失却荣养。

2. 西医病因与发病机制

本病的病因及发病机制尚不十分明了，多认为是病毒感染（人类疱疹病毒 HHV-6、HHV-7）所致，但至今未分离出病毒。也有认为与细菌、真菌或寄生虫感染或药物因素、自身免疫等有关，但都未被证实。

【临床表现】

本病多在春秋季发病，好发于中青年，多见于躯干和四肢近端。皮损特点为椭圆形或环状玫瑰色斑疹，上覆糠秕样鳞屑，皮疹长轴与皮纹平行。皮损初发孤立性，称为母斑，1～2周后陆续出现与母斑相似较小的红斑，称为子斑（图14-6）；伴不同程度瘙痒。本病有自限性，病程一般6～8周，少数迁延数月甚至数年不愈，但一般愈后不复发。

【组织病理】

表现为非特异性炎症。真皮浅层血管周围稀疏的以淋巴细胞为主的浸润，表皮有灶性海绵水肿及局灶性角化不全。

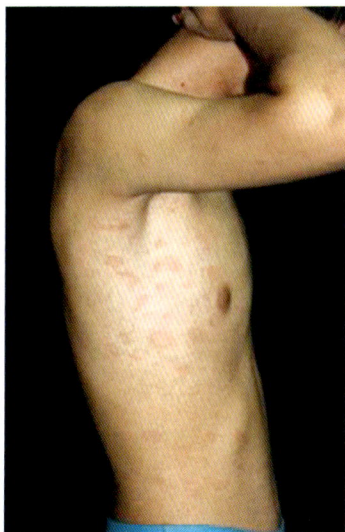

图14-6　玫瑰糠疹

【诊断与鉴别诊断】

根据典型临床特征诊断不难。本病应与二期梅毒、银屑病、花斑糠疹、体癣、脂溢性皮炎、药疹等鉴别。

【治疗】

本病有自限性，治疗目的主要是减轻症状，缩短病程。

（一）中医治疗

1. 内治

（1）分型证治

①风热蕴肤证

证候　皮损淡红，上覆糠秕状鳞屑，上身分布为多，可有瘙痒。溲赤，口干。舌红，苔白或薄黄，脉浮数。

治法　疏风清热。

方药　消风散加减。瘙痒甚者，加白鲜皮、白僵蚕。

②风热血热证

证候　皮损为鲜红或玫瑰红斑片，上覆少量鳞屑，分布于躯干四肢，瘙痒，病程长。溲赤，便秘。舌红，苔薄，脉滑数。

治法　凉血祛风。

方剂　凉血消风散加减。血热甚者，加水牛角、牡丹皮、赤芍、紫草。

③血虚风燥证

证候　主要见于病程已久，皮肤干燥，皮疹色淡红，鳞屑较多，或有剧烈瘙痒；伴有咽干。舌质红，少津，脉沉细。

治法　养血润肤。

方剂　当归饮子加减。皮肤干燥，加桃仁、鸡血藤；瘙痒明显者，加乌梢蛇；皮肤干燥，口干明显者，加南沙参、麦冬。

（2）中成药

①金蝉止痒胶囊：清热解毒，燥湿止痒。适用于湿热内蕴伴见皮肤瘙痒者。

②复方青黛胶囊：清热解毒，消斑化瘀，祛风止痒。适用于风热血热证。

③润燥止痒胶囊：养血滋阴，祛风止痒。适用于血虚风燥证。

2. 外治

（1）中药外治

①三黄洗剂：发病初期，皮疹色红瘙痒者可外用涂抹患处，每日 3～5 次。

②紫草油：病程中后期皮肤干燥脱屑者可外用涂抹患处，每日 2～3 次。

（2）针灸治疗　取合谷、大椎、曲池、肩髃、肩井、血海，用泻法，留针 10～15 分钟，每日 1 次，10 次为 1 个疗程。

（二）西医治疗

1. 系统治疗　可选用抗组胺药物、维生素 C、维生素 B_{12}、钙剂等；急性广泛型可短期使用雷公藤多苷片；重症者或病程长期迁延者，可酌情系统使用糖皮质激素；考虑到病毒性原因，可酌情选用抗病毒药物，如利巴韦林、更昔洛韦、板蓝根等。

2. 局部治疗　可选用炉甘石洗剂、5% 樟脑霜等止痒剂和糖皮质激素类外用药。

3. 物理治疗　UVB 照射能促进皮损消退，缩短病程。

（三）中西医结合诊治思路

玫瑰糠疹具有自限性，临床治疗主要以缓解症状、缩短病程为主。本病中医治疗以清热凉血疏风中药为主。当病情迁延，可配合紫外线照射治疗；如果患者伴有明显的瘙痒，可用中医辨证论治和抗组胺药等。

【预防与调摄】

1. 忌食辛辣刺激性食物、鱼腥等发物。
2. 注意皮肤卫生，不可用热水肥皂烫洗，避免外用刺激性强的药物。
3. 加强锻炼，提高机体免疫功能。

第三节　多形红斑

多形红斑（erythema multiforme，EM），又称多形性渗出性红斑，属于中医学"雁疮""猫眼疮"范畴。是一种病因复杂的急性炎症性皮肤病，皮疹具有多形性，虹膜成靶形皮损是其特征性损害，严重者可出现全身症状。其好发于春秋季，易复发。

【病因与发病机理】

1. 中医病因病机

（1）素体阳气不足，卫外不固，腠理不密，风、寒、湿邪侵袭肌肤，与气血相搏，以致营卫不和而成。

（2）饮食不节，脾失健运，湿热内生，兼因风邪外袭，内外合邪郁于肌肤为病。

（3）先天禀赋不耐，药毒内攻脏腑，毒热炽盛，燔灼营血，蕴结肌肤而发病。

2. 西医病因与发病机制

本病病因及发病机制尚未完全明确，多认为是抗原物质引起的免疫反应。变应原的种类很多，如单纯疱疹病毒、肺炎支原体等病原体，食用鱼、虾、蟹等，以及日光、寒冷、外伤等物理因素。另外，某些器官和系统性疾病，如红斑狼疮、皮肌炎、某些恶性肿瘤等，均可并发多形红斑。

【临床表现】

本病春秋季节易发，多累及儿童和青年女性。常起病较急，可有畏寒、发热、头痛、关节及肌肉酸痛等前驱症状。皮损多形性，可有红斑、丘疹、斑丘疹、水疱、紫癜、风团等。根据皮损形态不同，分为红斑－丘疹型、水疱－大疱型和重症型。

1. 红斑－丘疹型　此型最常见，发病主要与单纯疱疹病毒、肺炎支原体感染有关。好发于面颈部和四肢远端伸侧皮肤，眼、口腔黏膜较少累及。皮损以红斑、丘疹为主，特征性皮损为同心圆状靶形皮损或虹膜样皮损，即皮损中央为紫癜样暗红或紫红斑（图14-7），严重时出现水疱；周围为隆起的水肿苍白环；最外层为红斑。皮损初起为水肿性鲜红斑，境界清楚，逐渐向周围扩大成靶形皮损，可出现 Köebner 现象。有轻度瘙痒或灼热、疼痛；黏膜损害轻，常局限于口腔黏膜，无显著全身症状。皮损2～4周消退，可留暂时性色素沉着斑。

2. 局限性水疱型　常由红斑－丘疹型发展而来，介于轻症和重症间。皮损以水疱、大疱或血疱为主，周围有暗红色晕（图14-8），主要局限于四肢末端。口、眼、鼻及外生殖器黏膜也可出现糜烂。

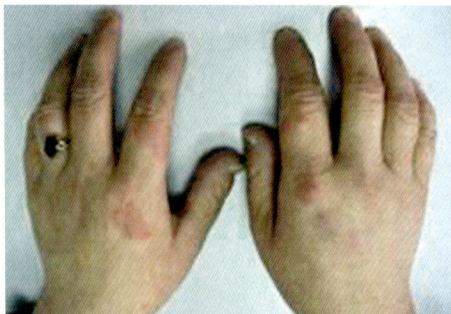

图 14-7　多形红斑（红斑 - 丘疹型）

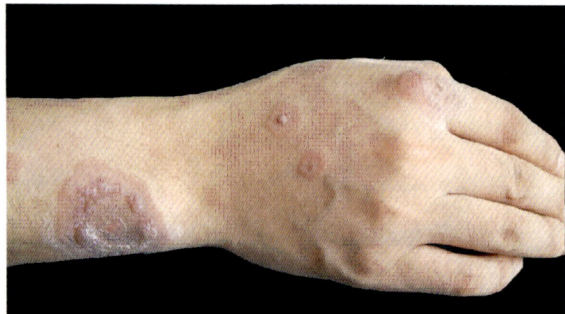

图 14-8　多形红斑（水疱 - 大疱型）

3. 重症型　又称 Stevens-Johnson 综合征，与药物、感染、内脏系统肿瘤、淋巴瘤等有关。发病急骤，有前驱症状。靶形损害常累及躯干、面部，呈典型或不典型靶形皮损，通常有紫癜，迅速扩大融合，泛发全身；黏膜损害广泛而严重，可累及口、鼻、眼、外阴、肛门、呼吸道、消化道等处黏膜，有糜烂、破溃、出血及伪膜样改变（图 14-9）；伴疼痛、烧灼感；可累及内脏，并发坏死性胰腺炎、肝肾功能损害；也可因继发感染引起败血症，死亡率 5%～15%。

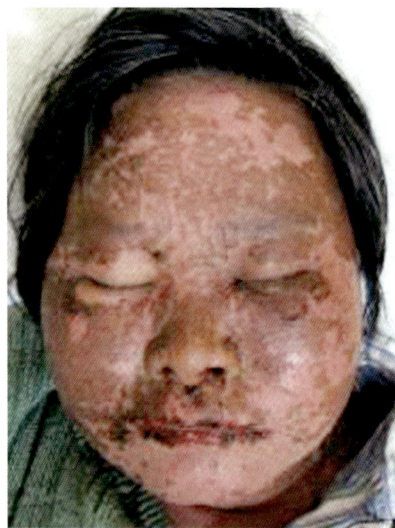

图 14-9　多形红斑（重症型）

【组织病理】

因临床类型不同而有所差异。基本改变为角质形成细胞坏死，基底细胞液化变性，表皮下水疱形成；真皮上部水肿，血管扩张，红细胞外渗，血管周围淋巴细胞及少数嗜酸性粒细胞浸润。

【诊断及鉴别诊断】

根据本病特征性虹膜样损害，可对本病诊断并分型。本病应与冻疮、红斑狼疮、大疱性类天疱疮、二期梅毒、固定性药疹等疾病鉴别。

【治疗】

应积极寻找病因，疑为药物引起者应停用一切可疑致敏药物。轻症者多在数周内自愈，以对症处理为主；重症型往往可危及生命，需积极治疗。

（一）中医治疗

1. 内治

（1）分型证治

①寒湿阻络证

证候　皮疹暗红，遇寒加重，下肢沉重，关节痛，小便清长。舌质淡，苔白，脉沉细或缓。

治法　温经散寒，和营通络。

方药　当归四逆汤加减。皮损以上肢为主者，加桑枝、姜黄；以下肢为主者，加木瓜、川牛膝；伴关节疼痛者，加羌活、独活、秦艽。

②湿热蕴结证

证候　发病急，皮损鲜红，中心水疱明显，发热，咽痛，口干，关节痛，便干，尿黄。舌质红，苔薄黄或黄腻，脉弦滑或滑数。

治法　清热除湿，解毒消斑。

方药　龙胆泻肝汤合凉血五根汤加减。皮疹鲜红、灼热，加赤芍、牡丹皮；伴咽痛，加金银花、连翘、玄参。

③火毒炽盛证

证候　起病急，恶寒、高热、头痛，全身泛发红斑、大疱、糜烂、瘀斑，黏膜受累；伴大便秘结，小便黄赤。舌质红，苔黄，脉滑数。

治法　清热凉血，解毒利湿。

方药　清瘟败毒饮合导赤散加减。高热不退者，加紫雪散；大便秘结者，加生大黄。

（2）中成药

①皮肤病血毒丸：清血解毒，消肿止痒。适用于湿热蕴结证。

②清开灵口服液：清热解毒，镇静安神。适用于火毒炽盛证。

2. 外治

（1）中药外治

①皮损以红斑、丘疹为主者，用皮肤康洗液或三黄洗剂外涂患处，每日3次。

②水疱、糜烂、渗出明显者，用马齿苋、黄柏、生地榆各15g水煎，冷湿敷患处，每次20分钟，每日3～5次。

③黏膜糜烂者，用生肌散或锡类散吹敷患处，每日3次。

（2）针灸治疗　取足三里、血海为主穴。寒湿阻络加列缺、合谷等；湿热蕴结加大椎、曲池、阴陵泉等。针刺用泻法，每次留针30分钟，隔日1次，10次为1个疗程。

（二）西医治疗

1. 局部治疗　原则为消炎、收敛、止痒，防止继发感染。无糜烂处，可选用止痒剂和糖皮质激素外用制剂；有渗出、糜烂，可选用抗生素类或清洁类外用药，如3%硼酸溶液、2%莫匹罗星软膏等。口、眼、外阴等黏膜处，应加强局部护理，可外用抗生素、清洁类或局麻类相关外用制剂，注意防止眼睑粘连。

2. 系统治疗　轻症可予抗组胺药物、维生素C等治疗；明确合并病毒感染者，及时给予抗病毒治疗；对于反复发作的HSV相关病例，需至少给予6个月抗病毒治疗。氨苯砜、沙利度胺和硫唑嘌呤也可以试用于对抗病毒无效者。重症者应住院治疗，早期予以足量糖皮质激素（甲泼尼龙80～100mg/d，持续2～3天），并在病情进展控制后尽快减量停用；大剂量注射免疫球蛋白400mg/（kg·d），连续3～5天。同时给予支持疗法，注意维持水、电解质平衡。

（三）中西医结合诊治思路

本病寒热错杂，病情多变，中医治疗以扶正祛邪为原则。临床以中西医结合治疗为主，当出现瘙痒剧烈，可配合应用抗组胺药物、外用糖皮质激素药膏；重症多形红斑皮损面积大，出现大疱、表皮松解、糜烂，伴有高热，甚至脏器损伤、电解质紊乱等情况时，当早期足量使用糖皮质激素以控制炎症反应，避免出现严重的合并症，当病情控制后，配合应用中药以规范减量。

【预防与调摄】

1. 寻找并去除致病因素，及时控制感染，停用可疑药物。

2. 忌食鱼、虾等海鲜及姜、蒜、韭菜、辣椒等发物。

3. 风寒型者须注意保暖，避免感受风寒及冷水、冷风等寒冷刺激；湿热型者避免炎热潮湿等外界因素干扰。

4. 重症患者，全身肌肤较多大疱糜烂、渗液，疮面暴露，应注意防止皮损感染，及时换药；并注意床上用品的消毒、更换。

第四节　扁平苔藓

扁平苔藓（lichen planus, LP），又称扁平红苔藓，是一种发生于皮肤与黏膜的慢性炎症性疾病，其典型皮损为紫红色多角形扁平丘疹，常伴甲、毛发损害。本病相当于中医学"紫癜风"。

【病因与发病机理】

1. 中医病因病机

本病多因饮食不节，脾失健运，湿蕴不化，兼因外感风热，以致风湿蕴聚，阻滞经络，发于肌肤；或因情志不畅，气滞血瘀，阻于肌肤而致；或因素体阴血不足，肝肾亏虚，阴虚内热，虚火上炎于口所致。

2. 西医病因与发病机制

病因不明，可能与遗传、自身免疫、病毒感染、精神神经功能失调、药物、慢性病灶、化学暴露等因素有关。其发病机制与细胞因子介导的 T 细胞免疫反应有关。

【临床表现】

好发于中年人四肢屈侧，也可全身泛发。皮损特点为紫红色或紫蓝色多角形扁平丘疹，境界清楚，有蜡样光泽，可见白色光泽小点或细浅的白色网状条纹（Wickham 纹）；皮损可密集分布或互相融合成斑块（图 14-10）；急性期可出现同形反应；常伴瘙痒。约 50% 患者发生黏膜损害，口腔黏膜最易累及，损害为树枝状或网状白色或灰白色细纹，可形成糜烂或大疱性皮损（图 14-11）。部分患者有甲损害，表现为甲板变薄、纵嵴、远端甲板分裂、翼状胬肉等。累及头皮者，可造成永久性脱发。本病病程慢性，2/3 患者经过 1～2 年自行消退，留色素沉着斑，亦可数年内反复发作。

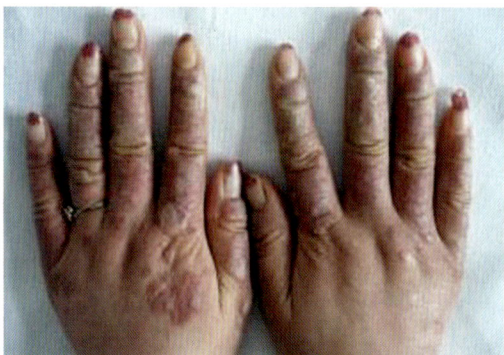

图 14-10　扁平苔藓

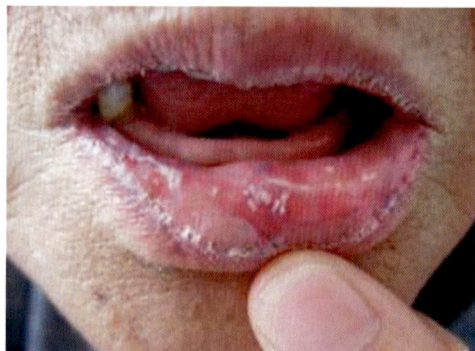

图 14-11　扁平苔藓（口腔黏膜累及）

本病在临床上可分为多种亚型，如急性泛发型扁平苔藓、光线性扁平苔藓、色素型扁平苔藓、肥厚型扁平苔藓、大疱型扁平苔藓、类天疱疮样扁平苔藓等。

【组织病理】

有诊断价值，表现为：①角化过度；②颗粒层楔形增厚；③棘层不规则肥厚，表皮突呈锯齿状；④基底细胞液化变性；⑤真皮上部以淋巴细胞为主的带状浸润；⑥表皮和真皮乳头层可见胶样小体。

【诊断与鉴别诊断】

根据本病典型皮损结合皮肤组织病理不难诊断。本病应与银屑病、玫瑰糠疹、盘状红斑狼疮、扁平苔藓型药疹、黏膜白斑、念珠菌病、天疱疮、硬化性苔藓等病鉴别。

【治疗】

目前尚无特效治疗方法，多采用综合治疗。

（一）中医治疗

1. 内治

（1）分型证治

①风湿阻络证

证候　起病急，病程短，皮疹多为泛发，可为紫色扁平丘疹，瘙痒剧烈；可伴身热、口干。舌质红或暗红，苔薄黄，脉数。

治法　祛风除湿，活血止痒。

方药　消风散加赤芍、丹参、红花、鬼箭羽等。热盛者，加牡丹皮、紫草；瘙痒明显者，加蒺藜、白鲜皮、地肤子。

②阴虚内热证

证候　皮疹多见于黏膜部位，口腔、阴部黏膜可出现网状白色细纹、紫红色斑、糜烂；伴头晕耳鸣，五心烦热，口干咽燥，腰膝酸软等。舌质红，苔白，脉细数。

治法　补益肝肾，滋阴降火。

方药　知柏地黄丸加玄参、金银花。皮肤糜烂结痂者，加苦参、生薏苡仁、生白术等。

③肝郁血瘀证

证候　病程较长，皮疹颜色紫暗，干燥粗糙，融合成片状、环状、线状等，剧痒难忍；伴烦躁易怒或情志抑郁，胁肋胀痛，经前乳胀。舌质暗，苔薄白，脉弦细。

治法　疏肝理气，活血化瘀。

方药　加味逍遥散合桃红四物汤加减。可酌加王不留行、乌梢蛇、白僵蚕。

（2）中成药

①连翘败毒片：清热解毒，消肿止痛。适用于脏腑积热，风热湿毒引起者。

②知柏地黄丸：补益肝肾，滋阴降火。适用于阴虚内热证。

③加味逍遥丸：疏肝清热，健脾养血。适用于肝郁血瘀证。

2. 外治

（1）中药外治

①三黄洗剂：清热解毒，凉血止痒。用于皮疹泛发，瘙痒剧烈，每日 3～4 次。

②口腔黏膜损害者，可用金银花、大青叶、生甘草各 15g 水煎漱口；有溃疡者，用锡类散、西瓜霜局部喷敷，每日 3 次。

（2）针灸治疗　线状扁平苔藓可根据皮疹分布部位所属经络，循经取穴，针刺治疗，隔日 1 次，10 次为一疗程。

（二）西医治疗

1. 局部治疗　可外用糖皮质激素、0.1% 维 A 酸制剂、5%～10% 煤焦油制剂、5% 水杨酸类外用药，皮损肥厚者可采用局部封闭治疗或硬膏类糖皮质激素外用药。黏膜部位扁平苔藓的局部，用糖皮质激素、钙调磷酸酶抑制剂等。

2. 系统治疗　抗组胺药可用于严重瘙痒者。肥厚型或皮损泛发者可用糖皮质激素（泼尼松 20～40mg/d，分 2～3 次口服，共用 6 周）或 维 A 酸类药物（如阿维 A），皮损减轻后逐渐减量。对糖皮质激素不敏感者或病情顽固者，可应用环孢素 A、沙利度胺、雷公藤多苷片、羟氯喹或氨苯砜。生物制剂如 TNF-α 抑制剂或 T 细胞调节剂（如阿法西普）可用来治疗顽固性扁平苔藓。

3. 物理治疗　可采用 PUVA 治疗或窄谱 UVB 治疗，疗效较好。疣状增殖型可用 CO_2 激光治疗；液氮冷冻可用于口腔 LP 治疗。

（三）中西医结合诊治思路

本病主要由风、湿、热、瘀等致病因素所致，中医治疗以祛风止痒、清热解毒、活血化瘀为主。当瘙痒特别剧烈时，可配合抗组胺药物内服。皮损顽固肥厚者，可外用糖皮质激素制剂，配合紫外线照射、冷冻、激光等治疗。急性泛发者或顽固者可试用免疫抑制剂、糖皮质激素。

【预防与调摄】

1. 消除或避免紧张、忧虑、失眠。

2. 忌用可能激惹本病的药物，如链霉素、砷剂及磺胺类药物等。

3. 积极消除感染病灶，限制刺激性饮食，纠正胃肠道功能紊乱。

4. 口腔黏膜受累者，应避免辛辣饮食、吸烟、义齿等的刺激。

扫一扫，查阅本篇数字资源，含PPT、音视频、图片等

血管炎（vasculitis），是指血管及其周围的炎症及坏死表现的临床病理过程，其组织病理表现为血管内皮细胞肿胀，血管壁及其周围有炎症细胞浸润、纤维蛋白样变性或呈肉芽肿增生。皮肤血管炎是指原发于皮肤血管壁及其周围的一类炎症性疾病。由于血管的大小、范围、炎症反应的程度及发病机制的不同，其皮肤可表现为红斑、斑丘疹、紫癜、水疱、血疱、结节、坏死和溃疡等多种损害，亦可伴有其他系统的症状和体征。西医学认为血管炎的病因复杂，可由病毒、细菌、药物等激发。发病机制大多与免疫反应有关。血管炎目前尚无统一的分类方法，大多根据浸润细胞的种类、有无肉芽肿的形成和侵犯血管的大小等进行分类。

脂膜炎（panniculitis）是指原发于脂肪层的炎症，包括了一组疾病，临床皮损表现为皮下结节或斑块，其位置较深，皮损活检对正确诊断非常重要。

本类疾病在历代中医文献中论述颇多，分散见于"葡萄疫""血风疮""血痹""瓜藤缠"等多个疾病中。其发病大多与热邪内蕴、迫血外溢肌肤有关，并可兼感风、寒、湿等病邪。病久亦可耗伤气血，而见虚证表现。常因波及脏腑而引起全身病变。

第一节　过敏性紫癜

过敏性紫癜（anaphylactoid purpura），又名变应性紫癜（allergic purpura）、亨诺克–舒恩莱因紫癜（Henoch–Schonlein purpura，HSP），属中医学"葡萄疫""紫斑病""血证"的范畴。是一种以小血管炎为主要病变的全身性血管炎综合征。以皮肤紫癜、消化道黏膜出血、关节肿痛和肾脏损伤（血尿、蛋白尿等）为主要临床表现。本病一年四季均可发生，但以冬春季发病较多。各年龄段均可发病，以学龄儿童最多见，3～14岁为好发年龄。男孩多于女孩，男女发病比例大约为1.4～2∶1。

【病因与发病机理】

1. 中医病因病机

本病多为血不循经，溢于脉络之外，稽留腠理之间，而成瘀斑、瘀点。其病因病机有虚实之分。

（1）实证多因风热毒邪侵袭，郁于皮肤脉络，热迫血行，溢于脉外而凝滞成斑；或由湿热浸淫，熏灼营血，不循常道，溢于脉外，凝滞成斑。

（2）虚证多因素体虚弱或脾运失健，气虚不能摄血，脉道失约，统摄无权，血不归经，溢于脉外而成紫斑；或由阴虚火旺，煎熬营血，损伤脉络，血随火动，络破而出形成紫斑。

2. 西医病因与发病机制

本病致病因素复杂，细菌（溶血性链球菌）、病毒、食物或药物等均可诱发本病，物理因素如寒冷可使本病发生或加重。其发病机理可能是由于免疫复合物在血管壁或肾小球沉积，激活补体，导致毛细血管和小血管壁及其周围产生炎症，血管壁通透性及脆性增高，形成坏死性血管炎，产生紫癜和各种局部或全身症状。

【临床表现】

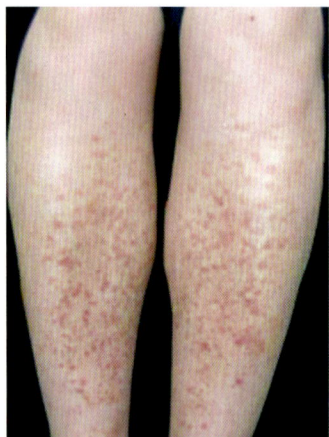

图 15-1 过敏性紫癜

多累及儿童和青少年，3～14岁为高发年龄段，男性多见。皮损好发于下肢，以小腿伸侧为主，重者可波及上肢、躯干。发病前常有上呼吸道感染、低热、全身不适等前驱症状。皮疹特征为针尖至黄豆大瘀点、瘀斑，压之不退色，对称分布，成批出现（图15-1）。部分融合成片，亦可形成血疱、溃疡或坏死。病程长短不一，可持续数月或1～2年，易复发。除严重并发症外，一般预后良好。

本病根据受累主要部位及系统症状，临床分为4型：

1. 单纯型　皮损较轻，仅有瘀点、瘀斑，无明显系统损害，自觉症状轻微，可有瘙痒，3岁以上幼童可有头皮、手足及眶周组织水肿。

2. 腹型（Henoch型）　有较严重皮损，并发胃肠道症状，如脐周或下腹部阵发性绞痛、恶心、呕吐、便血，重者出现肠套叠、肠穿孔等。

3. 关节型（Schölein型）　除皮疹外，75%患者有明显关节症状，主要累及膝、踝关节，表现为关节肿痛，活动受限，少数有关节腔积液。关节症状一般在数周内消退，但易复发。

4. 肾型　发生率为44%～47%，常见于9岁以上儿童。除有严重皮损外，主要表现为血尿，其次为蛋白尿和管型。总体预后良好，多在1～2个月内恢复，少数发展为慢性肾炎；成人比儿童肾脏损害更严重，1%～3%进展为肾功能不全。

【实验室检查】

毛细血管脆性试验阳性；可有血尿、蛋白尿、管型尿；可有血沉快；血白细胞轻度增高。血小板计数、出凝血时间、凝血因子等均在正常范围内。

【组织病理】

表现为真皮浅层毛细血管和毛细血管后静脉的白细胞碎裂性血管炎。小血管扩张，内皮细胞水肿，管腔狭窄，部分可有血栓形成，血管壁水肿，有纤维蛋白渗出、变性及坏死。早期血管壁有中性粒细胞浸润，可见白细胞破碎及核尘和红细胞外溢，晚期以单核细胞浸润为主。

【诊断与鉴别诊断】

诊断主要依据病史、典型皮疹和实验室检查。

过敏性紫癜首先应与特发性血小板减少性紫癜鉴别。其次腹型应与急腹症鉴别；肾损害明显而皮疹不突出时，应与其他肾病鉴别；有关节症状伴低热者，应与系统性红斑狼疮鉴别。

【治疗】

首先应积极寻找并祛除可能的致病因素。同时依据患者证型及临床分型，中西医结合治疗。

（一）中医治疗

1. 内治

（1）分型证治

①血热发斑证

证候　起病突然，紫癜色鲜，稍高出皮面，有时融合成片，甚至发生血疱。可伴疲乏、身热、口干、咽痛；亦可有关节疼痛或腹痛、血尿。舌质红，苔薄黄，脉滑数或弦数。

治法　清热凉血散瘀。

方药　犀角地黄汤合凉血五根汤加减。咽喉疼痛，加北豆根、锦灯笼、玄参；关节痛者，加豨莶草、络石藤、汉防己；血尿者，加小蓟、蒲黄炭、藕节；高热者，加生石膏。

②湿热血瘀证

证候　紫癜以下肢为重，或间见黑紫血疱；常伴有足踝肿胀、关节疼痛、屈伸不利、四肢沉重；或伴有腹胀微痛、纳呆、恶心呕吐，甚则剧烈腹痛，便血或黑便；口干不欲饮，小便短赤。舌红，苔黄腻，脉滑数。

治法　清热利湿，祛瘀通络。

方药　宣痹汤合凉血五根汤加减。关节疼痛，酌加木瓜、秦艽、桑枝、忍冬藤；血尿，酌加白茅根、生地炭；腹痛剧烈，加白芍、生甘草、五灵脂、木香。

③脾虚失摄证

证候　病程较久，常反复发作，紫癜色暗，面色萎黄，倦怠无力。舌淡或有齿痕，苔白，脉细弱或沉缓。

治法　健脾益气，养血摄血。

方药　归脾汤加减。便血，加生地榆、生槐花、三七粉；血尿，加小蓟、白茅根、旱莲草；倦怠懒言等见气虚甚者，可合补中益气汤。

④阴虚火旺证

证候　瘀斑紫红，色不鲜明，分布稀疏，反复发作；伴形体消瘦、五心烦热、颧红盗汗、唇绛口干、低热、寐差，或兼见便血、血尿诸症。舌红少苔或光剥，脉细数。

治法　滋阴降火，凉血散瘀。

方药　知柏地黄汤合犀角地黄汤加减。血尿者，加大蓟、小蓟、白茅根；出血日久，瘀斑久不消退者，加丹参、三七粉；五心烦热、面色潮红者，加龟甲、鳖甲、知母。

（2）中成药

①复方青黛胶囊：清热解毒，化瘀消斑。适用于血热发斑证。

②知柏地黄丸：滋阴降火，宁络止血。适用于阴虚火旺证。

③归脾丸：益气健脾，养血安神。适用于脾虚失摄证。

2. 外治

（1）中药外治

中药熏洗（经验方）：紫草 30g，地榆 30g，荆芥 20g，生地黄 30g，牡丹皮 20g，仙鹤草 30g，煎水 2000mL，外洗患处。

（2）针刺治疗　取肝俞、肾俞、风池为主穴。迎香、太阳、曲池、血海为辅穴。配穴：肝郁，加内关、太冲；脾虚，加足三里、气海；肾虚，加三阴交、阴陵泉。毫针刺入，留针 20 分钟，每日 1 次，10 次为 1 个疗程。

（二）西医治疗

本病多具有自限性，单纯皮疹通常不需要治疗干预，或可服用复方芦丁片、钙剂、维生素制剂及抗组胺剂。

1.抗感染治疗　急性期呼吸道及胃肠道等感染者可适当给予抗感染治疗。

2.糖皮质激素　适用于皮肤疱疹和坏死性皮疹，HSP 腹型、关节型和肾型，腹痛明显时需要严密监测出血情况（如呕血、黑便或血便）。

3.免疫抑制剂　适用于对糖皮质激素治疗反应不佳或依赖者，以及非单纯型 HSP，临床可选用吗替麦考酚酯、环磷酰胺、环孢素、他克莫司等。

4.静脉注射用免疫球蛋白（IVIG）　能明显改善 HSP 坏死性皮疹、严重肠道症状（包括腹痛、肠出血、肠梗阻）、脑血管炎（包括抽搐、颅内出血）症状。

（三）中西医结合诊治思路

本病具有自限性，轻症可中药辨证施治或服用复方芦丁片、钙剂、维生素制剂或抗组胺剂。若本病皮损严重或见有发热及出现关节型、腹型、肾型紫癜时，应中西医结合治疗。使用糖皮质激素有抗过敏及减轻血管通透性的作用，对水肿、关节痛及腹痛有明显的缓解作用。

中医治疗本病首先应辨明虚实。实证多属血热损络；少数病例属脾虚、气虚、阳虚之证。离经之血即为瘀血。在本病的发病过程中，瘀血既是病理产物，是疾病的外在表现，又是新生的致病因素，可以导致疾病进一步的发展。属血热而单纯凉血止血效果不佳者应考虑血瘀的问题。

【预防与调摄】

1.应卧床休息，避免过度劳累。

2.寻找并祛除可能的致病因素，如防治上呼吸道感染、祛除感染病灶、避免服用可疑致敏的食物及药物等。

3.调整心情，缓解紧张焦虑。

4.注意适当休息，密切观察病情变化。

5.饮食清淡，多食蔬菜水果，忌食辛辣发物。

第二节　结节性红斑

结节性红斑（erythema nodosum，EN），属于中医学"湿毒流注""瓜藤缠"的范畴。是一种由真皮深层小血管和脂膜炎症所引起的红斑结节性皮肤病。以皮内及皮下结节、好发于下肢伸侧、自觉疼痛为临床特征。多见于青年女性，以春秋季发病者为多。

【病因与发病机理】

1.中医病因病机

本病多因素体血热或体虚，复感寒、湿、热等外邪，下注肢体，致使经络瘀阻而发病。

（1）素体血分蕴热，外感湿邪，湿与热结；或体内湿盛，湿郁化热；湿热下注，阻滞经络，导致局部气血瘀滞而发病。

（2）体虚之人，气血不足，卫外不固，寒湿之邪乘虚外袭，客于肌肤腠理，流注经络，致使气血运行不畅，湿瘀互结而发。

2. 西医病因与发病机制

本病病因和发病机制尚未清楚，可能是感染（特别是溶血性链球菌，其他如病毒、真菌、衣原体等）、药物（如碘剂、溴剂、磺胺类药物、口服避孕药等）、系统性疾病（如白塞病、结节病、炎症性肠病、肿瘤等）等因素引起的Ⅲ型或Ⅳ型变态反应性疾病。

【临床表现】

依病程可分为急性和慢性。急性者多在春秋季节发病，好发于20～40岁中青年女性。起病急，常有低热、肌痛、关节痛等全身症状；皮损多见胫前，少数可发生于大腿和上臂，特征性皮损为双侧对称分布的深在性结节，周围组织水肿，略高出皮面，表面鲜红至暗红色，直径1～2cm，数个至十数个，触痛明显（图15-2）。皮损分批出现，可自行消退，自然病程数天至数周；不发生溃疡，愈后无萎缩及瘢痕，但常反复发作。慢性者病程数月至数年。

【实验室检查】

白细胞计数正常或稍高，血沉加快，抗"O"滴度及血清丙种球蛋白可增高，结核菌素试验常为阳性。

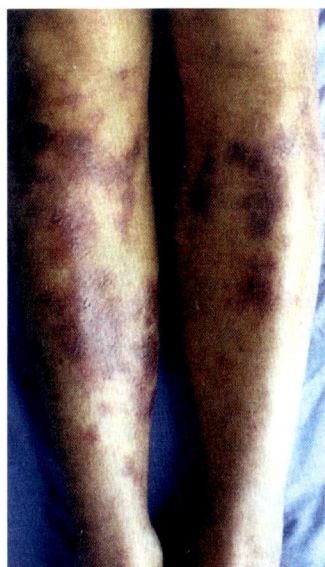

图15-2　结节性红斑

【组织病理】

为脂肪小叶间隔性脂膜炎。结节性红斑早期，脂肪间隔水肿，有淋巴细胞浸润，伴有数量不等的中性粒细胞浸润和少数组织细胞，偶见嗜酸性粒细胞。脂肪小叶间隔内的中小血管内膜增生，管壁不同程度的水肿，管腔可部分闭塞，有出血，间隔内浸润细胞以淋巴细胞、组织细胞为主，可有泡沫细胞、多核巨细胞，形成噬脂性肉芽肿；慢性者血管周围除了上述损害外，脂肪间隔增厚、毛细血管增生、血管内皮细胞增厚和脂肪肉芽肿性反应更为明显。

【诊断与鉴别诊断】

诊断依据为：①发病前感染史或用药史；②好发于中青年女性胫前，起病急；③皮损多发，对称分布，表现为深在性红色结节及斑块，有压痛，无破溃；④特征性皮肤组织病理学改变。

本病应与硬红斑、变应性血管炎、结节性脂膜炎、结节性多动脉炎等疾病相鉴别。

【治疗】

本病治疗以活血化瘀为基础，结合病证，或清热利湿，或散寒祛湿。严重病例可用糖皮质激素治疗。

（一）中医治疗

1. 内治

（1）分型证治

①湿热血瘀证

证候　发病急，结节鲜红，略高出皮面，灼热红肿，疼痛明显，胫踝肿胀；可伴有发热，咽痛，肌肉关节疼痛，口渴，小便黄。舌红，苔白腻或黄腻，脉滑数或弦滑。

治法　清热利湿，祛瘀通络。

方药　萆薢渗湿汤合通络活血方加减。下肢浮肿，关节疼痛者，加防己、秦艽、忍冬藤；咽痛者，加牛蒡子、金银花、玄参。

②寒湿阻络证

证候　病程日久，反复发作，结节逐渐成紫褐色或暗红色，疼痛及压痛较轻；伴下肢沉重，关节疼痛，畏寒肢冷，纳呆。舌胖、淡暗可有瘀点，苔滑或腻，脉沉细。

治法　散寒除湿，温经通络。

方药　阳和汤合当归四逆汤加减。气虚明显者，加黄芪、党参；结节坚实不散者，加三棱、莪术、川牛膝、昆布、山慈菇。

（2）中成药

①活血消炎丸：活血解毒，消肿止痛。适用于湿热血瘀证。

②小活络丸：祛风散寒，化痰除湿，活血止痛。适用于寒湿阻络证。

③连翘败毒片：清热解毒，消肿止痛。适用于湿热瘀阻证。

2. 外治

（1）中药外洗　蒲公英 30g，丹参 30g，荆芥 20g，牡丹皮 20g，当归 20g，紫草 30g（经验方）。水煎成 2000mL，外洗患处，每日 2 次。

（2）中药外敷

①金黄膏：清热解毒，散结消肿，止痛。适用于湿热血瘀证。外用适量，涂敷患处。

②玉露膏：凉血、清热、退肿。适用于湿热血瘀证。外用适量，涂敷患处。

③冲和膏：疏风活血，消肿定痛，祛寒软坚。适用于寒湿阻络证，皮疹暗红者。外用适量，涂敷患处。

（3）针刺治疗　主穴取足三里、三阴交和昆仑、阳陵泉，实证用泻法，虚证用补法。

（二）西医治疗

有链球菌等感染者选用敏感抗生素；疼痛明显者可予非甾体类抗炎药，如吲哚美辛、布洛芬、阿司匹林等；10% 碘化钾有一定疗效；急性发作期、疼痛剧烈者或重症者可予糖皮质激素（泼尼松 30 ～ 40mg/d，分次口服，疗程 2 ～ 4 周）。难治性病例可予羟氯喹、沙利度胺、雷公藤多苷等；慢性持久性皮损可予糖皮质激素皮损内注射。

（三）中西医结合诊治思路

本病病因复杂，若发病有明显病因者，应首先祛除和治疗相关病因，如发病有明显感染病灶者，可合用抗生素治疗，因系统性疾病引起者，应同时治疗相关系统性疾病，属于药物反应的应停用可疑药物。中医治疗应以活血化瘀为基础，结合证候或清热利湿或散寒除湿。急性期以邪实为主，属湿热瘀毒，重在清热利湿；病程迁延日久，结节颜色暗淡，疼痛不甚，但反复发作，缠绵难消，则多属慢性，为虚证或虚实夹杂之证，治以散寒除湿为主。

【预防与调摄】

1. 防止感染，注意保暖，避免患肢受冻。
2. 保持心情愉快，避免精神紧张。
3. 支持性治疗，如穿弹力袜；宜少走动，避免长时间站立及强体力劳动，以防复发。
4. 急性发作期应适当卧床休息，抬高患肢以减轻局部水肿。
5. 忌食辛辣、油腻及酒、肉、鱼虾等发物，少食酸涩或过咸食物。

第三节 白塞病

白塞病（behcet disease），又称为眼、口、生殖器综合征，属中医学"狐惑病"范畴。以口腔损害、生殖器溃疡、眼病及皮肤损害为主要表现，也可出现系统损害。

【病因与发病机理】

1. 中医病因病机

（1）素体肝肾阴虚，虚火内炽；或心脾积热，湿热内生。湿热蕴久化毒，循经走窜，聚结于口、眼、阴部，阻滞脉络，腐蚀肌肤而溃烂。

（2）虚火湿毒久蕴，损阴及阳，阻滞脉络，致脾肾阳虚，气血瘀滞，病情反复，缠绵难愈。

2. 西医病因与发病机制

本病病因尚不明确，目前认为微生物感染、遗传及环境因素是该病的三大致病因素。其发病机理可能为免疫异常和中性粒细胞功能亢进，引起继发性血管内皮细胞损害和/或功能紊乱，造成更复杂的病理生理改变，从而形成以血管炎为基础的病理表现，引起临床发病。

【临床表现】

本病好发于16～40岁，男性患者血管、神经系统及眼受累较女性多且病情重。全身各系统均可受累。病程一般呈慢性，缓解与复发可持续数周或数年，甚至长达数十年。

1. 口腔溃疡 多为首发症状。几乎100%患者均有复发性、痛性口腔溃疡（aphthous ulceration，阿弗他溃疡）。溃疡可以发生在口腔的任何部位，可单发，也可成批出现，圆形或椭圆形，边缘清楚，深浅不一，底部有黄色覆盖物，周围为一边缘清晰的红晕，1～2周后自行消退而不留瘢痕。

2. 生殖器溃疡 约75%患者出现生殖器溃疡，病变与口腔溃疡基本相似（图15-3）。溃疡深大，疼痛剧烈，愈合缓慢。受累部位为外阴、阴道、肛周、宫颈、阴囊和阴茎等处。有患者可因溃疡深而致大出血。

3. 眼炎 约50%患者有眼炎，可累及双眼各组织。表现为视物模糊、视力减退、眼球充血、疼痛、畏光流泪、异物感等，或伴头痛，致盲率达25%，是本病致残的主要原因。最常见的眼部病变为葡萄膜炎（uveitis），可伴或不伴前房积脓，后葡萄膜炎和视网膜炎，可影响视力。

4. 皮肤病变 皮损发生率高，可达80%～98%，表现多种多样，有结节性红斑、脓疱疹、丘疹、痤疮样皮疹等（图15-4）。同一患者可有一种以上的皮损。特别有诊断价值的皮肤体征是结节性红斑样皮损和对微小创伤（针刺）后的炎症反应。

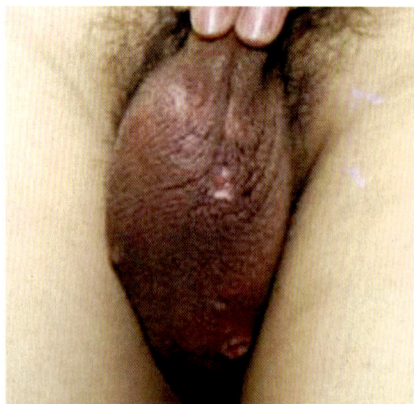

图 15-3　白塞病（生殖器溃疡）

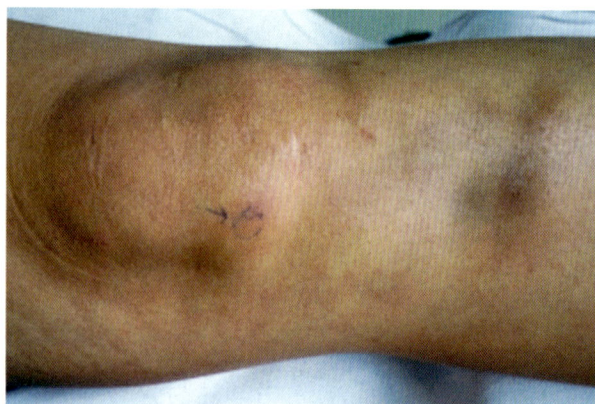

图 15-4　白塞病（皮肤病变）

5. 其他系统表现　本病可累及多系统，出现关节痛或关节炎、皮下栓塞性静脉炎、深部静脉栓塞、动脉栓塞和 / 或动脉瘤、中枢神经病变、消化道溃疡、附睾炎等，其中附睾炎发生率不高但较具特异性；肾脏、心脏损害较少见；妊娠可使多数患者病情加重。

【实验室检查】

白细胞增多，血沉加快，部分患者 C 反应蛋白阳性，细胞免疫功能降低，尿肌酸增高，肌电图波幅下降。

【组织病理】

基本病变为血管炎，大小血管均可受到不同程度的侵犯。口腔、皮肤损害常为小血管的白细胞碎裂性和淋巴细胞性血管炎。血管内皮细胞增生，内膜增厚，管腔狭窄闭塞，血管壁及管周有炎细胞浸润。

【诊断与鉴别诊断】

本病诊断主要根据临床症状，应注意详尽的病史采集及典型的临床表现。目前较多采用国际白塞病研究组于 1990 年制定的诊断标准（表 15-1），同时参考 2014 年白塞病国际研究小组对白塞病诊断 / 分类标准修订后提出的白塞病评分系统（表 15-2）。应用标准时注意并非所有白塞病患者均能满足上述标准，国际白塞病研究组的标准不能替代具体患者的临床诊断。

表 15-1　1990 年国际白塞病研究组织诊断标准

必备条件
复发性口腔溃疡：由医生观察到或患者提供可靠病史，至少在 1 年内有 3 次发作。
次要条件：须具备以下任意 2 条
1. 复发性生殖器溃疡：尤其男性，由医生观察到或患者提供可靠病史。
2. 眼部损害：①前和 / 或后葡萄膜炎，裂隙灯下玻璃体中有细胞出现；或②由眼科医生观察到的视网膜血管炎。
3. 皮肤损害：①结节性红斑样皮损，由医生观察到或患者提供可靠病史，假性毛囊炎和丘疹脓疱疹损害；或②非青春期患者出现痤疮样结节且未曾接受糖皮质激素治疗。
4. 针刺试验阳性：试验后 24 ～ 48 小时由医生看结果。

表 15-2 2014 年白塞病国际研究小组修订的白塞病评分系统

症状 / 体征	评分（分）
眼部病变（前葡萄膜炎，后葡萄膜炎，视网膜血管炎）	2
生殖器阿弗他溃疡	2
口腔阿弗他溃疡	2
皮肤病变（结节性红斑、假性毛囊炎）	1
神经系统表现	1
血管受累（动静脉血栓、静脉炎或浅静脉炎）	1
针刺实验阳性 [a]	1

注：a 针刺实验室可选项，主要评分系统不包括针刺实验，如果进行了针刺实验，且结果为阳性，则额外加 1 分。评分 ≥ 4，提示 BD。

本病应注意与类风湿关节炎、赖特（Reiter）综合征、强直性脊柱炎相鉴别；皮肤黏膜损害应与多形红斑、结节性红斑、梅毒、Sweet 病、Stevens-Johnson 综合征、寻常性痤疮、单纯疱疹、系统性红斑狼疮、艾滋病（AIDS）相鉴别。

【治疗】

（一）中医治疗

1. 内治

（1）分型证治

①湿热毒结证

证候 多见于急性发作期，口疮多发疼痛，外阴红肿溃烂，双目发红羞明，下肢红斑结节；可伴口苦咽干，小便赤涩。舌红，苔黄腻，脉弦滑。

治法 清热除湿解毒。

方药 甘草泻心汤合龙胆泻肝汤加减。口腔溃疡深大，疼痛剧烈者，加锦灯笼、竹叶；目赤肿痛者，加决明子、青葙子；心烦口渴，口臭，大便秘结者，加栀子、知母、天花粉；关节疼痛者，加秦艽、忍冬藤。

②阴虚湿热证

证候 起病较缓，口腔、外阴部溃疡反复发作，疮面暗红，灼痛明显，双眼发红，视物不清，下肢结节疼痛；伴五心烦热，口燥咽干，心烦不寐，腰膝酸软，小便短赤。舌红少津或有裂纹，苔少或薄白，脉弦细或细数。

治法 滋补肝肾，清热除湿。

方药 知柏地黄汤合导赤散加减。小腿结节疼痛者，加川牛膝、赤芍、夏枯草；视物不清者，加枸杞、白菊花；午后低热者，加地骨皮、银柴胡。

③阳虚血瘀证

证候 病程日久，口腔、阴部溃疡深而大，基底灰白，顽固难愈，双目干涩发暗，视力减退；伴全身乏力，少气懒言，畏寒肢冷，食欲不振，大便溏稀，下肢浮肿。舌质淡暗，苔白，脉沉细无力。

治法 温补脾肾，活血通络。

方药 阳和汤加当归、鸡血藤、生黄芪、党参。溃疡持久不愈痛甚者，加制乳香、制没药。

（2）中成药

①生脉饮：益气复脉，养阴生津。适用于白塞病兼见气阴两亏之心悸气短，自汗等证者。

②金匮肾气丸：温补肾阳，化气行水。适用于白塞病阳虚证。

③雷公藤多苷片：具有抗炎止痛及免疫抑制双重效应，适用于白塞病各种证型。

2. 外治

（1）中药外治

①中药外洗：马齿苋30g，忍冬藤30g，大黄30g，蒲公英30g，苦参30g（经验方）。煎水2000mL，外洗或浸泡患处。

②中药漱口：金银花30g，板蓝根30g。煎水1000mL，漱口用。

③中药外涂

A. 冰硼散、西瓜霜、锡类散：解毒化腐。可用于口腔溃疡，咽喉糜烂肿痛。每用少许，吹敷患处，每日1～2次。

B. 鸡蛋黄油，外涂溃疡处，特别是口腔溃疡尤宜。

（2）针灸治疗 根据病情选用合谷、列缺、内关、少冲、风池、足三里、三阴交，每次留针10～15分钟。

（二）西医治疗

1. 系统治疗 口腔、外阴和皮肤损害，可选用沙利度胺、氨苯砜、秋水仙碱、非甾体类抗炎药等；糖皮质激素则根据脏器受累及病情的严重程度酌情使用，重症患者可采用冲击治疗，且与免疫抑制剂联合治疗重要脏器损害；雷公藤制剂可用于口腔溃疡、皮下结节、关节病、眼炎的治疗。生物制剂如干扰素－α－2a对关节损伤及皮肤黏膜病变有效率较高。

2. 局部治疗 口腔溃疡，可局部用糖皮质激素贴膏（如地塞米松粘贴片）；生殖器溃疡，用1：5000高锰酸钾清洗后加用抗生素软膏；眼部损害，需眼科医生协助治疗，眼结膜炎、角膜炎可应用糖皮质激素眼膏或滴眼液，眼葡萄膜炎须应用散瞳剂，以防止炎症后粘连，重症眼炎者，可在球结膜下注射糖皮质激素。

（三）中西医结合诊治思路

本病证属"寒热错杂，虚实夹杂"。急性期治疗，当以清热除湿、解毒祛邪为先；慢性期治疗，当扶正祛邪，标本兼治。血瘀在本病演变过程中起关键作用，血瘀证贯穿于疾病的全过程。

对早期病情活动的患者，在中药内服基础上，可加用糖皮质激素，能迅速控制和减轻症状，延迟复发，但对慢性期及后遗症则无效。对于急性发作的眼部病变，伴大血管炎、高热及口腔及阴部溃疡大而深，疼痛剧烈者，应中西医结合治疗，加用糖皮质激素急治其标，尽快控制炎症反应。

【预防与调摄】

1. 增强体质，预防感冒。

2. 饮食宜清淡，多食新鲜蔬菜与水果，忌食烟酒、肥甘厚味、辛辣刺激食品。

3. 树立战胜疾病信心，并保持心情愉悦。

4. 口腔、外阴溃疡者，要注意养成良好个人生活习惯，勤漱口刷牙，保持口腔清洁；勤洗内衣及二阴，避免不洁或频繁性生活；坚持中药含漱或熏洗，以促进溃疡愈合。

5. 皮肤损害者，应注意保持皮肤清洁，勿挤压皮疹。皮肤局部感染溃破者，应规范换药。

6. 合并眼部病变者，应注意多休息，减少用眼；户外活动戴有色眼镜，避免强光刺激，并及时眼科就诊。

第四节　色素性紫癜性皮肤病

色素性紫癜性皮肤病（pigmentary purpuric dermatosis，PPD），属中医学"紫癜"范畴，根据临床证候特点，也可归类为"血痹""血骚""血疳"等范畴。是一组好发于小腿，以瘀点和色素沉着为特征的紫癜性皮肤病，主要包括进行性色素性紫癜性皮炎（progressive pigmentary purpuric dermatosis）、色素性紫癜性苔藓样皮炎（pigmented purpuric lichenoid dermatosis）、毛细血管扩张性环状紫癜（purpura annularis telangiectodes）等疾病。这些疾病关系密切，组织病理变化相类似，病程慢性。

【病因与发病机理】

1. 中医病因病机

本病为血热生瘀或血燥伤阴，损伤脉络，肌肤失养所致。

（1）血分素有蕴热，外受风热之邪，血热风热郁于血分，损伤血络，血溢脉外所致。

（2）瘀血凝滞，络道受损，营血阻滞，阻碍新血化生，或日久耗伤阴血，肌肤失养而成。

2. 西医病因与发病机制

本病病因尚未完全明了，药物、静脉压升高、运动、重力作用、外伤、局灶性感染等均有可能诱发本病。常见的致病药物有阿司匹林、非那西丁、干扰素、安宫黄体酮等。其发病机制尚不明确，可能与Ⅳ型变态反应有关。

【临床表现】

本组疾病主要可分为以下 3 种类型。

1. 进行性色素性紫癜性皮炎　又称 Schamberg 病，最常见。多见于中老年男性胫前区。皮损特征为斑片状分布群集的针头大小红色或棕色斑片，中央重叠呈撒辣椒粉样斑点，多对称分布。皮损可逐渐向下肢近端缓慢发展，逐渐呈暗褐色，持续日久可退去，遗留色素沉着斑（图 15-5）。病程慢性，一般无自觉症状。

2. 毛细血管扩张性环状紫癜　又称 Majocchi 病。常见于青年人，尤其是女性，好发于小腿。皮损初起为紫红色环状斑疹，直径 1 ～ 3cm，边缘毛细血管明显扩张，可见撒辣椒粉样瘀点，继而皮损中央出现轻度萎缩，留色沉斑，多无明显自觉症状。病程慢性，迁延数年。

3. 色素性紫癜性苔藓样皮炎　又称 Gougerot-Blum 病。临床少见，多发于 40 ～ 60 岁男性胫前区。皮损较 Schamberg 病的小。常呈铁锈色苔藓样丘疹，可融合成境界

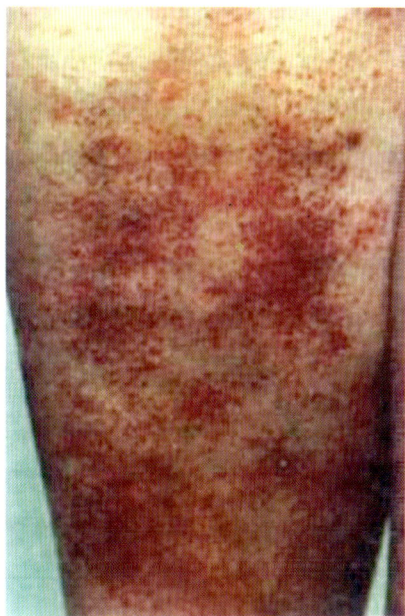

图 15-5　进行性色素性紫癜性皮炎

不清楚的斑块，有不同程度瘙痒。病程慢性，持续数月或数年。

【组织病理】

本组疾病的组织病理学变化基本相似，真皮上部和真皮乳头内毛细血管内皮细胞肿胀，管腔变窄，毛细血管周围红细胞外溢，有淋巴细胞、组织细胞浸润及不同程度水肿，偶见少数中性粒细胞浸润。陈旧性损害的炎症浸润不如早期明显，可见毛细血管管腔扩张，内皮细胞增殖，不再有红细胞外溢，可见不同量的含铁血黄素沉着。

【诊断与鉴别诊断】

根据临床表现，诊断本病不难。本组疾病之间的主要鉴别点：进行性色素性紫癜性皮炎主要表现为群集撒辣椒粉样斑点；毛细血管扩张性环状紫癜的特点为更易累及女性，环状分布，周缘毛细血管扩张，中央倾向萎缩；色素性紫癜性苔藓样皮炎的特征是铁锈色苔藓样丘疹。

本病应与静脉曲张引起的淤积性皮炎、过敏性紫癜、高球蛋白血症性紫癜等进行鉴别。

【治疗】

（一）中医治疗

1. 内治

（1）分型证治

①血热生瘀证

证候　皮损色红或紫红，渐渐转为暗紫色，灼热，舌质红或紫，脉弦或数。

治法　凉血散风，清热化瘀。

方药　凉血五根汤加减。瘙痒明显者，加白鲜皮、荆芥炭、防风。

②血燥伤阴证

证候　病程长，丘疹密集成群，或皮损粗糙、干燥，脱屑或色素沉着，口干，舌光红少苔，脉弦或细数。

治法　滋阴润燥，养血活血。

方药　养血润肤饮加减。皮肤瘀点较红者，加牡丹皮、赤芍；皮损肥厚瘙痒明显者，加地龙、秦艽、白鲜皮。

（2）中成药

①地榆槐角丸：疏风凉血，泻热润燥。适用于血热生瘀证。

②活血通脉片：行气活血，通脉止痛。适用于血瘀证明显者。

2. 外治

（1）中药外治

①皮损颜色鲜红，密集多发者，可用仙鹤草、蒲公英、石菖蒲、泽兰、黄柏、大黄（经验方）适量，煎水外洗，每日 2 次。或用鲜紫草、鲜槐花捣烂，敷于患处，每日换药 2 次。

②三黄洗剂外涂患处。

（2）针灸治疗　主穴取血海、足三里、三阴交，实证用泻法，虚证用补法。

（二）西医治疗

目前无理想的治疗方法，局部皮损可外用糖皮质激素制剂治疗。系统治疗可给予维生素 C、维生素 E、复方芦丁片；瘙痒明显者可口服抗组胺类药物。系统应用糖皮质激素可在短期内见效，但容易复发。

（三）中西医结合诊治思路

本病以中医学"凉血、养血、活血"为主要治疗原则；西医局部皮损可外用糖皮质激素制剂治疗。病程短，紫癜颜色鲜红，属血热；病程较长，紫癜颜色暗红，属血瘀；发于下肢，伴水肿，属湿。本病多迁延难愈，急性期注重凉血止血祛邪，迁延阶段重视化瘀通络。

【预防与调摄】

1. 避免过度搔抓及热水烫洗，防止继发感染。
2. 注意休息，避免劳累，避免长时间站立，休息时应抬高患肢。
3. 宜清淡饮食，多食新鲜蔬菜、水果，忌食辛辣发物。

第十六章

结缔组织病及大疱性皮肤病

结缔组织病（connective tissue disease，CTD）是一组与免疫反应有关的人体多器官多系统结缔组织的炎症性疾病，其主要病变为黏液性水肿、纤维蛋白样变性及坏死性血管炎等。传统的结缔组织病包括红斑狼疮、皮肌炎、硬皮病、结节性多动脉炎及类风湿关节炎、风湿热等。本章仅介绍属皮肤科常见的结缔组织病。

大疱性皮肤病（bullous dermatosis）是指一组发生在皮肤黏膜，以水疱、大疱为基本损害的皮肤病。根据发病机制，分为"自身免疫性大疱病"和"非自身免疫性大疱病"，在前者血清和皮损中可检测到致病性抗体，后者不能检测到自身抗体。本章仅介绍自身免疫性大疱性皮肤病中的天疱疮和大疱性类天疱疮。

第一节　红斑狼疮

红斑狼疮（lupus erythematosus，LE），属中医学"红蝴蝶斑""热毒发斑"等范畴。是一种可累及多个系统的自身免疫性结缔组织病，多见于 15 ～ 40 岁的女性。本病为一病谱性疾病，70% ～ 85% 的患者有皮肤受累；病谱的一端为盘状红斑狼疮（discoid lupus erythematosus，DLE），病变以皮肤损害为主；另一端为系统性红斑狼疮（systemic lupus erythematous，SLE），病变可累及多系统和多脏器；其间还包括播散性盘状红斑狼疮、亚急性皮肤型红斑狼疮、深在性红斑狼疮等亚型。

【病因与发病机制】

1. 中医病因病机

本病总由先天禀赋不足，肝肾亏损而成。肝藏血，肾藏精，精血不足，易致阴虚火旺，虚火上炎，兼因腠理不密，外邪入侵，热毒内生，邪热相搏，瘀阻脉络，内侵及脏腑，外阻于肌肤。

（1）先天禀赋不足，肝肾阴虚，虚火内炽，兼因日光曝晒，外受热毒或药毒入里化热，以致热毒炽盛，燔灼营血。

（2）肝肾不足，精血亏虚，毒邪留恋，伤津耗气，虚火上炎。

（3）真阴不足，相火亢旺，病久阴损及阳，而致脾肾阳虚，水湿内停。

（4）情志不畅，肝失调达，一则气郁化火，二则横逆犯脾，以致脾虚肝旺。

（5）肝郁不达，气机不畅，瘀血内停，气血凝滞。

本病常虚实互见，变化多端。六淫外袭、劳倦内伤、七情郁结、日光曝晒、内用药物及妊娠分娩等均可成为发病的诱因。

2. 西医病因与发病机制

本病病因尚未清楚，目前发现与以下因素有关：

（1）遗传因素　在有 LE 家族史的人群中，其发病率可高达 5% ～ 12%；SLE 患者中 HLA-B8、HLA-DR2、HLA-DR3、HLA-DQW1 等基因位点的表达率明显高于正常人，易感基因可能与 LE 的发病、类型、严重程度、进展及受累器官等相关；RFXI（rogulatory factor XI）基因表达缺陷被证明是 SLE 发病的关键机制之一。

（2）感染因素　发病前常有感染史，最常见的是病毒感染，少见的是细菌感染。SLE 患者真皮中血管内皮细胞、成纤维细胞及受累肾脏的肾小球内皮细胞中发现类黏病毒包涵体和管状结构，同时患者血清中有多种抗病毒抗体，如抗麻疹抗体、EB 病毒抗体、风疹病毒抗体等，提示发病可能与持续而缓慢地感染某些不明病毒有关。

（3）内分泌因素　本病女性显著多于男性，且多在生育期发病，故认为雌激素与本病发生有关，绝经后疾病活动趋向减少，妊娠可加重 SLE，在月经周期中，可有疾病活动周期性波动。

（4）药物因素　某些药物（如肼苯哒嗪、普鲁卡因胺、甲基多巴、异烟肼、青霉素等）可以诱发，发病与药物有关者占 3% ～ 12%。

（5）环境因素　包括物理因素（如紫外线照射）和化学因素（如药物），可直接诱发红斑狼疮。

研究表明 LE 的发病是一种综合因素所致。当一个具有遗传因素（易感基因）的人，在受病毒、紫外线、药物及内分泌等因素作用下，导致正常免疫耐受性丧失、抑制性 T 细胞数量和功能的缺陷，进而不能调控有潜能产生自身抗体的 B 淋巴细胞，致使产生各种自身抗体，从而导致自身组织破坏。由于本病的自身免疫反应的部位是全身的疏松结缔组织，特别是皮肤、血管壁、浆膜、滑膜、心内膜等部位，故一旦发病，就可以在不同时期产生皮肤、关节、肾脏、浆膜及其他脏器的病变。

【临床表现】

本病症状多种多样，变化多端。在疾病早期，症状较单一且不典型，常仅表现一个或两个器官的症状，颇易误诊。红斑狼疮的皮肤损害包括特异性及非特异性，根据红斑狼疮的特异性皮肤损害可分为以下类型：

1. 急性皮肤型红斑狼疮　包括局限型（蝶形红斑）和泛发型（蝶形红斑、大疱）。

2. 亚急性皮肤型红斑狼疮　主要表现为丘疹鳞屑型和环形红斑型，还包括其他特殊亚型，如新生儿红斑狼疮等。

3. 慢性皮肤型红斑狼疮　包括①盘状红斑狼疮：局限型（颈部以上）和泛发型（播散性）；②疣状红斑狼疮；③肿胀性红斑狼疮；④深在性红斑狼疮；⑤冻疮样红斑狼疮；⑥ Blaschko 线状红斑狼疮；⑦药物诱导性红斑狼疮。

红斑狼疮的非特异性皮肤损害包括光敏感、弥漫性或局限性非瘢痕性脱发、雷诺现象、甲襞毛细血管扩张和红斑、血管炎特别是四肢末端的血管炎样损害、网状青斑、手足发绀、白色萎缩等皮损。

本节仅介绍盘状红斑狼疮、亚急性皮肤型红斑狼疮和系统性红斑狼疮。

1. 盘状红斑狼疮

盘状红斑狼疮（discoid lupus erythematosus，DLE）多发于 40 ～ 50 岁中青年人，男女比例为 1∶3，慢性病程，预后良好，1.3% ～ 5% 的 DLE 患者可发展为 SLE。

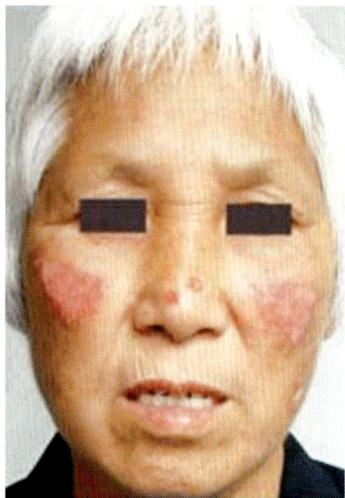

图 16-1　盘状红斑狼疮

典型皮损表现为境界清楚的盘状红斑、斑块，表面黏附性鳞屑，剥离鳞屑可见其覆盖区域扩张的毛囊口及鳞屑背面的毛囊角栓，斑块或斑片外周色素沉着，中央色素减退、轻度萎缩，并可产生萎缩性瘢痕，发生于头皮、眉毛处的 DLE 可导致不可逆的瘢痕性脱发。局限型 DLE 好发于面部，特别是两颊和鼻背，其次是口唇、耳部及头皮（图 16-1）。

播散性 DLE 皮损超过头面部，波及躯干和四肢手足。患者多无自觉症状，少数可有轻度瘙痒。部分患者可有光敏、低热、乏力和轻度关节疼痛等症状，发生于掌跖的 DLE 可以有疼痛。

2. 亚急性皮肤型红斑狼疮

亚急性皮肤型红斑狼疮（subacute cutaneous lupus erythematosus，SCLE）占 LE 患者总数的 10%～15%，多发于中青年女性。好发于暴露部位如上背、肩、手臂伸侧、颈胸 V 形区，常伴高度光敏感。

典型皮损主要表现为丘疹鳞屑型和环形红斑型。丘疹鳞屑型初起为红色小丘疹或斑疹，逐渐扩大成斑块，表面覆盖薄屑，近似于银屑病样；环形红斑型呈环形或多环形红斑表现，轻度水肿，皮损愈后可继发色素改变和毛细血管扩张。部分患者有其他系统受累表现，约 50% 的 SCLE 可符合 SLE 分类标准，约 20% 的 SCLE 并发干燥综合征。

3. 系统性红斑狼疮

系统性红斑狼疮（systemic lupus erythematous，SLE）好发于育龄女性，男女比例为 1∶9，临床症状复杂，早期表现多种多样，初起可仅单个器官受累，如皮肤、关节、肾脏，也可多器官同时受累。

（1）全身症状　SLE 发病时主要有全身不适、疲乏、食欲不振、发热等症状。常见的热型有两种：一种是长期的低热，大多数是作为亚急性发病的表现；另一种是弛张型高热，很少有寒战。发热很可能是 SLE 活动的表现，但应除外感染因素。疲乏是 SLE 常见但容易被忽视的症状，常是狼疮活动的先兆。

（2）皮肤黏膜症状　80%～90% 的患者在整个病程中出现皮肤黏膜症状，表现多形性，包括面部红斑、皮肤血管炎、黏膜损害等。

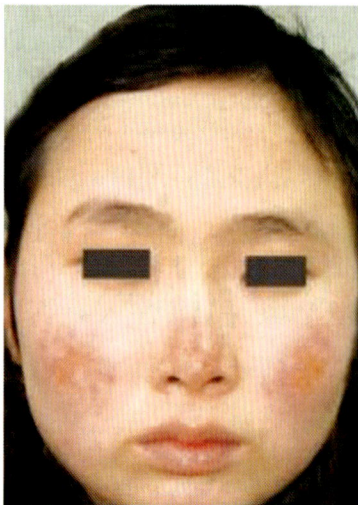

图 16-2　系统性红斑狼疮

蝶形红斑是本病典型特征性皮疹，以鼻梁为中心在两颧部出现水肿性鲜红色或紫红色蝶形红斑，境界一般比较清楚（图 16-2），严重者可见渗出、水疱、结痂，炎症消退时可出现灰白色鳞屑、色素沉着，大部分病例皮疹消退后不留痕迹。

皮肤血管炎可表现为瘀点、丘疹、结节、网状青斑和浅表溃疡，这些损害都可能是 SLE 的最早表现，常见指（趾）尖处肿胀、红斑和毛细血管扩张，甲周毛细血管扩张，甲半月板区发红，掌、跖、肘、膝或臀部持续性红斑或紫色斑，附少许鳞屑，微小的毛细血管扩张常见于颜面或其他部位皮肤，有特征性。25% 的患者可表现 DLE 的典型损害。当病情活动时可出现弥漫性非瘢痕性脱发，形成在额部顶前区的头发参差不齐、短而易折断，称为狼疮发。约 25% 患者可发生结膜炎、巩膜外层炎、鼻腔及女阴溃疡等黏膜损害，当全身症状加剧时，口唇的炎症反应亦常加重，黏膜出现红斑糜烂或小的溃疡、疼痛等。另外，多形红斑是常见的皮肤症状，一种是光感性多形红斑，另一种是寒冷性多形红斑，发病率高，有辅助诊断价值。

（3）关节与肌肉症状　是 SLE 最常见的前驱症状，70%～80% 患者都有不同程度的关节症状，常侵犯踝、腕、膝、肘及近端指间关节，多呈游走性关节痛，大关节可以肿痛、压痛，但红肿的不多，而小关节则常伴有轻度红肿，附近肌肉疼痛。少数可发生缺血性骨坏死。

（4）肾脏病变　肾损害可出现在本病的任何阶段，以发病后 1～2 年较多，并随着病程的迁延而增多。分为肾炎型或肾病综合征型，在临床上肾外表现与肾损害并无明显平行关系，后期可发展成尿毒症、肾衰竭等，是 SLE 致死的主要原因。

（5）心血管系统病变　30% 的患者可发生。心包炎是 SLE 最常见的心脏损害，可无症状，仅心电图或超声心动图可查出。心肌炎常伴发心包炎，出现率约 25%，休息时无原因的心悸，与体温不成比例的心率加快，心电图检查时 ST-T 段的改变，胸部 X 光检查心脏扩大而无心包液渗出，则要疑及本病。

（6）中枢神经系统症状　是本病的严重损害，约有 25% 的患者可累及中枢神经系统，多为脑部血管炎性病变及抗神经细胞抗体所致，其病理基础为脑局部血管炎及微血栓，可表现为各种神经精神障碍症状，如轻偏瘫、抽搐、癫痫、复视、失明、外眼运动异常，以及躁动、幻觉、猜疑、妄想、强迫观念、精神病及其他人格障碍等。

（7）血液系统病变　贫血最常见，多为自身免疫性溶血性贫血。白细胞减少（低于 4.0×10^9/L）较常见，不过严重粒细胞减少者少见，若出现时要注意药物所致白细胞减少，白细胞减少与病情活动相关。特发性血小板减少性紫癜有时是 SLE 的先兆，其他异常表现包括中性粒细胞减少症和淋巴细胞减少症。

（8）消化系统症状　约 40% 患者有消化道症状，如食欲不振、恶心、呕吐、腹痛及腹泻。少数患者发生各种急腹症，如急性腹膜炎、胰腺炎、胃肠炎、阑尾炎等类似症状。肝损害约占 30%，主要为转氨酶升高，或伴有轻度肝肿大。

（9）呼吸系统症状　有肺及胸膜累及者占 40%～50%，胸膜炎或胸膜渗出常呈双侧性，是最常见的临床表现。肺受累显示渗出性胸膜炎、间质性肺炎和急性肺炎。

（10）其他　淋巴结肿大者占 20%～35%。脾肿大者占 15%～36%，以轻度肿大为多。部分可有视网膜渗出及视乳头水肿。女性患者可有月经紊乱及闭经。

【实验室检查】

1. 盘状红斑狼疮

约 30% 的患者抗核抗体（ANA）阳性，但滴度较低；播散性 DLE 有时可有白细胞减少、血沉轻度增快、类风湿因子阳性、球蛋白增高等。

2. 亚急性皮肤型红斑狼疮

少数可出现白细胞减少、血沉加快和蛋白尿。70%～90% 患者抗 RO/SSA、抗 La/SSB 抗体阳性；90% 以上抗核抗体（ANA）阳性。

3. 系统性红斑狼疮

患者血常规多见红细胞、白细胞、血小板等减少，血沉增快，梅毒血清假阳性率约 20%，类风湿因子可阳性，IgG 水平升高，丙种球蛋白升高等。尿常规可见蛋白、红细胞、管型等。LE 细胞检查阳性。抗核抗体（ANA）阳性率达 95% 以上；抗双链 DNA（dsDNA）抗体的特异度

96%～99%；抗 Sm 抗体的特异度 99%，但敏感度仅 25%；血清补体常处于低水平，常提示病情活动和肾脏受累。其他如抗心磷脂抗体、RNP 抗体、抗单链 DNA（ssDNA）抗体可阳性。其他系统受累时，可出现相应的如肺功能、心电图、脑脊液等的异常。

【组织病理和免疫病理】

1. 盘状红斑狼疮

盘状红斑狼疮表皮角化过度，毛囊口扩张，有角质栓，颗粒层增厚，棘层萎缩，表皮突变平，基底细胞液化变性，有时可见基膜增厚，表皮下层或真皮浅层可见胶样小体，真皮血管和皮肤附属器周围较致密的灶状淋巴细胞浸润。80%～90% 患者皮损处直接免疫荧光试验（狼疮带试验）阳性。

2. 亚急性皮肤型红斑狼疮

亚急性皮肤型红斑狼疮和 DLE 相似，可表现为基底细胞液化变性，真皮血管及皮肤附属器周围可见淋巴细胞和单核细胞浸润，但炎性浸润较 DLE 部位浅而轻。无明显的角化过度、毛囊角栓。40%～60% 患者皮损处直接免疫荧光试验（狼疮带试验）阳性，30% 患者正常皮肤狼疮带试验可阳性。

3. 系统性红斑狼疮

系统性红斑狼疮和 DLE 相似，但真皮水肿及基底细胞液化变性较明显，胶原纤维可见黏蛋白沉积，小血管的血管炎及管壁纤维蛋白样变性。75% 患者皮损处或正常皮肤狼疮带试验阳性（沿真－表皮交界处有颗粒型免疫球蛋白和补体沉着）。

【诊断与鉴别诊断】

1. DLE 的诊断　主要根据皮疹特点、皮肤组织病理检查及免疫病理检查。应排除是否有系统受累，以与 SLE 鉴别。本病应与扁平苔藓、银屑病、多形红斑、脂溢性皮炎等鉴别。

2. SCLE 的诊断　主要根据皮疹特点和分布、全身症状、实验室检查、皮肤组织病理检查及免疫病理检查。丘疹鳞屑型应与银屑病、玫瑰糠疹等鉴别；环形红斑型应与环形红斑、离心性环形红斑、Sweet 病等鉴别。

3. SLE 的诊断　主要根据临床症状（多系统受累）、实验室检查、皮肤组织病理检查及免疫病理检查。目前诊断标准采用 2009 年 SLE 国际临床合作组（SLICC）对 1997 年美国风湿病学会 SLE 分类标准的修订版（表 16-1），其敏感度为 94%，特异性为 92%。

表 16-1　1997 年美国风湿病学会 SLE 分类标准（2009 年 SLICC 修订版）

临床标准
1. 急性或亚急性皮肤狼疮表现
2. 慢性皮肤狼疮表现
3. 口腔或鼻咽部溃疡
4. 非瘢痕性脱发
5. 炎性滑膜炎：可观察到 2 个或更多的外周关节有肿胀或压痛，伴晨僵。
6. 浆膜炎
7. 肾脏病变：尿蛋白 >0.5g/d 或出现红细胞管型。
8. 神经精神病变：癫痫发作或精神病，多发性单神经炎，脊髓炎，外周或脑神经病变，脑炎。
9. 溶血性贫血
10. 白细胞减少（至少一次细胞计数 $<4.0 \times 10^9$／L）或淋巴细胞减少（至少一次细胞计数 $<1.5 \times 10^9$／L）
11. 血小板减少（至少一次细胞计数 $<100 \times 10^9$／L）

免疫学标准
1. 抗核抗体滴度高于实验室参考标准
2. 抗 dsDNA 抗体滴度高于实验室参考标准（ELISA 法需要 2 次高于该参考标准）
3. 抗 Sm 抗体阳性
4. 抗心磷脂抗体：狼疮抗凝物阳性 / 梅毒血清学实验假阳性 / 抗心磷脂抗体是正常水平 2 倍以上或抗 β_2GP1 中滴度以上升高。
5. 补体减低：C3、C4、CH50。
6. 无溶血性贫血但 Coombs 试验阳性
确诊条件
1. 肾脏病理证实为狼疮肾炎并抗核抗体或抗 dsDNA 阳性
2. 以上临床及免疫指标中有 4 条以上符合（至少包含 1 项临床指标和 1 项免疫学指标）

【治疗】

（一）中医治疗

1. 内治

（1）分型证治

①热毒炽盛证

证候　多见于系统性红斑狼疮急性活动期或急性、亚急性皮肤型红斑狼疮。面部蝶形红斑鲜艳，皮肤紫斑；伴有高热、烦躁口渴、神昏谵语、抽搐、关节肌肉疼痛、大便干结、小便短赤。舌红绛，苔黄腻，脉洪数或细数。

治法　清热凉血，化斑解毒。

方药　犀角地黄汤合黄连解毒汤加减。高热神昏，加安宫牛黄丸或紫雪丹等；咽喉肿痛，加山豆根、蒲公英等。

②阴虚内热证

证候　多见于轻中度活动期或稳定期。斑疹暗红；伴有不规则发热或持续低热，五心烦热，自汗盗汗，面浮红，关节痛，足跟痛，月经量少或闭经。舌红，苔薄，脉细数。

治法　滋阴降火。

方药　六味地黄丸合大补阴丸、清骨散、二至丸加减。自汗明显，加黄芪、党参、麻黄根等；盗汗明显，加龟甲、地骨皮、糯稻根等；咽干、反复咽喉肿痛，加玄参、麦冬、北沙参、桔梗等。

③脾肾阳虚证

证候　多见于系统性红斑狼疮晚期合并心肾损害时。面色无华，眼睑、下肢浮肿，胸胁胀满，腰膝酸软，面热肢冷，口干不渴，小便清长，尿少或尿闭，舌淡胖，苔少，脉沉细。

治法　温肾壮阳，健脾利水。

方药　轻者用金匮肾气丸、右归丸或附子理中汤，重者用参附汤加减。水肿明显，加茯苓、车前子、冬瓜皮等；腰酸明显，加杜仲、续断等。

④脾虚肝旺证

证候　皮肤紫斑，胸胁胀满，腹胀纳呆，头昏头痛，耳鸣失眠，月经不调或闭经，舌紫暗或有瘀斑，脉细弦。

治法　健脾清肝。

方药　四君子汤合丹栀逍遥散加减。腹胀明显，加香附、枳壳等。

⑤气滞血瘀证

证候　多见于局限性盘状红斑狼疮、亚急性皮肤型红斑狼疮或系统性红斑狼疮伴血管炎、紫癜、心脏损害或肝脾肿大患者。症见红斑暗滞，角栓形成及皮肤萎缩，伴倦怠乏力，舌暗红，苔白或光面舌，脉沉细。

治法　疏肝理气，活血化瘀。

方药　逍遥散合血府逐瘀汤加减。伴心悸失眠，加炒酸枣仁、柏子仁等；倦怠乏力、气短懒言，加黄芪、党参等；肝脾肿大，加炙鳖甲、穿山甲片、三棱、莪术等。

（2）中成药

①安宫牛黄丸：清热解毒，镇惊开窍。适用于热毒炽盛证。

②麦味地黄丸：滋肾养肺。适用于阴虚内热证。

③金匮肾气丸：温补肾阳，化气行水。适用于脾肾阳虚证。

④丹栀逍遥丸：清热疏肝解郁。适用于脾虚肝旺证。

⑤秦艽丸：散风止痒，调和气血。适用于盘状红斑狼疮。

2. 外治

（1）白玉膏（《疡医大全》）　密陀僧、黄蜡各60g，乳香（去油）、没药（去油）、象皮、白蜡各15g，轻粉12g，桐油500g。配制成膏，2次/日，外涂。

（2）黄连膏（《医宗金鉴》）　黄连9g，当归尾15g，生地黄30g，黄柏9g，姜黄9g，香油360g，黄蜡120g。配制成膏，2～3次/日，外涂。

（二）西医治疗

1. 盘状红斑狼疮

（1）局部治疗　外涂糖皮质激素软膏，或封包，2次/日；或外涂0.1%他克莫司软膏、1%吡美莫司软膏，2次/日；或皮损内注射糖皮质激素，如复方倍他米松、曲安奈德等，1次/1～4周等。

（2）系统治疗　对局部治疗效果不佳或泛发性DLE及伴有全身症状者，可配合系统治疗。

①氯喹及羟氯喹：羟氯喹，口服100或200mg，每日2次，体重不超标者最多可用到6.5 mg/（kg·d）；氯喹，成人125～250 mg/d，最多3.5～4 mg/（kg·d）；疾病控制后逐渐减量。用药期间应每3～6个月进行眼科检查，注意眼部不良反应。

②沙利度胺：开始推荐剂量为100～200 mg/d，4～6周；维持可用25～100mg/d，连服3～5月，计划妊娠或妊娠期妇女禁用。

③糖皮质激素：泛发性DLE及伴有全身症状或单用上述药物疗效不佳者，可配合小剂量糖皮质激素治疗，如泼尼松龙4mg，1～3次/日，病情控制后缓慢递减。

2. 亚急性皮肤型红斑狼疮

（1）局部治疗　局部治疗同DLE。

（2）系统治疗

①氯喹及羟氯喹：同DLE。

②沙利度胺：治疗复发或难治性亚急性皮肤型红斑狼疮，成人100～200mg/d，口服，维持

可用 25 ～ 50mg/d，计划妊娠或妊娠期妇女禁用。

③糖皮质激素：皮损广泛或伴有全身症状，可配合中小剂量糖皮质激素治疗，如泼尼松 30mg/d，连续 7 天；继用 20mg/d，连续 7 天；最后 10mg/d，连续 10 天；然后停止口服泼尼松。

④氨苯砜、雷公藤多苷片亦可试用，病情严重、顽固或糖皮质激素疗效不佳者可使用免疫抑制剂。

3. 系统性红斑狼疮 强调早期诊断和早期治疗，以避免或延缓不可逆的组织脏器的病理损害。恰当的治疗可以使大多数患者达到病情的完全缓解。

（1）局部治疗　同 DLE。

（2）系统治疗

①非甾类抗炎药可用于控制关节肿痛。服用时应注意消化性溃疡、出血以及肝肾功能等方面的不良反应。

②抗疟药可控制皮疹和减轻光敏感，常用氯喹（250mg/d），或羟氯喹（0.4g/d），分两次服。主要不良反应是眼底病变，用药超过 6 个月者，可停药一个月。

③糖皮质激素具有强大的抗炎作用和免疫抑制作用，是治疗 SLE 的基础药。轻度活动的 SLE 患者可使用小剂量的激素，如泼尼松 ≤ 10mg/d 或效剂量的其他激素；对中度活动的 SLE 患者，可使用中等剂量的激素，如泼尼松 0.5 ～ 1mg/（kg·d）或等效剂量的其他激素；重度活动型的 SLE 患者，推荐的标准剂量是泼尼松 1 ～ 2mg/（kg·d）或等效剂量的其他激素，分次服用，病情稳定后 2 周或疗程 8 周内，开始以每 1 ～ 2 周减 10% 的速度缓慢减量，减至每日泼尼松 0.5 mg/kg 后，减药速度可按病情适当调慢。在有重要脏器累及的 SLE，乃至出现狼疮危象的情况下，可以使用较大剂量（每日 ≥ 2mg/kg）；甚至使用甲泼尼龙（methylprednisolone，MP）冲击治疗，可用至 500 ～ 1000mg，每天 1 次，加入 5% 葡萄糖 250mL，缓慢静脉滴注 1 ～ 2 小时，连续 3 ～ 5 天为 1 疗程，疗程间隔期 5 ～ 30 天。间隔期和冲击后需每日口服泼尼松 1 ～ 1.5mg/（kg·d），疗程和间隔期长短视具体病情而定，用于特殊情况的重危患者抢救。

SLE 患者使用的激素疗程较漫长，故应注意激素的不良反应。

④免疫抑制剂适于对糖皮质激素治疗疗效不佳或禁忌证而不能大剂量使用激素，或激素递减时，可联合使用免疫抑制剂，也可单用。常用的免疫抑制剂有：

环磷酰胺：对体液免疫的抑制作用较强，能抑制 B 细胞增殖和抗体生成，且抑制作用较持久，是治疗重症 SLE 的有效的药物之一，尤其是在狼疮性肾炎和血管炎的患者中，环磷酰胺与激素联合治疗能有效地诱导疾病缓解，阻止和逆转病变的发展，改善远期预后。轻症 1 ～ 4mg/（kg·d），2 ～ 3 次 / 日，口服；重症目前普遍采用冲击疗法即 0.75 ～ 1.0g/m² 体表面积，加入生理盐水 200mL 中静脉滴注，每 3 ～ 4 周 1 次。多数患者 6 ～ 12 个月可以缓解病情而进入巩固治疗阶段，还常需要继续环磷酰胺冲击治疗，逐渐延长用药间歇期，至约三个月 1 次维持数年。环磷酰胺冲击治疗的副作用主要包括白细胞减少、诱发感染、性腺抑制、胃肠道反应、脱发、肝功能损害等。

硫唑嘌呤：为嘌呤类似物，可通过抑制 DNA 合成发挥淋巴细胞的细胞毒作用。疗效不及环磷酰胺冲击疗法，尤其在控制肾脏和神经系统病变效果较差，而对浆膜炎、血液系统、皮疹等较好。用法为每日 1 ～ 2mg/kg 或每日 50 ～ 100mg。副作用包括骨髓抑制、胃肠道反应、肝功能损害等。

甲氨蝶呤、环孢素、吗替麦考酚酯、2- 氯脱氧腺苷、来氟米特等均可用于 SLE 的治疗。

⑤生物制剂。近年来出现的针对 SLE 发病多个环节的生物制剂为 SLE 的治疗提供了新的方法，如针对细胞因子的抗 TNF-α 单抗、针对 B 细胞的抗 CD20 单抗、针对 T 细胞的 CDlla 单抗

等。对经激素和（或）免疫抑制剂治疗效果不佳、不耐受或复发的 SLE 患者可考虑使用。但因 SLE 的免疫异常机理复杂，这些药物的疗效及临床应用仍需进一步评估。目前获批应用于临床的有贝利尤单抗、泰它西普等。

（三）中西医结合诊治思路

红斑狼疮的发病机制复杂，临床表现多样化，多器官、多系统受累，中西医结合综合疗法是本病目前治疗的主要策略。

本病总因阴阳气血失和为本，毒瘀痹阻为标；以调和气血、补益肝肾、活血化瘀、祛风解毒为基本治则。本病初期，多单纯应用中药或以中药为主治疗；疾病活动期，皮肤及其他器官、系统症状明显，激素和免疫抑制剂的应用是治疗红斑狼疮的有效方法，同时辨证使用清热解毒、凉血护阴之中药，减少激素的副作用；疾病稳定期，激素逐渐减量，同时辨证应用扶正祛邪、养阴益气、调和阴阳之中药，有利于顺利减少激素剂量。

【预防与调摄】

1. 避免日光曝晒，无论盘状红斑狼疮，还是系统性红斑狼疮均应避免日光、紫外线的照射。深部红斑狼疮尚须防冻。

2. 避免过度劳累，注意劳逸结合，加强营养；病情严重时需卧床休息。

3. 避免精神创伤，减少精神压力，尽量避免妊娠，避免受凉感冒及各种诱发因素等。

4. 避免使用雌激素类避孕药和青霉素、链霉素、磺胺类、肼苯达嗪及普鲁卡因胺等药，临床资料表明这些药物可诱发和加重系统性红斑狼疮。

5. 树立战胜疾病的信心，营造良好的家庭氛围和工作环境，定期随访检查治疗有助于红斑狼疮的稳定及康复。

第二节　皮肌炎

皮肌炎（dermatomyositis，DM），属中医学"肌痹""痿证"等范畴。是一种以累及皮肤、横纹肌和小血管为特征的自身免疫性疾病，是多器官受累的疾病，以亚急性与慢性发病为主。男女比例约 1∶2。儿童多发生在 10 岁以前，成人在 40～60 岁高发，常伴恶性肿瘤。

【病因与发病机制】

1. 中医病因病机

本病多因先天禀赋不足，气血亏虚于内，外受风、热、寒、湿邪侵袭而成。

（1）风热毒邪侵袭，蕴阻肌肤，热毒炽盛，燔灼营血，内攻脏腑，外淫肌肤而发病。

（2）寒湿之邪侵于肌肤，寒瘀痹阻，经络凝滞，肌肤失于温煦。

（3）风寒湿邪稽留不去，久则耗伤脏腑阳气，肌肤失于温煦濡养而病情迁延。

2. 西医病因与发病机制

本病的病因及发病机制尚不十分明确，多认为与以下因素有关：

（1）自身免疫　在皮肌炎患者体内可检测到多种自身抗体，如抗核抗体、抗 Jo-1 抗体、抗 PL-7 抗体、抗 PM-1 抗体、抗 Mi 抗体等；受累皮肤和肌肉的血管壁有 IgG、IgM 和 C3 的沉积。提示皮肌炎的发生与自身免疫有关。

（2）感染 病毒和细菌感染可产生异常免疫反应。患者的肌肉和皮肤的炎症常伴有针对环境中亲肌性感染因子的异常自身免疫反应，包括 RNA 病毒（如柯萨奇病毒）、埃可病毒、EB 病毒等。

（3）遗传 患者中某些 HLA 抗原，尤其是 HLA-B8、HLA-DR3 频率增高，抗 Jo-1 抗体与 HLA-DR3 密切相关。表观遗传学也在皮肌炎的发病中起重要作用，主要包括 DNA 甲基化、组蛋白修饰、微小 RNA（mi RNA）和长链非编码 RNA（lnc RNA）活性等。

（4）恶性肿瘤 约 20% 患者合并肿瘤（如鼻咽癌、乳腺癌、卵巢癌、肺癌、胃癌等），尤其是 40 岁以上发病者。部分患者肿瘤切除后皮肌炎症状好转。有的学者认为肿瘤细胞能作为自身抗原而刺激机体产生各种抗体，肿瘤细胞可能与肌纤维、腱鞘及血管等有交叉抗原性，故产生交叉免疫反应导致本病。

【临床表现】

本病可分为 6 种亚型：①成人皮肌炎；②皮肌炎伴恶性肿瘤；③儿童皮肌炎；④皮肌炎伴发其他结缔组织病；⑤无肌病性皮肌炎；⑥多发性肌炎。发病初期皮损可与肌炎同时出现，或先出现皮损而无显著肌炎，或无皮损而只有肌炎。皮损与肌炎的临床表现相关程度不一。

1. 皮肤症状

（1）眶周皮疹（heliotrope rash） 表现为上眼睑或眶周的水肿性紫红色皮疹，可为一侧或双侧；光照加重，这种皮疹还可出现在两颊部、鼻梁、颈部、前胸 V 形区和肩背部（称为披肩征）（图 16-3）。

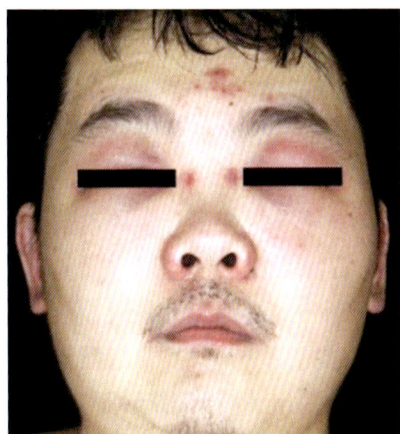

图 16-3 皮肌炎（示眶周红斑）

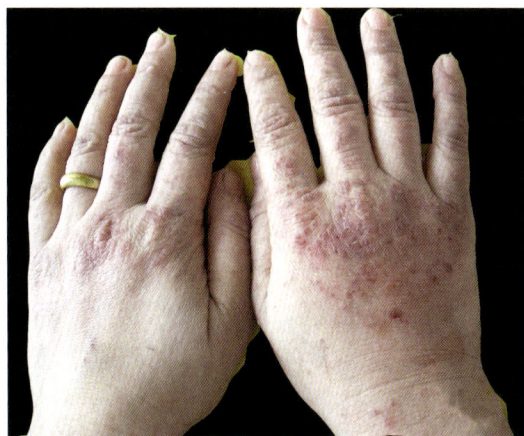

图 16-4 皮肌炎（Gottron 征）

（2）Gottron 丘疹和 Gottron 征 指关节伸面发生紫红色扁平丘疹，覆有细小鳞屑，称为 Gottron 丘疹，消退后发生萎缩、毛细血管扩张和色素减退，但仅见于 1/3 的患者，一般都发生在疾病后期。在肘、膝、掌指及指关节伸面发生紫红色斑疹，表面干燥有糠状鳞屑，称为 Gottron 征（图 16-4）。

（3）血管萎缩性皮肤异色病 慢性病例可发生广泛性红斑及丘疹，表面干燥有糠状鳞屑，并可见点状角化及斑点状色素沉着和脱失，轻度萎缩，毛细血管扩张，称皮肤异色性皮肌炎（poikilodermatomyositis）。

（4）甲周病变 甲根皱襞处可见毛细血管扩张性红斑或瘀点，甲皱襞及甲床有不规则增厚，局部出现色素沉着或色素脱失。

（5）"技工手" 在手指的掌面和侧面皮肤过多角化、裂纹及粗糙，类似于长期从事手工作业的技术工人手，故名"技工手"；还可出现足跟部的皮肤表皮增厚、粗糙和过度角化。

（6）其他 皮肤黏膜改变：皮肤血管炎和脂膜炎也是 DM 较常见的皮肤损害；另外还可有手指的雷诺现象、手指溃疡及口腔黏膜红斑。部分患者还可出现肌肉硬结、皮下小结或皮下钙化等改变。

2. 肌肉症状

对称性近端肌无力是肌炎的主要临床表现。任何部位的横纹肌均可受累，一般多对称，最常侵犯的肌群为四肢近端肌群、肩胛带肌、颈部肌群及咽喉部肌群等，可出现举手、抬头、下蹲、吞咽困难及声音嘶哑等；咽部肌群受累可导致吸入性肺炎；呼吸肌和心肌受累时，可出现呼吸困难、心悸、心律不齐，甚至心衰等。急性期由于肌肉炎症、变性而引起肌无力、肿胀，受累肌肉有自发痛和压痛。

3. 伴发恶性肿瘤

约 25% 的成人患者伴发恶性肿瘤，40 岁以上患者恶性肿瘤发生率为 30% ～ 50%。恶性肿瘤可与本病同时发生，或晚于本病发生。所患肿瘤多为实体瘤，如肺癌、胃癌、乳腺癌、鼻咽癌等；也可出现血液系统肿瘤，如淋巴瘤等。部分病例恶性肿瘤经治疗和控制后，皮肌炎症状也相应改善。

4. 儿童性皮肌炎

儿童性皮肌炎分两型：① I 型 –Banker 型（致死型）：肌肉和胃肠道广泛的血管炎，发展迅速，严重肌无力，对糖皮质激素不敏感，直至死亡；② II 型 –Brunsting 型（比较良性型）：病程缓慢，表现为进行性肌无力，皮肤、皮下组织、关节附近、病变肌肉处钙质沉积，无发热及内脏体征，糖皮质激素治疗有效。

5. 其他

可有不规则发热、消瘦、贫血、间质性肺炎、脾肿大、关节炎等，关节肿胀可类似于风湿性关节炎。肾脏损害少见。

【实验室检查】

常规检查可有轻度贫血、白细胞正常或降低、轻度蛋白尿和血沉增快；急性期血清肌酶明显增高，如肌酸磷酸激酶（CK）、醛缩酶、天冬氨酸氨基转移酶（AST）、丙氨酸氨基转移酶（ALT）等，其中临床最常用的是 CK，它的改变对肌炎最为敏感，升高的程度与肌肉损伤的程度平行。肌炎特异性自身抗体（如抗 Jo-1 抗体、抗 Mi-2 抗体、抗 ARS 抗体等）、非特异性抗体（如抗核抗体、类风湿因子等）可阳性。24 小时尿肌酸明显增高（每日 >200mg），严重时每日高达 1200mg，尿肌酸是观察疾病活动性的指标。肌电图呈肌源性损害。

【组织病理】

皮肤病理变化无特异性，可见表皮萎缩，基底细胞液化变性，真皮胶原纤维水肿，黏蛋白沉积，血管周围淋巴细胞浸润。

肌肉基本病理变化为肌纤维初期呈肿胀、横纹消失，肌浆透明化，肌纤维膜细胞核增加，肌纤维分离、断裂。在进行性病变中肌纤维可呈玻璃样、颗粒状、空泡状等变性，有时甚至坏死，或肌肉结构完全消失代以结缔组织，有时可见钙质沉着、间质示炎症性改变、血管扩张、内膜增厚、管腔狭窄，甚至栓塞，血管周围有淋巴细胞伴浆细胞和组织细胞浸润。束周萎缩是 DM 最为特征性的病理改变，即肌纤维的萎缩和损伤常集中于肌束周围，横断面上往往见肌束边缘的肌纤维直径明显缩小。

【诊断与鉴别诊断】

根据典型皮疹、肌肉症状结合血清肌酶、24 小时尿肌酸定量、肌肉组织病理检查及肌电图可诊断。目前采用 1975 年 Bohan 和 Peter 提出的多发性肌炎和皮肌炎的诊断标准（表 16-2），该标准简便易用，临床应用最广泛，不足之处在于未考虑 MSA、影像学等指标。皮肌炎皮损应与 SLE、系统性硬皮病等相鉴别，肌损害需与肌营养不良症、重症肌无力症等相鉴别。

表 16-2　多发性肌炎和皮肌炎的诊断标准

诊断标准表
1. 在数周至数月内，对称性肢带肌和颈屈肌进行性无力，可有咽下困难或呼吸肌受累。
2. 骨骼肌组织检查显示，Ⅰ型和亚型肌肉纤维坏死、吞噬、再生伴减变性，肌肉膜细胞核变大，核仁明显，肌肉膜萎缩，纤维大小不一，伴炎性渗出。
3. 血清骨骼肌肌酶升高，如 CK、ALD、AST、ALT 和 LDH。
4. 肌电图有三联征改变，即时限短、低波幅多相运动电位，纤额电位，正锐波，插入性激惹和奇异的高频放电。
5. 特征性皮肤改变包括淡紫色眼睑皮疹伴眶周水肿，Gotron 征，手特别是掌指关节及近端指间关节背面的群眉状红色皮疹，皮疹也可累及双侧膝、肘、踝、面部、颈部和躯干上部。

判断标准		
	多发性肌炎	皮肌炎
确诊	符合 1～4 条标准	符合第 5 条及 1～4 条中的任何 3 条标准
拟诊	符合所有 1～4 条中的任何 3 条标准	符合第 5 条及 1～4 条中的任何 2 条标准
可疑	符合所有 1～4 条中的任何 2 条标准	符合第 5 条及 1～4 条中的任何 1 条标准

【治疗】

本病致病原因比较复杂，应尽可能寻找和避免各种可能的诱发因素，积极治疗原发性疾病，并采取综合性治疗措施才能获得较好的效果。

（一）中医治疗

1. 内治

（1）分型证治

①热毒炽盛证

证候　多见于皮肌炎急性期。症见皮损紫红肿胀，高热咽干，口苦口臭，吞咽不利，面红烦躁，肌痛无力，关节肿痛，小便黄，大便干，舌质红绛，苔黄燥，脉弦数。

治法　清热解毒，凉血活血。

方药　清营汤或清瘟败毒饮。高热，加羚羊角，茜草；关节痛，加秦艽、鸡血藤；皮损肿胀，加茯苓、泽泻、车前子。

②寒瘀痹阻证

证候　病情迁延，发展缓慢。症见皮肤呈暗红色斑块，局部肿胀，全身肌肉酸痛无力，气短乏力，食少，怕冷，舌质淡，苔薄白，脉沉细或沉缓。

治法 温阳散寒，活血通络。

方药 温经通络汤加减。斑疹瘀紫，加桃仁、红花；便秘，加枳实、大黄；腹胀，加大腹皮、枳壳。

③脾肾阳虚证

证候 症见皮损暗红或紫红，质硬，有细小鳞屑，局部肌肉萎缩，关节疼痛，形体消瘦，肢端发绀发凉，心悸，头晕，纳少，乏力，畏寒，便溏，腹胀，舌质淡红、胖大，苔白润，脉细无力。

治法 补中益气，调和阴阳。

方药 补中益气汤合金匮肾气丸加减。

（2）中成药

①羚羊角胶囊：平肝息风，清肝明目，散热解毒。适用于皮肌炎伴高热、口苦咽干、口渴喜饮、心悸烦躁、大便干结等热毒炽盛者。

②昆明山海棠片：祛风祛湿，舒筋活络，清热解毒。适用于热毒炽盛证。

③人参再造丸：益气养血，祛风化痰，活血通络。适用于阳气虚衰证。

④雷公藤多苷片：活血通络，消肿止痛，祛湿止痒，清热解毒。适用于皮肌炎活动期热毒炽盛者。

⑤小活络丸：祛风散寒，化痰除湿，活血止痛。适用于寒瘀痹阻证。

2. 外治

（1）中药外治

①黄连膏（《医宗金鉴》）：黄连9g，当归尾15g，生地黄30g，黄柏9g，姜黄9g，香油360g，黄蜡120g。配制成膏，2～3次/日，外涂。

②阳和解凝膏（《外科证治全生集》）：鲜牛蒡全草1500g，鲜白凤仙梗125g，大麻油5000g，肉桂、官桂、附子、桂枝、大黄、当归、草乌、川乌、僵蚕、赤芍、白芷、白蔹、白及各100g，川芎、续断、防风、荆芥、五灵脂、木香、香橼、陈皮各50g。配制成膏，2～3次/日，外涂。

（2）针灸治疗 四肢乏力者，取合谷、曲池、足三里等阳明经腧穴针刺治疗，留针20～30分钟，1次/日，5次为1个疗程。

（3）耳穴贴压疗法 瘙痒明显、夜寐不安者，用王不留行籽，取皮质下、神门、内分泌穴位压豆；病程日久，四肢无力者，用王不留行籽，取肺、脾、肾及四肢等穴位压豆，隔2～3更换1次，双侧耳穴交替使用。

（二）西医治疗

1. 局部治疗 针对皮损治疗，可选用遮光剂、非特异性润肤剂及糖皮质激素制剂、钙调磷酸酶抑制剂等。

2. 系统治疗

（1）一般治疗 急性期应卧床休息，注意营养，给高蛋白、高维生素、高热量、无盐或低盐饮食。对中年以上的患者应进行全面的系统检查，早期发现合并的内脏恶性肿瘤，并及时治疗。

（2）糖皮质激素 可减轻肌肉炎症，缩短血清肌酶恢复正常的时间。常用泼尼松，剂量取决于疾病活动程度，初始剂量为1～2mg/（kg·d），一般需要治疗2～3个月后或血清肌酶下降至正常，肌力明显恢复或接近正常时才开始减量，视病情2～3周减1次，最后以每日10～20mg的剂量维持治疗1年以上，维持治疗期间应定期作临床及血清肌酶检查。对常规激素治疗效果不佳者，可用大剂量冲击疗法。儿童皮肌炎需要大剂量糖皮质激素才能缓解病情，初始剂量为 1 ～ 2mg/（kg·d），分 2 ～ 3 次口服，病情控制后逐渐减量。

（3）免疫抑制剂　可选用环磷酰胺、甲氨蝶呤、硫唑嘌呤、环孢素等，用药时间视病情而定。对皮肌炎有效，多与糖皮质激素联用，也可单独使用。

①硫唑嘌呤：常用剂量为每日 2 ～ 3mg/kg，每日用量不超过 150mg。其与泼尼松合用后疗效优于单用泼尼松。②甲氨蝶呤：常规用法为每周给药 1 次，口服 5 ～ 15mg 或静脉注射 15 ～ 50mg。③环磷酰胺：静脉应用环磷酰胺同时口服泼尼松对儿童皮肌炎及少数成人病例效果较好。④环孢素：对其他治疗不敏感的儿童皮肌炎患者使用小剂量环孢素（每日 2.5 ～ 7.5mg/kg）疗效确切并且安全。

（4）其他　治疗根据病情可选用大剂量静脉注射免疫球蛋白，用药时间为 3 ～ 5 日或视病情而定，每日 0.4g/kg，必要时 2 ～ 4 周重复 1 次。儿童皮肌炎及与感染相关者，宜配合抗感染治疗。重症皮肌炎可选用血浆置换疗法。皮疹治疗可选择羟氯喹、沙利度胺等治疗。

（三）中西医结合诊治思路

皮肌炎的发病机制复杂，病程慢性，可多器官受累，肺间质纤维化伴感染合并周围性呼吸衰竭是本病最主要死因，其他有膈肌、肋间肌、心肌受累导致的呼吸衰竭、心力衰竭也是可能的死因。治疗应根据病情的轻重、缓急和病程的不同采用相应的中医、西医、中西医结合治疗。

中医学将本病病因归纳为以禀赋不耐、气血亏虚、阴阳失衡为本，风寒湿痹阻为标；以调和阴阳、补益气血、活血通络、祛风解毒为基本治则。中医学认为脾为后天之本，气血生化之源，主肌肉，故补脾法应贯穿于皮肌炎的整个治疗过程。

激素和其他免疫抑制剂是皮肌炎治疗的有效方法，但长期大剂量应用，副作用大。糖皮质激素的治疗剂量及用药时间长短，应根据临床及血清肌酶决定。如血清肌酶正常而肌无力症状无改善时，应考虑激素性肌病的可能。同时本病 10% ～ 20% 伴发恶性肿瘤，且部分患者肿瘤治愈，皮肌炎症状可明显缓解，故应定期检查，排除内脏肿瘤。

本病重症患者宜中西医结合治疗，在中医辨证论治的同时，配合糖皮质激素或其他免疫制剂，可快速控制病情，减少糖皮质激素的副作用，提高患者的生活质量。

【预防与调摄】

1. 避免日晒，注意保暖。
2. 检查有无并发恶性肿瘤，特别是中年以上患者。
3. 急性期患者应卧床休息，给予高蛋白和维生素丰富的饮食。
4. 去除感染病灶，尤其是儿童皮肌炎在用激素的同时，配合抗生素治疗预后好。

第三节　硬皮病

硬皮病（scleroderma）是一种以皮肤及内脏器官结缔组织的纤维化或硬化为特征的结缔组织病。本病中医学属"皮痹""脉痹""血痹"等疾病范畴。临床分为局限性和系统性两型，前者仅局限于皮肤，后者有广泛的皮肤硬化及多器官、多系统的受累。男女之比为 1∶3，以 20 ～ 50 岁者多见。

【病因与发病机制】

1. 中医病因病机

本病多因先天禀赋不足，或情志失调或饮食劳倦，兼外感风寒湿邪，以致经络阻隔，气血凝滞而发病。本病初起肺脾阳虚，风寒湿邪痹阻经脉；中后期多脾肾阳虚，寒凝血瘀，肌肤失养；久则气血两亏，脏腑虚衰。

（1）腠理不固，风寒湿邪侵袭肌肤，阻隔经络，凝滞气血而发病。

（2）气血亏虚于内，外感风湿侵袭，致气血不和，营卫失调，气滞血瘀，肌肤失养。

（3）风寒湿邪久稽，阳气耗伤，致脾肾阳虚，肌肤失于温煦，肌肉废萎不用。

2. 西医病因与发病机制

病因不明，局限性硬皮病可能与外伤或感染有关，系统性硬皮病病因主要有自身免疫学说、血管学说和胶原合成异常学说。其发病机制的核心主要为各种病理途径激活了成纤维细胞，合成过多胶原，导致皮肤和内脏器官的纤维化。

（1）自身免疫学说　患者体内可发现抗核抗体、抗 Scl-70（拓扑异构酶 I）抗体、抗着丝点抗体等多种自身抗体，并可检出循环免疫复合物、类风湿因子等，这些抗体可直接或间接损伤内皮细胞，并促使成纤维细胞代谢紊乱，同时激活淋巴细胞、单核细胞或巨噬细胞释放介质诱导成纤维细胞的增殖。

（2）血管异常　硬皮病发病初期即有微血管内皮细胞的破坏、内膜增厚，造成管腔狭窄及闭塞，最后纤维化。

（3）胶原代谢异常　研究表明本病皮损中转化生长因子 β_1（TGF-β_1）及其受体、基质金属蛋白酶抑制剂、结缔组织生长因子、白细胞介素 -1 等增高，刺激胶原持续合成，成纤维细胞处于促纤维化的微环境中。

【临床表现】

1. 局限性硬皮病

局限性硬皮病（scleroderma circumscripts）又称硬斑病。根据其临床形态可分为斑块状、线状、滴状及泛发性 4 种类型。

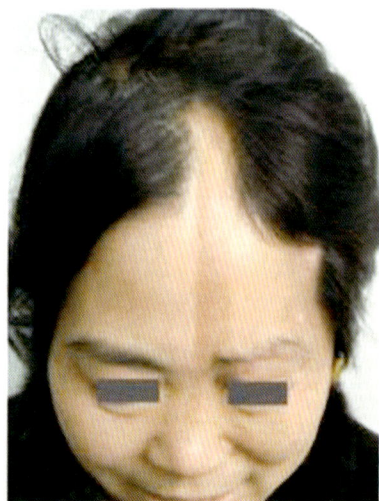

（1）斑块状硬斑病（plaque-like morphea）　较常见，好发于额部、颊部、四肢、乳房及臀等部。皮损初起为圆、椭圆或不规则形淡红或淡紫红色水肿性斑片，数周或数月后逐渐扩大并硬化，中央略凹陷，表面颜色渐变为蜡黄色或黄白色，呈象牙样光泽。周围有淡紫色晕。表面干燥、无汗，毳毛逐渐消失，触之皮革样硬度。数年后硬度减轻，局部变薄、萎缩，留有轻度色素沉着或色素减退。一般无明显自觉症状。头皮损害可致硬化性萎缩性斑状脱发。

（2）线状硬皮病（linear scleroderma）　多见于儿童和青少年，常沿单侧肢体呈线状或带状分布。可累及皮肤、皮下组织、肌肉和筋膜，甚至骨骼，相互粘连硬化而致严重畸形。在头皮和额部，可呈刀劈状，带状萎缩、凹陷、头发脱落，严重者同侧面部偏侧萎缩甚至伴同侧舌萎缩等（图 16-5）。

图 16-5　局限性硬皮病

（3）滴状硬斑病（guttate morphea） 好发于前胸、肩、颈等部。皮损多为 0.1 ～ 0.5cm 直径大小的珍珠母样或象牙白色的小圆形斑片，簇集性或散在性，表面光滑发亮，质较软，稍凹陷，进行期周围可见紫晕。早期质地硬，后期质地软或有"羊皮纸"样感觉。消退后可留下萎缩性色素沉着斑。此型较少见。

（4）泛发性硬斑病（generalizide morphea） 多见于 30 ～ 50 岁的女性，皮损如斑块状硬斑病，但皮疹分布广泛，初发于躯干，逐渐扩大增多至躯干上部、乳房、上肢，偶见泛发全身者。本病病程慢性，5% 局限性硬皮病可发展为系统性硬皮病。此型罕见。

2. 系统性硬皮病

系统性硬皮病（systemic scleroderma）又称为进行性系统性硬化病，根据临床表现可分为肢端型和弥漫型；多数患者有雷诺现象、关节痛、神经痛、不规则发热、食欲减退、体重下降等前驱症状。其皮肤病变过程可分为水肿期、硬化期和萎缩期。

（1）肢端硬皮病 又名肢端硬化症（acrosclerosis）。本型较多见，占系统性硬皮病的 95%。多见于成年妇女，尤其青年期。初期可有轻度发热，雷诺现象，表现为阵发性肢端皮肤发白、发绀及发红，情绪激动或寒冷刺激可诱发。皮损开始时为手指非凹陷性肿胀发亮，渐发展至皮纹消失及皮肤硬化绷紧，手指变细，病变逐渐向上臂、面部、躯干发展。晚期皮肤萎缩变薄，受损皮肤无汗或出汗减少，毛发脱落及皮脂缺乏（图 16-6）。面部受损时，皮肤绷紧变薄，鼻变尖，口唇有放射状沟纹及张口困难，表情丧失似假面具面容。久病者可出现皮肤钙化、坏死及溃疡。

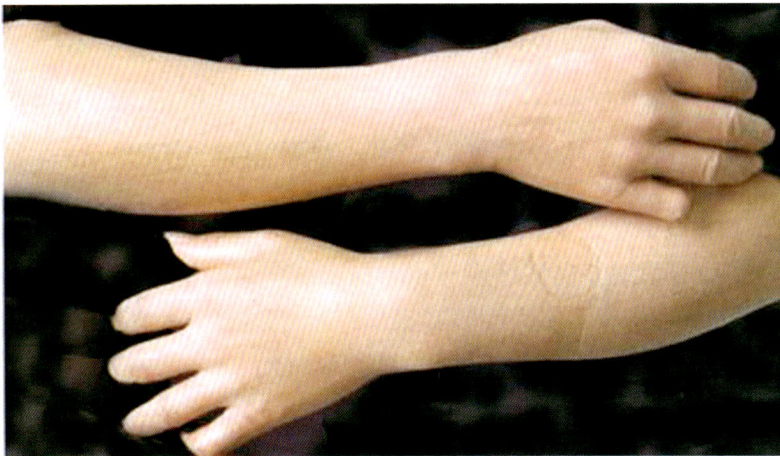

图 16-6 系统性硬皮病

（2）弥漫性硬皮病（diffuse systemic sclerosis） 本型较少见，男女皆可发病。进展较快，常在短期内累及多个系统，出现相应症状。皮肤硬化常自躯干开始，以后逐渐向四肢、面部发展。皮肤发红、紧实光亮，与皮下组织粘连，不易捏起，胸部皮肤硬化紧绷时，呼吸运动受限，四肢皮肤硬化时关节活动受限。面部无表情、张口困难。内脏各器官均受累：①消化道受累，以食管受累多见，常表现为吞咽困难、呕吐及胸骨后灼痛（反流性食管炎所致）；②肺部受累主要为弥漫性间质纤维化，肺活量减少，呼吸短促，病程较长且血清中存在抗着丝粒抗体的患者多伴见肺动脉高压，尸检发现约 70% 患者有肺部病变；③心脏主要为心肌受累，亦可出现心内膜、心包损害；④肾脏发生硬化性肾小球肾炎，常伴高血压、氮质血症，严重时可致急性肾功能衰竭。

（3）CREST 综合征 是肢端型硬皮病的亚型。包括皮肤钙质沉着（calcinnosis，C）、雷诺现象（Raynaud's phenomenon，R）、食管受累（esophagus，E）、指硬皮症（sclerodactylia，S）、毛细血管扩张（telangiectasis，T），因系统受累有限，病程缓慢，预后较好。

【实验室检查】

感觉时值测定：皮肤感觉时值测定明显延长（较正常延长 5～12 倍）。常规实验室检查局限性硬皮病患者实验室检查无明显异常；系统性硬皮病患者可有贫血、血沉加快、γ 球蛋白升高、外周血中性粒细胞升高。免疫学检查：抗核抗体阳性率达 70%，常呈细斑点核型。抗 Scl-70 抗体可作为系统性硬皮病的标志抗体；抗着丝点抗体可作为 CREST 的标志抗体。伴有雷诺现象的患者可检测 U1RNP 抗体。血液流变学检测：系统性硬化病患者可表现为全血比黏度、血浆比黏度及全血还原黏度增高，红细胞电泳时间延长。血流图检查：可提示肢端血流速度减慢、血流量减少、血管弹性差。X 线检查：胸部、食管、骨关节可有异常改变。

【组织病理和免疫病理】

纤维化和微血管闭塞是系统性硬化病患者所有受累组织和器官的特征性病理改变。

皮肤病理变化分三期：第 I 期（临床无皮损期），表现为真皮间质水肿，胶原纤维分离，真皮上部小血管周围轻度淋巴细胞浸润；第 II 期（临床水肿硬化期），胶原纤维肿胀，血管周围细胞浸润消退，小血管及胶原纤维周围酸性黏多糖增加；第 III 期（临床硬化期），胶原纤维均质化，与表皮平行排列的胶原纤维束增加，胶原纤维数量明显增多，并深至汗腺水平，弹力纤维破坏。在硬化的真皮中仅少数血管，内膜增生，血管壁增厚，管腔狭窄甚至闭塞。晚期继发表皮萎缩，毛囊、皮脂腺、汗腺减少或消失，真皮深层和皮下组织钙盐沉着。

内脏损害主要表现为间质纤维化和血管壁增厚、管腔狭窄甚至闭塞。免疫荧光检查可发现血管壁存在纤维蛋白原，有免疫球蛋白，主要是 IgM 及补体 C3 沉积。

【诊断及鉴别诊断】

局限性硬皮病根据临床症状及病理表现进行诊断，应主要与硬化性萎缩性苔藓、类脂质渐进性坏死、Pasini-Pierini 萎缩性皮病等疾病相鉴别。系统性硬皮病的诊断可参照"2013 ACR/EULAR 联合发布系统性硬皮病新分类标准"（表 16-3）。应主要与雷诺病、成人硬肿病、硬化性黏液水肿、嗜酸性筋膜炎、肢端骨质溶解症等疾病相鉴别。

表 16-3　2013 ACR/EULAR 联合发布硬皮病（SSc）新分类标准

主要条目	亚条目	权重 / 评分
双手指皮肤增厚并渐近至掌指关节（足以诊断）		9
手指皮肤增厚（仅计最高评分）	手指肿胀	2
	指端硬化（不到指掌关节但渐近指间关节）	4
指端损害（仅计最高评分）	指尖溃疡	2
	指尖凹陷性疤痕	3
毛细血管扩张		2
甲襞毛细血管异常		2
肺动脉高压和 / 或间质性肺病（最高 2 分）	肺动脉高压	2
	间质性肺病	2
雷诺现象		2
SSc 相关抗体（最高 3 分）	抗着丝点抗体	2

续表

主要条目	亚条目	权重/评分
	抗拓扑异构酶Ⅰ抗体（抗 Scl-70）	3
	抗 RNA 聚合酶Ⅲ抗体	3

注：总得分为各项最高评分的总和。总得分 >9 分即可归类为 SSc 患者。

【治疗】

（一）中医治疗

1. 内治

（1）分型证治

①风湿痹阻证

证候　多见于发病初期，皮肤浮肿，皮纹消失，紧张变厚，按之无凹陷，颜色苍白或黄褐，表面温度偏低，自觉刺痛或麻木，肢端青紫、苍白，遇寒冷或情绪激动时加剧；伴有关节痛，或有月经不调，经来腹痛，经血暗紫。舌紫暗，苔薄白，脉濡细。

治法　祛风除湿，温经通络。

方药　独活寄生汤加减。痹证疼痛较剧者，可酌加制川乌、制草乌、白花蛇等；寒邪偏盛者，酌加附子、干姜；湿邪偏盛者，去地黄，酌加汉防己、薏苡仁、苍术。

②气滞血瘀证

证候　皮肤变硬，有蜡样光泽，不能用手指捏起，皮肤皱纹不显，皮损处色素加深，或间有色素减退斑，伴有毛细血管扩张，肌肤甲错，毛发干枯脱落，面部表情呆板，眼睑、口部张合受到限制，胸部有紧束感，手指屈伸困难，关节活动不利，口唇青紫变薄；可伴胸闷、心悸、腰痛、血尿、皮下有包块结节，女性月经量少夹有血块，闭经。舌紫暗或有瘀点、瘀斑，舌下静脉怒张，苔薄，脉细涩。

治法　活血软坚，化瘀通络。

方药　血府逐瘀汤加减。气滞明显者，加柴胡、郁金等；血虚者，加阿胶、制首乌等。

③肺脾气虚证

证候　皮肤如革，干燥，甚则皮肤萎缩，皮纹消失，毛发脱落；伴疲倦乏力，体重减轻，纳差，便溏。舌胖淡嫩，边有齿印，苔薄白，脉细弱或沉缓。

治法　健脾益肺，温经通络。

方药　参苓白术散加减。咳嗽、胸闷、痰湿壅肺者，加橘络、薤白、紫菀等；痰热甚者，加浙贝母、瓜蒌、黄芩等。

④脾肾阳虚证

证候　多见于局限性硬皮病萎缩期或系统性硬皮病后期，表情淡漠，呈假面具样，鼻尖如削，口唇变薄，颜面灰白，口周放射状沟纹，牙龈萎缩，松弛易脱落，胸部皮肤坚硬，状如披甲，呼吸受限，手如鸟爪，骨节隆起，出现溃疡，关节强直，活动困难；常伴有畏寒肢冷无汗，纳呆，吞咽不畅，便溏，胁痛腹胀，胸闷心悸，头昏目眩，腰膝酸软，神疲劳倦，遗精阳痿或妇女月经涩滞或闭经。舌淡胖有齿印，苔薄，脉沉紧或迟缓，或沉细无力。

治法　健脾补肾，温阳活血。

方药　肾虚甚者，右归丸合阳和汤加减；脾虚甚者，四君子汤和当归补血汤加减；腰膝酸软者，加制狗脊、薄盖灵芝等；月经紊乱者，加益母草、红花、枸杞等。

（2）中成药

①小活络丸：祛风散寒，化痰除湿，活血止痛。适用于风寒湿邪闭阻、痰瘀阻络所致者。

②积雪苷片：清热解毒，利湿消肿。适用于硬皮病肿胀期。

③雷公藤多苷片：具有抗炎止痛及免疫抑制双重效应。适用于硬皮病肿胀期。

2. 外治

（1）中药外治

①积雪苷霜软膏：清热解毒，利湿消肿。适用于硬皮病肿胀期。涂于患处，1日2次，配合按摩3～5分钟。

②黑色拔膏棍：土大黄、大风子、皂角刺、穿山甲、川草乌、全蝎、白及面、藤黄面、香油等。制成硬膏，加温外贴患处，3～5日一换。适用于经络阻隔、气血凝滞之皮痹。

（2）针刺疗法　选阿是穴（硬皮病局部）和辨证取穴，采用"实则泻之，虚则补之"原则，行毫针或电针治疗，每日1次，10次为1疗程。

（3）艾灸疗法　选用青艾条，点燃，对准局部皮损部位进行艾灸，以局部皮肤潮红为度，每日1次，7次为1疗程。

（二）西医治疗

1. 局限性硬皮病　早期可外用糖皮质激素药膏或局部皮损内注射糖皮质激素混悬液；也可外用卡泊三醇软膏、0.1%他克莫司软膏等；口服维生素E，200～300mg/d；蜡疗；窄谱UVB光疗等。泛发性硬斑病可参照系统性硬皮病治疗。

2. 系统性硬皮病

（1）糖皮质激素　对早期病情进展较快及伴有关节、肌肉和肺部等器官系统受累和弥漫性硬皮病有一定疗效，可减轻皮肤肿胀及硬化；对间质性肺炎、心肌炎也可使用；用量常以泼尼松30mg/d，口服为宜，连服数周后减量，渐至2～10mg/d维持。对伴有肾脏损害者不宜应用。肢端型硬皮病及伴肺纤维化者应限制或不用糖皮质激素。

（2）结缔组织形成抑制剂　①D-青霉素胺能阻碍胶原的横向连接途径，抑制胶原合成，并具有免疫抑制作用，减少循环免疫复合物及改善肺功能等作用。用量开始由250mg/d，缓慢增加剂量至750～1250mg/d，分3～4次，连用3～6月为一疗程。可连用2～3疗程。②秋水仙碱（colchicine）能阻止原胶原转化为胶原，抑制胶原的积贮。用量为0.5～1.5mg/d，连服2～3个月。对皮肤硬化、雷诺现象及食管病变均有一定疗效。用药期间可有腹泻，心、肝、肾功能不全者慎用。

（3）血管活性剂　①丹参注射液8～16mL加入低分子右旋糖酐500mL内静脉滴注，每日1次，10次为1疗程，连续或间歇应用。对皮肤硬化、色素沉着、关节僵硬、疼痛、张口受限、吞咽困难及雷诺现象等均有一定效果。②胍乙啶初用12.5mg/d，渐增至25mg/d，三周后加至37.5mg/d，对雷诺现象（50%）有效。

（4）其他免疫抑制剂　硫唑嘌呤75～150mg/d，或环磷酰胺50～200mg/d，与糖皮质激素联合应用，对皮肤、关节、肾脏病变有一定效果。

（5）生物制剂　如抗TNF-α单抗、抗TGF-β单抗、酪氨酸激酶抑制剂在严重病例中有一定的作用，但仍缺乏有力的临床试验证据。

（三）中西医结合诊治思路

中医治疗本病以扶正祛邪、温阳活血为原则，局限性硬皮病以活血化瘀通络为主，系统性硬皮病以益气温阳、活血化瘀为主。同时可配中药外治、针灸、理疗等。弥漫型系统性硬皮病宜中西医结合综合治疗，进展期在糖皮质激素、免疫抑制剂等治疗的同时，可配合中医辨证治疗，以提高疗效，减轻副作用。

【预防与调摄】

1. 防寒保暖，防止外伤，避免主动和被动吸烟。
2. 避免精神创伤或过度紧张，保持愉快乐观的情绪。
3. 适当休息，加强功能性体育锻炼。
4. 多食含丰富维生素、高蛋白且易消化的食物，避免食用辛辣刺激和寒凉食品。
5. 物理保健：中药汽疗、音频电疗、毫米波治疗及保健按摩等均有助于疾病的恢复。

第四节 天疱疮

天疱疮（pemphigus）是一组由表皮棘层细胞松解引起的自身免疫性大疱性疾病，主要特征是疱壁薄、易破的大疱。本病中医学称为"火赤疮""天疱疮"。

【病因与发病机制】

1. 中医病因病机

本病内因心火、脾湿蕴蒸，复感风热暑湿之邪，内外相搏，伏于肌腠，不得疏泄，交阻皮肤而成。

（1）热伏营血，火毒炽盛，燔灼肌肤，红斑成片，水疱叠起。

（2）心火旺盛，兼脾运失健，湿浊内生，心火、脾湿交阻，泛溢肌肤。

（3）病久湿火化燥，灼津耗气，致使气阴两伤。

2. 西医病因与发病机制

本病是由器官特异性自身抗体——抗桥粒芯糖蛋白（Desmoglein，Dsg）抗体介导的器官特异性自身免疫病。天疱疮抗原是表皮棘细胞间桥粒的结构蛋白即 Dsg，属于钙依赖性细胞黏附因子家族成员，分为寻常型天疱疮抗原即 Dsg3 和落叶型天疱疮抗原即 Dsg1。

抗 Dsg 抗体和 Dsg 结合后引起细胞间黏附功能丧失、棘层松解和水疱形成的机制主要有：①抗体通过空间位阻效应直接阻碍 Dsg 的连接；②抗体与 Dsg 结合后通过细胞信号传导途径激活一系列蛋白酶、破坏表皮细胞黏着的连接结构；③抗原抗体结合后，使胞核固缩，引起细胞凋亡。

【临床表现】

天疱疮传统上分为寻常型、增殖型、落叶型和红斑型 4 型。

1. 寻常型天疱疮

寻常型天疱疮（pemphigus vulgaris）是最常见和严重的类型，多累及中年人，儿童罕见。好发于口腔、胸、背、头部，严重者可泛发全身，口腔黏膜受累几乎出现于所有患者，多为首发表现，个别仅有口腔损害。典型皮损是在正常皮肤上出现大小不一的浆液性水疱和大疱，疱壁薄，松弛，易破，尼氏征阳性，疱壁破后呈潮红糜烂面，渗出浆液，渐凝成污秽痂壳，引起疼痛并可继发感染（图16-7）。大面积糜烂或渗液过多时，可使体液及蛋白质等丧失，如果同时有口腔损害则影响进食，患者体质逐渐虚弱，严重时可死于全身衰竭、继发感染或糖皮质激素副作用等原因，本型在天疱疮中预后最差。

2. 增殖型天疱疮

增殖型天疱疮（pemphigus vegetans）为寻常型的一个"亚型"，极少见。发病年龄较轻，口腔损害出现较迟，病程进展缓慢。好发于腋窝、乳房下、腹股沟、外阴、肛周、鼻唇沟及四肢等部位。皮损最初为壁薄水疱，尼氏征阳性，破溃后在糜烂面上出现乳头状的肉芽增殖（图16-8）；皱褶部位易继发细菌及真菌感染，常有臭味；陈旧的皮损表面略干燥，成乳头瘤状。病程慢性，预后较好。

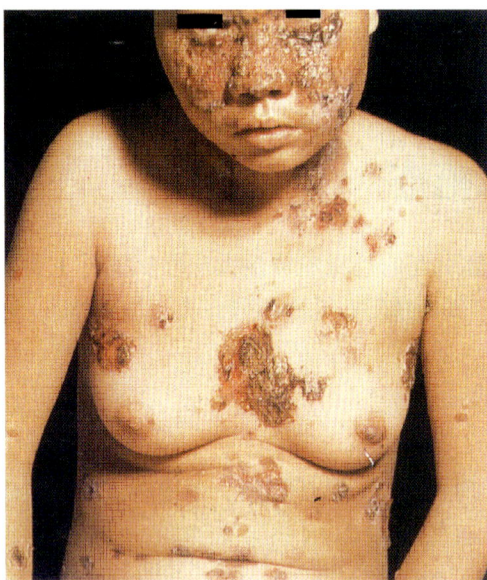

图 16-7　寻常型天疱疮

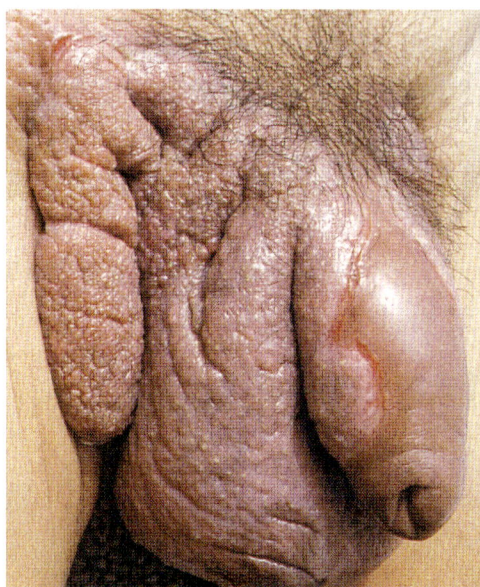

图 16-8　增殖型天疱疮

3. 落叶型天疱疮

落叶型天疱疮（pemphigus foliaceus）多累及中老年人。好发于头面及胸背上部，口腔黏膜受累较少，即使发生也较轻微。皮损为红斑基础上的松弛性水疱，尼氏征阳性，易于形成糜烂面，上覆片状黄色油腻性痂屑，如落叶状（图16-9），有臭味，预后较好。

4. 红斑型天疱疮

红斑型天疱疮（pemphigus erythematosus）是落叶型天疱疮的"亚型"。好发于头面、躯干上部等暴露或皮脂腺丰富部位，一般不累及四肢与黏膜；皮损除有天疱疮常见的糜烂、结痂与水疱外，更多见的是红斑鳞屑性损害，伴有角化过度，面部皮损多成蝶形分布，躯干部皮损似脂溢性皮炎（图16-10）。病程慢性，个别会发展为落叶型，预后大多良好。

临床上还可以见到副肿瘤性天疱疮、药物性天疱疮、IgA型天疱疮、疱疹样天疱疮等特殊类型。

【实验室检查】

1. 直接免疫荧光　取水疱周围皮肤进行直接免疫荧光检查，呈表皮棘细胞间荧光，为IgG和（或）C3沉积所致。

2.间接免疫荧光　约80%患者血清间接免疫荧光检查阳性。

3.血清特异性抗体检测　患者血清中存在特异性抗Dsg1或Dsg3抗体。

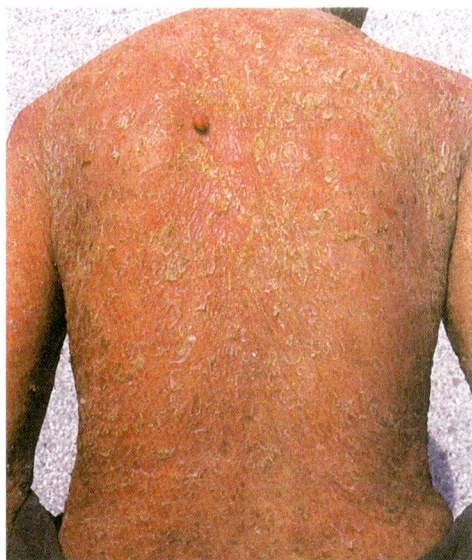

图16-9　落叶型天疱疮

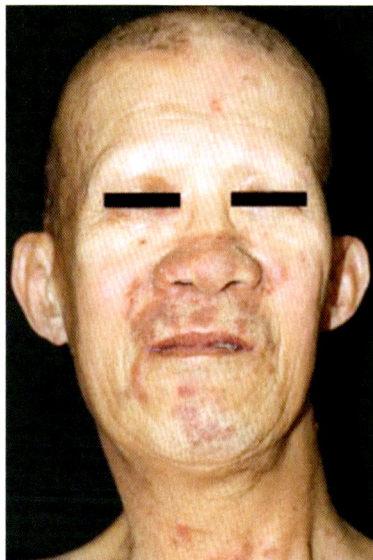

图16-10　红斑型天疱疮

【组织病理】

天疱疮的基本病理变化是棘层松解、表皮内裂隙和大疱形成。疱腔中呈球形、体积大、胞核大而深染、核周围有淡蓝色色晕、胞浆为嗜碱性的细胞称为棘层松解细胞，具有诊断价值。不同类型的天疱疮棘层松解的具体部位不同，寻常型和增殖型位置较深，位于基底层上方，其中增殖型水疱不明显，仅有裂隙或表现为棘层肥厚和乳头瘤样增生；落叶型和红斑型位于棘层上部或颗粒层。

【诊断与鉴别诊断】

根据皮肤和黏膜典型损害，结合组织病理改变和免疫荧光等结果，可以诊断。本病应与大疱性类天疱疮、疱疹样皮炎、中毒性表皮坏死松解症、剥脱性皮炎型药疹、重症多形红斑等疾病鉴别。

【治疗】

（一）中医治疗

1.内治

（1）分型证治

①热毒炽盛证

证候　发病急骤，水疱迅速扩展或增多，糜烂面鲜红，灼热痒痛；伴身热口渴，便干溲赤。舌质红绛，苔黄，脉弦滑数。

治法　清热解毒，凉血清营。

方药　方用解毒凉血汤加减。高热不退者，加水牛角；大便干燥者，加大黄；水疱渗液较多者，加滑石、车前子。

②心火脾湿证

证候　遍身燎浆大疱，糜烂渗出明显，疱壁松弛，疮面淡红；伴心烦口渴。口舌糜烂，大便溏结不调，小便短赤。舌质淡红，苔黄腻，脉濡数。

治法　泻心凉血，清脾除湿。

方药　清脾除湿饮加减。心火炽盛者，加莲子心、黄连；口腔糜烂者，加金莲花、金雀花；大便干燥者，加大黄。

③脾虚湿蕴证

证候　疱壁松弛，潮红不著，皮损较厚或结痂而不易脱落，糜烂面大或湿烂成片；伴口渴不欲饮，或恶心欲吐，倦怠乏力，腹胀便溏。舌质淡胖，苔白腻，脉沉缓。

治法　清热解毒，健脾除湿。

方药　除湿胃苓汤、参苓白术散加减。若皮损基底发红，加马齿苋、白茅根、黄柏。

④气阴两伤证

证候　病程日久，已无水疱出现，疱干结痂，干燥脱落，瘙痒入夜尤甚，或遍体层层脱屑，状如落叶；伴口干咽燥，五心烦热，汗出，口渴不欲多饮，神疲无力，气短懒言。舌质淡红，苔少或无苔，脉沉细数。

治法　益气养阴，清解余毒。

方药　解毒养阴汤加减。瘙痒甚者，加蒺藜、钩藤。

（2）中成药

①清开灵口服液：清热解毒，镇静安神。适用于天疱疮热毒炽盛证，伴发热口渴、烦躁不安者。

②导赤丸：清热泻火，利尿通便。适用于心火脾湿证，伴口舌生疮、小便短赤、大便秘结者。

③参苓白术丸、四妙丸：适用于天疱疮脾虚湿蕴证。偏于湿盛者，选参苓白术丸；湿中有热者，选用四妙丸。

2. 外治

（1）皮损有糜烂渗液者，用黄柏、马齿苋煎汤，冷湿敷。

（2）皮损结痂者，用黄连粉或清白散植物油，外涂患处。

（二）西医治疗

1. 局部治疗　保持局部清洁和防止继发细菌感染，可用 1∶10000 高锰酸钾液或 0.1% 苯扎溴铵清洗糜烂面，外擦 0.1% 雷夫奴尔锌氧油或 10% 紫草油。口腔黏膜损害者宜进软食，可用 3% 硼酸液漱口。

2. 系统治疗

（1）糖皮质激素　是目前治疗本病的首选药物，需及时足量运用，治疗剂量主要视患者临床类型、损害范围而定。相当于泼尼松 0.5～2.0mg/（kg·d），寻常型可高些，其他类型天疱疮应低些。根据有无新发皮损及出现的速度、糜烂面渗出是否减少、尼氏征现象是否减轻及血液中天疱疮抗体滴度的变化等情况，确定病情缓解并稳定后缓慢减少药量。维持量的大小及时间长短也应根据病情变化而定，以避免加重及复发，病情严重者可采用冲去疗法。

（2）支持治疗　对本病预后极其重要，应补充蛋白质及多种维生素，注意血容量、每日出入液量、电解质及酸碱平衡等，必要时输血或血浆。

（3）免疫抑制剂 可与糖皮质激素同时应用以减少糖皮质激素的用量和减轻其副作用。使用较多的如环磷酰胺，600～1000mg 加入生理盐水中滴注，每月 1 次，连续 2～3 次后根据病情停用、连续使用或延长间隔时间，总量不宜超过 9～12g；或硫唑嘌呤，每次口服 50mg，每日 2 次；或甲氨蝶呤，口服 10～25mg，每周一次，病情稳定以后减量维持。环孢素也是治疗的有效药物，2～5mg/（kg·d），与糖皮质激素合用可减少用量也可提高疗效。

（4）其他 静脉注射人血丙种免疫球蛋白与以上药物联合应用可显著提高疗效，减少感染等并发症。不适用糖皮质激素及免疫抑制剂治疗或病情控制不理想的患者，可试用血浆置换、免疫吸附或生物制剂利妥昔单抗。

（三）中西医结合诊治思路

本病中医治疗注重整体辨证与局部辨证相结合、治标与治本相结合，急性期以清热除湿为治则；慢性期及后期湿热渐退、气阴耗伤，以健脾除湿、益气养阴为治则。其中湿邪作为一个中心环节，贯穿于天疱疮的整个治疗过程，从"湿"论治是治疗天疱疮的基本大法。

天疱疮一般病程较长，病情较重，急性期以糖皮质激素和免疫抑制剂为主，配合中医中药，可以有效发挥增效减毒的特色优势，特别是在后期，在激素减量和预防激素副作用方面具有积极的意义。

【预防与调摄】

1. 注意休息与全面平衡营养。
2. 保持体温和加强个人卫生习惯，防止受凉感冒或过度劳累。
3. 注意皮肤、口腔及外阴清洁，预防感染。
4. 加强饮食营养，予高蛋白、高维生素、低盐饮食。
5. 定期复查和根据病情变化进行有效治疗和预防复发。

第五节 大疱性类天疱疮

大疱性类天疱疮（bullous pemphigoid，BP）是一种多见于老年人的慢性表皮下大疱性皮肤病。主要特征是疱壁厚、紧张不易破的大疱，本病也属中医学"火赤疮""天疱疮"范畴。

【病因与发病机制】

1. 中医病因病机
中医学对本病的认识大致与天疱疮相同。

2. 西医病因与发病机制
病因未明。目前认为本病是一种自身免疫性疾病，患者血清中常常存在抗 BP180 和（或）BP230 的自身抗体，以 IgG 为主，其结合部位在基底膜带的透明层。水疱形成的原因可能是由于基底膜带透明层部位的抗原抗体反应，在补体的参与下趋化白细胞并释放酶。

【临床表现】

临床上常见于老年患者，好发于胸腹部和四肢近端及手足部。水疱多发生在红斑基底上或正常皮肤上，呈球形，直径小于 1cm 至数厘米，疱壁厚而紧张，内含浆液，较为饱满，尼氏征阴性（图 16-11）。水疱通常不易破裂，破溃后的糜烂面易于愈合，可留下色素沉着。少数可有黏膜受累，但较轻微，多伴有不同程度的瘙痒。本病进展缓慢，通常无全身症状，预后较好，部分病例可自行缓解。死亡原因多为长期患病引起的机体消耗性衰竭和长期使用糖皮质激素引起的并发症和多脏器功能衰竭。

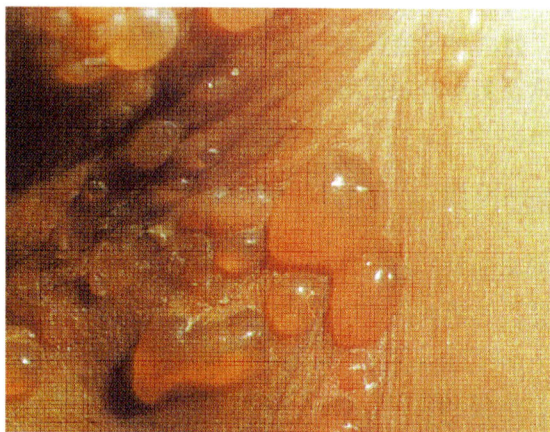

图 16-11　大疱性类天疱疮

【实验室检查】

1. 直接免疫荧光　对本病具有诊断价值，抗体结合在皮损周围的基底膜上，呈线状免疫荧光，主要为 IgG 和 C3。

2. 间接免疫荧光　血清中 IgG 线状沉积于基底膜。

3. 血清特异性抗体检测　血清中存在特异性抗 BP180 和 / 或 BP230 抗体。

【组织病理】

表皮下水疱，疱顶表皮正常，疱腔中有较多嗜酸性粒细胞，也有嗜中性粒细胞及淋巴细胞。真皮乳头血管周围有嗜酸性粒细胞、淋巴细胞、中性粒细胞浸润。

【诊断与鉴别诊断】

根据老年患者、紧张性水疱或大疱和自觉瘙痒等临床特点，结合病理与免疫荧光检查，可以诊断。

本病应与寻常型天疱疮、疱疹样皮炎、线状 IgA 大疱性皮肤病等鉴别。

【治疗】

1. 中医治疗

可参照天疱疮的辨证论治。

2. 西医治疗

治疗的目的在于控制新皮损的发生和严重瘙痒等症状，防止过大的紧张性水疱和糜烂面造成的继发病变。

（1）糖皮质激素　为首选药物，轻度泛发性者给予泼尼松 0.5mg/（kg·d），清晨顿服；中度泛发性者给予泼尼松 0.75 ～ 1.25mg/（kg·d），清晨顿服；较严重的泛发性者，糖皮质激素冲击治疗对严重的病例有效。根据缓解和恢复情况进行减量和维持治疗，可维持两年左右。

（2）免疫抑制剂　不适合使用糖皮质激素者，或者为了减轻副作用，可适当选用环磷酰胺、硫唑嘌呤或甲氨蝶呤等单独或与糖皮质激素合并应用。

（3）局部治疗　避免搔抓水疱破裂，保持局部清洁干燥，预防继发感染。

（4）支持治疗　对年老体弱患者可加强支持治疗。

（5）其他　难治病例可选择静脉注射免疫球蛋白、血浆置换、生物制剂如利妥昔单抗、度普利尤单抗等。

3. 中西医结合诊治思路

参照天疱疮相关内容。

【预防与调摄】

参照天疱疮相关内容。

第十七章
皮肤附属器疾病

皮肤附属器包括毛发、皮脂腺、汗腺和甲。皮脂腺分布广泛，存在于掌跖和指（趾）屈侧以外的全身皮肤。头面及胸背上部皮脂腺较多，称为皮脂溢出部位，皮脂腺功能异常、皮脂成分变化、局部微生物的作用及身体其他因素的影响，是皮脂腺疾病发生的主要因素。毛发的生长具有周期性，内分泌改变、神经功能失调、营养缺乏、血管功能异常等均可影响毛发生长，毛发疾病主要有毛干异常、多毛症、脱发及毛发增多症等。本章主要介绍脂溢性皮炎、痤疮、玫瑰痤疮、斑秃和雄激素性脱发等疾病。

第一节　脂溢性皮炎

脂溢性皮炎（seborrheic dermatitis），又称脂溢性湿疹，属中医学"白屑风""面游风"范畴，是发生于皮脂溢出部位的一种慢性炎症性皮肤病。表现为发生在皮脂分泌活跃部位处的覆有油腻性鳞屑或结痂样的暗红色斑片，微痒或极痒，飞起白屑，脱去又生。

【病因与发病机理】

1. 中医病因病机

本病主要由于脾胃湿热蕴结肌肤或外感风热之邪郁久，血燥生风而致。

（1）过食肥甘厚味、辛辣之品，或气候环境炎热郁蒸，以致脾胃运化失常，酿湿生热，湿热蕴结肌肤而成，表现以油性皮损为主。

（2）风热之邪外袭，郁久则阴伤血燥，或素体血虚外感风热之邪，蕴阻肌肤，肌肤失却濡养，表现以干性皮损为主。

2. 西医病因与发病机制

发病原因尚未清楚。可能与遗传性皮脂分泌增多，在此基础上发生马拉色菌大量繁殖，致使皮肤原有的微生态环境发生变化，主要是游离脂肪酸比例增加而发病。还有研究发现本病发生与$CD8^+T$细胞的过度增殖、Th1/Th2平衡失调等有关。此外，遗传因素、免疫因素、表皮屏障受损、精神因素、饮食偏好、维生素 B 族缺乏、嗜酒等均可不同程度影响本病的发生和发展。

【临床表现】

本病好发于各年龄段，以青年人及新生儿居多。好发于皮脂溢出部位，以头、面、胸及背部等处多见。皮损特点为被覆油腻鳞屑或痂的暗红或黄红色斑片，可出现渗出、结痂和糜烂并呈湿疹样表现（图 17-1）；伴不同程度瘙痒。重者皮损泛发全身，皮肤呈弥漫性潮红和显著脱屑，称为脂溢性红皮病。本病慢性经过，可反复发作。

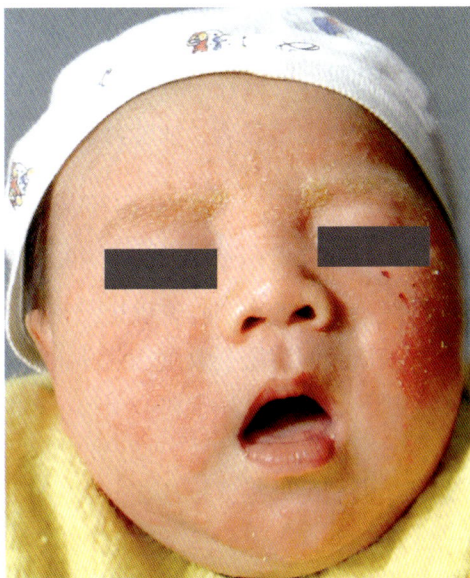

图 17-1　脂溢性皮炎

头皮损害可分为鳞屑型和结痂型。鳞屑型常呈红斑或红色毛囊丘疹，并有小片糠秕状脱屑，头发干燥，细软或脱落。结痂型多见于肥胖者，头皮厚积片状、油腻性黄色或棕色痂，痂下炎症明显，其间有不同程度的糜烂、渗出。

婴儿脂溢性皮炎常发生在出生后 3～4 周，表现为头顶或全头皮，甚至眉区、鼻唇沟、耳后等处的灰黄色、黄褐色的油腻性鳞屑或痂皮，一般无全身症状，微痒，常可在 1 月内渐愈，有人认为这是特应性皮炎的亚型。

【诊断与鉴别诊断】

根据皮损好发于皮脂溢出部位、典型皮损、慢性病程等容易诊断。本病应与头癣、头部银屑病、玫瑰糠疹、湿疹、体癣等疾病鉴别。

【治疗】

在调节饮食前提下，中西医结合、全身与局部用药相结合，中医治疗选择祛风、清热、化湿、润燥，并与西医去脂、消炎、杀菌、止痒同用。

（一）中医治疗

1. 内治

（1）分型证治

①血热风燥证（干性）

证候　皮损色红，皮肤干燥，糠秕状鳞屑，自觉瘙痒，抓破出血。舌质红，苔薄黄或薄白，脉弦滑。

治法　凉血，清热，祛风。

方药　凉血消风散加减。皮肤瘙痒明显者，加白鲜皮、蒺藜；皮损干燥明显者，加玉竹、玄参、北沙参。

②肠胃湿热证（油性）

证候　红斑，头面油腻，点状糜烂渗液，油腻性鳞屑，结痂，大便干，尿黄。舌红、苔黄腻，脉滑数。

治法　清热，利湿，通腑。

方药　萆薢渗湿汤加减。皮损糜烂渗出明显者，加苦参、薏苡仁；热盛者，加蒲公英、紫花地丁、金银花。

（2）中成药

①乌蛇止痒丸：养血祛风，燥湿止痒。适用于脂溢性皮炎兼有皮肤干燥，瘙痒明显者。

②连翘败毒片：清热解毒，散风消肿。适用于脏腑积热，风热湿毒引起者。

③百癣夏塔热片：清除异常黏液质、胆液质及败血，消肿止痒。适用于本病各型。

2. 外治

（1）皮肤干燥用润肤剂外涂，每日 2 次。

（2）头皮痒甚，油脂多者，可用白屑酊外搽，每日 2 ～ 3 次。

3. 针灸治疗

（1）血热风燥证（干性）　三阴交、风池、曲池为主穴。配穴：瘙痒难眠，加照海、神门。毫针刺入，电针 20 分钟，每日 1 次，10 次为 1 个疗程。

（2）肠胃湿热证（油性）　膈俞、脾俞、合谷、血海为主穴。配穴：脱发，加百会。每日 1 次，10 次为 1 个疗程。

（二）西医治疗

1. 系统治疗　可口服维生素 B_2、B_6 等，抗组胺药物。有真菌感染或泛发性损害时可用伊曲康唑 100mg/d，连服 2 ～ 3 周；有细菌感染者可用四环素或红霉素；范围大、炎症明显，甚至有红皮病倾向者，在无禁忌证情况下，可短期应用小剂量糖皮质激素，如泼尼松 15mg/d，并可短期加用雷公藤多苷片 20mg，每天 3 次。

2. 局部治疗　旨在减少脂溢、溶解皮脂、抗菌、抗真菌及止痒。常用的药物为含有抗真菌药的复方制剂，如复方咪康唑乳膏、复方益康唑霜；外用钙调磷酸酶抑制剂（如他克莫司、吡美莫司）等用于严重患者或低强度糖皮质激素治疗无效者；头皮部位可使用 2% 酮康唑洗剂或二硫化硒洗剂，余遵循外用药物治疗原则。

（三）中西医结合诊治要点

脂溢性皮炎是临床上常见病、多发病，轻者可用中医辨证内服和 / 或口服维生素 B 族制剂及局部外治。中医学认为本病为肠胃湿热蕴结肌肤或外感风热之邪郁久血燥而致，治疗以清热利湿、消风凉血为主；重者中西并用综合治疗，可短期加用糖皮质激素治疗，待病情有效控制后减量、停用；继续中药辨证内服、外用。

【预防与调摄】

1. 避免多脂高糖饮食，多吃新鲜果蔬，忌饮酒及辛辣刺激性食物。

2. 避免各种化学性、机械性刺激，忌用强碱性洁肤产品洗涤头面部，宜用中性产品。

3. 不要强行剥除鳞屑，不宜搔抓和用力篦头。

4. 保持充足的睡眠，良好的排便习惯，保持大便通畅。

第二节 寻常痤疮

寻常痤疮（acne vulgaris），中医学称为"粉刺"，是一种毛囊皮脂腺的慢性炎症性皮肤病。以皮肤散在性粉刺、丘疹、脓疱、结节及囊肿等损害伴有皮脂溢出为特征。各年龄段人群均可患病，但以青少年发病率为高。

【病因与发病机理】

1. 中医病因病机

（1）素体阳热旺盛，或肝肾阴虚，相火偏旺，热蕴肺经，复受风邪外袭，熏蒸面部而发。

（2）过食肥甘厚味、辛辣炙煿之品，致使湿热内蕴，上蒸颜面所致。

（3）脾胃失健，湿浊内停，郁久化热，热灼津液，炼津成痰，湿热痰瘀凝滞颜面肌肤而发。

2. 西医病因和发病机制

痤疮病因较多，机制比较复杂，主要与下列因素有关：

（1）*雄激素分泌及皮脂增加* 进入青春期后肾上腺和性腺的发育导致雄激素前体如硫酸脱氢表雄酮（DHEAs）分泌增加，并在一系列雄激素代谢酶如 5α - 还原酶的作用下转化为有活性的二氢睾酮，刺激皮脂腺功能增强。

（2）*微生物感染* 痤疮患者皮脂分泌的增加，为毛囊内寄生的痤疮丙酸棒状杆菌、糠秕马拉色菌、表皮葡萄球菌等生长提供了物质基础。目前认为，痤疮丙酸棒状杆菌可能通过天然免疫、获得性免疫及直接诱导参与了痤疮炎症的发生发展。痤疮早期炎症可能是 Toll 样受体（TLR）介导的天然免疫反应所致，诱导促炎症因子尤其是 IL-1 释放。

（3）*毛囊皮脂腺导管过度角化* 痤疮患者皮脂中存在过氧化角鲨烯、蜡酯、游离脂肪酸，并不断随着皮脂增加，不饱和脂肪酸的比例增加及亚油酸含量降低等脂质成分改变，导致皮肤屏障功能受损、毛囊皮脂腺导管的过度角化，后者使皮脂腺分泌通道受阻，排泄不畅，当皮脂、角质团块等淤积在毛囊口时即形成粉刺。

（4）*继发炎症* 痤疮丙酸棒状杆菌产生的低分子多肽可趋化中性粒细胞，其产生的水解酶可促使毛囊壁损伤破裂，使得毛囊内容物溢入真皮引起毛囊周围不同程度的深部炎症，从而出现从炎性丘疹到囊肿型损害的一系列表现。

（5）*其他* 部分患者还与遗传、免疫、内分泌障碍、情绪及饮食等因素有关。

【临床表现】

各年龄段人群均可罹患本病，但多发于 15～30 岁的青年男女。皮损好发于面颊、额部，其次是胸部、背部及肩部。多对称发生，常伴皮脂溢出。痤疮皮损类型是由其不同的病理阶段所决定，通常主要表现为粉刺、炎性丘疹、表浅脓疱、结节、囊肿和瘢痕（图17-2）。一般初发损害为与毛囊一致的圆锥形丘疹，如黑头粉刺或白头粉刺（亦称闭合性粉刺）；皮损加重后可形成炎性丘疹，顶端可有小脓疱；继续发展可形成大小不等暗红色结节或囊肿，挤压时有波动感，经久不愈，可化脓形成脓肿，破溃后常形成瘢痕和窦道。各种损害大小深浅不一，常以其中一二种损害为主。本病一般无明显自觉症状，炎症明显时自感疼痛。病程慢性，时轻时重，自觉轻度瘙痒。病程长短不一，部分患者至中年病情方逐渐缓解，但可遗留色沉、萎缩性或增生性瘢痕。

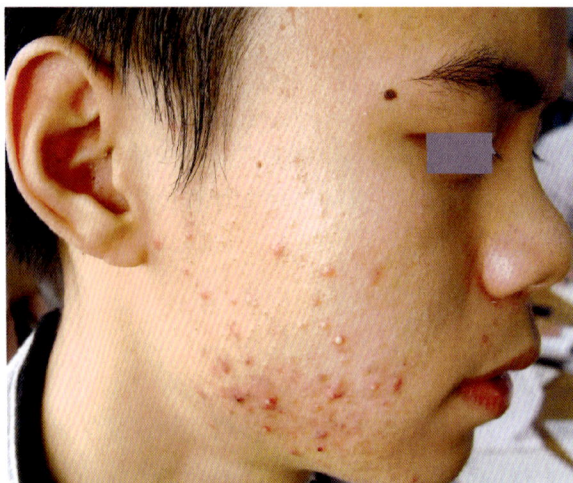

图 17-2　寻常痤疮

临床根据病情轻重采用 Pillsbury 分类法，将痤疮分为 I～Ⅳ 度（表 17-1）。除寻常型外，还有特殊类型痤疮（表 17-2）。

17-1　痤疮严重程度分类

严重程度	临床表现
Ⅰ度（轻度）	散发至多发的黑头粉刺及／或散在炎性丘疹
Ⅱ度（中度）	Ⅰ度＋散发的浅在性脓疱，炎性丘疹数量增加，局限于面部。
Ⅲ度（重度）	Ⅱ度＋深在性脓疱，分布于颜面、颈、胸背部。
Ⅳ度（重度－集簇性）	Ⅲ度＋结节、囊肿、瘢痕形成，累及上半身。

17-2　特殊类型痤疮

特殊类型	临床表现
聚合性痤疮	属较严重类型，好发男性青年，表现为严重结节、囊肿、窦道、瘢痕。
暴发性痤疮	少见，病情突然加重，伴发热、关节痛、贫血等全身症状。
药物性痤疮	雄激素、糖皮质激素、卤素等可致痤疮样损害
月经前痤疮	与月经周期密切相关
婴儿痤疮	由于母体雄激素在胎儿阶段进入体内
化妆品痤疮	多种化妆品、香波、防晒剂、增白剂、发胶、摩丝等均可导致

【组织病理】

粉刺含有角化细胞、皮脂和某些微生物，阻塞在毛囊口内。丘疹是毛囊周围以淋巴细胞为主的炎症浸润，同时可见一小部分毛囊壁开始碎裂。脓疱是毛囊壁破裂后在毛囊内形成的，内含较多的中性粒细胞。结节发生于毛囊破裂部位，是由皮脂、游离脂肪酸、细菌和角化细胞自毛囊进入真皮而成。毛囊周围的浸润可发展成囊肿，其中有很多中性粒细胞、单核细胞、浆细胞和少数异物巨细胞浸润。在痤愈过程中，炎症浸润被纤维化所取代而形成瘢痕。

【诊断及鉴别诊断】

根据发病年龄、部位、皮损特点等容易诊断。本病应与玫瑰痤疮、颜面播散性粟粒性狼疮、结节性硬化病等鉴别。

【治疗】

本病的治疗以疏风清热、活血散结、调理冲任为主；内治和外治相结合，严重痤疮可运用中医综合治疗或中西医结合治疗。

（一）中医治疗

1. 内治

（1）分型证治

①肺经风热证

证候　丘疹色红，或有痒痛，或有脓疱；伴口渴喜饮，大便秘结，小便短赤。舌红，苔薄黄，脉浮数。

治法　疏风凉血清肺。

方药　枇杷清肺饮加减。风热盛者，加鱼腥草、白花蛇舌草；口渴喜饮者，加生石膏、天花粉；脾胃湿热者，加薏苡仁、苦参；大便秘结者，加生大黄、全瓜蒌。

②湿热蕴结证

证候　皮疹红肿疼痛，或有脓疱，口臭，便秘，尿黄。舌红，苔黄腻，脉滑数。

治法　清热化湿通腑。

方药　茵陈蒿汤加味。脓疱多者，加蒲公英、紫花地丁、金银花；冲任不调者，加益母草、当归、白芍。

③痰湿瘀凝结证

证候　皮疹结成囊肿、结节、脓肿，或有纳呆，便溏。舌淡胖，苔薄，脉滑。

治法　祛湿化痰，活血散结。

方药　桃红二陈汤加减。结节、囊肿多者，加夏枯草、浙贝母；病程长者，加丹参、三棱、莪术。

（2）中成药

①丹参酮胶囊：抗菌消炎。适用于轻中度寻常痤疮。

②金花消痤丸：清热泻火，解毒消肿。适用于肺胃热盛所致者。

③芩桑金海颗粒：清热泻火，凉血解毒，活血散结。适用于轻中度痤疮，辨证为肺胃郁热证。

④连翘败毒片：清热解毒，消肿止痛。适用于肺经风热和肺胃热盛者。

⑤西黄丸：清热解毒，消肿散结。用于热毒壅结所致者。

2. 外治

（1）中药外治

①姜黄消痤搽剂：清热祛湿，活血消痤。用于湿热郁肤所致的粉刺（痤疮）。用棉签蘸取本品涂患处，1日2～3次。

②可外用鲜马齿苋30g（干品减半），苍术、蜂房、白及各9g，细辛6g，蛇床子10g，苦参、

陈皮各 15g，加水煎沸取汁，趁热洗患处，每日 3 ～ 5 次，连洗数日可愈。

（2）针灸治疗

①体针：多取大椎、合谷、四白、下关、颊车。肺经风热证，加曲池、肺俞；湿热蕴结证，加大肠俞、足三里、丰隆；月经不调，加膈俞、三阴交。中等刺激，留针 30 分钟，每日 1 次，10 次为 1 疗程。

②耳针（王不留行籽压穴法）：取肺、内分泌、交感、脑点、面颊、额区。皮脂溢出多者，加脾；便秘者，加大肠；冲任不调者，加子宫、肝。每次取穴 4 ～ 5 个，2 ～ 3 天换贴 1 次，5 次为 1 疗程。

（二）西医治疗

治疗原则：去脂、溶解角质、杀菌、消炎、调节激素水平（表 17-3）。

表 17-3 痤疮分级治疗方案

严重程度	治疗方案		
	系统药物	局部治疗	物理治疗
Ⅰ度	不推荐口服抗生素	维 A 酸、过氧化苯甲酰、水杨酸；不推荐外用抗生素。	
Ⅱ度	二线治疗：口服抗生素	一线治疗：外用维 A 酸 + 过氧化苯甲酰 / 外用抗生素；或过氧化苯甲酰 + 外用抗生素。	蓝光治疗、水杨酸换肤
Ⅲ度	一线治疗：口服抗生素；二线治疗：口服异维 A 酸。	一线治疗：外用维 A 酸 + 过氧化苯甲酰 / 外用抗生素。	红（蓝）光治疗、水杨酸换肤、光动力、激光疗法
Ⅳ度	一线治疗：炎症强烈者，可先口服抗生素；控制炎症后再单独口服异维 A 酸。二线治疗：系统应用糖皮质激素；聚合性痤疮患者早期可联合糖皮质激素与异维 A 酸。	一线治疗：过氧化苯甲酰 / 外用抗生素。二线治疗：外用维 A 酸和 / 或过氧化苯甲酰。	光动力疗法
女性患者	Ⅱ、Ⅲ、Ⅳ级女性痤疮可选择口服抗雄激素药物		
维持治疗	单独外用维 A 酸或 + 过氧化苯甲酰		

1. 抗生素治疗

（1）系统治疗　首选四环素类，如多西环素、米诺环素等，不能使用时可考虑选择大环内酯类如红霉素、阿奇霉素、克拉霉素等。通常米诺环素和多西环素的剂量为 100 ～ 200 mg（通常 100mg/d），可以 1 次或 2 次口服；四环素 1.0g/d，分 2 次空腹口服：红霉素 1.0g/d，分 2 次口服，疗程 6 ～ 8 周。治疗中要注意药物的不良反应，包括较常见的胃肠道反应、药疹、肝损害、光敏反应、前庭受累（如头昏、眩晕）和良性颅内压增高症（如头痛等）。四环素类药物不宜用于孕妇、哺乳期妇女和 <16 岁的儿童，此时可考虑使用大环内酯类抗生素。

（2）外用抗生素　包括 1% ～ 2% 的红霉素、林可霉素及其衍生物克林霉素、氯霉素或氯洁霉素、夫西地酸等，由于外用抗生素易诱导痤疮丙酸棒状杆菌耐药，故不推荐单独使用。建议和过氧化苯甲酰或外用维 A 酸类药物联合应用。

2. 维 A 酸治疗

（1）系统应用　主要适用于Ⅳ级痤疮及其他治疗方法效果不好的中重度痤疮；有瘢痕或有

形成倾向的痤疮；频繁复发的痤疮；轻中度痤疮但患者有快速疗效需求者。此外，暴发性痤疮和聚合性痤疮，可在使用抗生素和糖皮质激素控制炎症反应后使用。异维A酸口服剂量推荐从0.25～0.5 mg/（kg·d）剂量开始，痤疮基本消退并无新发疹出现后可将药物剂量逐渐减少至停药。疗程视皮损消退的情况及药物服用剂量而定。通常应≥16周，肥胖、血脂异常和肝病患者应慎用。长期大剂量应用有可能引起骨骺过早闭合、骨质增生、骨质疏松等，故<12岁儿童尽量不用。异维A酸具有明确的致畸作用，女性患者应在治疗前1个月，治疗期间及治疗后3个月内严格避孕，如果在治疗过程中意外怀孕，则必须采取流产处理。

（2）外用维A酸类药物　是轻度痤疮的单独一线用药，中度痤疮的联合用药及痤疮维持治疗的首选药物。目前，常用的外用维A酸类药物包括0.025%～0.1%全反式维A酸霜或凝胶、异维A酸凝胶、0.1%阿达帕林凝胶。外用维A酸类药物常会出现轻度皮肤刺激反应，如局部红斑、脱屑，出现紧绷和烧灼感，但随着使用时间延长可逐渐消失。建议低浓度或小范围使用，每晚1次，避光。

3. 激素治疗

（1）抗雄激素治疗　仅针对女性患者，适用于伴有高雄激素表现的痤疮；重度痤疮伴有或不伴有月经不规律和多毛；女性青春期后痤疮；经前期明显加重的痤疮等。常用的药物有雌醇环丙孕酮和雌二醇屈螺酮、螺内酯等。

（2）糖皮质激素　主要用于结节囊肿性痤疮、严重的暴发性痤疮、聚合性痤疮。常用泼尼松20～30mg口服；结节囊肿性痤疮还可使用皮损内注射治疗。注意不宜长期使用，避免出现不良反应。

（三）中西医结合诊治要点

痤疮是一种临床上常见的损容性皮肤病。以丘疹、粉刺为主者，宜宣肺清热；红斑明显者，宜清肺凉血法；以结节、囊肿、瘢痕为主者，以祛湿化痰、活血通络散结为法；脓肿明显者，宜加清热解毒、透脓之品；女性患者兼有月经不调者，配合疏肝调理冲任；重症者，配合西药如抗生素、维A酸制剂及化学换肤等治疗；囊肿结节、瘢痕者配合针灸、激光等治疗。

【预防与调摄】

1. 限制可能诱发或加重痤疮的辛辣甜腻等食物，多食蔬菜、水果。

2. 日常生活避免熬夜、长期接触电脑、曝晒等，注意面部皮肤清洁、保湿和减少皮脂分泌，保持大便通畅。

3. 应选择温水或合适的洁面产品，去除皮肤表面多余油脂、皮屑和细菌的混合物，但忌过分清洗破坏皮脂膜。

4. 忌用手挤压、搔抓粉刺和炎性丘疹等皮损。

5. 痤疮患者，特别是重度痤疮患者较易引起焦虑、抑郁等心理问题，对这类患者还需配合必要的心理辅导。

第三节　玫瑰痤疮

玫瑰痤疮（acne rosacea），曾称为酒渣鼻（rosacea），属中医学"酒皶鼻"范畴，是一种好发于面中部、主要累及面部血管及毛囊皮脂腺单位的慢性炎症性疾病。

【病因与发病机理】

1. 中医病因病机

本病发病部位是肺、胃脏腑孔窍开口部位，故认为其发病多由肺胃积热上蒸所致，日久痰瘀交阻，缠绵难愈。

（1）素体血热，或嗜酒，或喜食肥甘厚味，助升胃火，肺胃积热，熏蒸颜面，致生红斑。

（2）肺胃积热蕴湿，日久化火，火毒燔灼营血，上蒸面部发为红斑、丘疹、脓疱。

（3）邪热久稽，灼津为痰，气血运行不畅，痰瘀互结，郁结肌肤。

2. 西医病因与发病机制

本病可能是在一定遗传背景基础上，由多因素诱导的以天然免疫和血管舒缩功能异常为主导的慢性炎症性疾病。发生机制主要有：①天然免疫功能异常诱导血管的新生和促进炎症反应的发生发展；②神经免疫相互作用促进天然免疫的激活，维持并扩大炎症过程；③神经脉管调节功能异常使得血管通透性改变；④多种微生物感染：有研究发现大量毛囊蠕形螨可通过天然或获得性免疫加重炎症过程；⑤皮肤屏障功能障碍：患者面颊部皮损处角质层含水量下降，皮脂含量减少，经皮水分丢失增加；⑥遗传因素：部分玫瑰痤疮患者存在家族聚集性，GSTM1 和 GSTT1 基因被发现与患玫瑰痤疮的风险增加相关。

【临床表现】

本病多见于中年人，女性发病高于男性，但病情严重者常是男性患者。皮损以红斑为主，常发于面中部，常并发痤疮和脂溢性皮炎，无明显自觉症状，病程经过缓慢。早期可见特征性的面部局限性红斑，小丘疹和脓疱；中晚期为面部红斑，暗红色丘疹和结节，毛细血管扩张，皮疹常对称分布。临床一般根据病程分为三期，各期之间无明显界限。

1. 红斑与毛细血管扩张期（早期） 颜面中部，特别是鼻、两颊、眉间及颏部出现红斑，对称分布，在进食辛辣食物或热饮、环境温度升高、精神兴奋时更为明显。初为暂时性红斑，反复发作后持久不退，伴有鼻翼、鼻尖和面颊处浅表毛细血管扩张。

2. 丘疹脓疱期（中期） 在红斑基础上，出现较多散在分布的丘疹、脓疱、结节，鼻部、面颊部毛孔粗大。病情时轻时重。少数患者伴有眼睑炎、结膜炎、虹膜睫状体炎等眼部损害。女性患者皮疹常在月经前加重。

3. 鼻赘期（晚期） 鼻部结缔组织增生，皮脂腺异常增大，鼻尖肥大，呈暗红色或紫红色，形成大小不等的结节状隆起称为鼻赘（图 17-3）。

根据临床表现，本病常分为以下几型：①单纯鼻型：约占 10%，皮损只发生于鼻部，鼻部油腻，易形成鼻赘。②面颊口周型：约占 60%，皮损分布在面颊、口周，也可以同时发生在鼻部，但不易形成鼻赘。部分患者合并痤疮，通常先有痤疮，再出现酒渣鼻，大部分皮损区干燥。③特殊类型：眼型，常表现为非特异的睑缘炎和干眼症，亦可表现为结膜炎，罕见巩膜炎、前葡萄膜炎。

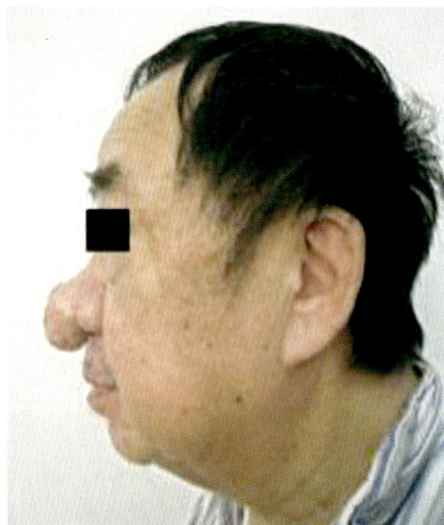

图 17-3 玫瑰痤疮

【诊断及鉴别诊断】

根据面中央和鼻部发生的典型皮损可以诊断本病。排除明显诱因例如口服异维A酸或化学换肤或局部外用糖皮质激素引起皮肤屏障受损而导致的阵发性潮红或持久性红斑，以下必备条件加1条及以上次要条件即可诊断为玫瑰痤疮（表17-4）。

表17-4　玫瑰痤疮的诊断标准

必备条件
面颊或口周或鼻部无明显诱因出现阵发性潮红，且潮红明显受温度、情绪及紫外线等因素影响，或出现持久性红斑。
次要条件
①灼热、刺痛、干燥或瘙痒等皮肤敏感症状 ②面颊或口周或鼻部毛细血管扩张 ③面颊或口周或鼻部丘疹或丘脓疱疹 ④鼻部或面颊、口周肥大增生改变 ⑤眼部症状
必备条件加1条及以上次要条件即可诊断玫瑰痤疮

本病应与寻常痤疮、脂溢性皮炎、接触性皮炎、激素依赖性皮炎、红斑狼疮、颜面粟粒性狼疮等鉴别。

【治疗】

中医学认为，玫瑰痤疮与热、瘀、毒邪有关，脏腑多与肺、胃、肝、肾有关。治疗上应积极寻找并去除可能的发病因素，以中西医结合分型辨证论治、针刺治疗为主，并辅以相应的外治和物理治疗。

（一）中医治疗

中医学认为本病多由肺胃积热上蒸或嗜酒之人，湿热素盛，加之风寒外袭，瘀血凝滞而成。治则以清热凉血、活血化瘀为主。

1. 内治

（1）分型证治

①肺胃热盛证

证候　红斑多发生于鼻尖或两翼，压之退色，平素嗜酒，饮食不节，可伴有便秘，口干口渴。舌红，苔薄黄，脉弦滑。

治法　清泻肺胃，凉血活血。

方药　枇杷清肺饮加减。肺经热盛者，加鱼腥草、白花蛇舌草；嗜酒者，加葛花；脾胃湿热盛者，加薏苡仁、苦参、茵陈蒿；痒甚者，加白鲜皮、海桐皮；大便干结者，加瓜蒌、枳实。

②热毒蕴肤证

证候　红斑转为深红色，红斑上出现丘疹、脓疱，毛细血管扩张明显，局部灼热，口干便秘。舌红绛，苔黄，脉滑数或弦数。

治法　清热泻火，凉血解毒。

方药　凉血四物汤合黄连解毒汤加减。脓疱多者，加紫花地丁、蒲公英、金银花、连翘；大便燥结者，加枳实、瓜蒌。

③痰瘀互结证

证候 鼻部暗红或紫红，并逐渐肥厚增大，或有结节增生如瘤状，血丝明显，全身症状不明显。舌暗红，或有瘀点、瘀斑，脉沉缓或弦涩。

治法 活血祛瘀，化痰散结。

方药 通窍活血汤合二陈汤加减。皮损明显增生者，加夏枯草、浙贝母、丹参、王不留行、莪术；伴有脓疱者，加金银花、连翘。

（2）中成药

①银翘解毒片：疏风解表，清热解毒。适用于红斑期兼有风热表证者。

②血府逐瘀胶囊：活血祛瘀，行气止痛。适用于鼻赘期气滞血瘀证。

③西黄丸：清热解毒，消肿散结。用于热毒壅结所致者。

④丹参酮胶囊：抗菌消炎。适用于早中期玫瑰痤疮。

2. 中药外治 皮肤潮红、红斑、毛细血管扩张，以复方黄柏液涂剂冷湿敷或冷喷，每日1～2次；丘疹脓疱，以新癀片研碎，凉开水调成糊状外敷，每日1次。

3. 针灸治疗

（1）毫针法 主穴：印堂、素髎、迎香、地仓、承浆、颧髎。配穴：禾髎、大迎、合谷、曲池。手法：轻度捻转，留针20分钟，隔日1次。

（2）刺络拔罐放血法 取穴：大椎、脊柱两侧反应点。局部常规消毒，用三棱针在皮肤上点刺放血，然后用闪火法拔罐，10～15分钟起罐，局部再次消毒，不需包扎，隔日1次或每周2次。

（3）火针疗法 局部常规消毒，针灸针在火上烧红后，迅速刺入红斑、丘疹、脓疱等，速刺疾出。每周治疗1次，4次为1个疗程。

（二）西医治疗

1. 系统治疗

（1）抗微生物制剂 丘疹脓疱型玫瑰痤疮一线推荐口服抗生素及抗厌氧菌类药物治疗，常用多西环素、米诺环素、甲硝唑片或替硝唑等。对16岁以下及四环素类抗生素不耐受或者禁用的患者，可选用大环内酯类抗生素如克拉霉素或阿奇霉素。

（2）其他 对于阵发性潮红或红斑可选用羟氯喹；丘疹脓疱型患者其他治疗效果不佳者，以及鼻肥大增生型者首选系统应用异维A酸；对于难治性阵发性潮红和持久性红斑明显的患者可选用β肾上腺素受体抑制剂，如卡维地洛等；长期精神紧张、焦虑过度的患者可选用抗焦虑类药物，如氟哌噻吨美利曲辛、阿普唑仑或地西泮。上述药物治疗需注意药物的毒副作用及相互作用，避免不良反应产生。

2. 局部治疗 常用的有0.75%甲硝唑乳剂、15%～20%壬二酸凝胶、过氧化苯甲酰、0.03%酒石酸溴莫尼定凝胶、5%～10%硫黄洗剂等，注意药物局部刺激反应；1%克林霉素或2%红霉素可用于炎性皮损的二线治疗；吡美莫司乳膏或0.03%他克莫司软膏用于糖皮质激素加重的玫瑰痤疮或伴有瘙痒症状的患者，瘙痒症状缓解后停用，此类药品不宜长期使用，一般不超过2周。眼部损害可用含激素的抗生素眼膏（如妥布霉素地塞米松眼膏）；蠕形螨感染性睑缘炎同时需抗螨治疗。

3. 光电治疗 可选用强脉冲光（IPL，520～1 200nm）、染料激光（PDL，585nm/595nm）、

Nd:YAG 激光（KTP，532nm/1 064nm）、CO_2 激光或 Er 激光、LED 光（蓝光、黄光、红光）等治疗。

4. 手术治疗

（1）划痕及切割术　适用于毛细血管扩张及较小的鼻赘损害。

（2）切削术及切除术　对于单一或数个较大的鼻赘（鼻瘤）损害，需采用切削术或切除术治疗。

（三）中西医结合诊治要点

本病治疗关键在于早期积极控制病情的发展。早期宜清泻肺胃，凉血活血；红斑期、丘疹脓疱期以清热泻火解毒为主，配合西药如维生素 B 族药物、抗生素等联合使用；鼻赘期采用药物及针灸、激光、外科手术等综合治疗。

【预防与调摄】

1. 忌饮酒，忌食刺激食物，少饮浓茶、咖啡；饮食清淡，多食水果蔬菜。

2. 纠正胃肠功能障碍和内分泌失调，保持大便通畅。

3. 避免局部过热、过冷及剧烈的情绪波动等可能引起面部潮红的因素。

4. 生活应有规律，注意劳逸结合，避免长时间的日光照射。

5. 避免接触有刺激性的物质、收敛剂、磨蚀剂，使用无皂基清洁剂。

第四节　斑　秃

斑秃（alopecia areata），中医学称为"油风""鬼剃头"，是一种突然发生的局限性非炎症性、非瘢痕性斑片状脱发。头发全部脱落称为全秃（alopecia totalis）；全身毛发均脱落则称为普秃（alopecia universalis）。

【病因与发病机理】

1. 中医病因病机

中医学认为肝藏血，发为血之余，肾华在发。脱发与肾、血密切相关。

（1）脾胃失健，运化失司，湿热内生或生化乏源，气血亏虚不能荣养毛发而致脱落。

（2）情志不遂，肝气郁结，血行不畅，气血瘀滞不能荣养毛发而见脱发。

（3）肝藏血，肾藏精，肝肾不足，精血亏虚，致发失所荣而发。

2. 西医病因与发病机制

本病病因尚不完全清楚，可能由于某些因素的干扰和破坏，使毛囊发生炎症，毛根发生变性退变而丧失功能所致。目前推测有以下几种可能：

（1）精神因素　如有些患者是受到精神创伤时发生。

（2）内分泌因素　斑秃患者合并甲状腺疾病较多，其中与甲状腺功能亢进的关系更为密切；有些妇女在妊娠时斑秃自愈，但在分娩后复发。

（3）遗传因素　有10%～20%患者家属有同样的病史，可能与某种遗传特性有关。

（4）自身免疫性疾病　斑秃处的毛囊球部有淋巴细胞和组织细胞浸润，口服糖皮质激素治疗可使脱发再生，但未证实有抗毛囊抗体。

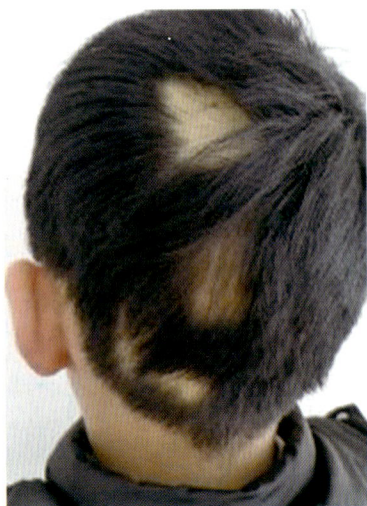

图 17-4 斑秃

【临床表现】

本病发病前可有精神过度紧张或精神创伤史。

1. 皮损特点 头部出现圆形或椭圆形斑状脱发，边界清楚，逐渐扩大或脱发区增多（图 17-4），无自觉症状，常为无意中被他人发现，脱发区皮肤正常，边缘处的头发下段逐渐变细，如惊叹号（！），毛球显著萎缩，易被拔出。轻者可仅有一片或数小片脱发区，重者继续发展或相互融合，于短期内大片或全头毛发脱落，称全秃，更重时眉毛、胡须、腋毛、阴毛、毳毛等均可脱落，称为普秃。

2. 临床分期 可分为三个时期：①进展期：一般为 3～4 个月；脱发范围不断扩大或增多，边缘的头发较松易拔出。②稳定期：一般为数月至数年，脱发斑不再扩大或增多，边缘头发较紧，不易拔出。③恢复期：脱发斑内有新发长出，起初细软，呈黄白色毫毛状，以后逐渐增多，并变粗变黑，最终恢复正常，即由异常的休止期（末期）恢复到生长期。有的头发恢复后变灰白色。整个病程可持续数月至数年，最长者可 10 多年才恢复正常，青壮年大多能自愈，但常反复发作或边长边脱。

【皮肤镜检查】

皮肤镜检查在斑秃的诊断、鉴别诊断和病情活动性评判中有重要价值。斑秃活动期的皮肤镜特点包括感叹号样发、黄点征、黑点征、断发、毛干粗细不均，恢复期表现短毳毛、猪尾状发、短直立发。

【组织病理】

早期毛乳头血管祥可有栓塞，毛囊内有淋巴细胞浸润，特别是毛囊的下 1/3 最为明显，毛母质和真皮之间的基底板破裂，毛囊细胞蜕变，进而毛母质被破坏。长期不愈的患者，脱毛区毛囊的面积大大缩小并上移至真皮的顶上部。

【诊断与鉴别诊断】

根据头部突然发生的圆形或椭圆形脱发斑，局部头皮光滑，无炎症，无自觉症状可以诊断本病。本病应与假性斑秃、毛发扁平苔藓、头皮局限性硬皮病、黄癣等疾病相鉴别。

【治疗】

本病以疏肝活血、益气养血、滋补肝肾为主，配合外治以促进毛发的生长；必要时加用糖皮质激素。

（一）中医治疗

1. 内治

（1）分型证治

①湿热内蕴证

证候　斑秃初起，脱发区瘙痒，潮红，油脂分泌增加。伴口干苦，烦躁易怒，纳差。舌红，苔黄，脉弦滑。

治法　清热祛湿，凉血生发。

方药　龙胆泻肝汤加减。焦虑加郁金、白芍，抑郁、失眠加贯叶金丝桃、刺五加。

②心脾气虚证

证候　多在病后或产后头发呈片状脱落，并呈进行性加重，范围由小而大，毛发稀疏枯槁，触摸易落。伴唇白，心悸，气短懒言，倦怠乏力，夜寐多梦、失眠。舌淡，苔少，脉细。

治法　补益心脾，养血安神。

方药　归脾汤加减。神志不安者加五味子、夜交藤。

③肝肾不足证

证候　病程日久，平素头发焦黄或花白，发病时呈大片均匀脱落，甚者全身毛发脱落。常伴有腰背酸痛、头眩耳鸣、遗精滑泄、阳痿、口干。舌红苔薄，脉弦细。

治法　滋补肝肾，养血生发。

方药　七宝美髯丹加减。阴虚火旺、潮热遗精者，加知母、黄柏；肝肾阴虚者，加枸杞、五味子、菟丝子。

④肝郁血瘀证

证候　病程长，头发脱落先有头痛和胸胁疼痛等症。常伴有气滞胸闷、肝脾肿大、胸胁胀痛、失眠多梦、烦躁易怒。舌质紫暗或有瘀斑，脉弦细。

治法　疏肝理气，活血化瘀。

方药　四物汤合逍遥散加减。失眠者加合欢皮、酸枣仁。

（2）中成药

①养血生发胶囊：养血祛风，益肾填精。适用于血虚风盛，肾精不足所致的斑秃。

②活力苏口服液：益气补血，滋养肝肾。用于脱发或头发早白属气血不足、肝肾亏虚者。

2. 中药外治　鲜生姜片烤热后反复擦患处，每日 1 次，或用 10% 辣椒酊、补骨脂酊等外擦。

3. 针灸治疗　梅花针弹刺治疗，间日 1 次，连续 7 次，休息 1 ～ 2 周后，可再连续治疗 7 次。

（二）西医治疗

1. 系统治疗　对于小块活动期斑秃，用复方倍他米松注射液与利多卡因等比混合后，按照 $0.1mL/cm^2$ 注射，深度 0.3 ～ 0.4cm。有明显精神因素者，可服镇静剂如溴剂、地西泮等；病情发展迅速，病变范围广泛，或久治不愈的斑秃可内服糖皮质激素，一般主张采用小剂量法，维持 10 个月或更长时间停药。如泼尼松 15 ～ 30mg/d，连用 3 ～ 4 周，有效即有新发生长者，可继续服 3 ～ 6 个月，以后逐渐减量，维持 3 ～ 6 个月（无效者应即停用）。亦可服用复方甘草酸苷，成人通常 1 次 2 ～ 3 片，小儿 1 次 1 片，1 日 3 次，饭后口服。可依年龄、症状适当增减。

2. 局部治疗　原则为刺激局部充血，改善局部血液循环，促进毛发生长。可用米诺地尔酊等，或用糖皮质激素软膏，或二甲基亚砜溶液外搽，以减少炎症反应。

（三）中西医结合诊治要点

本病中医治则以清热利湿、疏肝活血、益气养血、滋补肝肾为主。临床治疗时要明确本病发病的原因，辨明是进展期、稳定期还是恢复期。中医针灸治疗斑秃有比较好的效果，可用中药辨证内服加上体针、梅花针弹刺及局部用药等综合治疗。对于重症病例可合理使用糖皮质激素。

【预防与调摄】

1. 劳逸结合，保持心情舒畅，睡眠充足。
2. 避免染发、烫发及剃发，以免损伤毛干，使脱发范围扩大。
3. 忌食辛辣、酒类等刺激性食物，保持大便通畅。

第五节　雄激素性脱发

雄激素性脱发（androgenetic alopecia，AGA）亦称脂溢性脱发，属中医学"蛀发癣"或"虫蛀脱发"范畴，是一种有遗传因素参与的且依赖雄激素作用的特征性脱发，男女均可患病。

【病因与发病机理】

1. 中医病因病机

本病由脾胃湿热上壅，不能荣养毛发，或血虚风燥，发根不固造成头发稀疏脱落。

（1）脾胃失健，湿热内生，上壅头面，毛窍受阻，毛发失却荣养而脱落。

（2）阴血不足，虚热内盛，生风化燥，毛发失养而落。

2. 西医病因与发病机制

本病的发生与遗传和雄激素的影响有关，是一种常染色体显性遗传病，其遗传基因在有雄激素作用的条件下才表现出来。在头皮脱发区，5α-还原酶的活性较强，其能使睾酮转变为双氢睾酮，而后者能使毛囊萎缩乃至消失，从而使毛发密度明显减少。此外，与精神因素、头皮微循环、头皮微生态改变有关。

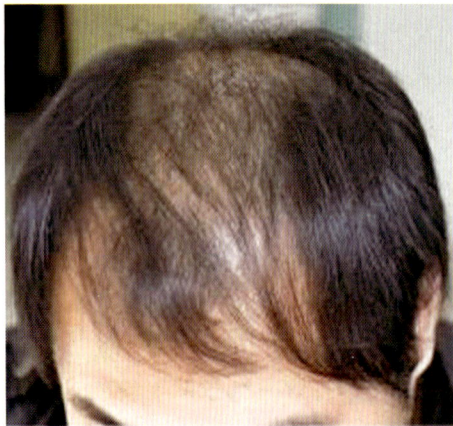

图 17-5　雄激素性脱发

【临床表现】

本病主要发生于 20～30 岁的男性，女性较少。

脱发从前额两侧发际开始，逐渐向头顶部扩展，前顶与后顶部头发逐渐变得稀疏、纤细，终而大部分脱落。新生长的头发越来越细，柔软无力，失去光泽，脱发区皮肤光滑或仅遗留少许毳毛，前发线从两侧后退，因而前额变高，形成俗称的"高额"。也有部分患者从头顶部开始脱发，脱发区皮肤光滑或呈一片均匀、稀疏、细软的头发，最终头顶部毛发大部或全部脱落，但枕后及头部两侧毛发则基本保持正常（图 17-5）。脱发的速度与程度因人而异，少数无明显自觉症状，仅发生头部脱发而胡须及其他处毛发不受侵犯。本病可有家族史。

【皮肤镜检查】

皮肤镜下特征是毛干粗细不均，直径变细的毛干增多，占全部毛干比例大于 20%，还可见毳毛增多或者毛囊单位中毛发数目减少。早期毛囊单位毛发数量正常，细发数量显著增加，毛囊口周围有褐色晕即褐色毛周征；中期毛囊单位毛发数量下降，从 2～4 根头发下降到 1～2 根，进展期时可有黄点征；后期单个毛囊数量明显增多，毳毛比例明显增加，可见不规则白点征。在不同时期还可见油脂、鳞屑、脂肪颗粒、红斑、毛细血管扩张、浅褐色毛发、毛周征、毛囊炎等镜下表现。

【组织病理】

随着病情的发展，脱发区终毛毛囊转变为毳毛毛囊的数量增多，毳毛毛囊的下部可见一结缔组织索，其中有结缔组织鞘、血管、神经的细胞，碱性磷酸酶染色可见毳毛毛囊的血管变细，最后许多毳毛毛囊萎缩消失，留下硬化的结缔组织。表皮突变平，表皮下毛细血管丛几乎消失。

【诊断与鉴别诊断】

根据病史及临床表现诊断不难。本病主要与症状性脱发相鉴别，如休止期脱发、系统性红斑狼疮、雄激素样纤维性脱发等。

【治疗】

本病是一个进行性加重的过程，因此，应当强调早期治疗的重要性，一般治疗越早，疗效也越好。治疗方法主要包括内用药物、外用药物和毛发移植等，一般推荐联合疗法。

（一）中医治疗

中医治疗以健脾除湿、疏肝活血、养血祛风、补益肝肾为原则。

1. 内治

（1）分型证治

①脾胃湿热证

证候　平素喜食肥甘，头发油湿，鳞屑油腻，毛发脱落，头皮瘙痒。舌红，苔黄腻，脉滑数。

治法　健脾除湿，和营生发。

方药　萆薢渗湿汤加减。头皮油腻甚者，加苍术、白术、茯苓；发短细软者，加茯苓、墨旱莲、侧柏叶。

②肝郁脾虚证

证候　脱发日久稀疏，头皮油腻，伴情志抑郁，夜难安眠，腹胀便溏，舌苔白，脉弦或缓。

治法　疏肝解郁，健脾生发。

方药　柴胡疏肝散加减。油脂过多者，加白术、山楂；便溏者，加山药、肉豆蔻。

③血虚风燥证

证候　脱发干枯，稀疏脱落，鳞屑迭起，头皮瘙痒，舌淡红，脉细数。

治法　养血祛风，生发润燥。

方药　当归饮子加减。头发干燥甚者，加女贞子、鸡血藤、何首乌、当归。

④肝肾亏虚证

证候　脱发日久，花白稀疏，伴眩晕失眠，神疲乏力，失眠多梦，腰膝酸软，夜尿多，经少或闭经，舌淡苔少，脉沉细。

治法　补益肝肾，填精生发。

方药　六味地黄汤加减。阴虚者，可见五心烦热、咽干眼干、潮热盗汗，加知母、黄柏；阳虚者，可见畏寒肢冷、四肢不温、宫寒不孕，加桂枝、附子。若内服中药含何首乌或制首乌根茎成分，注意定期复查肝肾功，防止药物性肝损伤。

（2）中成药

①养血生发胶囊：养血祛风，益肾填精。适用于血虚风盛，肾精不足所致者。

②何首乌片：补肝肾，强筋骨，乌须发。适用于雄激素性脱发兼头晕目花、耳鸣等肝肾两虚之证。

③活力苏口服液：益气补血，滋养肝肾。用于脱发或头发早白属气血不足、肝肾亏虚者。

2. 针灸疗法　主穴选用风池、百会、四神聪。脾胃湿热者，配血海、足三里、大肠俞、内庭；血热风燥者，配大椎、膈俞。用平补平泻法，留针 30 分钟。阿是穴周围围刺。

（二）西医治疗

1. 系统治疗

（1）一般治疗　胱氨酸每日 600mg，分 3 次口服；维生素 B_6 每日 60mg，分 3 次口服；复合维生素 B，每次 2 片，每日 3 次。

（2）抗雄激素治疗　男性可服非那雄胺每日 1mg，女性可服螺内酯每日 50 ～ 200mg/d；西咪替丁（甲氰咪呱）每日 600mg，分 3 次口服。

2. 局部治疗　外用 2% ～ 5% 米诺地尔溶液，有促进男性脱发部分好转的作用，疗程至少需 12 个月，可长期使用。

3. 毛发移植术　脱发严重者，从美容角度考虑，可行自体毛发移植术。

（三）中西医结合诊治思路

雄激素性脱发的治疗，中医药治疗主要从三方面着手，一是健脾化湿，抑制皮脂腺增生及皮脂溢出；二是补肾养血，促进毛发的生长；三是疏肝活血，改善毛囊微循环。除口服以外，可以配合外用药物局部涂擦及针灸治疗。西医的治疗主要是补充相关维生素、氨基酸，同时可以系统应用抗雄激素类药物。症状较轻者，可以单用中药或者西药治疗，重者可以中西医方法结合使用，甚至采用毛发移植手术治疗。但本病的治疗多数属改善或维持性治疗，撤离治疗措施后可能仍有继续脱发。

【预后与调摄】

1. 嗜食肥甘厚味者，应适当调整饮食，少吃辛燥及油腻类食物，多吃蔬菜、水果之类，饮食以清淡而富有营养为佳，禁烟少酒。

2. 皮脂溢出多者，不要用碱性过强的洗发液洗头，洗头频率根据头油情况而定。

3. 生活有规律，保证睡眠时间。

人体肤色随人种的不同而有白、黄、棕、黑之分，同一人种也随个体而异，即使同一个人在同一时期不同部位的颜色也不尽相同。对皮肤颜色变化起决定作用的有以下三个因素：①皮肤内各种色素的含量，即皮肤内黑素、类黑素、胡萝卜素及皮肤血液内氧合血红蛋白与还原血红蛋白的含量多少，上述色素含量增多，皮肤颜色就会变深。②皮肤解剖学上的差异，主要是皮肤的厚薄，特别是角质层和颗粒层的厚薄，薄的表皮易显出真皮乳头血管内的血液的颜色，厚的表皮透光性差，皮肤颜色发黄，如掌跖部皮肤。③药物、金属、异物及其他代谢产物也可以引起皮肤颜色的异常。黑素是决定皮肤色泽的主要因素，参与皮肤黑素合成和代谢有黑素细胞、黑素体、黑素。黑素代谢的主要影响因素有角质形成细胞、紫外线、巯基、色氨酸吡咯酶、内皮素和干细胞因子、免疫因素、神经因素、氨基酸、维生素、微量元素和内分泌因素等。

黑素代谢过程中或表皮黑素沉着出现紊乱时，便可产生黑素代谢障碍性疾病，引起色素性皮肤病的原因很多，主要有遗传、内分泌、营养和代谢、化学物和药物、炎症和感染、新生物等，临床上色素性皮肤病大致可分色素增加性皮肤病如黄褐斑、雀斑、瑞尔黑变病、焦油黑变病、炎症后黑变病、颧部褐青色痣、太田痣、色素性化妆品皮炎、文身等；色素减少性皮肤病如白癜风、无色素痣、离心性后天性白斑、斑驳病、白化病、贫血痣、特发性滴状色素减少症、获得性色素减少症等。本章所涉及的主要是黄褐斑和白癜风。

第一节　黄褐斑

黄褐斑（chloasma），属中医学"面尘""黧黑斑"范畴，是一种面部获得性色素增加性皮肤病，以颜面部出现大小不定、形状不规则、边界清晰或呈弥漫性的淡褐色或黄褐色斑片为临床特征，皮疹常分布对称，发展缓慢，可持续多年。本病多发生于暴光露出的面部，多见于中青年女性。其发病机制尚未完全阐明，易诊难治，易复发。

【病因与发病机制】

1. 中医病因病机

本病多因肝、脾、肾三脏失调而致气血不足或瘀滞，不能上荣于面而成。

（1）情志抑郁不舒，肝失条达，气机郁滞，以致气血瘀滞，不能上荣于颜面。

（2）脾气虚弱，运化无力，气血乏源，心失所养。因心华在面，气血不足则心失其华。

（3）肾水亏虚，肾阴不足，肝血不足，不能营养颜面肌肤。

2. 西医病因与发病机制

本病病因和发病机制尚未清楚，一般认为遗传易感性、日光照射、性激素水平变化是黄褐斑三大主要发病因素。色斑处血管增生、炎症反应及皮肤屏障功能紊乱可能也参与了黄褐斑的发生。

（1）遗传易感性是黄褐斑发病的主要因素之一，有家族史的患者容易出现治疗抵抗。

（2）日光中的紫外线照射被认为是引起黄褐斑发生及加重的主要因素。

（3）妊娠或长期服用某些药物（如氯丙嗪、避孕药、苯妥英钠等）是常见的黄褐斑诱发因素。

（4）患有与内分泌有关的女性生殖系统疾病如月经不调、痛经、子宫附件炎、不孕症等，以及甲状腺疾患、慢性肝功能不全、慢性肾上腺皮质功能不全、慢性酒精中毒、结核病、肿瘤等病患者较易发生黄褐斑。妊娠可诱发或加重育龄期妇女黄褐斑。

（5）其他因素如热刺激、化妆品、外用药和营养缺乏（如维生素A、C、E、烟酸及氨基酸）等也可为促发因素。精神状态与本病亦有密切关系，过度疲劳、休息不足、精神负担过重时，以及抑郁、精神创伤等，都可以引起色素加深。

【临床表现】

男女均可发病，但多见于中青年女性。皮损对称性分布于颜面，以颧部、前额及两颊最为明显，亦可累及颞部、鼻梁和上唇部，但不累及眼睑（图18-1）。皮损特点为黄褐色斑片，颜色深浅不一，表现为淡褐色、深褐色或淡黑色色素沉着斑，大小不等，形状不规则，色斑融合成片可呈典型的蝴蝶状。皮损边界一般清晰，颜色较淡则模糊不清。表面光滑，无鳞屑，无自觉症状。病程呈慢性经过。色素斑的深浅常随季节变化而有改变，夏季加深，冬季减轻。临床可分为活动期和稳定期。

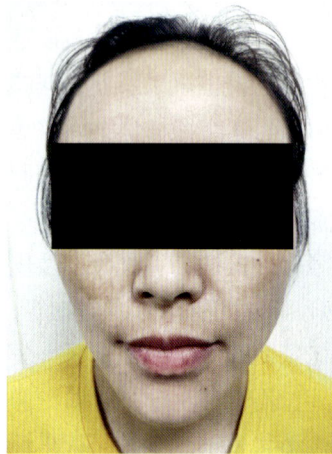

图18-1 黄褐斑

【组织病理】

表皮黑素细胞数目正常，基底细胞层黑素增加，真皮浅层有少许噬黑素细胞和游离的黑素颗粒。有时在血管和毛囊周围有少数淋巴细胞浸润。

【诊断与鉴别诊断】

根据好发于中青年女性、面部褐色斑片等临床特点，不难诊断。本病应与炎症后色素沉着、雀斑、瑞尔黑变病、颧部褐青色痣、太田痣相鉴别。

【治疗】

本病致病原因比较复杂，应尽可能寻找和避免各种可能的诱发因素，积极治疗原发性疾病，并采取综合性治疗措施才能获得较好的效果。

（一）中医治疗

1. 内治

（1）分型证治
①肝郁气滞证

证候　多见于女性，面色无华，斑色深褐；伴有心烦易怒，胸胁胀满，口苦咽干，两乳作胀，月经不调或有痛经。舌红，苔薄白，脉弦。

治法　疏肝解郁，活血消斑。

方药　逍遥散或柴胡疏肝散加减。偏于脾虚者，用逍遥散化裁；偏于肝郁者，用柴胡疏肝散加减。口苦咽干者，加牡丹皮、栀子；乳房作胀者，加郁金、川楝子；月经不调者，加香附、益母草；斑色深褐、色晦暗者，加桃仁、红花；大便不畅者，加枳实、瓜蒌。

②心脾两虚证

证候　面色㿠白无华，灰褐色斑片，对称分布于前额、颧颊、鼻翼及口周；伴有神疲乏力，少气懒言，或心悸怔忡，或腹胀纳差；女子月经不调，或量多色淡，或经少渐至经闭。舌淡苔白，脉象弦细。

治法　益气健脾，养血消斑。

方药　归脾汤加减。大便溏薄者，白术改炒用，并加用炒山药；舌苔白腻者，加薏苡仁、苍术；心悸不宁，夜梦易惊者，加珍珠母、琥珀屑；双胁胀痛，脘腹胀满者，加柴胡、枳壳、香附。

③肝肾不足证

证候　面部暗褐色斑片，对称分布于两颊、耳前和颞部；伴有头眩耳鸣，腰膝酸软，五心烦热，骨蒸盗汗，男子遗精，女子经少或不孕。舌红少苔，脉象细数。

治法　补益肝肾，调摄冲任。

方药　六味地黄丸加减。五心烦热、烘热汗出者，加知母、黄柏；遗精盗汗者，加金樱子、芡实；失眠多梦者，加珍珠母、生牡蛎；妇人两乳胀痛，加青皮、橘核；形寒、畏冷者，加肉桂、鹿角片。

（2）中成药

①舒肝颗粒：疏肝理气，散郁调经。适用于肝郁气滞证。

②祛斑调经胶囊：益气补血，祛斑调经。适用于黄褐斑兼见气短乏力、心悸怔忡、月经延后或量少等气血两亏者。

③六味地黄丸：滋阴补肾。适用于肝肾不足证。

④逍遥丸：疏肝健脾，养血调经。适用于肝郁气滞证。

⑤参苓白术散：健脾益气。适用于脾虚湿阻证。

2. 外治

（1）中药外治

①玉容散（《外科证治全书》）：甘松、山奈、茅香各15g，白僵蚕、白及、白蔹、白附子、天花粉、绿豆粉各30g，防风、零陵香、藁本、皂角各9g，白芷30g，共研细末，每日早晚蘸末擦面。

②丝白祛斑软膏：活血化瘀，祛风消斑。适用于气血瘀滞，肌肤失养所致的黄褐斑。涂于面部患处，1日2次，配合按摩3～5分钟。

（2）针灸治疗　取肝俞、肾俞、风池、血海为主穴，迎香、太阳、曲池为辅穴。配穴：肝郁，加内关、太冲；脾虚，加足三里、气海；肾虚，加三阴交、阴陵泉。毫针刺入，留针20分钟，每日1次，10次为1个疗程。也可采用耳穴疗法和面部刮痧治疗。

（3）其他外治法

①面膜治疗：可应用不同面膜，如石膏膜或中药膜等。先进行手法按摩，然后将面膜均匀涂

在面部色斑上，通过热、冷和收敛的物理作用，起到治疗和美容效果。

②按摩：每日睡前洗净面部，外擦营养霜在黄斑处，用手掌顺摩 10 次，逆摩 18 次，交替进行 10 分钟，促进血液循环，有利色斑消退。

（二）西医治疗

1. 局部治疗

（1）氢醌　常用浓度是 2%～5% 氢醌霜，每晚使用 1 次，避光使用。

（2）增白剂　目前新型脱色增白剂有 3%～5% 熊果苷霜、15%～20% 壬二酸霜、1%～2% 曲酸霜、0.1% 甘草黄苷霜等，对治疗黄褐斑有不同疗效。

（3）果酸化学剥脱术　一般以 20% 为起始浓度，可增至 <35%。治疗频率为每 2 周 1 次，4～6 次为 1 个疗程。此方法具有一定的刺激性，可致炎症后色素沉着。

（4）其他治疗　对于稳定期黄褐斑，经药物内服外用久治不愈者可在严格掌握适应证的基础上选择性使用无针水光、水光针或光电治疗，如 Q 开关激光、皮秒激光、非剥脱点阵激光、射频和强脉冲光等。

2. 系统治疗

（1）维生素 C 和维生素 E　维生素 C 0.6～1g/d，维生素 E 100mg/d。两者联合应用疗效更佳。

（2）谷胱甘肽　谷胱甘肽常与维生素 C 联用，每次 0.4g 和维生素 C 1.0g 混合静脉注射，每周 2 次。亦可口服。

（3）氨甲环酸　口服，250mg，每日 2 次，用药 1～2 个月起效，建议连续使用 6 个月以上。常见不良反应包括胃肠道反应、月经量减少等。服药前及治疗过程中最好监测血常规、凝血酶原时间及血黏度等。既往患有血栓、心绞痛、中风病史或家族史者禁用。

（三）中西医结合诊治思路

本病中医学以疏肝活血、健脾养血、补益肝肾为基本治则。而血瘀作为黄褐斑的一个主要病理因素贯穿始终，对于临床中不论何种证型，都须加入活血化瘀药。

黄褐斑的治疗一般疗程较长，中西医并用综合疗法是本病目前治疗的主要策略。轻者多以外用氢醌、增白剂为主；中重度患者可在此基础上，配合辨证论治；同时可根据病情需要，联合使用氨甲环酸、维生素 C 等系统治疗及化学剥脱剂、光电技术、针灸、中药面膜等综合治疗措施，以达到标本兼治，既能祛除发病之源，又可以尽快消除局部症状。

【预防与调摄】

1. 避免过多日晒，在春夏季节外出时应用太阳伞、太阳帽或面部外用遮光剂。

2. 合理选用化妆品，勿使用过敏、有不良反应的产品。

3. 注意劳逸结合，锻炼身体，保证充足睡眠。

4. 调畅情志，减轻精神负担，规律而适宜的饮食。

5. 多食含维生素 C 的蔬菜、水果，戒烟。

第二节　白癜风

白癜风（vitiligo），属中医学"白癜""白驳风"的范畴，是一种常见的获得性皮肤、黏膜色素脱失性疾病，以患处皮肤、黏膜色素脱失、变白为主要临床特征。脱色斑大小不同，形态各异，境界明显，局限或泛发，除色素脱失外，一般无自觉症状。本病初发年龄以 10 ～ 30 岁人群为主，男女发病率大致相等，我国患病率在 0.1% ～ 2.7% 之间。其发病机制尚未完全阐明，易诊而难治。

【病因与发病机制】

1. 中医病因病机

本病总由肝、脾、肾三脏失调而致气血不和，兼因风邪袭腠，搏于肌肤，或虚或瘀，以致肌肤不得气血荣养。

（1）情志内伤，肝气郁结，复感风邪，夹湿搏于肌肤，以致气血失和，不能荣养肌肤。

（2）肝肾亏虚，或少精失血，不能荣养肌腠。

（3）跌仆损伤，或化学灼伤，以致气机郁滞，络脉瘀阻，毛窍闭塞，肌肤腠理失养。

2. 西医病因与发病机制

本病为多因性疾病，病因常因人而异。近年来的研究发现，本病的可能致病因素有以下几个方面。

（1）遗传因素　家系调查表明遗传因素与白癜风发病有关，为常染色体显性遗传，伴有高度阳性的家族史及家族聚集现象。近期研究表明本病是一种多基因遗传病。

（2）神经精神因素　精神创伤或者生活压力等紧张性精神事件是白癜风发病或加剧的重要因素之一。精神因素可导致机体的应激，使神经内分泌激素和神经递质水平增高；神经因素尚可以通过免疫系统影响黑素细胞。

（3）黑素细胞自毁　生物合成黑素过程中的中间物质为单酚或多酚，能抑制黑素合成，有很强的脱色活性。黑素细胞自身保护机制遭到破坏或者大量毒性物质积聚，可导致黑素细胞损伤、破坏、死亡而发生白癜风，如曝晒或长期接触某些酚类化合物等。

（4）自身免疫反应　本病可能是一种自身免疫性疾病，患者的免疫功能异常涉及到细胞免疫和体液免疫的改变，特别是体内 T 淋巴细胞发挥特异性免疫可致黑素细胞损伤或破坏。

（5）其他因素　白癜风患者血液及皮肤中铜、锌、铁、锰、硒等微量元素降低，外伤、日光曝晒等亦可诱发白癜风。

【临床表现】

初期皮损为指甲至钱币大小，近圆形、椭圆形或不规则形的色素脱失斑，境界多明显。也有少数情况下，白斑中混有毛囊性点状色素斑，可以增多、扩大并相互融合形成岛屿状。皮损区毛发以可失去色素完全变白（图 18-2）。白斑除色素脱失外，没有萎缩或脱屑等变化，多对称分布，一般无自觉症状。在进展期，白斑向正常皮肤移行，有时机械刺激如压力、摩擦，其他如烧伤、

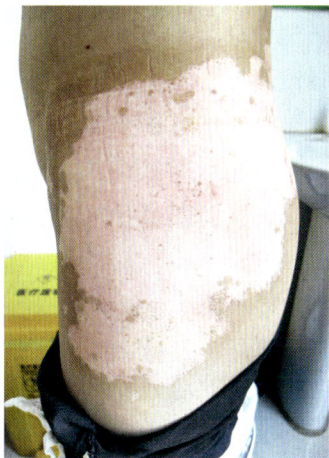

图 18-2　白癜风

外伤后也可同形反应，在皮肤损伤处继发白癜风。全身各处皮肤均可发生，也可局限于身体的某部而很少变化或自动消失，好发于易受摩擦及阳光照射的暴露部位及褶皱部位，掌跖、黏膜及视网膜也可累及。

本病可以分为两型和两期。

1. 两型 根据 2012 年白癜风全球问题共识大会及专家讨论，分为节段型、寻常型、混合型及未定类型。节段型通常指沿某一皮神经节段分布（完全或部分匹配皮肤节段）的单侧不对称白癜风；非节段（寻常）型包括散发型、泛发型、面颈型、肢端型和黏膜型；混合型是指节段型与非节段型并存；未定类型白癜风（原局限型）指单片皮损，不能确定为节段或非节段型。

2. 两期 临床上分进展期和稳定期，可参考白癜风疾病活动度评分（VIDA）、临床特征、同形反应、Wood 灯检查结果等分期。①进展期：白斑增多，原有白斑逐渐扩大、移行，境界模糊不清，易产生同形反应并加重病情。②稳定期：白斑停止发展，境界清楚，边缘色素加深，无同形反应。

【组织病理】

表皮明显缺乏黑素细胞和黑素颗粒。基底层多巴染色阳性的黑素细胞完全消失。

【诊断与鉴别诊断】

本病根据白斑为后天发生、境界清楚、无炎症、无鳞屑、不萎缩等易于确诊。本病需与贫血痣、无色素痣、花斑糠疹、单纯糠疹等色素脱失性皮肤病相鉴别。

【治疗】

本病致病原因比较复杂，应尽可能寻找和避免各种可能的诱发因素，积极治疗原发性疾病，并采取综合性治疗措施才能获得较好的效果。

（一）中医治疗

1. 内治

（1）分型证治

①肝郁气滞证

证候 发病时间短，皮损呈乳白色圆形或椭圆形，数目多少不定，可局限也可散发，边界可不清，亦可呈节段性分布；患者发病前体质较弱或有精神刺激，喜叹息，心烦易怒，胸胁胀痛，夜眠不安，女子或有乳房胀痛、痛经、月经不调。舌淡红，脉象弦滑。

治法 疏肝解郁，活血祛风。

方药 逍遥散加减。心烦易怒、口苦咽干，加郁金、牡丹皮、栀子；月经不调，加香附、益母草；胸胁胀满不舒，加川楝子、紫苏梗；发于头面，加蔓荆子、菊花；发于躯干，加郁金、枳壳；发于下肢，加木瓜、川牛膝。

②肝肾不足证

证候 发病时间长，平素体虚或有家族史，白斑多呈纯白色，局限于一处或泛发各处，静止而不扩展，境界清楚，边缘整齐；伴头晕耳鸣，失眠健忘，腰膝酸软。舌红少苔，脉细无力。

治法 滋补肝肾，养血祛风。

方药 六味地黄丸加减。神疲乏力者，加党参、黄芪、白术；腰背酸楚者，加杜仲、桑寄生、续断；妇女伴有崩中下血者，加阿胶；男子遗精者，加生龙骨、生牡蛎；亦可选用色黑入肾的药物，如熟地黄、黑芝麻、玄参、墨旱莲、制首乌等。

③气滞血瘀证

证候 白斑局限一处或泛发全身，或有外伤、跌仆史，病程久长。白斑呈地图形、斑片状，白斑边缘色素加深，境界清楚而易辨，局部可有刺痛。舌质紫暗有瘀点或瘀斑，脉涩滞。

治法 行气活血，祛风通络。

方药 通窍活血汤加减。跌仆损伤后引发者，加乳香、没药；局部刺痛者，加姜黄；发于下肢者，加川牛膝、威灵仙；病程日久者，加苏木、蒺藜、补骨脂。

（2）中成药

①白驳丸：散风活血，补肾通络。用于风邪束表，肾虚血瘀所致者。

②白灵片：活血化瘀，增加光敏作用。用于气滞血瘀证或兼有血瘀的白癜风患者。

③白癜风胶囊：益气行滞，活血解毒，利湿消斑，祛风止痒。适用于各型白癜风。

④白蚀丸：补益肝肾，活血祛瘀，养血驱风。用于肝肾不足证，血虚风盛证白癜风。

2. 外治

（1）中药外治

①白灵酊：活血化瘀，增加光敏作用。用于白癜风。涂擦患处，1日3次，3个月为一个疗程。

②补骨脂酊：可促进皮肤色素反应增强。用棉球蘸药涂于患处，并摩擦5～15分钟，每日2次。

③复方卡力孜然酊：可改善局部皮肤的微循环，提高皮肤的光敏作用，外用适量，搽患处。1日3次，搽药30分钟后，局部紫外线照射15～30分钟。

（2）针灸治疗

①梅花针：皮损局部用梅花针叩刺，可配合外用药物涂擦。

②火针：适用于稳定期无变化白斑，皮损处常规消毒，持1寸毫针，针尖在酒精灯上烧微红，然后在皮损区内点刺，深度以透过表皮为止。烧1次点1次，每点相距均为0.2～0.3cm，直至皮损区布满刺点。治疗1周1次。

（二）西医治疗

1. 系统治疗

系统应用糖皮质激素，适用于进展期白癜风。可口服泼尼松每次5mg，每日3次或每日15mg顿服，连服1～3个月，无效中止。见效后每2～4周递减5mg，至隔日5mg，维持3～6个月。或复方倍他米松注射液1mL肌内注射，每20～30日1次，可用1～4次。

2. 光疗

（1）局部光疗 窄谱UVB每周治疗2～3次，起始剂量为最小红斑量的70%。也可采用308nm单频准分子光、308nm准分子激光，每周治疗2～3次，治疗起始剂量参考窄谱UVB。

（2）全身窄谱UVB治疗 适用于皮损散发或泛发全身的非节段型或混合型白癜风。每周治疗2～3次，初始剂量与局部照射相同。

光疗可以联合其他治疗方法，其疗效优于单一疗法，如联合激素口服或外用、外用钙调神经磷酸酶抑制剂、口服中药制剂、外用维生素D_3衍生物、移植治疗等。

3. 移植治疗 适用于稳定期白癜风患者（稳定1年以上），常用的移植方法包括自体表皮片移植、微小皮片移植、自体培养黑素细胞移植、单株毛囊移植等，与光疗联合治疗可提高疗效。

4.外用药物治疗

（1）局部外用糖皮质激素 适用于白斑累及面积 <3% 体表面积的进展期皮损。选择超强效或强效激素，可连续外用 1 个月；或予强弱效或弱中效激素交替治疗。如果连续外用激素治疗 3 ～ 4 个月无复色，需更换或联合其他治疗方法。

（2）钙调神经磷酸酶抑制剂 常用他克莫司软膏或吡美莫司软膏。治疗时间连续应用 3 ～ 6 个月，特殊部位如眶周可首选应用，黏膜部位和生殖器部位也可使用，无激素引起的不良反应。

（3）维生素 D_3 衍生物 常用卡泊三醇软膏及他卡西醇软膏。每日 2 次外涂，可与外用激素和钙调神经磷酸酶抑制剂联合治疗。

（三）中西医结合诊治思路

白癜风治疗主要分为进展期和稳定期两个阶段：进展期以祛邪泻实为主，可疏肝解郁、祛风通络；稳定期以培补肝肾、化瘀通络为主。白癜风的治疗周期较长，中西医并用的综合疗法是本病目前治疗的主要策略。轻者可以局部外用糖皮质激素、钙调神经磷酸酶抑制剂、维生素 D_3 衍生物、中药外用制剂为主；中重度者，可在此基础上联合使用中药口服、紫外线光疗或激光治疗；快速进展期者，可以系统应用糖皮质激素联合中药口服，能减轻糖皮质激素的剂量并减少其不良反应。对复色治疗的各种方法抵抗的稳定期患者，可以进行手术移植治疗。

【预防与调摄】

1.应避免诱发因素如外伤、曝晒和精神压力，特别是在进展期尤其注意。
2.心理咨询，解除顾虑，树立信心，坚持治疗。
3.忌食酸辣刺激性食物，多食黑豆、黑米、黑芝麻、黑木耳、核桃及猪肝等食品。

第十九章
遗传、代谢性皮肤病及皮肤肿瘤

第一节　鱼鳞病

鱼鳞病（ichthyosis），属中医学"蛇身""蛇皮""鱼鳞癣"范畴，是一组以皮肤干燥并伴片状鱼鳞样固着性鳞屑为特征的角化异常性遗传性皮肤病，临床上可见寻常型鱼鳞病、性连锁鱼鳞病、板层状鱼鳞病、先天性大疱性鱼鳞病样红皮病和先天性非大疱性鱼鳞病样红皮病等多种类型。以皮肤干燥、粗糙，形如蛇皮或鱼鳞样固着性鳞屑为主要临床特征。

【病因与发病机制】

1. 中医病因病机

本病多因先天禀赋不足，或外感风、热毒邪而致血虚风燥、瘀血阻滞、肌肤失养而成。

（1）先天禀赋不足，后天脾胃失调，精血不足，或兼感风邪，致使肌肤失于濡养，生风化燥，而致肌肤甲错。

（2）禀赋素弱，气血循经不畅，经脉瘀阻，败血不去，新血不得以生，乃至肌肤失养，而成鳞甲之状。

2. 西医病因与发病机制

不同临床类型可能具有不同的发病机制，部分类型至今尚不明确。

（1）寻常型鱼鳞病　患者表皮中丝聚合蛋白减少甚至缺乏，可能与丝聚合蛋白原合成转录后调控异常有关。其致病基因定位于1q21，但仍未克隆出致病基因。

（2）性连锁鱼鳞病　已证实大部分患者Xp22.3上编码类固醇硫酸酯酶（STS）的基因缺失，而另一部分患者则有STS基因突变，导致角质层类固醇硫酸酯增多，影响角质层细胞正常脱落而形成鳞屑。

（3）板层状鱼鳞病　与染色体14q11的谷氨酰胺转移酶1（TGM1）基因突变、缺失和插入有关。

（4）先天性大疱性鱼鳞病样红皮病　已证实系定位于12q13.3、17q21.2的角蛋白1（KRT1）和角蛋白10（KRT10）基因突变，影响角蛋白中间丝即张力细丝的正常排列与功能，进而导致角化异常及表皮松解。

（5）先天性非大疱性鱼鳞病样红皮病　由多个基因如TGM1基因、12-R脂氧合酶（ALOX12B）基因、脂氧合酶3（ALOXE3）基因、鳞蛋白（CIE）基因突变引起。

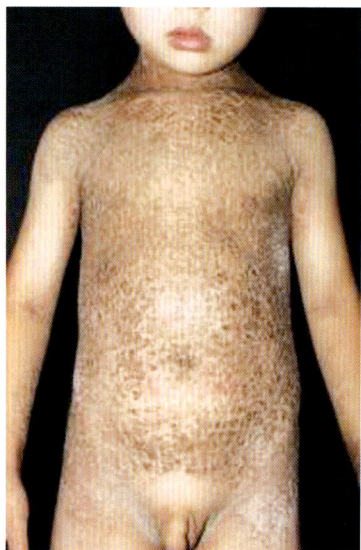

图 19-1　鱼鳞病

【临床表现】

1. 寻常型鱼鳞病（ichthyosis vulgaris） 本型最常见，系常染色体显性遗传。自幼年发病，皮损冬重夏轻。好发于四肢伸侧及背部，尤以胫前最为明显，屈侧及褶皱处甚少累及。轻者仅表现为冬季皮肤干燥、表面有细碎的糠秕样鳞屑。典型皮损是淡褐色至深褐色菱形或多角形鳞屑，鳞屑中央固着，周边微翘起，如鱼鳞状（图 19-1）；常伴有掌跖角化、毛周角化。通常无自觉症状。

2. 性连锁鱼鳞病（X-linked ichthyosis） 较少见，系性连锁隐性遗传。由于本病的基因在 X 染色体上，故仅见于男性，女性为携带者；一般出生时或生后不久即发病。可累及全身，以四肢伸侧、躯干下部为重，尤其以胫前最明显，面、颈部和皱褶部也可受累。表现与寻常型鱼鳞病相似，但病情较重，皮肤干燥粗糙伴有黑棕色鳞屑，不随年龄而改善，掌跖无角化过度。可伴有角膜点状浑浊、隐睾。

3. 板层状鱼鳞病（lamella ichthyosis） 系常染色体隐性遗传。生后即全身覆有一层广泛的火棉胶样膜，2 周后该膜脱落，代之棕灰色四方形鳞屑（板层状），遍及整个体表犹如铠甲，以肢体屈侧、皱褶部位和外阴为重。1/3 患者可有眼睑、唇外翻，面部皮肤外观紧绷，常伴掌跖角化、皲裂。

4. 先天性大疱性鱼鳞病样红皮病（congenital bullous ichthyosiform erythroderma） 又称表皮松解性角化过度鱼鳞病，系常染色体显性遗传。出生时即有皮肤潮红、湿润和表皮剥脱，受到轻微创伤或摩擦后在红斑基础上出现大小不等的薄壁松弛性水疱，易破溃成糜烂面。一般数天后红斑消退，出现广泛鳞屑及局限性角化性疣状丘疹，皮肤褶皱处更明显，呈"豪猪"样外观，常继发感染，严重时可伴发败血症、电解质紊乱而导致死亡。

5. 先天性非大疱性鱼鳞病样红皮病（congenital non-bullous ichthyosiform erythroderma） 系常染色体隐性遗传。出生时全身皮肤紧张、潮红，覆有细碎鳞屑。皮肤有紧绷感，面部亦可累及，可见睑外翻，皮损大多数在青春期后趋于好转。常伴有掌跖角化，部分可伴有斑秃和甲营养不良。

【组织病理】

寻常型鱼鳞病表现为中度板层状角化过度，伴颗粒层减少或缺如；皮脂腺和汗腺缩小并减少。性连锁鱼鳞病表现为致密的角化过度，颗粒层正常或增厚，表皮突显著，血管周围有均匀分布的淋巴细胞浸润。板层状鱼鳞病表现为明显的角化过度，轻度棘层肥厚，颗粒层正常或轻度增厚，表皮可呈乳头瘤状增生伴银屑病样表现。先天性大疱性鱼鳞病样红皮病表现为角化过度和棘层肥厚，颗粒层内含有粗大颗粒，颗粒层及棘层上部有网状空泡化，表皮内可见水疱，真皮浅层少许炎症细胞浸润。先天性非大疱性鱼鳞病样红皮病表现为角化过度，伴有轻度角化不全和棘层肥厚，真皮浅层淋巴细胞浸润。

【诊断与鉴别诊断】

根据家族史、临床表现，结合组织病理特征一般可以确诊。本病应与淋巴瘤、多发性骨髓瘤、结节病、麻风或甲状腺疾病等引起的获得性鱼鳞病相鉴别。

【治疗】

西医以对症治疗、缓解症状为主；中医治疗以养血润肤为治则。

（一）中医治疗

1. 内治

（1）分型证治

①血虚风燥证

证候 幼年发病，皮肤干燥粗糙，状如蛇皮，上覆污褐色或淡褐色鳞片，肌肤甲错，易于皲裂，或并发手足皲胝；自觉瘙痒，冬重夏轻，身体瘦弱，面色无华。舌质淡而苔净，脉弦细。

治法 养血活血，润燥息风。

方药 养血润肤饮加减。大便干燥者，加肉苁蓉、火麻仁；血虚甚者，加阿胶、何首乌；面色萎黄、体质瘦弱者，加服十全大补丸。

②瘀血阻滞证

证候 自幼发病，皮肤呈弥漫性角化，头皮、面颈、膝肘状似鱼鳞蛇皮，肌肤干燥、粗糙、皲裂，两目暗黑。舌质紫暗无华，有瘀点或瘀斑，脉滞涩。

治法 活血化瘀，润肤通络。

方药 血府逐瘀汤加减。舌暗瘀斑甚者，加水蛭、虻虫；血虚者，加鸡血藤、丹参、阿胶。

（2）中成药

①十全大补丸：补气养血。适用于鱼鳞病伴有面色萎黄，体质瘦弱，气短心悸，头晕自汗，体倦乏力，四肢不温者。

②大黄䗪虫丸：活血破瘀，通经消痞。适用于瘀血阻滞证。

2. 外治

（1）中药外治

①轻者外涂润肌膏（《疡医大全》）：当归15g，紫草3g，麻油120g，黄蜡15g，前两味与麻油同煎，药枯滤渣放入黄蜡。或当归膏（《中医皮肤病学简编》）：当归200g，香油500g，黄蜡60g，先将香油熬开，入当归煎至枯焦，去渣入黄蜡冷却成膏。每日数次，涂药后摩擦皮肤至发热，以使药物透入。

②重者配用洗方（桃仁、杏仁、桂枝、白芷、川芎等）：水煎外洗，每日1～2次，洗后外涂润肌膏。

（2）针灸治疗 取血海、风池、肾俞、足三里为主穴。配穴取曲池、绝骨、阴陵泉。血虚风燥证，足三里、肾俞施以补法；瘀血阻滞证，血海、风池施以泻法。余穴行平补平泻手法，每日1次。

（二）西医治疗

1. 内用药物 大剂量维生素A注射或内服（每日20万～30万U）；或维生素E，每日300～600mg，分3次服。维生素E与维生素A同服可适当减少维生素A的用量，以减轻副作用。对重症患者可内服阿维A酯，每日0.5mg/kg。

2. 外用药物 本病治疗以外用药为主，以温和、保湿、轻度剥脱为原则。如10%～15%尿素霜、α–羟基酸或40%～60%丙二醇溶液可增加皮肤水合程度；维A酸外用制剂或卡泊三醇软膏等可改善角化程度，减少鳞屑，与糖皮质激素联用可增加疗效；对于性连锁鱼鳞病，外用10% 胆固醇霜可取得较好疗效。

（三）中西医结合诊治思路

本病病根在肾，病本在脾，病标在肺。皮肤干燥、粗糙为此病最突出特点，以补气健脾、活血化瘀、养血润肤为主要治疗原则。轻者多以增加皮肤水合程度，或改善角化程度，减少鳞屑药物外用；重者在轻者用药基础上与糖皮质激素联用可增加疗效，同时可配用中医养血、活血、祛风方药水煎外洗或内服，可使症状得以缓解，控制病情的发展。

【预防与调摄】

1. 避免用碱性洁肤产品、热水洗擦和外用刺激性强的药物，有条件者可常洗矿泉浴；平时外涂绵羊油或润肌膏，使皮肤柔软，减少鳞屑。
2. 注意保暖，避免寒冷刺激。
3. 忌食辛辣食物，饮食宜清淡，多吃水果、新鲜蔬菜。

第二节　原发性皮肤淀粉样变

原发性皮肤淀粉样变（primary cutaneous amyloidosis），属中医学"顽癣""松皮癣"范畴，是指淀粉样蛋白沉积于正常皮肤，无其他内脏器官累及的一种慢性皮肤疾病。临床以苔藓样、斑状淀粉样变及双相淀粉样变最为常见。

【病因与发病机制】

1. 中医病因病机

本病多以风湿结聚、瘀血阻络、阴血亏虚为主要病机。

（1）脾运失健，内蕴湿热，复感风热之邪，风湿结聚，使气血运行失调，客于肌肤凝滞而成。

（2）先天营血亏虚，或因情志内伤，饮食不节，气滞、痰湿内生，郁久化热，化燥伤阴，致使肌肤失养而致。

2. 西医病因与发病机制

尚不清楚。遗传因素和免疫因素可能在其发病机制中发挥着重要作用。淀粉样蛋白是一种沉积于皮肤或其他器官的嗜酸性均一的透明玻璃样物质，可由细胞和组织合成或衍化而成。长期摩擦、EB 病毒感染和虫咬等外伤性因素可引起角质形成细胞损伤并发生丝状变性，脱落至真皮，最后形成淀粉样蛋白，后者沉积于真皮乳头致病。

【临床表现】

本病好发于有色人种，如亚洲、中东地区及南美洲人。根据临床特点不同可分为多种类型，以下两种最常见。

1. 苔藓状淀粉样变（lichenoid amyloidosis）　两性均可受累，但以中年男性多见。好发于双侧胫前，也可发生于臂外侧和腰背部。特征性皮损为半球形表面光滑发亮的丘疹。早期皮损为针尖样大小褐色斑点；后渐增大呈绿豆至黄豆大半球形、圆锥形或多角形丘疹；正常皮色、淡红色或褐色；表面光滑发亮；皮损早期散在分布，后期密集成片但不融合；长期搔抓可使皮损处似疣状或苔藓样变，亦可见色素异常。小腿和上背部皮损可沿皮纹方向呈念珠状排列（图19-2）。自觉剧烈瘙痒。

2. 斑状淀粉样变（macular amyloidosis） 常对称发生于中年以上妇女的肩胛间区，也可累及躯干和四肢。皮损为褐色、灰色或蓝色色素沉着，由点状色素斑融合而成，呈网状或波纹状，后者有诊断价值。一般无自觉症状或仅有轻度瘙痒。

以上两种皮损可同时存在或相互转化，两型并存时称为混合型或双相型皮肤淀粉样变。

【实验室检查】

刚果红试验阳性；还可有血沉加快，γ 或 α 球蛋白升高。

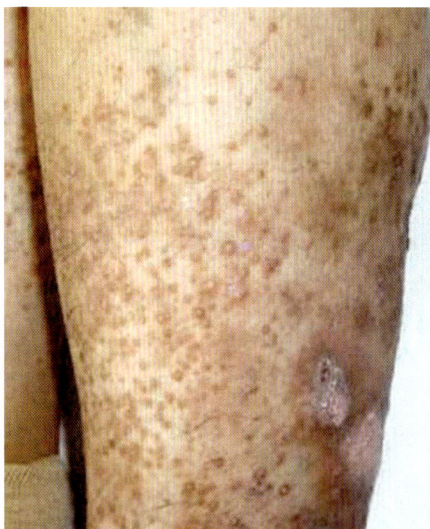
图 19-2 原发性皮肤淀粉样变

【组织病理】

真皮乳头处及真皮上部局灶性无定形淀粉样蛋白团块沉积；电镜检查发现淀粉样蛋白细丝为诊断本病金标准。

【诊断与鉴别诊断】

本病根据典型皮损，结合组织病理即可诊断。电镜检查发现淀粉样蛋白细丝为诊断本病的金标准。本病应与慢性单纯性苔藓、肥厚性扁平苔藓、结节性痒疹、类脂质蛋白沉积症等鉴别。

【治疗】

本病的治疗效果不满意，目前尚无特效疗法。

（一）中医治疗

1. 内治

（1）分型证治

①风湿结聚证

证候 小腿伸侧皮疹肥厚粗糙，干燥，密集成片而不融合，可见抓痕，少量渗液及结痂，自觉瘙痒或麻木。舌质淡红，苔薄白，脉濡数。

治法 祛风利湿，活血软坚。

方药 四物汤合四妙丸加减。

②阴血亏虚证

证候 皮疹呈泛发倾向，瘙痒难忍，久病不愈。舌质淡红，少苔或无苔，脉细数。

治法 养血润肤，滋阴止痒。

方药 大补阴丸合当归补血汤加减。

（2）中成药

①四物合剂：养血润肤。适用于皮疹肥厚粗糙、干燥者。

②大补阴丸：滋阴降火。适用于阴血亏虚证。

2. 外治

（1）中药外治

①皮疹初期，瘙痒剧烈，选用苍肤水剂（《张志礼皮肤病医案选萃》）熏洗；或用苦参酒涂擦，每日 2 次。

②皮疹肥厚坚硬，选用疯油膏（《中医外科学讲义》）外涂，加热烘疗法，每日 2 次。

③选用癣症熏药方（《赵炳南临床经验集》），燃烟熏皮损处，温度以患者耐受为度。每日 1～2 次，每次 15～30 分钟。

（2）针灸治疗

①体针：取曲池、血海、大椎、足三里、合谷、三阴交等穴，隔日 1 次。

②梅花针：皮疹粗糙肥厚者用梅花针在患处叩刺，每日 1 次。

（二）西医治疗

瘙痒明显者，可口服抗组胺药；皮损广泛、瘙痒严重且抗组胺药控制不良者，可采用普鲁卡因静脉封闭；口服阿维 A 酯对部分患者有效；强效糖皮质激素局部封包或皮损内注射可缓解症状，但停药后易复发；0.1% 维 A 酸霜外用可有一定疗效；0.1% 他克莫司软膏外用治疗苔藓样淀粉样变的患者，可改善瘙痒、斑块。除药物治疗外，近年来光疗、光化学疗法、激光治疗等已逐渐成为治疗皮肤淀粉样变的新方法。

（三）中西医结合诊治思路

中医治疗以祛风活血、养血润燥为主要原则；西医治疗以外用润肤剂为主，辅以抗组胺药及糖皮质激素，可有效减轻患者的痒、痛等感觉。一般以局部对症治疗为主，以中医辨证论治与抗组胺药等联合治疗为辅。

【预防与调摄】

1. 需慎食辛辣刺激之物，切勿过度搔抓、烫洗。

2. 劳逸结合，保证睡眠充足。

3. 调整心态，缓解紧张焦虑。

4. 规律而适宜的饮食，多食含维生素 C 的蔬菜、水果，戒烟。

第三节　蕈样肉芽肿

蕈样肉芽肿（granuloma fungoides）又名蕈样霉菌病（mycosis fungoides，MF），属于中医学"蕈样恶疮"的范畴，是 T 淋巴细胞特别是 T 辅助细胞亚群起源的一种原发性皮肤 T 细胞淋巴瘤。临床分为红斑期、斑块期和肿瘤期三期。多发于老年患者，男性患病率高于女性，下腹部、臀部、股上部及女性乳房为好发部位。

【病因与发病机制】

1. 中医病因病机

本病内因禀赋不耐、情志内伤、脾运失健，以致气血阴阳失衡，外因风湿热毒外侵，内外合邪，致湿热瘀毒蕴结于肌肤而成，日久耗伤气血，以致生风化燥，不能荣养肌肤。

2. 西医病因与发病机制

病因尚不明确，发病可能与遗传、感染、环境、职业、药物因素如接触石油工业品、杀虫剂、去污剂、消毒剂、工业废物、废气、放射性污染物、农药及止痛、安定、噻嗪类药物等有关。发病机理尚不清楚，蕈样肉芽肿主要为记忆性辅助 T 细胞来源的肿瘤，也有极少来源于抑制性 T 细胞（CD8$^+$）。

【临床表现】

典型的蕈样肉芽肿一般可分为红斑期、斑块期和肿瘤期三期。而每期皮损可部分重叠或同时见到三期皮损。

1. 红斑期 又称为蕈样前期或湿疹样期。临床表现为红斑、丘疹、斑片、苔藓样变等多形性皮损，表面附以鳞屑，境界清楚，椭圆形或不规则，可见表面萎缩，或表现为伴有萎缩的真性皮肤异色症，斑点状色素异常和毛细血管扩张。大斑块型副银屑病和伴有皮肤异色症改变的小斑块副银屑病是 MF 早期斑片期的表现。本期病程较长，伴剧烈顽固性瘙痒。少数皮损呈疣状或角化过度、色素减退，也可以类似色素性荨麻疹，还可见水疱、大疱及脓疱样损害。色素减退常见于有色人种，是儿童、青少年期蕈样肉芽肿患者的常见表现。自觉瘙痒或无自觉症状。

图 19-3 蕈样肉芽肿（斑块期）

2. 斑块期 在正常皮肤上或由红斑期进展发生不规则形、界限清楚、略高出皮面暗紫红色斑块，硬度不等，自行消退或融合成大的斑块，皮损浸润明显（图19-3），类似银屑病，也可为亚急性皮炎，其边缘呈环状、弓形或匐行性。浸润处毛发常脱落；颜面受累时皱褶加深形成"狮面"；掌跖可以累及，表现为角化过度、银屑病样和皲裂性斑块。

3. 肿瘤期 在浸润斑块或外观正常的皮肤上出现大小和形态不一的结节。这些结节易早期破溃，形成深在性卵圆形溃疡，基底覆有灰白色坏死性物质，边缘隆起。这些损害好发于躯干，但也可以发生于身体任何部位的皮肤，并可累及口腔和上呼吸道。若皮损未经红斑期或斑块期，发病即表现为肿瘤者，称爆发型蕈样肉芽肿，预后差。红皮病型 MF 表现为弥漫脱屑与潮红，毛发稀少、甲营养不良、掌跖角化过度。有时全身皮肤色素沉着，血中 Sézary 细胞超过 10% 者，称之为 Sézary 综合征。

本病除皮肤外，淋巴结、内脏等也受累及。

【组织病理】

1. 红斑期 扁平不萎缩斑片早期在真皮乳头及乳头下层可见非特异性炎症浸润细胞及少量淋巴细胞亲表皮现象，出现类似空泡化的界面皮炎改变，在每个空泡中可见一淋巴细胞。表皮内散在单个的单一核细胞，与周围角质形成细胞有一透明间隔或空晕将其分开；偶尔可见有几个单一核细胞聚集，周围有空晕，提示为小的 Pautrier 微脓肿。萎缩性斑片可见表皮突变平，基底细胞空泡化，表皮下有带状单一核细胞浸润，部分区域可见侵入表皮。

2. 斑块期 出现明显亲表皮现象和 Pautrier 微脓肿，有诊断意义。表皮内的淋巴细胞数量可多可少，但表现为典型胞大、深染，较真皮内的淋巴细胞更多型并可出现典型的真皮乳头纤维化。

3. 肿瘤期 亲表皮现象不明显，真皮内有大片浸润，往往深达皮下组织。在多数病例中浸润

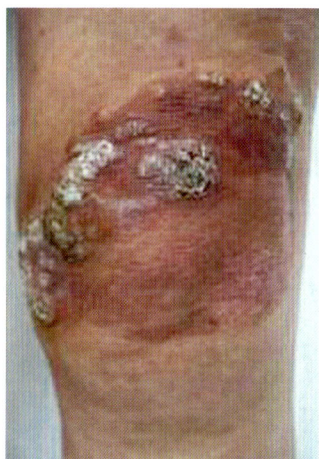

主要为 MF 细胞，核异形、深染、大小有显著性差异，而有时在真皮乳头层却无或极少浸润。

【诊断与鉴别诊断】

红斑期由于临床表现、组织病理改变无特异性，故难以做出明确诊断，因此对临床上怀疑为本病患者，应密切观察，即时活检。斑块期与肿瘤期，根据临床表现，结合组织病理改变易于诊断。

本病应与慢性溃疡、光化性角化病、寻常疣、尖锐湿疣、基底细胞上皮瘤、角化棘皮瘤、鲍恩病、小汗腺汗管瘤、恶性黑色素瘤等相鉴别。

【治疗】

治疗原则：以西医治疗为主，中医治疗为辅；早期采用局部治疗，去除病灶，晚期扶正去邪，攻补兼施。

（一）中医治疗

1. 内治

（1）分型证治

①湿热毒盛证

证候　皮损为苔藓样或鱼鳞样斑块，表面光泽，皮肤瘙痒，舌红，苔黄腻，脉滑数。

治法　清热化湿，解毒祛斑。

方药　黄连解毒汤合龙胆泻肝汤加减。

②血热化燥证

证候　皮肤红斑、硬结，瘙痒剧烈；伴口干，烦躁发热，大便燥结，尿黄量少。舌红，苔薄黄，脉细数。

治法　养血润燥，疏风解毒。

方药　清肝芦荟丸加减。

③气血亏虚证

证候　病程日久，皮肤肿瘤向表皮隆起，甚至如蕈样，有时破溃，多处肿大；伴神疲乏力，气短懒言，面色淡白或萎黄，头晕目眩，唇甲色淡，心悸失眠。舌淡，苔少，脉细弱。

治法　补益气血，解毒散结。

方药　八珍汤加减。

（2）中成药

人参养荣丸：温补气血。适用于气血亏虚证。

2. 外治

中药洗剂：如选用荆芥、苦参、紫草、赤芍、大黄、地肤子等煎水外洗。

（二）西医治疗

（1）早期损害　以 α 和 γ 干扰素、胸腺因子 D、左旋咪唑、卡介菌多糖核酸、转移因子等生物免疫调节剂以增强患者免疫力。局部外用糖皮质激素、氮芥、卡莫司汀、倍扎罗汀凝胶，或选用 X 线、电子束照射、光化学疗法等局部治疗。

（2）晚期损害　采用环磷酰胺、苯丁酸氮芥、甲氨蝶呤、喷司他丁、依托泊苷、氟达拉宾、

2- 氯脱氧腺苷、长春新碱、博来霉素、放线菌素 D 等化疗，同时配合局部治疗。

（三）中西医结合诊疗思路

原发性皮肤 T 细胞淋巴瘤为恶性肿瘤，中西医结合治疗恶性肿瘤有其优势和特色。皮肤肿瘤的发生与中医学正邪理论一致，其中医治疗要重视辨证与辨病的结合，重视保护脾胃之气，维持脾胃正常运化，注意益气养阴，调理气机，使攻邪而不伤正，在扶正的基础上祛毒攻邪。同时要结合西医放化疗等治疗手段，根据治疗特点不同，毒副反应不同而酌情治疗。放化疗的毒性反应多表现为多脏腑多系统反应，症状错综复杂，但总体仍不离脾胃气虚及阴虚内热或两者兼见。

【预防与调摄】

1. 避免日光曝晒。
2. 注意局部皮肤清洁护理，避免搔抓、摩擦、以防感染。
3. 饮食宜清淡，忌食辛辣刺激性食物。

第二十章

性传播疾病

性病(sexually transmitted disease,STD)指主要通过性接触、类似性行为及间接接触传染的一组传染性疾病。目前常见的STD传播途径主要有:①性接触传播;②间接接触传播;③血液和血制品传播;④母婴垂直传播;⑤医源性传播;⑥器官移植和人工授精等传播。

我国传染病防治相关法规规定的STD包括梅毒、淋病、尖锐湿疣、生殖道沙眼衣原体感染、生殖器疱疹、软下疳、性病性淋巴肉芽肿和艾滋病共8种疾病。而广义的STD还包括生殖系统念珠菌病、阴道毛滴虫病、细菌性阴道炎、阴虱病、疥疮、传染性软疣、乙型肝炎等疾病。STD不仅危害患者身心健康,还会给患者家庭、社会带来极大影响。近20年来,STD流行逐渐呈现出范围扩大、发病年龄降低、无症状或轻微症状患者增多及耐药菌株增多趋势,成为人类必须面对的公共健康问题。

本章重点讲述6种重点防治的性病。

第一节 梅 毒

梅毒(syphilis),属中医学"杨梅疮""花柳病""霉疮"等范畴。本病是由梅毒螺旋体(treponema pallidum,TP)引起的一种慢性、系统性性传播疾病。本病危害极大,早期主要侵犯皮肤和黏膜;晚期可侵犯全身各器官,特别是心血管和中枢神经系统;通过胎盘传播可引起死产、流产、早产和胎传梅毒。我国第一部梅毒专著是明代的陈司成撰写的《霉疮秘录》,书中详细记载了本病的传播途径、临床表现及治疗方法等。

【病因与发病机制】

1. 中医病因病机

(1)与杨梅疮患者同房染毒,或者母亲患杨梅疮遗毒胎儿,或输血及接触染毒的污物,湿热疫毒或郁结于前后二阴,或搏结于肌肤,而发为横痃、疳疮或斑疹。

(2)久病正气耗伤,疫毒内侵,毒入骨髓、孔窍、脏腑,发为杨梅结毒,缠绵难愈。

2. 西医病因与发病机制

(1)病原体 梅毒螺旋体(TP)通常不易着色,故又称苍白螺旋体。TP系厌氧微生物,人工培养困难,其离开人体不易生存,煮沸、干燥、阳光照射、肥皂水和普通消毒剂等均可将其迅速杀灭,但其耐寒力强,4℃可存活3天,-78℃保存数年仍具有传染性。

(2)传播途径 梅毒患者是梅毒唯一的传染源,患者的皮损、血液、精液、乳汁和唾液中均存在TP。常见的传播途径有以下几种:

①性传播：95% 患者经性接触由皮肤黏膜微小破损传染。未治疗的患者在感染后 1～2 年内具有强传染性，此后，病期越长传染性越小，感染 4 年以上基本无传染性。

②垂直传播：妊娠 4 个月以后，TP 通过胎盘及脐静脉垂直母婴传播，可导致死产、流产、早产或胎传梅毒，其传染性随病期延长逐渐减弱。未经治疗的一期、早期潜伏和晚期潜伏梅毒孕妇垂直传播几率分别是 70%～100%、40%、10%。分娩时也于头部、肩部等皮肤擦伤处发生接触传染。

③其他途径：冷藏 3 天以内的梅毒患者血液仍具有传染性，输入此种血液可发生感染；少数患者经医源性途径、深接吻、哺乳或接触污染衣物、用具而感染。

【梅毒的临床分型和分期】

梅毒根据传染途径不同可分为获得性（后天）梅毒与胎传（先天）梅毒；根据病程不同分为早期梅毒和晚期梅毒。具体如下（表 20-1）。

表 20-1　梅毒的临床分型及分期

	感染时间 <2 年	感染时间 >2 年
获得性梅毒 （后天）	早期梅毒 一期梅毒 二期梅毒 早期潜伏梅毒	晚期梅毒 三期皮肤、黏膜、骨骼梅毒 心血管梅毒 神经梅毒 晚期潜伏梅毒
胎传梅毒 （先天）	早期先天梅毒 （<2 岁）	晚期先天梅毒（>2 岁） 皮肤、黏膜、骨骼梅毒 心血管梅毒 神经梅毒 潜伏梅毒

【临床表现】

（一）获得性梅毒（后天梅毒，acquired syphilis）

1. 一期梅毒（primary syphilis）　主要症状为硬下疳（chancre）和硬化性淋巴结炎（中医学称"横痃"）。一般无全身症状。

（1）硬下疳　由 TP 在侵入部位引起，常为单发，也可多发；多见于外生殖器（90%），男性多见于阴茎冠状沟、龟头、包皮及系带，女性多见于大小阴唇、阴唇系带、会阴及宫颈；生殖器外部位少见，易误诊、漏诊。潜伏期为 2～4 周。初为粟粒大小丘疹或结节，后发展成直径 1～2cm 的圆形或椭圆形浅在性溃疡。典型的硬下疳：境界清楚，边缘略隆起，疮面较平坦、清洁；触诊呈软骨样硬度；无明显疼痛或触痛。硬下疳多为单发，少数可 2～3 个或者更多（图 20-1，图 20-2）。经 3～6 周，可不治自愈，不留瘢痕或留有轻度萎缩性瘢痕、色素沉着。

（2）硬化性淋巴结炎　在硬下疳出现 1～2 周后发生，表现为单侧腹股沟或患侧附近淋巴结肿大，相互孤立而不粘连，表面无红肿破溃；可为单侧或双侧；一般无疼痛、触痛；消退常需数月；淋巴结穿刺可见大量 TP。

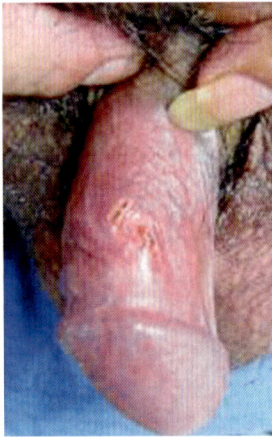

图 20-1 一期梅毒硬下疳（男）

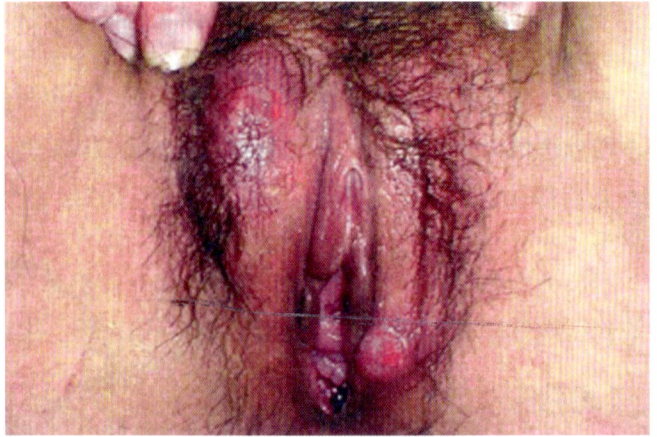

图 20-2 一期梅毒硬下疳（女）

2. 二期梅毒（secondary syphilis） 一期梅毒未经治疗或治疗不彻底，TP 由淋巴系统进入血液循环形成菌血症播散全身，引起皮肤黏膜及系统性损害，称为二期梅毒，常发生于硬下疳消退 4～6 周后，少数可与硬下疳同时出现，病程在两年内。二期早发梅毒未经治疗或治疗不当，经 2～3 个月可自行消退。患者免疫力降低可导致二期复发梅毒，通常皮损形态奇特、数目少。

（1）皮肤黏膜损害

①梅毒疹：皮损内含大量 TP，传染性强，不经治疗一般持续数周可自行消退。皮损通常缺乏特异性，可模拟各种皮肤病损害，表现为躯干和四肢（图 20-5）等部位对称、泛发的红斑、丘疹、斑丘疹、斑块、结节、脓疱、溃疡等，一般不痒或轻微瘙痒；掌跖部位铜红色斑（图 20-3，图 20-4，图 20-5）及领圈样脱屑性，互不融合，具有一定特征性。②扁平湿疣：发生于肛周、外生殖器、会阴、腹股沟及股内侧（图 20-6），表现为单个或多个肉红色扁平丘疹或斑块，表面糜烂湿润或结痂，内含大量 TP，传染性强。③梅毒性脱发：由于 TP 侵犯毛囊造成毛发区血供不足，导致局限或弥漫性的虫蚀状非永久性脱发。④口腔、舌、咽、喉或生殖器黏膜红斑、水肿、糜烂，损害表面可有灰白色膜状物。

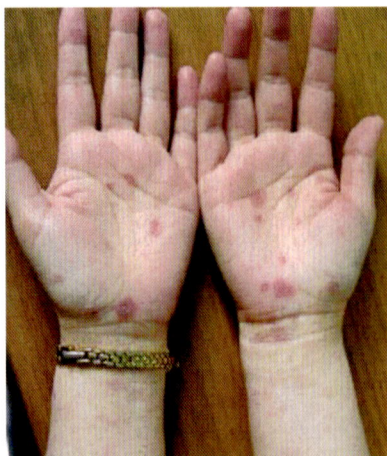

图 20-3 掌跖梅毒疹（掌部梅毒疹）

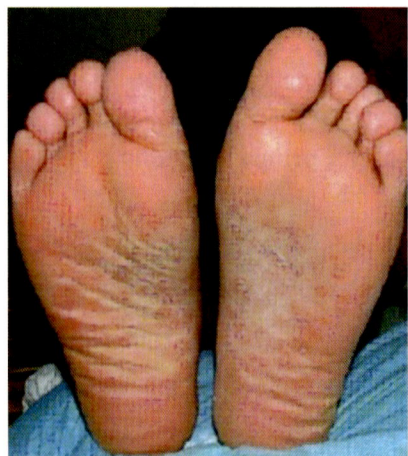

图 20-4 掌跖梅毒疹（跖部梅毒疹）

（2）多发性硬化性淋巴结炎，表现为多发全身浅表淋巴结肿大，一般无疼痛。

（3）除皮疹外，二期复发梅毒可出现梅毒性骨关节、眼、内脏及神经系统损害等，预后不良。

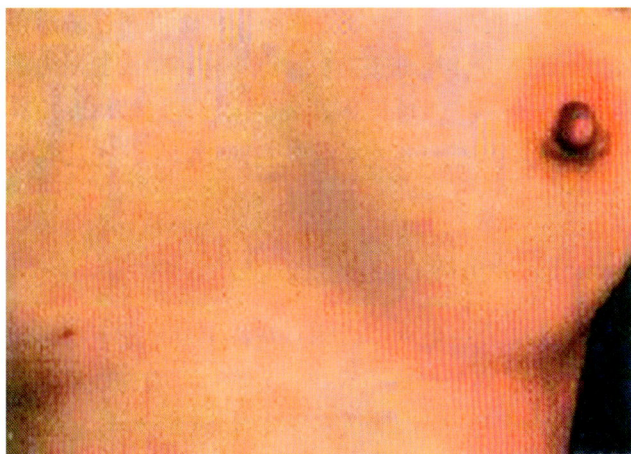

图 20-5 斑疹型梅毒疹

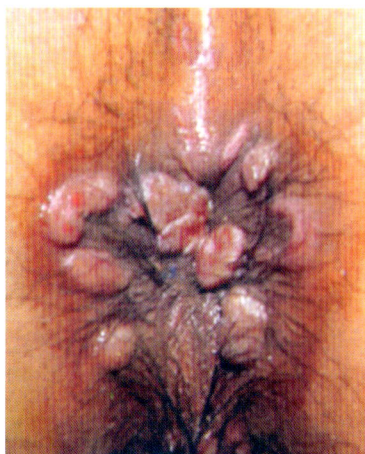

图 20-6 二期梅毒扁平湿疣

3. 三期梅毒（tertiary syphilis） 早期梅毒未经治疗或治疗不充分，经过 3 ～ 4 年（最早 2 年，最晚 20 年），40% 患者发生三期梅毒，也称晚期梅毒。

（1）皮肤黏膜损害 主要是结节性梅毒疹、梅毒性树胶肿和近关节结节。①头面部及四肢伸侧的结节性梅毒疹，为群集直径 0.2 ～ 1.0cm 大小的结节，铜红色、质硬，呈簇集、环状或马蹄形排列，结节吸收后留下小的萎缩斑，亦可形成溃疡，愈后留下浅瘢痕。②小腿的树胶肿多见（图 20-7），初起为单发无痛性暗红色皮下结节，后逐渐增大并发生溃疡，呈肾形马蹄形溃疡，境界清楚，边缘锐利坚硬，基底紫红，分泌黏稠脓汁似树胶状，故名树胶肿。上腭及鼻中隔黏膜树胶肿可导致上腭及鼻中隔穿孔和形成马鞍鼻。③大关节附近的近关节结节，又称梅毒性纤维瘤，表现为豌豆至胡桃大小或更大的圆形、椭圆形硬性结节，表面皮色正常，对称分布于肘、膝、髋关节附近，无疼痛及压痛等自觉症状。

（2）骨梅毒、眼梅毒、其他内脏梅毒 可累及骨、眼及呼吸、消化等系统脏器。

（3）心血管梅毒（cardiovascular syphilis） 发生率为 10%；多发生于感染后 10 ～ 20 年，可发生单纯性主动

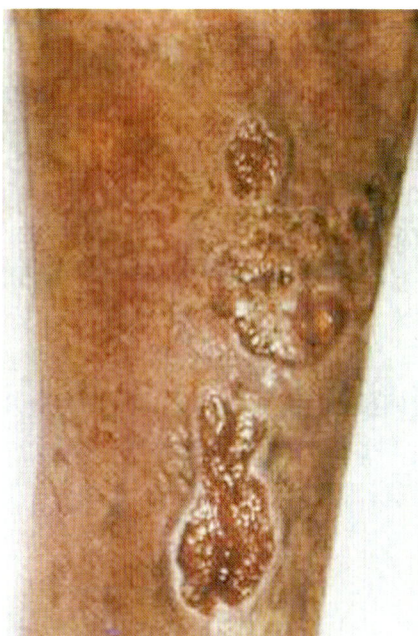

图 20-7 三期梅毒树胶肿

脉炎、主动脉瓣关闭不全、冠状动脉狭窄或阻塞，以及心肌树胶肿、主动脉瘤等。

（4）神经梅毒（neurosyphilis） 发生率为 10%，多在感染后 3 ～ 20 年发病。可分为：①无症状型神经梅毒：无明显的神经系统症状和体征；②脑膜神经梅毒：主要发生于早期梅毒，可表现为发热、头痛恶心、呕吐、颈项强直、视乳头水肿等；③脑膜血管梅毒：为闭塞性脑血管综合征的表现，如偏瘫、失语、癫痫样发作等；④脑实质梅毒：可出现进行性恶化的精神和神经系统损害表现如麻痹性痴呆，可出现注意力不集中、情绪变化、妄想等，也可出现瞳孔异常、构音障碍、四肢张力减退等。若梅毒螺旋体引起脊髓损伤，即为脊髓痨，可发生阿罗瞳孔闪电样痛，感觉异常，腱反射减退、肌张力降低等。

4. 潜伏梅毒（latent syphilis） 又称隐性梅毒，其发生与机体免疫力较强或治疗暂时性抑制

TP 有关；病程以 2 年为界限，分为早期和晚期隐性梅毒。①早期隐性梅毒：患者在过去两年内有明确的高危性行为史（2 年前无高危性行为史）或性伴梅毒感染史；有符合一期或二期梅毒的临床表现，但当时未得到诊断和治疗者；在过去两年内，无临床表现或临床表现已消失，梅毒螺旋体血清学试验阳性，脑脊液检查无异常发现。②晚期隐性梅毒：病期在两年以上，无法判断病情者视为晚期隐性梅毒。

（二）先天梅毒（胎传梅毒，congenital syphilis）

1. 早期先天梅毒（early congenital syphilis） 患儿一般两岁以内发病，不发生硬下疳，皮损类似于获得性二期梅毒。皮损可表现为红斑、丘疹、扁平湿疣、水疱、大疱等；梅毒性鼻炎及喉炎；骨髓炎、骨膜炎及骨软骨炎；可有全身淋巴结肿大、肝脾肿大、贫血等。

2. 晚期先天梅毒（late congenital syphilis） 一般在两岁以后发病，类似获得性三期梅毒。以角膜炎、骨损害和神经系统损害常见，心血管梅毒罕见。标志性损害有哈钦森齿（上门齿呈"螺丝刀"状，下端比近齿龈端窄，咬合面中央有半月形缺口）、桑葚齿（下第一臼齿较小，齿尖集中于咬合面中部，形如桑葚）、前额圆凸、马鞍鼻、佩刀胫、胸锁关节增厚、基质性角膜炎、神经性耳聋；其中哈钦森齿、基质性角膜炎、神经性耳聋合称哈钦森三联征。

3. 先天潜伏梅毒 无临床症状，梅毒血清学试验阳性，脑脊液检查正常，年龄小于两岁者为早期隐性胎传梅毒，大于两岁者为晚期隐性胎传梅毒。

【实验室检查】

可分为 TP 病原学检测、血清学试验、脑脊液检查、影像学检查及组织病理学检查。

1. TP 病原学检测 通常采用暗视野显微镜检查，镀银及核酸扩增试验（PCR）。适用于硬下疳或扁平湿疣者。注意上述检测方法有假阴性结果可能。

2. 梅毒血清学试验 是梅毒主要的检查方法和确诊、判定疗效的主要依据。包括非梅毒螺旋体抗原血清学试验（包括 RPR、TRUST 和 VDRL 试验）和梅毒螺旋体抗原血清学试验（包括 TPHA、TPPA 和 FTA-ABS 等）。前者检测的是非特异性抗体，在感染 TP3 ～ 4 周后即可产生这种抗体，经过有效的抗梅毒治疗后，此抗体滴度可下降直至转阴；后者检测的是 TP 特异性抗体，一般情况下，抗梅毒治疗后该抗体仍持续存在，不能从体内消失。其临床检测意义见表 20-2。

表 20-2 梅毒血清学试验结果的参考解释

试验结果		参考解释
TP 抗原血清学试验	非 TP 抗原血清学试验	
（+）	（+）	现症梅毒，梅毒治疗后随访者。
（-）	（+）	非 TP 抗原血清学试验假阳性
（+）	（-）	早期梅毒治疗后；既往 TP 感染；极早期梅毒；部分晚期梅毒。
（-）	（-）	排除梅毒感染；极早期梅毒（处于窗口期）。

3. 脑脊液（CSF）检查 主要用于神经梅毒的诊断。脑脊液检查的指征是：梅毒血清检测阳性伴神经、耳或眼症状或体征；先天梅毒；抗梅毒治疗失败；三期梅毒；所有合并 HIV 感染者。脑脊液白细胞计数 $\geqslant 5 \times 10^6$/L、蛋白量 >500mg/L（且无其他引起指标异常的原因）、脑脊液

VDRL 试验阳性，是神经梅毒的可靠诊断依据。

4. X 线摄片、彩超、CT 和 MRI 检查 分别用于骨关节梅毒、心血管梅毒和神经梅毒的辅助诊断。

【组织病理】

梅毒的组织病理学基本改变是血管内膜炎和血管周围炎，表现为血管内皮细胞肿胀增生，血管周围大量淋巴细胞、浆细胞浸润；三期梅毒主要为肉芽肿损害，中央坏死，周围大量浆细胞、淋巴细胞浸润，伴有较多上皮样细胞及巨细胞浸润。

【诊断与鉴别诊断】

梅毒的临床表现复杂多样，必须仔细询问病史，认真查体和反复实验室检查方可明确诊断，对于有其他 STD 者、6 周前有不洁性接触者，梅毒患者性伴应常规进行梅毒血清学筛查。

（一）获得性梅毒

1. 一期梅毒

（1）疑似病例 应同时符合流行病学史、一期梅毒临床表现和非 TP 抗原血清学试验阳性；或同时符合流行病学史、一期梅毒临床表现和 TP 抗原血清学试验阳性。

（2）确诊病例 同时符合疑似病例要求及 TP 暗视野显微镜检查（+）；或同时符合疑似病例及两类梅毒抗原血清学试验阳性。

（3）鉴别诊断 硬下疳应与生殖器疱疹、固定性药疹、软下疳、白塞病、生殖器部位肿瘤、性病性淋巴肉芽肿等鉴别。

2. 二期梅毒

（1）疑似病例 应同时符合流行病学史、二期梅毒临床表现和非 TP 抗原血清学试验阳性；或同时符合流行病学史、二期梅毒临床表现和 TP 抗原血清学试验阳性。

（2）确诊病例 同时符合疑似病例要求及 TP 暗视野显微镜检查、镀银染色检查或 PCR（+）；或同时符合疑似病例及两类梅毒抗原血清学试验阳性。

（3）鉴别诊断 二期梅毒应与玫瑰糠疹、寻常型银屑病、药疹、扁平苔藓、皮肤淋巴瘤、癣、尖锐湿疣等鉴别；梅毒性脱发应与斑秃鉴别。

3. 三期梅毒

（1）疑似病例 应同时符合流行病学史、三期梅毒临床表现和非 TP 抗原血清学试验阳性；或同时符合流行病学史、三期梅毒临床表现和 TP 抗原血清学试验阳性。

（2）确诊病例 同时符合疑似病例要求及两类梅毒抗原血清学试验阳性。

（3）鉴别诊断 结节性梅毒疹、树胶肿需与寻常狼疮、结节病、瘤型麻风、硬红斑、结节性红斑、慢性皮肤溃疡、脂膜炎等鉴别；心血管梅毒需与主动脉硬化症、冠状动脉粥样硬化、感染性心内膜炎、先天性瓣膜畸形等鉴别；眼梅毒需与葡萄膜炎、脉络膜视网膜炎、血管周围炎等鉴别。

4. 神经梅毒

（1）疑似病例 同时符合流行病学史、神经梅毒临床表现，非 TP 抗原血清学试验阳性，TP 抗原血清学试验阳性和脑脊液常规检查异常（排除其他引起异常的原因）。

（2）确诊病例 同时符合疑似病例要求和脑脊液梅毒抗原血清学试验阳性和常规检查异常。

（3）鉴别诊断 需与各种病原菌感染导致的脑膜炎、各种原因引起的脑卒中、癫痫发作、脑肿瘤、精神分裂症、抑郁症、Adie 综合征等鉴别。

5. 潜伏梅毒

（1）疑似病例 同时符合流行病学史非 TP 抗原血清学试验阳性，既往无梅毒诊断与治疗史、无临床表现者；或同时符合流行病学史、TP 抗原血清学试验阳性、既往无梅毒诊断与治疗史、无临床表现者。

（2）确诊病例 同时符合疑似病例要求和两类梅毒抗原血清学试验均为阳性。如有条件可行脑脊液检查以排除无症状神经梅毒。

（二）胎传梅毒

诊断主要根据患儿母亲有无梅毒病史，结合有典型临床表现和实验室检查（发现 TP 或梅毒抗原血清试验阳性）。

【治疗】

治疗原则：①西医治疗以青霉素类药物为主，若有过敏者可用其他抗生素药如头孢曲松、多西环素等。②中医治疗根据临床表现进行辨证论治。分清虚实，早期为邪气实，宜清热解毒祛邪；晚期为正气虚，宜扶正祛邪。③及早发现，及时正规治疗，剂量充足，疗程规则，追踪观察，性伴同治。

（一）中医治疗

内治

分型证治

①肝经湿热证

证候 多见于一期梅毒，外阴疳疮，色红质硬，溃烂而润，或伴有横痃；伴心烦口苦，溲黄便结。舌红苔黄腻，脉滑数。

治法 清热利湿，解毒驱梅。

方药 龙胆泻肝汤加减。湿热重者，可加土茯苓、丹皮、虎杖等。

②血热蕴毒证

证候 多见于二期梅毒。周身起斑疹、斑丘疹、丘疹、掌跖红斑、扁平湿疣等，斑疹色红如玫瑰，不痛不痒，或见脓疱、鳞屑等；兼口干咽燥，口舌生疮，大便秘结。舌质红绛，苔薄黄或少苔，脉细滑或细数。

治法 凉血解毒，泄热散瘀。

方药 清营汤合桃红四物汤加减。热毒重者，可加黄连、大青叶等。

③气血两虚证

证候 多见于病程日久，疳疮破溃，皮肤水疱，腐肉败脱，久不收口；伴筋骨酸痛。舌淡苔白，脉细无力。

治法 益气养血，扶正固本。

方药 十全大补丸加减。

（二）西医治疗

1. 早期梅毒（包括一期、二期及病期在 2 年以内的隐性梅毒）

（1）推荐方案　苄星青霉素每次 240 万 U，分两侧臀部肌注，每周 1 次，共 2 次。普鲁卡因青霉素，80 万 U/d，每日 1 次，肌注，连续 15 日。

（2）替代方案　头孢曲松每次 0.5 ～ 1g，每日 1 次，肌内或静脉注射，连续 10 日。

（3）对青霉素过敏者　多西环素每次 100mg，每日 2 次，连服 15 日。

2. 晚期梅毒（三期皮肤、黏膜、骨骼梅毒，晚期隐性梅毒或不能确定病期的隐性梅毒）

（1）推荐方案　苄星青霉素 240 万 U/ 次，分二侧臀部肌注，每周 1 次，共 3 周。或普鲁卡因青霉素，80 万 U/d，每日 1 次，肌注，连续 20 日为 1 疗程。也可根据情况停药 2 周后进行第 2 个疗程。

（2）对青霉素过敏者　多西环素每次 100mg，每日 2 次，口服，连续 30 日。

3. 心血管梅毒　应住院治疗，如有心力衰竭，应先控制，待心功能可代偿时，再行驱梅治疗。治疗推荐用水剂青霉素，但从小剂量开始逐渐增加剂量，以避免发生吉 – 海反应造成病情加剧或死亡。对青霉素过敏者：可选用多西环素。

4. 神经梅毒、眼梅毒　应住院治疗，注意避免吉 – 海反应。

推荐治疗：①水剂青霉素，每日 1800 万～ 2400 万 U，静脉滴注，即 300 万～ 400 万 U/ 次，每 4 小时 1 次，连续 10 ～ 14 日。必要时，继以苄星青霉素 240 万 U/ 次，每周 1 次，分两侧臀部肌注，连续 3 次。②普鲁卡因青霉素，每次 240 万 U，1 次肌注，同时服丙磺舒，每次 0.5g，每天 4 次，10 ～ 14 日。必要时，继以苄星青霉素，每次 240 万 U，分两侧臀部肌注，每周 1 次，连续 3 次。

替代方案：可用头孢曲松，每次 2g，每日 1 次，静脉注射，连续 10 ～ 14 日。

对青霉素过敏者：选用多西环素，每次 100mg，每日 2 次，口服，连续 30 日。

5. 妊娠期梅毒　对妊娠期新诊断梅毒及既往有梅毒感染证据的孕妇，予苄星青霉素每次 240 万单位，分两侧臀部肌注，每周 1 次，共 3 次。妊娠期梅毒患者只需 1 个疗程的抗梅毒治疗。对青霉素过敏的孕妇，无头孢曲松过敏史情况下谨慎选用头孢曲松。治疗后每月做 1 次非 TP 抗原血清定量试验。

6. 胎传梅毒

（1）早期胎传梅毒　脑脊液异常者：①水剂青霉素，每天 10 万～ 15 万 U/kg。出生后 7 日以内的新生儿，每次 5 万 U/kg，静注，每 12 小时 1 次。出生 7 日以后的新生儿每 8 小时 1 次，总疗程 10 ～ 14 日。②或普鲁卡因青霉素，每次 5 万 U/kg，分两侧臀部肌注，每日 1 次，连续 10 ～ 14 日。

脑脊液正常者：用苄星青霉素，5 万 U/kg，1 次注射（分两侧臀部）。如无条件检查脑脊液者，可按脑脊液异常者进行治疗。无头孢曲松过敏史情况下选用头孢曲松，125mg（脑脊液正常）～ 250mg（脑脊液异常），肌注，每日 1 次，连续 10 ～ 14 日。

（2）晚期胎传梅毒　①水剂青霉素，每天 20 万～ 30 万 U/kg，每次以 5 万 U/kg，静注或肌注，每 4 ～ 6 小时 1 次，连续 10 ～ 14 日。②普鲁卡因青霉素，每日 5 万 U/kg，肌注，连续 10 日为 1 疗程。对较大儿童青霉素用量，不应该超过成人同期患者的治疗用量。对青霉素过敏者，既往无头孢类抗生素过敏者在严密观察下可用：头孢曲松 250mg，肌注，每日 1 次，连续 10 ～ 14 日。8 岁以下的儿童禁用四环素。

7. 吉 – 海反应（Jarisch-Herxheimer reaction）

吉 – 海反应是梅毒患者接受高效抗 TP 药物治疗后，TP 被迅速杀死并释放出大量异种蛋白，引起机体发生的急性变态反应。常发生于首次抗 TP 治疗后数小时至 24 小时，可出现发热、畏寒、头痛、肌肉及骨骼疼痛、呼吸加快、心动过速、全身不适及原发疾病加重。此反应常见于早期梅毒，在晚期梅毒中发生率虽不高，但反应较严重，特别是在心血管梅毒和神经梅毒患者中可危及生命。泼尼松可用于预防吉－海反应，通常在抗 TP 治疗前 1 天开始应用，每日 20～30mg，分次给药，2～3 日后停用。

（三）中西医结合诊治思路

及早发现，及时正规治疗，剂量充足，疗程规则是本病治疗的关键原则。以西医治疗为主，首选青霉素类抗生素治疗，如对青霉素过敏者选替代方案治疗。中医治疗需分清虚实，早期宜清热解毒，晚期宜扶正祛邪，可配合西医治疗，改善症状，提高疗效。

【预防与调摄】

1. 净化社会风气，禁止卖淫嫖娼，加强性病防治。
2. 早诊断，早治疗，规范用药，坚持疗程，并建立追踪随访制度。坚持"查出必治、治必彻底"的原则。
3. 性伴应共同进行治疗，治疗期间禁止性生活，避免再感染或感染他人。
4. 做好孕前、产前检查等，尽量做到早发现、及时规范治疗，避免胎传梅毒。
5. 治疗后定期随访，一般至少坚持 3 年：第 1 年，每 3 月复查 1 次；第 2 年里每半年复查 1 次；第 3 年在年末复查 1 次。
6. 病程一年以上的患者应接受脑脊液检查，排除神经梅毒。
7. 复发患者应排除 TP 再感染、HIV 感染、神经梅毒等，重新再治疗。

第二节 淋 病

淋病（gonorrhea），属中医学"花柳""毒淋"等范畴。是由淋病奈瑟球菌（neisseria gonorrhea，简称淋球菌）引起的泌尿生殖系统的化脓性感染，也可导致眼、咽、直肠感染和播散性淋球菌感染。淋病潜伏期短，传染性强，可导致多种并发症和后遗症。

【病因与发病机理】

1. 中医病因病机

（1）房事不洁，触染邪毒，致湿热秽浊之邪由前阴窍口入侵，阻滞于尿道、精道、膀胱、精室等，使局部气血运行不畅，气化失司，湿热熏蒸，精败肉腐。

（2）秽浊湿热之邪，一则伤津耗气，一则阻滞气血，久病及肾，导致肾虚阴亏，瘀热内结。病程日久，形成本虚标实或虚实夹杂之证。

2. 西医病因与发病机制

（1）病原体 淋球菌呈圆形或肾形，无鞭毛，革兰染色阴性。人类是淋球菌唯一的天然宿主，淋球菌离开人体后不易生长，对理化因子的抵抗力较弱，一般消毒剂容易将其杀死。淋球菌主要侵犯黏膜，感染后侵入男性前尿道、女性尿道及宫颈等处，通过其表面菌毛的黏附因子黏附到柱状上皮细胞的表面进行繁殖，并沿泌尿生殖道上行，导致细胞溶解破裂；淋球菌还可由黏膜细胞间隙进入黏膜下层使之坏死。淋球菌内毒素及外膜脂多糖与补体结合后产生化学毒素，能诱导中性粒细胞聚集和吞噬，引起局部急性炎症，出现充血、水肿、化脓、疼痛。如治疗不及时，淋球菌可进入尿道腺体和隐窝，成为慢性病灶。

（2）传播途径　淋病主要通过性接触传染，少数情况下也可因接触含淋球菌的分泌物或者被污染的用具传染，女性（包括幼女）因其尿道和生殖道短，很易感染；新生儿经患病母亲的产道时，可引起新生儿淋菌性眼炎；妊娠期女性感染可累及羊膜腔导致胎儿感染。

【临床表现】

淋病可发生于任何年龄，但多发于性活跃的中青年。潜伏期一般为 2 ～ 10 天，平均 3 ～ 5 天，潜伏期患者具有传染性。

（一）无并发症淋病

1. 男性无并发症淋病　患者常有尿频、尿急、尿痛或尿道刺痒感、尿道口红肿，分泌物为黄色脓性或脓血性，量多（图 20-8，图 20-9），严重时可出现包皮龟头炎、包皮水肿并发嵌顿及腹股沟淋巴结炎。后尿道受累时可出现终末血尿、血精，会阴部轻度坠胀等，夜间常有阴茎痛性勃起。一般全身症状轻，少数可有发热、全身不适、食欲不振等。

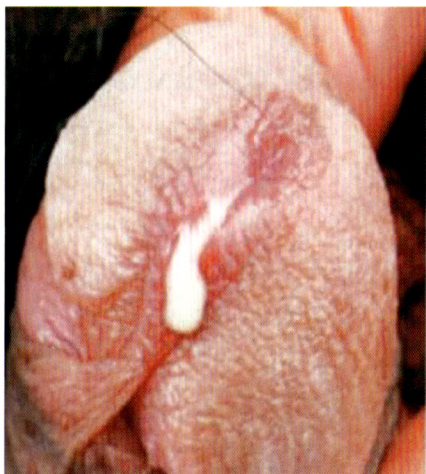

图 20-8　淋菌性尿道炎（A）

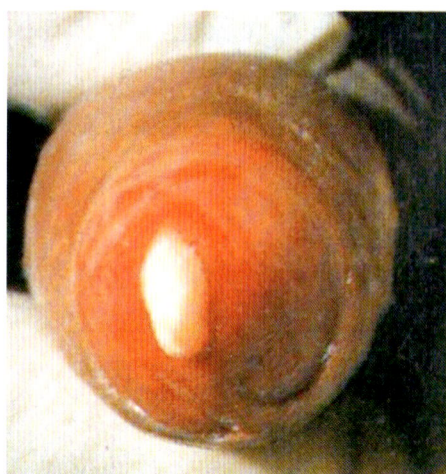

图 20-9　淋菌性尿道炎（B）

2. 女性无并发症淋病　50% 的妇女感染淋病后无症状或症状轻微，好发于宫颈和尿道。①宫颈炎：阴道分泌物增多，呈黏液脓性，宫颈口红肿、充血、触痛。②尿道炎、尿道旁腺炎：尿频、尿急、尿痛，尿道口红肿，有压痛及脓性分泌物（图 20-10）。③前庭大腺炎：常为单侧前庭大腺红肿、疼痛，严重时形成脓肿，可有全身症状。④肛周炎：肛周瘙痒，伴潮红、轻度水肿、有脓性分泌物。女童淋病多为与患淋病的父母密切接触和共用浴室用具而感染，少数因受性侵所致。常见表现为外阴阴道炎，有时累及肛门和直肠。

3. 淋菌性肛门直肠炎　主要见于男性同性恋者，女性可由阴道分泌物感染所致。轻者仅有肛门瘙痒、烧灼感，排出黏液和脓性分泌物；重者

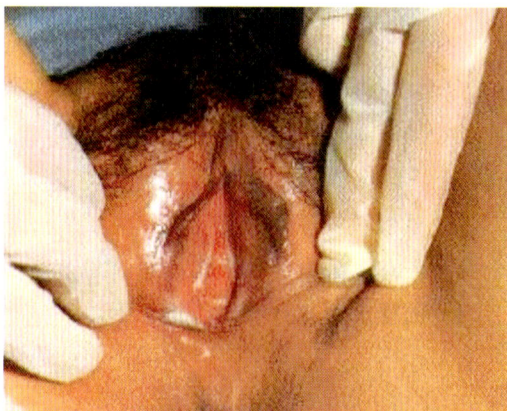

图 20-10　淋菌性尿道炎（C）

有里急后重，可排出大量脓性和血性分泌物。

4. 淋菌性咽炎 主要见于口交者。大部分患者无明显症状，可表现为轻度咽炎或扁桃体炎，有咽干、咽痛灼热等不适，检查可见咽部黏膜充血、黏性或脓性分泌物。

5. 淋菌性眼结膜炎 成人多因自我接种或接触被分泌物污染的物品所感染，多为单侧；新生儿多为母亲产道感染，常为双侧。表现为眼结膜充血水肿，有较多脓性分泌物（图 20-11，图 20-12），体检可见角膜呈云雾状，重者角膜发生溃疡，引起穿孔，甚至导致失明。

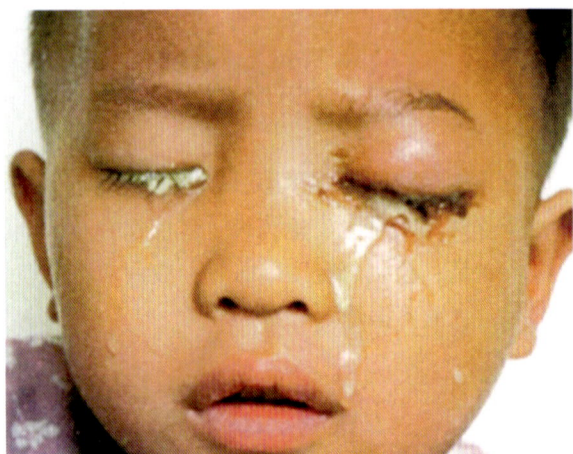

图 20-11 淋菌性眼结膜炎

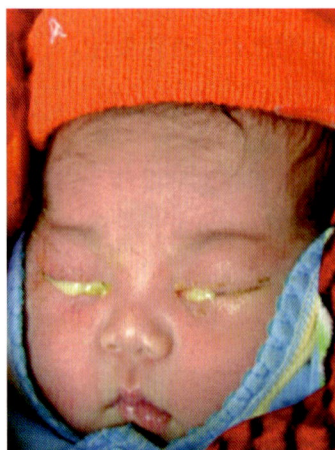

图 20-12 新生儿淋菌性眼结膜炎

（二）有并发症淋病

1. 男性淋病并发症 男性淋菌性尿道炎若治疗不当或酗酒、性交等，导致感染进一步发展并蔓延至后尿道，引起后尿道炎、前列腺炎、精囊炎、附睾炎等；炎症反复发作形成瘢痕后可引起尿道狭窄，部分发生输精管狭窄或梗阻，可导致不育。

（1）淋菌性前列腺炎 急性期有发热、畏寒、尿频、尿急、尿痛，终末血尿或尿道脓性分泌物，会阴或耻骨上坠胀感。直肠指检示前列腺肿大、触痛；分泌物检查可发现上皮细胞、少数脓细胞和淋球菌，如不及时治疗可形成脓肿。慢性患者一般无明显自觉症状，可有晨起尿道分泌物和会阴部不适。

（2）淋菌性精囊炎 急性感染时可有发热、尿频、尿急、尿痛，终末尿混浊并带血；直肠指检可触及肿大的精囊，并有剧烈触痛。慢性者一般无明显自觉症状，直肠指检可触及精囊发硬。

（3）淋菌性附睾炎 多为单侧附睾肿大，可有发热，一侧阴囊红肿、疼痛，同侧腹股沟和下腹部有反射性抽痛，尿液常混浊。

2. 女性淋病并发症 主要为淋菌性盆腔炎（包括子宫内膜炎、急性输卵管炎、继发输卵管卵巢囊肿及破裂后所致的盆腔脓肿、腹膜炎等），反复发作可导致输卵管狭窄或闭塞，可引起异位妊娠、不孕或慢性下腹痛等。

3. 播散性淋球菌感染 较罕见，好发于月经期或妊娠期妇女。淋球菌通过血管、淋巴管播散全身，可发生菌血症，病情严重，可危及生命。临床表现有发热、寒战、全身不适，常在四肢关节附近出现皮损，开始为红斑、瘀点、血疹，后发展为脓疱、血疱或中心坏死，散在分布，数目常不多。还可发生关节炎、腱鞘炎、心内膜炎、心包炎、胸膜炎、肝周炎及肺炎等。

【实验室检查】

（一）涂片检查

取男性尿道分泌物，涂片行革兰染色，镜下可见多形核白细胞内革兰阴性双球菌为阳性，适用于男性无并发症淋病诊断。不推荐用于宫颈、直肠和咽部淋球菌感染的诊断。

（二）淋球菌培养

淋球菌培养是诊断淋病的确诊试验，适用于男女性及除尿液外其他所有临床标本。

【诊断与鉴别诊断】

（一）诊断标准

根据病史、临床表现、实验室检查综合分析，可做出诊断。

1. 疑似病例　符合淋病流行病学史及各型临床表现中任意一项者。

2. 确诊病例　同时符合疑似病例的要求和实验室检查中任一项者。

（二）鉴别诊断

无并发症淋病应与生殖道沙眼衣原体感染、其他原因引起的尿道炎、念珠菌病、阴道毛滴虫病等鉴别。

【治疗】

治疗原则：应遵循及时、足量、规则用药；针对不同的病情采用相应的治疗方法。中西医结合治疗，尤其是对慢性淋病和有并发症淋病更具优势。

（一）中医治疗

内治

分型证治

①湿热毒蕴证

证候　尿道口红肿溢脓，尿急，尿频，尿痛，淋沥不止，尿液混浊如脂；女性出现宫颈充血、触痛，有脓性分泌物，前庭大腺红肿热痛；伴发热等全身症状。舌红，苔黄腻，脉滑数。

治法　清热利湿，解毒化浊。

方药　八正散合龙胆泻肝汤加减。脓性分泌物多者，可加土茯苓、萆薢等。

②正虚毒恋证

证候　小便短涩，淋沥不尽，女性带下多，或尿道口见少许黏液；食少纳差，腰酸腿软，五心烦热，酒后或疲劳易发。舌红，苔薄，脉沉细弱。

治法　滋阴降火，利湿祛浊。

方药　八正散合知柏地黄丸加减。分泌物多者，加土茯苓、萆薢等。

③毒邪流窜证

证候　男性前列腺肿痛、拒按，小便溢浊或点滴淋沥，有腰酸下坠感；女性有下腹部隐痛、压痛，外阴瘙痒，白带多，或有低热。舌红，苔薄黄，脉滑数。

治法　清热利湿，解毒化浊。

方药　五味消毒饮合龙胆泻肝汤加减。发热，热毒入络，可合清营汤加减。

（二）西医治疗

1. 无并发症淋病（淋菌性尿道炎、宫颈炎、直肠炎）

（1）推荐方案　头孢曲松每次 1mg，肌注或静脉注射，单次给药；或大观霉素 2g（宫颈炎 4g），肌注，单次给药。儿童给药剂量为头孢曲松 25 ～ 50mg/kg（最大不超过成人剂量），肌注，单次给药；或大观霉素 40mg/kg（最大剂量 2g），肌注，单次给药。

（2）替代方案　头孢噻肟 1g，肌注，单次给药；或其他已证明疗效好的第三代头孢菌素类药物。

2. 有并发症淋病

（1）淋菌性附睾炎、前列腺炎、精囊炎

①推荐方案：头孢曲松每次 1mg，肌注或静脉注射，每日 1 次，共 10 日。

②替代方案：头孢噻肟每次 1g，肌注，每日 1 次，共 10 日。

（2）淋菌性盆腔炎

头孢曲松每次 1mg，肌注或静脉注射，每日 1 次，共 10 日；加多西环素每次 100mg，每日 2 次，共 14 日；加甲硝唑每次 400mg，每日 2 次，共 14 日。

3. 淋菌性咽炎

头孢曲松每次 1mg，肌注或静脉注射，单次给药；或头孢噻肟每次 1g，肌注，单次给药。大观霉治疗效果欠佳，不推荐使用。

4. 淋菌性眼结膜炎

新生儿：头孢曲松 25 ～ 50mg/kg（总量不超过 125mg）静滴或肌注，每日 1 次，连续 3 天。

儿童：体重 ≥ 45kg 者，按成人方案治疗；体重 <45kg 的儿童，头孢曲松 50mg/kg（最大剂量 1g）肌注或静脉注射，每日 1 次，共 3 日。

成人：头孢曲松 1g/ 次，肌注，每日 1 次，共 3 日；或大观霉素 2g/ 次，肌注，每日 1 次，共 3 日。

上述治疗注意同时用生理盐水冲洗眼部，每小时 1 次。

5. 妊娠期淋病

按照其不同感染类型采用相应的非妊娠患者的治疗方案。禁用氟喹诺酮类和四环素类药物。

6. 播散性淋病

儿童：体重 ≥ 45kg 者，按成人方案治疗。体重 <45kg 的儿童，淋菌性关节炎推荐头孢曲松 50mg/kg，肌注或静脉注射，每日 1 次，共 7 ～ 10 天；淋菌性脑膜炎或心内膜炎推荐头孢曲松 25mg/kg，肌注或静脉注射，每日 2 次，脑膜炎治疗 14 天，心内膜炎治疗 28 天。

成人：推荐住院治疗。头孢曲松每次 1g，肌注或静脉注射，每日 1 次，共 10 日或以上。

上述治疗过程中，均需注意是否合并衣原体感染，并予以相应治疗。

（三）中西医结合诊治思路

本病以西医治疗为主，以早期、及时、足量、规则使用敏感抗生素为原则。病程日久，形成"本虚标实、虚实夹杂"之证，中西医结合治疗，对慢性淋病和有并发症淋病更具优势。

【预防与调摄】

1. 加强宣传教育，普及性病防治知识；提倡使用安全套；洁身自爱，杜绝性乱。

2. 及时通知性伴做相关检查和治疗。

3. 为预防新生儿淋菌性眼炎，应及时诊治感染的孕妇，新生儿出生后 1 小时内予 1% 硝酸银或其他抗生素眼药水滴眼。

4. 治疗期间忌烟酒及辛辣刺激之品。

5. 泌尿生殖道无并发症淋病患者治疗后，如症状体征持续存在、合并淋病性咽炎、性伴未同时治疗再接触、并发盆腔炎或播散性淋球菌感染、妊娠期感染、儿童患者等应做淋球菌培养检查随访，宜在治疗结束后至少 5 日进行。

第三节　生殖道沙眼衣原体感染

生殖道沙眼衣原体感染（chlamydia trachomatis genital infection）属于中医学"淋证""淋浊"的范畴。是一种以沙眼衣原体为致病菌的泌尿生殖系统感染。主要通过性接触传染，临床过程隐匿、迁延、症状轻微。沙眼衣原体引起的疾病范围广泛，可累及眼、生殖道、直肠等多个脏器，也可导致母婴传播。因此，沙眼衣原体感染的防治具有十分重要的公共卫生意义。

【病因与发病机理】

（一）中医病因病机

因房室不洁或误触淫毒秽浊之气，内侵尿道，熏蒸下焦，致使膀胱气化失司，三焦水道不利，而见淋浊尿痛；湿热秽浊之气若循肝经上行，则见小腹坠胀隐痛，外肾肿痛灼热。

（二）西医病因与发病机制

1. 病原体　沙眼衣原体是本病的病原体，沙眼衣原体 D～K 血清型与本病的发病有关。衣原体有独特的发育周期，在细胞内生长繁殖，呈球形，它的生命周期分 2 个阶段，原体期和始体期：始体为繁殖型，无感染性；原体为感染型，有致病性。衣原体对热敏感，在 56～60℃可存活 5～10 分钟，但在 -70℃可存活达数年之久；常用消毒剂（如 0.1% 甲醛溶液、0.5% 苯酚溶液和 75% 乙醇溶液等）均可将其杀死。

2. 传播途径　本病主要通过性接触传染，性活跃人群及多性伴侣者均为本病的易感者。新生儿经患病母亲产道分娩时可感染沙眼衣原体。

【临床表现】

本病多由性接触传染，男女均可发病，新生儿经产道分娩时感染，潜伏期 1～3 周，约有半数以上患者无症状。有症状者男性表现为尿道炎，女性表现为泌尿生殖道炎。

1. 男性尿道炎　表现为尿道刺痒、刺痛、烧灼感，少数出现尿频或尿痛。查体见尿道口红肿，分泌物少、稀薄、呈浆液性。部分患者长时间不排尿后或晨起见尿道口有少量分泌物形成脓膜覆盖尿道口（又称糊口现象）或内裤有污渍等，部分患者无症状或不典型。

未经治疗的尿道炎常伴有并发症，常见的有：①附睾炎：表现为单侧附睾灼热、肿胀、疼痛或硬结等。②前列腺炎：既往或现患衣原体尿道炎，表现为会阴及其周围隐痛或酸胀感，伴有直肠坠胀感，可伴排精痛。③关节炎：少见，常在尿道炎 1～4 周后发生，表现为下肢大关节及骶关节等非对称性、非侵蚀性关节炎。还可引起 Reiter 综合征，指除尿道炎、关节炎外，还有眼（结膜炎、葡萄膜炎）、皮肤（环状包皮龟头炎、掌跖角皮症）、黏膜（上腭、舌及口腔黏膜溃疡）等损害。

2. 女性泌尿生殖道炎　主要累及宫颈。70% 以上患者无症状，有症状者也缺乏特异性，主要表现为白带增多，查体时见宫颈水肿充血、宫颈管黏液脓性分泌物等。上行感染可引起输卵管炎、子宫内膜炎，甚至可造成宫外孕、流产、宫内死胎、不孕及肝周围炎。尿道炎表现为尿道口充血、尿频、排尿困难等症状，也可出现外阴瘙痒、小腹不适等。沙眼衣原体可由口 - 生殖器接触导致咽部感染及前庭大腺炎。

3. 男女共有感染　还可有直肠炎、眼结膜炎、咽炎等。

4. 新生儿感染　新生儿衣原体感染，经产道感染于出生后 5～12 日发生化脓性结膜炎。3～16 周后可出现新生儿肺炎。

【实验室检查】

1. 显微镜检查　涂片吉姆萨染色、碘染色或帕氏染色直接镜检可发现沙眼衣原体包涵体。只适用于新生儿眼结膜刮片的检查。

2. 细胞培养法　沙眼衣原体细胞培养呈阳性。

3. 抗原检测　酶联法免疫吸附试验、直接免疫荧光法或免疫层析试验检测沙眼衣原体抗原阳性。

4. 抗体检测　新生儿衣原体肺炎血清中沙眼衣原体 IgM 抗体滴度升高有诊断意义。

5. 核酸检测　聚合酶链反应法（PCR）等检测沙眼衣原体核酸阳性。

【诊断与鉴别诊断】

（一）诊断要点

根据病史、临床表现及实验室检查，诊断不难。

（1）初次发病者常在 1～3 周前有不洁性交史，或性伴感染史。

（2）对具有典型浆液性尿道炎或宫颈炎表现的诊断较易，但对无典型症状患者，应结合实验室检查。

（3）实验室检查注意排除淋球菌感染等。

（二）鉴别诊断

本病主要与淋病、泌尿道其他细菌感染相鉴别。

【治疗】

治疗原则：早期诊断及治疗；及时、足量、规则用药；治疗方案个体化；性伴侣应同时接受治疗。对于顽固的患者，可在使用抗生素的基础上，配合中医辨证治疗。

（一）中医治疗

内治

分型证治

①湿热下注证

证候　尿道外口或宫颈口微红肿，分泌物色黄而少，小便短赤，灼热刺痛；伴口苦。舌质红，苔黄或腻，脉数。

治法　清热利湿，分清泌浊。

方药　萆薢分清饮加减。湿热重者，可加黄柏、泽泻等。

②肝经湿热证

证候　小便涩痛，排尿不畅；或伴小腹或胸胁胀满，附睾肿痛，多烦善怒，口苦。舌质红，苔薄，脉弦。

治法　疏肝解郁，理气通淋。

方药　八正散合龙胆泻肝汤加减。脓性分泌物多者，可加土茯苓、萆薢等。

（二）西医治疗

治疗目的是防止产生并发症，阻断进一步传播，缓解症状。由于沙眼衣原体具有独特的生物学性质，要求抗生素具有较好的细胞穿透性，所用的抗生素疗程应延长或使用半衰期长的抗生素。选择喹诺酮类、大环内酯类或四环素类抗生素治疗。

1. 推荐方案　阿奇霉素第 1 日 1g，单次顿服，以后 2 日每日 0.5g，共 3 日。多西环素 100mg，每日 2 次，共 10 ～ 14 日。

2. 替代方案　米诺环素 100mg，每日 2 次，共 10 ～ 14 日；或罗红霉素 0.15g 口服，每日 2 次，共 10 ～ 14 日；或盐酸四环素 500mg，口服，每日 4 次，连服 14 ～ 21 日；或克拉霉素 0.25g，口服，每日 2 次，共 10 ～ 14 日；或左氧氟沙星 0.5g，口服，每日 1 次，连服 10 日；或司帕沙星 0.2g，口服，每日 1 次，连服 10 日。

3. 妊娠期用药　阿奇霉素第 1 日 1g，以后 2 日每日 0.5g，共 3 日。替代方案：红霉素 0.5g 每日 4 次，共 10 ～ 14 日。不宜使用喹诺酮类和四环素类。

4. 新生儿衣原体眼结膜炎　红霉素干糖浆粉剂 30 ～ 50mg/（kg·d），分 4 次口服，连服 2 周，如有效再延长 1 ～ 2 周。

（三）中西医结合诊治要点

本病属于"虚实夹杂"证，治疗以"扶正祛邪"为原则。急性发作期选择敏感的抗生素，及时、足量、规则用药；治疗方案个体化；性伴侣应同时接受治疗；抗生素疗程结束后，联合中医辨证论治，对于改善泌尿生殖道不适症状具有特色。

【预防与调摄】

1. 对性活跃人群进行性医学教育，提高防范意识，洁身自爱，杜绝性乱。

2. 公共场所的卫浴用具应严格消毒，防止交叉感染。

3. 患者要克服讳疾忌医心理，及早诊断，彻底治疗，以防疾病迁延或发生并发症。

4. 性伴侣一方患病，同时另一方也应检查和治疗。

第四节　尖锐湿疣

尖锐湿疣（condyloma acuminatum，CA），属中医学"瘙瘊""臊疣"的范畴，是由人乳头瘤病毒（HPV）所引起的，好发于肛门及外生殖器等部位，主要通过性行为传染的一种良性赘生物。本病是全球范围内常见的 STD 之一，全球（2000～2009 年）估计发病率为 160～289/（10 万人·年），我国 2008～2016 年报告发病率为 24.65～29.47/（10 万人·年）。

【病因与发病机理】

（一）中医病因病机

1. 因性滥交或房室不洁，感受秽浊之邪，下注二阴，经络阻滞，营气不从，聚湿化毒，湿毒熏蒸，而发赘疣。

2. 湿毒秽浊，蕴阻阴窍，气血凝滞，化热生火，酿生火毒，热盛肉腐。

（二）西医病因与发病机制

1. 病原学　HPV 是一类无包膜的双链 DNA 裸病毒，属于乳头瘤病毒科。目前已鉴定出 200 多种 HPV 亚型，其中 40 多种亚型可通过性接触传播并感染肛门生殖器区。可根据致癌风险将 HPV 分为低危型和高危型。90%～95% 的尖锐湿疣病例是由低危型病毒 HPV6 型和 11 型引起的。

2. 传播途径　性传播、垂直传播、间接接触传播。性传播是最主要的传播途径。有资料显示，口、手与生殖器的接触也可传染 HPV。

3. 发病机制　人类是 HPV 的原始宿主和储存宿主，HPV 在人体内的生活过程尚不完全清楚。HPV 通过微小创伤感染基底细胞，其基因组在宿主基底细胞中保持低拷贝数。上皮细胞分化后，病毒复制到高拷贝数并表达衣壳基因（L1 和 L2），产生后代病毒体从上皮表面释放。动物实验显示 HPV 可以长期低拷贝表达于基底细胞中，并可以逃逸机体的免疫监视，而免疫抑制状态可以触发 HPV 病毒的重新激活。

【临床表现】

本病好发于性活跃的中青年。患者多有不安全性行为，多性伴或性伴感染史；或与尖锐湿疣患者有密切的间接接触史，或新生儿母亲为 HPV 感染者。

本病潜伏期平均 3 个月，最短为 2 个月，最长可达 18 个月。男性好发于包皮、龟头、冠状沟、系带、阴茎、尿道口、肛周和阴囊等；女性为大小阴唇、阴道口、尿道口、阴蒂、会阴、肛周、阴道壁、宫颈等；被动肛交者可发生于肛周、肛管和直肠；口交者可出现在口腔。

皮损特点：①初起为单个或多个散在的淡红色小丘疹，渐增多增大。②典型皮损可表现为乳头状、菜花状或团块状丘疹或团块，部分呈扁平状疣体；宫颈部位疣体通常较小，界限清，表面光滑或呈颗粒状、沟回状，妊娠时可明显增大增多。③颜色可呈暗红（非角化性皮损）、灰白色（严重角化性皮损）及色素沉着性皮损。④多数患者无明显自觉症状，少数可有异物感、灼痛、刺痒或性交不适。⑤少数患者疣体过度增生成为巨大尖锐湿疣，常与 HPV-6 型感染有关，部分可发生恶变。少数患者可表现为潜伏感染或亚临床感染，是尖锐湿疣复发的主要原因之一。⑥亚临床感染和潜伏感染：亚临床感染的皮肤黏膜表面外观正常，如涂布 5% 醋酸溶液，可出现境界清楚的发白区域（即醋酸白试验阳性）。潜伏感染是指组织或细胞中含有 HPV 而皮肤黏膜外观正常，病变增生角化不明显，醋酸白试验阴性。（图 20-13，图 20-14）

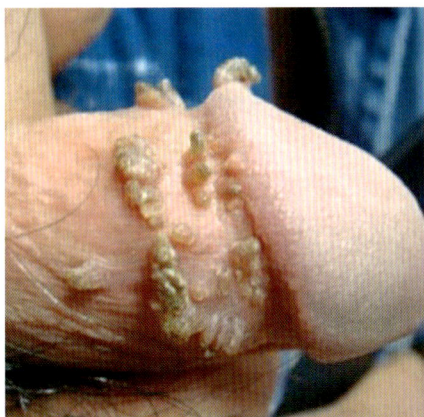

图 20-13　阴茎尖锐湿疣

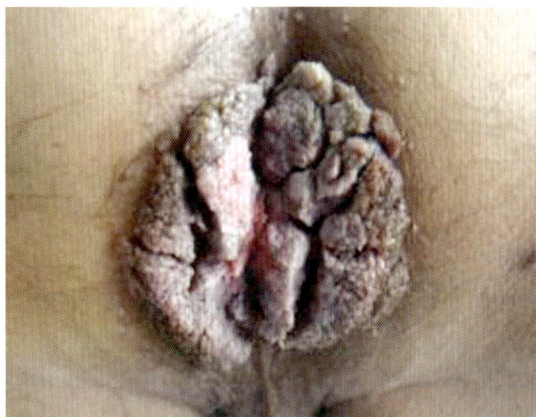

图 20-14　肛周尖锐湿疣

【组织病理】

典型表现为表皮乳头瘤样增生伴角化不全，颗粒层和棘层上皮细胞可有明显的空泡形成，胞质着色淡，核浓缩深染，核周围有透亮晕（凹空细胞），为特征性改变；真皮浅层毛细血管扩张，周围有较多炎性细胞浸润；在部分皮损的颗粒层细胞内可见到粗大的紫色包涵体颗粒。

【实验室检查及其他检查】

（一）核酸扩增试验

扩增 HPV 特异性基因（L1、E6、E7 区基因）。目前有多种核酸检测方法，包括荧光实时 PCR、核酸蛋白杂交试验等。应在通过相关机构认定的实验室开展。

（二）醋酸白试验

醋酸白试验有助于诊断。用 3% ～ 5% 的醋酸溶液涂擦或湿敷可疑区域 3 ～ 5 分钟，阳性者局部均匀一致变白，病灶稍隆起，在放大镜下观察更明显。主要用于潜伏感染和亚临床感染的诊断。一般潜伏感染者醋酸白试验阴性，亚临床感染者醋酸白试验阳性。但该方法特异性不高，有些慢性炎症，如念珠菌性外阴炎、生殖器部位外伤和非特异性炎症均可以出现假阳性结果。目前醋酸白试验更多应用于治疗过程中对可疑皮损的甄别。

（三）皮肤镜检查

尖锐湿疣常见镜下模式有指状模式、镶嵌式模式（圆形扁平的丘疹上均匀分布的点状血管）、瘤状模式及非特异性模式。镜下血管表现有小球状血管、发夹状血管及点状血管等，也有部分皮损无血管表现。建议采用非接触式的偏振光皮肤镜。皮肤镜对不典型尖锐湿疣和微小尖锐湿疣的确诊率达 90% 以上。

（四）阴道窥器、阴道镜、肛门镜、直肠镜和尿道镜

该类辅助检查有助于诊断微小皮损。对于有外阴皮损的女性患者，应常规行阴道窥器检查阴道和宫颈。对于肛周尖锐湿疣患者，应行直肠指诊、肛门镜或直肠镜检查。对于反复发生尿道口尖锐湿疣的患者，应行尿道镜明确是否存在尿道内尖锐湿疣。必要时请妇产科、肛肠科、泌尿外科等专科会诊。

【诊断与鉴别诊断】

（一）临床诊断病例

临床诊断病例应符合临床表现，有或无流行病学史。

（二）确诊病例

确诊病例应同时符合临床诊断病例的要求和实验室检查中任一项。

（三）鉴别诊断

本病需与阴茎珍珠状丘疹、假性湿疣、皮脂腺异位症、阴茎系带旁丘疹、扁平湿疣（二期梅毒疹）、鲍温样丘疹病、生殖器鳞状细胞癌、疣状癌、汗管瘤、光泽苔藓、鲍温病、宫颈上皮内瘤变等鉴别。

【治疗】

治疗原则：以去除疣体和减少或预防复发为主要目的，并尽可能地消除疣体周围的亚临床感染。

（一）中医治疗

1.内治

（1）分型证治

①湿毒下注证

证候　外生殖器或肛周赘生物，色灰褐或淡红，质地柔软，表面潮湿，触之易出血，或表面秽浊伴异味；小便色黄或不畅。舌淡暗，苔厚腻，脉滑或弦数。

治法　利湿化浊，清热解毒。

方药　萆薢化毒汤加减。

②火毒炽盛证

证候　外生殖器或肛周赘生物色淡红，易出血，表面有大量秽浊黄白色分泌物，恶臭，或伴瘙痒、疼痛；小便短赤，口渴欲饮，大便干结。舌红苔黄或黄燥，脉滑数。

治法　泻火解毒，化浊利湿。

方药　黄连解毒汤加减。

（2）中成药

①八正片：清热利尿通淋，适用于尖锐湿疣伴见小便短赤、淋沥涩痛、口燥咽干等症。

②一清胶囊：清热泻火解毒，适用于尖锐湿疣伴见身热烦躁，目赤口疮，咽喉、牙龈肿痛，

大便秘结等。

2. 外治

（1）熏洗法 板蓝根、山豆根、木贼草、香附各 30g；或白矾、皂矾各 120g，侧柏叶 250g，生薏苡仁 50g，孩儿茶 15g，煎水先熏后洗，每日 1 ～ 2 次。

（2）点涂法 五妙水仙膏点涂疣体；或鸦胆子仁捣烂涂敷患处；或鸦胆子油点涂患处并包扎，3 ～ 5 日换药 1 次。应注意保护周围正常皮肤。适用于疣体小而少者。

（二）西医治疗

1. 物理治疗 可选用电离子、高频电刀、激光、冷冻或微波等祛除疣体。使用激光（特别是 CO_2 激光）或相关的电外科方式治疗过程产生的烟雾中含有传染性 HPV 微粒并可在一定时间悬浮，建议佩戴医用外科口罩并配备烟雾净化系统。冷冻疗法可用于妊娠患者。

2. 手术治疗 根据皮损数量、体积、发病部位及儿童特殊人群等临床特点，可选择在局麻或全麻下行疣体剪切术、切除术，必要时请外科医生共同诊疗。

3. 外用药物 5% 咪喹莫特乳膏、0.5% 鬼臼毒素酊或 0.15% 鬼臼毒素软膏、5% 5- 氟尿嘧啶乳膏、80% ～ 90% 的三氯醋酸（TCA）溶液，注意局部不良反应及处理；妊娠者不宜使用。

4. 光动力治疗 适用于疣体较小、尿道口、尿道内、肛管内、宫颈内的尖锐湿疣，以及物理疗法去除较大疣体后的基底治疗。

5. 皮损内注射干扰素 具有抗病毒、抗增殖和免疫刺激的作用。

6. 联合疗法 在实际治疗尖锐湿疣的过程中经常联合多重疗法治疗，如物理治疗后联合药物治疗。

（三）中西医结合诊治思路

目前西医缺乏针对 HPV 的系统抗病毒药，外科及物理疗法可祛除肉眼可见的疣体，但所有疗法均可能复发。本病中医学证属虚实夹杂，秽浊淫毒作为尖锐湿疣的病理因素贯穿病程始终，在临床中不论何种证型，都应加入清热解毒利湿的中药。由于该病的病程长，容易反复，且具有传染性，给患者带来不同程度的心理负担，因此可结合中医内治及外治疗法，扶正祛邪，标本兼治，减少复发。

【判愈与预后】

尖锐湿疣的临床判愈标准为治疗后疣体消失。复发多发生于最初的 3 个月，建议患者在治疗后的最初 3 个月，至少每 2 周随诊 1 次。治疗 6 ～ 9 个月后无复发者，则复发机会减少。尖锐湿疣的预后一般良好，虽然治疗后复发率较高，但通过适宜的处理最终可达临床治愈。

【预防与调摄】

1. 加强健康教育，使用安全套，避免不安全性行为。

2. HPV 疫苗接种。国内批准应用的 HPV 疫苗有二价、四价和九价疫苗。

3. 治疗期间，建议使用安全套直至疣体清除；避免性行为是保护未被感染性伴侣的可选择方式。

4. 患者衣物等用品应进行消毒处理并与家人用品隔离。

5. 患有本病时，性伴侣须同时接受检查及治疗。

6.改变不良生活方式，如戒烟、戒酒，避免劳累、熬夜等。

第五节　生殖器疱疹

生殖器疱疹（genital herpes，GH），属于中医学"热疮"范畴，也称"阴疮""阴痔"等，是由单纯疱疹病毒（HSV）感染引起的一种慢性、复发性、难治性 STD，以生殖器及肛周皮肤黏膜反复出现小水疱、糜烂、浅溃疡为基本特征。（图 20-15）

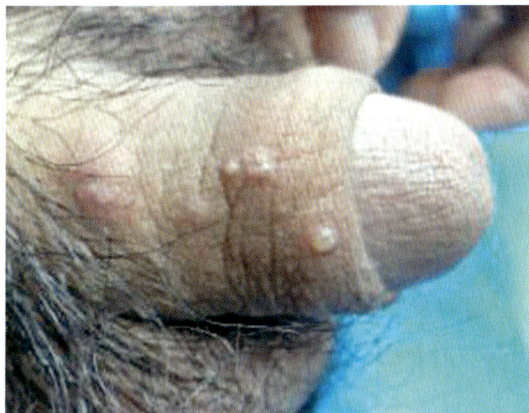

图 20-15　生殖器疱疹（水疱）

【病因与发病机理】

（一）中医病因病机

本病因房室不洁，湿热秽浊，入侵阴窍，伏于下焦，熏灼肌肤发为疱疹。常见病因病机如下：

1.湿热秽浊，蕴阻肝经，下注二阴，热炽湿盛，熏灼肌肤。

2.脾气亏虚，失于运化，湿浊内盛，浸淫阴窍。

3.肝经湿热，日久伤阴，肝阴不足，穷必归肾，肝肾阴虚，虚火循经，熏蒸肌肤。

（二）西医病因与发病机制

1.病原体　引起该病的病原体 HSV 包含 HSV-1 和 HSV-2 两个亚型，大多数生殖器疱疹是由 HSV-2 引起，然而近年由 HSV-1 感染的比例越来越多，尤其在年轻女性和男 - 男性接触者中更为突出。

2.传播途径　生殖器疱疹患者、亚临床或无表现排毒者及不典型生殖器疱疹患者是主要传染源，有皮损表现者传染性强。HSV 存在于皮损渗液、精液、前列腺液、宫颈及阴道的分泌物中，主要通过性接触传播。

3.发病机制　HSV 侵入机体后首先在角质形成细胞内复制，引起表皮局灶性炎症和坏死，出现原发性感染的临床表现或轻微的亚临床感染表现。当原发性生殖器疱疹的皮损消退后，残留的病毒长期潜存于骶神经节，机体抵抗力降低或某些诱发因素作用下可使潜存病毒激活而复发。

【临床表现】

该病好发于 15 ～ 45 岁性活跃期男女。好发部位为生殖器及会阴部。男性多见于包皮、龟头、冠状沟等处，并可伴尿道炎表现。女性多见于大小阴唇、阴蒂、阴阜、宫颈等处；少见于肛周、腹股沟、股臀部及阴囊；肛交性行为者常见肛门、直肠受累。

（一）临床分型

1.原发性生殖器疱疹　指第 1 次出现临床表现的生殖器疱疹，包括原发性生殖器疱疹（第 1 次感染出现症状）和非原发性生殖器疱疹（再次感染另一型 HSV 并出现症状）。潜伏期 2 ～ 20

天，平均 6 天。初起为红斑和丘疱疹，很快发展为集簇或散在的小水疱，2 ～ 4 天后破溃形成糜烂或浅表溃疡，有烧灼感和疼痛。病程可持续 2 ～ 3 周。常伴全身不适、乏力、发热、头痛、肌痛、腹股沟淋巴结肿大伴压痛等全身症状。

2. 复发性生殖器疱疹　指原发性生殖器疱疹皮损消退后皮损复发，皮损类似于原发性生殖器疱疹，但病情较轻，病程较短，一般为 7 ～ 10 天，发疹前常有前驱症状（如局部烧灼感、针刺感或感觉异常等）。少部分患者临床症状不典型，仅表现为发作性外生殖器或肛门周围红斑、裂隙、糜烂等。可间隔 2 ～ 3 周发作 1 次，或月余复发多次。

3. 亚临床感染生殖器疱疹　生殖器部位通常无明显临床症状和特征。

（二）特殊表现

1. 肛交性行为者　有肛门、直肠受累，表现为肛周水疱或溃疡、肛门疼痛、里急后重、便秘和直肠黏液血性分泌物等。

2. 妊娠合并生殖器疱疹　孕期前半程感染 HSV，或有复发性生殖器疱疹史的孕妇，传播给新生儿的风险则较低（<1%）；而妊娠后期，尤其在分娩时感染 HSV，则传播给新生儿的风险很高（30% ～ 50%）。出现新生儿疱疹的大多数母亲缺乏生殖器疱疹的临床症状。

【实验室检查】

（一）病毒学检测

HSV 聚合酶链反应（PCR）检测不仅特异性高，敏感性也高，也是 HSV 感染所致的中枢神经系统感染（如脑膜炎、脑炎）、全身性感染和新生儿疱疹的首选检测方法。某些情况下，病毒培养是唯一可用的 HSV 病毒学检测手段。

（二）血清学试验

在 HSV 感染后数周，采用以型特异性糖蛋白 G（glycoprotein，gG）为基础的血清学检测，以对 HSV-1 和 HSV-2 病毒感染进行区分，而不推荐非型特异性的 HSV-1 或 HSV-2 的 IgM 检测。

【诊断与鉴别诊断】

本病主要根据病史（不洁性接触史或性伴感染史）、典型临床表现和实验室检查进行诊断。本病以红斑、水疱为主要表现，故应与接触性皮炎、带状疱疹等进行鉴别。

【治疗】

本病目前仍难以根治，易于反复发作。治疗原则为缩短病程，消除症状，降低传染性，减少并发症，预防或减少复发，提高患者生活质量。西医治疗以抗病毒为主；中医治疗强调辨证论治，扶正祛邪。

（一）中医治疗

1. 内治

（1）分型证治

①肝胆湿热证

证候 外生殖器或肛周簇集性水疱，糜烂、渗出或溃疡；灼热疼痛，或伴瘙痒，小便黄赤，大便干结，口干口苦。舌红边甚，舌苔黄腻，脉弦滑数。

治法 清热利湿解毒。

方药 龙胆泻肝汤加板蓝根、马齿苋、白花蛇舌草。便秘者，加大黄；疼痛明显者，加郁金、赤芍、三七粉。

②脾虚湿阻证

证候 疱疹反复发作，水疱大而液清，易于溃烂，渗出明显；可伴瘙痒，大便溏，口淡乏味，食少纳呆，面色无华，少气乏力。舌质淡白，苔白或腻，脉沉细。

治法 健脾利湿解毒。

方药 除湿胃苓汤加蒲公英、紫花地丁、板蓝根、虎杖。

③肝肾阴虚证

证候 疱疹反复发作，水疱较小，易干涸，伴腰膝酸软、口干心烦、失眠多梦或五心烦热、遗精早泄等。舌红少津、少苔，脉细数。

治法 滋阴清热解毒。

方药 知柏地黄丸加板蓝根、虎杖、生甘草。

（2）中成药

①参苓白术丸：益气健脾，扶正祛邪。适用于外阴水疱反复发作或发作的间歇期。

②六味地黄丸：滋补肝肾。适用于外阴水疱反复发作或发作的间歇期。

③龙胆泻肝丸：清热利湿解毒，适用于生殖器疱疹初发期。

2. 外治

糜烂皮损可选用紫草油、甘草油、青黛油、喉风散外用；或用紫草 30g，虎杖 30g，大黄 30g，地榆 30g，加水 2000mL 煎至 1000mL 放凉后外洗患处。

（二）西医治疗

1. 系统治疗

（1）原发性生殖器疱疹 所有生殖器疱疹首次发作者均需要接受抗病毒治疗，推荐方案：阿昔洛韦 400mg 口服，3 次／日，共 7～10 日；或伐昔洛韦 1g 口服，2 次／日，共 7～10 日；或泛昔洛韦 250mg 口服，3 次／日，共 7～10 日；如果经过 10 日的治疗仍无法完全治愈，可延长治疗时间。

（2）复发性生殖器疱疹发作期 需要在出现皮损 1 日内或在疾病出现前驱症状时立即开始治疗，方案如下：阿昔洛韦 800mg 口服，2 次／日，共 5 日；或阿昔洛韦 800mg 口服，3 次／日，共 2 日；或泛昔洛韦 1g 口服，2 次／日，共 1 日；或泛昔洛韦 500mg 口服 1 次，然后改为 250mg 口服，2 次／日，共 2 日；或泛昔洛韦 125mg 口服，2 次／日，共 5 日；或伐昔洛韦 500mg 口服，2 次／日，共 3 日；或伐昔洛韦 1g 口服，1 次／日，共 5 日。该方案通常适用于 HSV-2 感染复发者，因原发感染 HSV-2 后几乎均会复发，而原发感染 HSV-1 则复发率低。

（3）复发性生殖器疱疹抑制疗法 推荐方案：阿昔洛韦 400mg 口服，2 次／天；或伐昔洛韦 500 mg 口服，1 次／日［对于频繁复发者（即每年发作 ≥ 10 次），伐昔洛韦 500mg，1 次／日可能比伐昔洛韦 1g，1 次天或阿昔洛韦 400mg，2 次／日的给药方案效果差］；或伐昔洛韦 1g 口服，1 次／日；或泛昔洛韦 250mg 口服，2 次／日。以上方案是针对 HSV-2 的抑制治疗，目前尚缺乏

抑制疗法对 HSV-1 的有效数据。

（4）妊娠生殖器疱疹　原发性生殖器疱疹方案：阿昔洛韦 400mg 口服，3 次 / 日；或伐昔洛韦 1g 口服，2 次 / 日；上述药物疗程均为 7 ～ 10 日。复发性生殖器疱疹发作期：阿昔洛韦 400mg 口服，3 次 / 天，共 5 日；或阿昔洛韦 800mg 口服，2 次 / 日，共 5 日；或伐昔洛韦 500mg 口服，2 次 / 天，共 3 日；或伐昔洛韦 1g 口服，1 次 / 日，共 5 日。严重 HSV 感染者，阿昔洛韦：5 ～ 10mg/kg 静脉注射，1 次 /8 小时，持续 2 ～ 7 日，然后改为口服治疗，共 10 日。

（5）阿昔洛韦耐药患者　可改用膦甲酸钠或西多福韦静脉滴注，替代方案可局部外用 5% 咪喹莫特，直到临床消退。

（6）新生儿疱疹　产妇分娩时皮损处 HSV 检测阳性或观察到产妇出现可疑的皮损，应警惕新生儿出生时感染 HSV，及时识别并予系统性阿昔洛韦治疗，必要时应咨询儿童传染病专家并随访。

2. 局部治疗　应保持清洁、干燥；预防继发细菌感染，可选用 0.5% 新霉素霜、复方多黏菌素 B 软膏；疼痛明显可外用 5% 利多卡因软膏。外用抗病毒药物可参见单纯疱疹的治疗。

（三）中西医结合诊治思路

本病属于中医学本虚标实之证，根据"急则治其标、缓则治其本"治疗原则，急性发作期以西医抗病毒药为主以迅速达到缩短病程、防治并发症的目的，即"治标"，同时联合中药辨证内服（包括中医分型服药以及中成药辨证服药），并辅以外治，扶正祛邪，标本兼顾，达到减轻兼症或伴发症的目的；而在非发作期或缓解期则以中医治疗为主，辨证服药以扶助正气，防止复发。

【预防与调摄】

1. 加强健康宣教，尽量去除诱发因素（如劳累、饮酒），避免不洁性交。

2. 鼓励患者将其疾病状态如实告诉性伴，让患者了解无症状排毒时期也可以通过性接触传染，正确和坚持应用安全套可以减少性接触传播风险。

3. 劝告患者出现皮损或有前驱症状时避免发生性行为。

4. 妊娠后半程，尤其是在分娩时感染 HSV，可行剖宫产。

5. 患者可根据体质适当选用食疗调理身体，如发作期选土茯苓、茵陈、薏苡仁煲汤祛湿解毒，非发作期可选用西洋参、黄芪、灵芝、党参、怀山药等煲汤益气健脾，增强体质。

第六节　艾滋病

艾滋病即获得性免疫缺陷综合征（acquired immunodeficiency syndrome，AIDs），是由于感染人类免疫缺陷病毒（human immunodeficiency virus，HIV）所引起的，以人体 CD4$^+$T 淋巴细胞减少为特征的进行性免疫功能缺陷，疾病后期可继发各种机会性感染、恶性肿瘤和中枢神经系统病变的综合性疾患。艾滋病传播速度快，病死率高，一度成为人类主要的致死性传染病之一，是严重威胁人类健康与社会发展的重要公共卫生问题。但随着高效抗反转录病毒疗法（highly active antiretroviral therapy，HAART）的临床应用，大大降低了 AIDS 的发病率和病死率，同时减少了 HIV 的传播。目前，AIDS 已不再被认为是一种致命性疾病，而成为一种可以治疗、尚不可完全治愈的慢性疾病。

根据其临床表现和古代医籍的类似描述，艾滋病归属于中医学"疫病""虚劳"等范畴。

【病因与发病机理】

（一）中医病因病机

根据中医学基本理论，艾滋病的发病与内外因素有关，而外因占主导地位。外因主要指瘟邪淫毒，侵袭机体。内因是指房事过度，肾精匮乏，正气不足，易为邪侵。二者互为因果，即谓"邪之所凑，其气必虚"；邪实正虚，瘟毒横窜，脏腑受损，终致气血阴阳衰竭。

1. 疫毒侵袭，卫表受邪，正邪交争，肺卫不和，营气不从。
2. 瘟毒内伏，暗耗正气，气虚不荣，脏腑失充，机能低下。
3. 气虚日久，无以生血，气血失和，脏腑失养，诸窍失濡。
4. 久病必虚，脾运失健，痰湿内生；病久入络，血行瘀滞；痰瘀互结，变证丛生。
5. 邪热稽留，入营伤血，壮热食气，津伤气竭，阴无以生，阳无以根，阴阳脱竭。

（二）西医病因与发病机制

本病病原体为人类免疫缺陷病毒（HIV），根据血清分型，HIV 可分为 Ⅰ 型（HIV-1）和 Ⅱ 型（HIV -2），HIV-1 是主要流行型，HIV-2 主要在西非地区呈局限性流行。HIV 在外界环境中的生存能力较弱，对物理因素和化学因素的抵抗力较低。一般消毒剂如碘酊、过氧乙酸、戊二醛、次氯酸钠等对乙型肝炎病毒（HBV）有效的消毒剂及 70% 的酒精对 HIV 也都有良好的灭活作用。因此，对 HBV 有效的消毒和灭活方法均适用于 HIV，但紫外线或 γ 射线不能灭活 HIV。HIV 对热很敏感，对低温耐受性强于高温。56℃处理 30 分钟可使 HIV 在体外对人的 T 淋巴细胞失去感染性，但不能完全灭活血清中的 HIV；100℃ 20 分钟可将 HIV 完全灭活。

HIV 存在于传染源（HIV 感染者与 AIDS 患者）的血液、精液、阴道分泌物、胸腹水、脑脊液、羊水和乳汁等体液中。主要经以下 3 种途径传播：性接触、血液及血制品（包括共用针具静脉注射毒品、介入性医疗操作等）和母婴传播（包括经胎盘、分娩时和哺乳传播）。握手拥抱、礼节性亲吻、同吃同饮等日常生活接触不会传播 HIV。

HIV 进入人体后，借助其包膜蛋白 gp120 主要与表达 $CD4^+$ 分子的辅助性 T 淋巴细胞结合进入靶细胞，在靶细胞内的病毒复制过程中，该靶细胞发生凋亡，$CD4^+$ T 淋巴细胞数量逐渐减少，同时伴有其他免疫细胞的损伤，导致细胞免疫功能缺陷，继而出现各种条件性感染和肿瘤的发生。

【临床表现】

从 HIV 感染到终末期是一个漫长而复杂的过程，临床表现也多种多样，根据其临床表现可将 HIV 感染分为下列几个阶段：

1. 急性期　通常发生在初次感染 HIV 后 6 个月内，部分患者出现 HIV 病毒血症和免疫系统急性损伤所产生的临床症状，以发热最常见，可伴咽痛、乏力、盗汗、恶心、呕吐、腹泻、皮疹、关节疼痛、淋巴结肿大及神经系统症状。此期，大多数患者症状轻微，持续 1 ～ 3 周后缓解。

2. 无症状期　可从急性期进入此期，或无明显的急性期症状而直接进入此期。此期一般持续时间为 4 ～ 8 年。在无症状期，由于 HIV 在感染者体内不断复制，免疫系统受损，$CD4^+$T 淋巴细胞计数逐渐下降，并可伴淋巴结肿大。同时具有传染性。

3. 艾滋病期 为感染 HIV 后的终末阶段。患者 $CD4^+T$ 淋巴细胞计数多 $<0.2×10^9/L$，HIV 血浆病毒载量明显升高。此期主要临床表现为 HIV 相关症状，各种机会性感染及肿瘤。

HIV 相关症状：主要表现为持续一个月以上的发热、盗汗、腹泻、体重减轻10%以上。部分患者可表现为神经精神症状，如记忆力减退、精神淡漠、性格改变、头痛、癫痫及痴呆等，还可出现持续性全身淋巴结肿大，其特点为：①除腹股沟以外有两个或两个以上部位的淋巴结肿大；②淋巴结直径 ≥ 1cm，无压痛，无粘连；③持续时间 3 个月以上。

HIV 感染的皮肤损害：90% 的 HIV 感染者在其病程中发生皮肤黏膜病变，可分为感染性皮损、非感染性皮损和皮肤肿瘤。

（1）非感染性皮肤损害 HIV 感染者因其免疫功能的紊乱，可表现出类似脂溢性皮炎、鱼鳞病、银屑病、毛发红糠疹、特应性皮炎、荨麻疹、斑秃、玫瑰糠疹、多形红斑及痤疮等疾病的皮损。

（2）感染性皮肤损害 HIV 感染者因其免疫功能的下降，导致各种病原微生物的感染，病情较一般患者严重。如带状疱疹、单纯疱疹、疣、口腔毛状黏膜白斑、鹅口疮、严重的浅表真菌感染、细菌感染等。

（3）皮肤肿瘤 如卡波西肉瘤、淋巴瘤、恶性黑色素瘤、鳞状细胞癌等。

【实验室检查】

实验室检测主要包括 HIV 抗体检测、HIV 核酸定性和定量检测、$CD4^+T$ 淋巴细胞计数、HIV 基因型耐药检测等。HIV 抗体检测是目前 HIV 感染诊断的金标准；HIV 核酸定量（病毒载量）和 $CD4^+T$ 淋巴细胞计数是判断疾病进展、临床用药、疗效和预后的两项重要指标；HIV 基因型耐药检测可为高效抗反转录病毒治疗（HAART）方案的选择和更换提供指导。

（一）HIV 检测

可通过抗体或抗原检测、病毒核酸定量检测等进行实验室诊断。

1. HIV 抗体检测 我国现阶段 HIV 实验室检测主要为 HIV 抗体检测，包括 HIV 抗体筛查试验和补充试验，HIV 抗体筛查试验阳性后须做补充试验，只有补充试验也为阳性方能出具抗体阳性确诊报告。

2. HIV 抗原检测 在 HIV 感染早期，抗原检测（p24、p14）是重要的辅助检测手段之一。

3. 病毒载量测定 感染 HIV 以后，病毒在体内快速复制，血浆中可定量检测出病毒 RNA 的量（病毒载量）。

（二）免疫缺陷的实验室检查

可选用周围淋巴细胞计数、$CD4^+T$ 淋巴细胞计数、$CD4^+/CD8^+$ 细胞计数比值、$β_2$ 微球蛋白检测。其中 $CD4^+T$ 淋巴细胞计数是衡量机体免疫功能的一个重要指标，根据 $CD4^+T$ 淋巴细胞数目将 HIV 感染分为三组：$≥ 0.5×10^9/L$，提示无免疫抑制；$0.2 \sim 0.5×10^9/L$，存在免疫抑制；$<0.2×10^9/L$，重度免疫抑制。以 $CD4^+T$ 淋巴细胞计数为主的逐渐下降最终导致 $CD4^+/CD8^+T$ 淋巴细胞比值 <1。$β_2$ 微球蛋白主要由淋巴细胞产生，HIV 感染后 $β_2$ 微球蛋白明显增高。病毒载量的下降和 $CD4^+T$ 淋巴细胞数量的升高，都是治疗显效和病情好转的重要指标。

（三）HIV 基因型耐药检测

在启动抗病毒治疗（ART）前、治疗后病毒载量下降不理想或病毒学失败需要改变治疗方案时进行检测。

（四）条件感染的病原学检测

条件感染的病原学检测包括卡氏肺囊虫、隐孢子虫、弓形体、念珠菌等。

【诊断与鉴别诊断】

（一）诊断标准

1. HIV 感染者　有流行病学史，受检血清经筛查试验，如 ELISA、免疫酶法或间接免疫荧光试验等检查阳性，再经补充试验阳性者可诊断。需排除 HIV 感染早期（即窗口期：HIV 抗体、抗原及核酸检测窗口期分别为感染后约 3 周、2 周及 1 周）HIV 抗体假阴性可能。

2. 艾滋病期　有流行病学史，实验室检查 HIV 阳性，加下述各项中的任何一项，即可诊断艾滋病；或者确诊 HIV 感染，而 CD4$^+$T 淋巴细胞计数 $<0.2×10^9$/L，也可以诊断艾滋病。

（1）不明原因的持续不规则发热 38℃以上，>1 个月。

（2）腹泻（排便次数多于 3 次 / 日），>1 个月。

（3）6 个月之内体重下降 10% 以上。

（4）反复发作的口腔真菌感染。

（5）反复发作的单纯疱疹病毒感染或带状疱疹病毒感染。

（6）肺孢子菌肺炎。

（7）反复发作的细菌性肺炎。

（8）活动性结核或非结核分枝杆菌病。

（9）深部真菌感染。

（10）中枢神经系统占位性病变。

（11）中青年人出现痴呆。

（12）活动性巨细胞病毒感染。

（13）弓形虫脑病。

（14）马尔尼菲篮状菌病。

（15）反复发生的败血症。

（16）皮肤黏膜或内脏的卡波西肉瘤、淋巴瘤。

（二）鉴别诊断

AIDS 需与原发性或继发性免疫缺陷病、血液病、中枢神经系统疾病以及传染性单核细胞增多症等进行鉴别，临床表现均有相似之处，一般通过 HIV 抗体筛查试验和补充试验可以鉴别。

【治疗】

目前，AIDS 已不再被认为是一种致命性疾病，而成为一种可以治疗、但尚不可完全治愈的慢性疾病。运用中西医结合的治疗方式，在提高患者免疫力、降低抗病毒药物毒副作用方面具有一定优势。

（一）中医治疗

1. 内治

（1）分型证治

急性期：疫毒侵袭证

证候　发热，微恶风寒，或有畏寒，咽喉肿痛，口微渴，头痛身疼，乏力，或见皮疹，瘰疬结节。舌质红，苔薄白或薄黄，脉浮数。

治法　清热解毒，凉血泻火。

方药　清瘟败毒饮加减。

无症状期：气虚证

证候　症见倦怠乏力，神疲懒言，头晕目眩，面色无华，心悸自汗，舌质稍淡或正常，脉象或虚或正常。

治法　益气健脾。

方药　四君子汤加减。

艾滋病期

①气血两虚证

证候　头晕目眩，头痛隐隐，心悸失眠，遇劳加重，自汗，少气懒言，面色淡白或萎黄，唇甲色淡，心悸失眠，神疲乏力。舌质淡，苔薄白，脉沉细而弱。

治法　气血双补。

方药　八珍汤加减。

②痰湿瘀滞证

证候　咳喘咯痰胸闷，脘痞不舒，纳呆恶心，呕吐痰涎，头晕目眩；或见神昏癫狂，喉中痰鸣；或见肢体麻木肿硬，半身不遂，痰核乳癖，喉中有异物感。舌质淡紫或有斑点，苔白腻或黄腻，脉滑或弦涩等。

治法　燥湿化痰，调畅气血。

方药　二陈平胃散合血府逐瘀汤。

③阴竭阳脱证

证候　发热或高热持续不退，神志恍惚，无汗或有汗热不解，口唇干焦，虚羸少气，四肢不温，淡漠呆滞，不思饮食，便秘或溏泻。舌质红或暗淡，常见瘀斑，舌体瘦无神，苔焦黄或腐腻或少苔或剥落，多有裂纹舌，脉细弱或脉微欲绝。

治法　益气固脱，温阳救逆，清热生津。

方药　独参汤、竹叶石膏汤、附子汤合方加减。

（2）中成药

①银翘解毒片：疏风解表，清热解毒。适用于艾滋病感染急性期。

②四君子丸：益气健脾。适用于艾滋病无症状期。

③八珍丸：补气益血。适用于艾滋病期伴见面色萎黄，食欲不振，四肢乏力，月经过多。

（二）西医治疗

1. 抗 HIV 药物

目前国内抗反转录病毒药物包括核苷类反转录酶抑制剂（NRTIs）、蛋白酶抑制剂（PIs）、非核苷类反转录酶抑制剂（NNRTIs）、整合酶抑制剂（INS-TIs）、融合抑制剂（FIs）5大类（包括复合制剂）。国际抗反转录病毒药物在此基础上还包括CCR5抑制剂。

（1）核苷类反转录酶抑制剂 在体内转化成活性的三磷酸核苷衍生物，与天然的三磷酸脱氧核苷竞争性与HIV反转录酶(RT)结合，抑制RT的作用，阻碍前病毒的合成。主要有齐多夫定、拉米夫定、阿兹夫定、阿巴卡韦、替诺福韦和恩曲他滨等。

（2）蛋白酶抑制剂 是基于肽类的化合物，它们或竞争性抑制蛋白酶活性或作为互补蛋白酶活性点的抑制剂。蛋白酶抑制剂主要有洛匹那韦、利托那韦、达芦那韦、考比司他等。

（3）非核苷类反转录酶抑制剂 该类药的作用机理是通过与反转录酶的非底物结合部位结合而抑制HIV反转录酶的活性。如利匹韦林、奈韦拉平、依非韦仑、艾诺韦林、多拉韦林等。

（4）整合酶抑制剂 HIV-1整合酶是逆转录病毒复制的必需酶，整合酶抑制剂可抑制逆转录病毒复制过程，阻断病毒DNA与宿主染色体DNA的整合。整合酶抑制剂主要有拉替拉韦、多替拉韦等。

（5）融合抑制剂 以HIV-1跨膜糖蛋白gp41为作用靶标，从而抑制其促融合功能的发挥，干扰HIV与宿主细胞的黏附或融合。融合抑制剂主要为艾博韦泰。

（6）CCR5抑制剂 CCR5可介导HIV病毒进入T细胞，导致AIDS发生，故而抑制CCR5的表达可防治AIDS。CCR5抑制剂主要有马拉韦罗等。

HAART疗法又称"鸡尾酒"疗法，即通过3种或3种以上的抗病毒药物联合使用治疗艾滋病，能有效降低病毒载量，明显降低AIDS的发病率和病死率，同时减少HIV的传播，取得良好疗效。

二联简化治疗方案：目前研究发现，部分二联简化治疗方案在病毒抑制作用方面不逊色于三联治疗方案，且药物不良反应及成本优势明显。初治患者可选用多替拉韦＋拉米夫定；经治患者稳定转换方案可选用多替拉韦＋拉米夫定或多替拉韦＋利匹韦林。

2. 条件性感染治疗 真菌、病毒和细菌如结核杆菌的感染，应选用敏感药物进行规范治疗。

3. 其他治疗 主要有抗肿瘤、支持与对症治疗等。

（三）中西医结合诊治思路

本病属于中医学正虚邪盛、本虚标实之证，以扶正祛邪为原则，由于艾滋病临床症状错综复杂，变化多端，各期均可见到常证与变证，临证时应遵循"观其脉证，知犯何逆，随证治之"的临床辨治原则。在高效抗反转录病毒治疗法基础上，配合中医辨证治疗，在提高患者免疫力、降低抗病毒药物毒副作用方面具有优势。

【预防与调摄】

（一）针对传染源的措施

1. 科学预防母婴传播，提倡人工喂养，避免母乳喂养，杜绝混合喂养。
2. 患者及高危人群避免献血、献器官、组织及精液。
3. 血源及其成分或血液制品在使用前尽量作HIV检测。

（二）针对传播途径和易感人群的措施

1.普及艾滋病防护知识，加强易感人群防护意识，医护人员应特别注意防护。

2.树立健康性观念，采取安全性行为，正确使用安全套；避免与患者及高危人群发生性接触。

3.医疗器械应严格消毒，不共用针头与注射器。

（三）暴露前预防（PrEP）

当人面临 HIV 感染高风险时，可通过服用药物以降低被感染概率，通常采用具有良好安全性和耐受性的替诺福韦 / 恩曲他滨作为 HIV 暴露前预防用药，并按时进行 HIV 抗体、抗原检测。

（四）暴露后预防（PEP）

尚未感染 HIV 的人群，在暴露于高感染风险后，如与 HIV 感染者或者感染状态不明者发生明确的体液交换行为后，应通过生物学方法（如肥皂液和流动清水清洗局部；酒精或碘伏消毒伤口等）降低 HIV 的感染风险，以及在 72 小时内服用特定的抗 HIV 药物，首选替诺福韦 / 恩曲他滨 + 拉替拉韦（或多替拉韦），并做好 HIV 抗体的按时监测。

中医方剂

二画

二仙汤（《中医方剂临床手册》）

仙茅　淫羊藿　巴戟天　当归　黄柏　知母

功用：调摄冲任。

用法：水煎服。

二陈汤（《太平惠民和剂局方》）

半夏　陈皮　茯苓　甘草

功用：燥湿化痰，理气和中。

用法：水煎服。

二陈平胃散（《症因脉治》）

半夏　茯苓　陈皮　甘草　苍术　厚朴

功用：燥湿化痰，理气和中。

用法：水煎服。

七宝美髯丹（《医方集解》）

赤何首乌　白何首乌　赤茯苓　白茯苓　牛膝　当归　枸杞　菟丝子　补骨脂

功用：培补肝肾，乌发壮骨。

用法：碾细，炼蜜丸，每丸重 10g，早晚各服 1 丸，淡盐开水送服。

十全大补汤（《太平惠民和剂局方》）

人参　肉桂　川芎　熟地黄　茯苓　白术　甘草　黄芪　当归　白芍

功用：温补气血。用于气血两虚证。

用法：水煎服。

八正散（《太平惠民和剂局方》）

车前子　瞿麦　萹蓄　滑石　栀子　炙甘草　木通　大黄

功用：清热泻火，利水通淋。

用法：上为散，每服二钱，水一盏，入灯心，煎至七分，去滓，温服，食后临卧。小儿量力少少与之。

八珍汤（《正体类要》）

人参　白术　茯苓　当归　川芎　白芍　熟地黄　甘草

功用：补气养血。

用法：水煎服。

人参养荣汤（《太平惠民和剂局方》）

人参　白术　黄芪　甘草　陈皮　肉桂心　当归　熟地黄　茯苓　白芍　五味子　远志　大枣　生姜

功用：益气补血，宁心安神。

用法：水煎服。

三画

三心导赤饮（徐宜厚经验方）

生地黄　竹叶　莲子心　栀子心　连翘心　蝉蜕　黄芩　灯心草　车前子　木通　甘草

功效：清热导赤，解毒化湿。

用法：水煎服。

三豆饮（《世医得效方》）

赤小豆　黑豆　绿豆　甘草

功用：活血解毒。主治天行疹痘，亦可用作预防。

用法：上药淘净，用水煮熟，每日空腹时任意服。

三黄洗剂（经验方）

大黄　黄柏　黄芩　苦参

功用：清热，止痒，收涩。治一切急性皮肤病及疖病有红肿焮痒渗出者。

用法：临用时摇匀，以棉花蘸药汁搽患处，每日 4～5 次。如用于皮肤性病瘙痒剧烈者，可加入薄荷脑（即 1% 薄荷三黄洗剂）。

大补阴丸（《丹溪心法》）

黄柏　知母　熟地黄　龟甲　猪脊髓　蜂蜜

功用：滋阴降火。用于红斑狼疮等阴虚火旺者。

用法：将猪脊髓蒸熟，炼蜜同捣和为丸，如梧桐子大，每服 15g，每日 2 次，空腹时淡盐水送服；或水煎服。

千金散（经验方）

制乳香　制没药　轻粉　飞朱砂　煅白砒　赤石脂　炒五倍子　煅雄黄　醋制蛇含石

功用：蚀恶肉，化疮腐。用于一切恶疮顽肉死腐不脱者，以及寻常疣、肉刺、痔瘘等。

用法：将药粉掺于患处，或黏附在纸线上插入疮中。

小儿化湿汤（《朱仁康临床经验集》）

苍术　陈皮　茯苓　泽泻　炒麦芽　滑石　甘草

功效：健脾渗湿。

用法：水煎服。

小柴胡汤（《伤寒论》）

柴胡　黄芩　人参　甘草　半夏　生姜　大枣

功用：和解少阳。

用法：水煎服。

四画

五味消毒饮（《医宗金鉴》）

金银花　野菊花　蒲公英　紫花地丁　天葵子

功用：清热解毒，消散疔疮。主治疔疮初起，发热恶寒，疮形如粟，坚硬根深，状如铁钉，以及痈疡疖肿，红肿热痛，舌红苔黄，脉数。

用法：水煎服。

升麻葛根汤（《小儿药证直诀·阎氏小儿方论》）

升麻　芍药　甘草　葛根

功用：解肌透疹。用于麻疹初起，亦治带状疱疹、单纯疱疹、水痘等属邪郁肌表，肺胃有热者。

用法：水煎服。

化斑解毒汤（《医宗金鉴》）

升麻　石膏　连翘　牛蒡子　人中黄　黄连　知母　玄参

功用：清热解毒。用于内发丹毒。

用法：加竹叶 20 片，水煎服。

六味地黄丸（《小儿药证直诀》）

熟地黄　山茱萸　山药　泽泻　牡丹皮　白茯苓

功用：滋补肝肾。

用法：上药为末，糊丸如梧桐子大，每日服 9g，温开水送服；或水煎服。

五画

玉露膏（经验方）

芙蓉叶（去梗茎），研成极细末，用凡士林调成膏（比例 2∶8）

功用：清热解毒。用于丹毒、疮痈。

用法：外敷。

甘草泻心汤（《伤寒论》）

半夏　黄芩　干姜　甘草　人参　黄连　大枣

功用：和胃补中，降逆消痞。

用法：水煎服。

甘露消毒丹（《温热经纬》）

飞滑石　淡黄芩　绵茵陈　石菖蒲　川贝母　木通　藿香　连翘　白蔻仁　薄荷　射干

功用：利湿化浊，清热解毒。治湿温时疫，邪在气分，湿热并重证。

用法：散剂，每服 6～9g；丸剂，每服 9～12g；汤剂，水煎服。

右归丸（《景岳全书》）

熟地黄　山药　山茱萸　枸杞　菟丝子　鹿角胶　杜仲　肉桂　当归　制附子

功用：温补肾阳，填精益髓。

用法：炼蜜为丸，如梧桐子大，每服百余丸（6～9g），食前用滚汤或淡盐汤送下。或丸如弹子大，每嚼服 2～3 丸（6～9g），以滚白汤送下；或水煎服。

龙胆泻肝汤（丸）（《兰室秘藏》）

龙胆草　黄芩　栀子　柴胡　车前子　木通　泽泻　生地黄　当归　生甘草

功用：清肝火，利湿热。适用于带状疱疹、急性湿疹、亚急性湿疹、淋病、丹毒等属肝经实火、湿热者。

用法：水煎服。或用水泛丸，如梧桐子大，每服 3 ～ 6g，每日 2 次，用温开水送下。

归脾汤（《济生方》）

人参　白术　黄芪　当归　茯神　远志　龙眼肉　酸枣仁　木香　炙甘草

功用：益气补血，健脾养心。

用法：加生姜、大枣，水煎服。

四君子汤（《太平惠民和剂局方》）

人参　甘草　茯苓　白术

功用：益气健脾。

用法：水煎服。

四妙丸（《成方便读》）

黄柏　苍术　牛膝　薏苡仁

功用：清热利湿。

用法：水泛为丸，每服 6 ～ 9g，每日 2 次。

四妙勇安汤（《验方新编》）

金银花　玄参　当归　甘草

功用：清热解毒，活血滋阴。用于脱疽溃烂，局部红肿热痛者。

用法：水煎服。

四物汤（《太平惠民和剂局方》）

当归　川芎　白芍　熟地黄

功用：养血补血。

用法：水煎服。

四物消风饮（《医宗金鉴》）

生地黄　当归　赤芍　荆芥　防风　川芎　白鲜皮　薄荷　蝉蜕　独活　柴胡　红枣

功用：养血祛风。用于瘾疹、牛皮癣等血虚风燥者。

用法：水煎服。

生脉散（《内外伤辨惑论》）

人参　麦冬　五味子

功用：益气生津，敛阴止汗。

用法：水煎服。

白虎汤（《伤寒论》）

知母　石膏　甘草　粳米

功用：清气分热，清热生津。治阳明病，壮热面赤，烦渴引饮，汗出恶热，脉洪大有力者。

用法：水煎服。

加味逍遥散（《女科撮要》）

当归　芍药　茯苓　炒白术　柴胡　牡丹皮　栀子　炙甘草　生姜　薄荷

功用：养血健脾，疏肝清热。用于肝郁血虚，内有郁热证。

用法：水煎服。

六画

当归四逆汤（《伤寒论》）

当归　桂枝　芍药　细辛　通草　大枣　甘草

功用：温经散寒，养血通脉。

用法：水煎服。

当归饮子（《重订严氏济生方》）

当归　生地黄　白芍　川芎　何首乌　荆芥　防风　白蒺藜　黄芪　生甘草

功用：养血润燥，祛风止痒。治心血凝滞，内蕴风热，皮肤疮疥，或肿或痒，或脓水浸淫，或发赤疹。

用法：水煎服。

当归补血汤（《内外伤辨惑论》）

黄芪　当归

功用：补气生血。

用法：水煎服。

竹叶石膏汤（《伤寒论》）

竹叶　石膏　麦冬　人参　半夏　粳米　甘草

功用：清热养胃，生津止渴。

用法：水煎服。

血府逐瘀汤（《医林改错》）

桃仁　红花　当归　生地黄　川芎　赤芍　牛膝　桔梗　柴胡　枳壳　甘草

功用：活血祛瘀，行气止痛。

用法：水煎服。

导赤散（《小儿药证直诀》）

生地黄　木通　生甘草　竹叶

功用：清心利水养阴。用于心经火毒所致疮疡。

用法：水煎服。

阳和汤（《外科证治全生集》）

熟地黄　麻黄　鹿角胶　白芥子　肉桂　甘草　炮姜炭

功用：温经散寒，化痰补虚。

用法：水煎服。

防风通圣散（丸）（《宣明论方》）

防风　荆芥　连翘　麻黄　薄荷　川芎　当归　白芍　白术　栀子　大黄　芒硝　石膏　黄芩　桔梗　滑石　生甘草

功用：解表通里，疏风清热，化湿解毒。用于内郁湿热，外感风邪，表里同病，属于气血实者。

用法：每服 6g，用温开水送下。或用饮片，水煎服。

如意金黄散（《外科正宗》）

大黄　黄柏　姜黄　白芷　南星　天花粉　苍术　厚朴　陈皮　甘草

功用：清热解毒，消肿止痛。用于热毒瘀滞肌肤所致疮疖肿痛，亦可用于跌打损伤。

用法：可用葱汁、酒、醋、麻油、蜂蜜、菊花露、银花露、丝瓜叶捣汁调敷。

七画

连翘败毒片（经验方）

金银花　连翘　大黄　紫花地丁　蒲公英　栀子　白芷　黄芩　赤芍　浙贝母　桔梗　玄参　木通　防风　白鲜皮　甘草　蝉蜕　天花粉

功用：清热解毒，消肿止痛。用于疮疖溃烂、灼热，流脓水，丹毒疱疹，疥癣疼痒。

用法：温开水送服。

辛夷清肺饮（《外科正宗》）

辛夷　生甘草　石膏（煅）　知母　栀子（生研）　黄芩　枇杷叶　升麻　百合　麦冬

功用：清肺胃，解热毒。用于鼻内息肉及热疮等。

用法：水煎服。

补中益气汤（《脾胃论》）

黄芪　炙甘草　人参　当归身　橘皮　升麻　柴胡　白术

功用：补中益气，升阳举陷。

用法：水煎服。

附子汤（《伤寒论》）

附子　茯苓　人参　芍药　白术

功用：温经助阳，祛寒化湿。用于阳虚寒湿证。

用法：水煎服。

附子理中丸（《太平惠民和剂局方》）

人参　白术　干姜　附子（炮，去皮脐）　炙甘草

功用：温阳祛寒，补气健脾。

用法：水煎服。

八画

青黛膏（经验方）

青黛　黄柏　石膏　滑石　凡士林

前4味药研细末，和匀。凡士林烊化冷却，再将药物徐徐调入即成。

功用：收湿止痒，清热解毒。用于一般皮肤病肿、痒、痛、出水者。

用法：将药膏涂于纱布上贴之，或蘸药搽擦患处，或再加热烘疗法，效果更好。

苦参汤（《疡科心得集》）

苦参　蛇床子　白芷　金银花　野菊花　黄柏　地肤子　石菖蒲

功用：祛风除湿，杀虫止痒。用于一切疥癞风癣。

用法：水煎服，并外洗。

枇杷清肺饮（《医宗金鉴》）

枇杷叶　桑白皮　黄连　黄柏　人参　甘草

功用：清宣肺热。用于粉刺。

用法：水煎服。

肾气丸（《金匮要略》）

地黄 山茱萸 山药 泽泻 茯苓 牡丹皮 桂枝 炮附子

功用：补肾助阳。

用法：上为细末，炼蜜和丸，如梧桐子大，酒下 15 丸（6g），日再服。

知柏地黄丸（汤）（《医宗金鉴》）

知母 黄柏 熟地黄 山萸肉 山药 泽泻 牡丹皮 茯苓

功用：滋阴降火。用于肝肾阴虚，虚火上炎证。

用法：上为细末，炼蜜为丸，如梧桐子大，每服 6g，温开水送下。或饮片，水煎服。

治疣汤（经验方）

柴胡 桃仁 红花 丹参 穿山甲 鸡内金 陈皮 夏枯草 当归 生龙骨 生牡蛎

功用：疏肝解郁，化痰散结。用于肝郁痰凝之传染性软疣患者。

用法：水煎服。

治瘢汤（经验方）

熟地黄 何首乌 杜仲 赤芍 白芍 牛膝 桃仁 红花 赤小豆 白术 穿山甲

功用：养血活血。

用法：水煎服。

参附汤（《妇人良方》）

人参 附子（炮，去皮）

功用：益气回阳固脱。

用法：水煎服。

参苓白术散（《太平惠民和剂局方》）

白扁豆 人参 白术 白茯苓 炙甘草 山药 莲子肉 桔梗 薏苡仁 砂仁

功用：健脾益气，和胃渗湿。用于脾胃虚弱，饮食不消，或吐或泻，形体虚弱等症。

用法：枣汤调服。

九画

茵陈蒿汤（《伤寒论》）

茵陈蒿 栀子 大黄

功用：清热利湿。用于荨麻疹、痤疮因胃肠湿热所致者。

用法：水煎服。

独活寄生汤（《备急千金要方》）

独活 桑寄生 杜仲 牛膝 细辛 秦艽 茯苓 肉桂心 防风 川芎 人参 甘草 当归 白芍 地黄

功用：祛风湿，止痹痛，益肝肾，补气血。用于风寒湿三气侵袭筋骨而体质较虚者。

用法：水煎服。

养血润肤饮（《外科证治全书》）

当归 熟地黄 生地黄 黄芪 天冬 麦冬 升麻 黄芩 天花粉 红花 桃仁

功用：养血润燥，活血止痒。

用法：水煎服。

养血解毒汤（《赵炳南临床经验集》）

鸡血藤　土茯苓　当归　生地黄　威灵仙　山药　蜂房

功用：养血润肤，活血散风。

用法：水煎服。

活血散瘀汤（《赵炳南临床经验集》）

苏木　赤芍　白芍　草红花　桃仁　鬼箭羽　三棱　莪术　木香　陈皮

功用：活血散瘀定痛。

用法：水煎服。

宣痹汤（《温病条辨》）

防己　杏仁　滑石　连翘　山栀　薏苡仁　半夏　蚕砂　赤小豆皮

功用：清热祛湿，通络止痛。

用法：水煎服。

祛风除湿汤（《古今医鉴》）

当归　川芎　橘红　赤芍　半夏　苍术　茯苓　乌药　枳壳　桔梗　黄连　黄芩　白芷　防风　羌活　甘草

功用：祛风除湿，活血通络。治手足皲裂，见皮肤干裂，伴渗出、疼痛。

用法：水煎服。

除湿胃苓汤（《医宗金鉴》）

苍术　厚朴　陈皮　猪苓　赤茯苓　白术　泽泻　滑石　防风　栀子　木通　肉桂　生甘草　灯心草

功用：清热燥湿，理气和中。适用于湿疹、天疱疮及带状疱疹等属湿阻中焦者。

用法：水煎服。

十画

桂枝汤（《伤寒论》）

桂枝　芍药　甘草　生姜　大枣

功用：解肌发表，调和营卫。用于荨麻疹等因风寒外袭、营卫不和所致者。

用法：水煎服。

桃红四物汤（《医宗金鉴》）

当归　白芍　生地　川芎　桃仁　红花

功用：活血调经。用于妇女月经不调、痛经，或由于瘀血所致的各种肿块。

用法：水煎服。

桃花散（《先醒斋医学广笔记》）

白石灰　大黄片

先将大黄煎汁，白石灰用大黄汁泼成末，再炒，以石灰变成红色为度，将石灰筛细备用。

功用：止血。用于疮口出血。

用法：掺于患处，纱布紧扎。

柴胡疏肝散（《景岳全书》）

柴胡　陈皮　川芎　枳壳　芍药　甘草　香附

功用：疏肝理气。用于肝气郁结证。

用法：水煎服。

消风散（《外科正宗》）

荆芥　防风　当归　生地黄　苦参　苍术　蝉蜕　胡麻仁　牛蒡子　知母　石膏　甘草　木通

功用：疏风除湿，清热凉血。用于风疹、疮疡、湿疹因风湿血热所致者。

用法：水煎服。

逍遥散（《太平惠民和剂局方》）

柴胡　白芍　当归　白术　茯苓　甘草　生姜　薄荷

功用：疏肝解郁，调和气血。用于肝郁血虚脾弱证。

用法：水煎服。

透疹凉解汤（《中医儿科学》）

桑叶　甘菊　薄荷　连翘　牛蒡子　赤芍　蝉蜕　紫花地丁　黄连　藏红花

功用：清热解毒。治风痧邪热炽盛，高热口渴，心烦不宁，疹色鲜红或紫暗，疹点较密，小便黄少，舌质红，苔黄糙。

用法：水煎服。

麻黄桂枝各半汤（《伤寒论》）

桂枝　芍药　麻黄　生姜　甘草　大枣　杏仁

功用：祛风散寒，透邪达表，调和营卫。

用法：水煎服。

益胃汤（《温病条辨》）

沙参　麦冬　冰糖　细生地黄　玉竹

功用：养阴益胃。

用法：水煎服。

凉血五根汤（《赵炳南临床经验集》）

白茅根　瓜蒌根　茜草根　紫草根　板蓝根

功用：凉血活血，解毒化斑。

用法：水煎服。

凉血四物汤（《医宗金鉴》）

当归　生地黄　川芎　赤芍　黄芩　赤茯苓　陈皮　红花　甘草

功用：凉血活血。用于玫瑰痤疮。

用法：水煎服。

凉血活血汤（《赵炳南临床经验集》）

生槐花　紫草根　赤芍　白茅根　生地黄　丹参　鸡血藤

功用：清热凉血活血。

用法：水煎服。

凉血消风散（《朱仁康临床经验集》）

生地黄　当归　荆芥　蝉蜕　苦参　白蒺藜　知母　生石膏　生甘草

功用：祛风清热。用于血热生风生燥所致脂溢性皮炎、荨麻疹、玫瑰糠疹等。

用法：水煎服。

通络活血方（《朱仁康临床经验集》）

当归尾 赤芍 桃仁 红花 香附 青皮 王不留行 茜草 泽兰 牛膝

功用：活血祛瘀，通经活络。

用法：水煎服。

通窍活血汤（《医林改错》）

赤芍 川芎 桃仁 老葱 生姜 红枣 麝香（绢包） 红花 黄酒

功用：活血化瘀，通窍活络。用于血瘀所致的斑秃、玫瑰痤疮、荨麻疹、白癜风等。

用法：水煎服。

桑菊饮（《温病条辨》）

桑叶 菊花 杏仁 连翘 薄荷 桔梗 甘草 芦根

功用：疏风清热，宣肺止咳。

用法：水煎服。

十一画

培土清心方（陈达灿经验方）

太子参 山药 薏苡仁 连翘 灯心草 淡竹叶 钩藤 生牡蛎 甘草

功效：培土清心，祛风止痒。

用法：水煎服。

黄连解毒汤（《外台秘要》）

黄连 黄芩 黄柏 栀子

功用：泻火解毒。用于疔疮及一切火毒热毒所致发热、汗出、口渴等实证者。

用法：水煎服。

黄连膏（《医宗金鉴》）

黄连 当归 黄柏 生地黄 姜黄 麻油 黄蜡

功用：清热解毒，润燥止痛。适用于痈、疖及毛囊炎等焮红作痛者。

用法：将膏均匀涂于纱布上，敷贴患处。

萆薢化毒汤（《疡科心得集》）

萆薢 当归尾 牡丹皮 牛膝 防己 木瓜 薏苡仁 秦艽

功用：清热利湿。用于湿热所致疮疡。

用法：水煎服。

萆薢分清饮（《医学心悟》）

萆薢 石菖蒲 黄柏 茯苓 车前子 莲子心 白术

功用：清心利湿。用于淋病、生殖道衣原体感染。

用法：水煎服。

萆薢渗湿汤（《疡科心得集》）

萆薢 薏苡仁 黄柏 赤茯苓 牡丹皮 泽泻 滑石 通草

功用：清热利湿。用于足癣、湿疹、下肢丹毒等。

用法：水煎服。

银翘散（《温病条辨》）

银花 连翘 桔梗 薄荷 鲜竹叶 生甘草 荆芥 淡豆豉 牛蒡子 鲜芦根

功用：疏风清热。用于疮疡焮红肿痛，邪气在表，头昏少汗，发热重、恶寒轻者。

用法：水煎服。

清肝芦荟丸（《外科正宗》）

当归　生地黄　白芍　川芎　芦荟　黄连　海粉　牙皂　甘草节　昆布

功用：清肝化痰软坚。治血虚肝郁，气滞痰凝，结为瘿瘤，坚硬色紫，青筋显露。

用法：上药为末，神曲糊为丸，如梧桐子大，每服80丸，白开水送服。

清营汤（《温病条辨》）

犀角（水牛角代）　生地黄　玄参　竹叶心　麦冬　丹参　黄连　金银花　连翘

功用：清营解毒，透热养阴。用于有头疽、发颐、丹毒等有热邪内陷之象者。

用法：水煎服。

清暑汤（《外科证治全生集》）

连翘　天花粉　赤芍　甘草　滑石　车前子　金银花　泽泻

功用：清暑利湿，利尿解毒。用于暑疖、夏季皮炎、脓疱疮、热痱等。

用法：水煎服。

清暑益气汤（《温热经纬》）

西洋参　西瓜翠衣　石斛　麦冬　荷梗　黄连　竹叶　知母　粳米　甘草

功用：清暑益气，养阴生津。治暑热气津两伤证。

用法：水煎服。

清脾除湿饮（《医宗金鉴·外科心法要诀》）

赤茯苓　生白术　苍术　黄芩　生地黄　麦冬　生栀子　泽泻　枳壳　灯心草　竹叶　茵陈蒿　生甘草　玄明粉　连翘

功用：清热利湿，健脾。主治天疱疮、亚急性湿疹、脂溢性皮炎、接触性皮炎、脓疱疮等。

用法：水煎服。

清瘟败毒饮（《疫疹一得》）

生石膏　生地黄　犀角（水牛角代）　川黄连　生栀子　桔梗　黄芩　知母　赤芍　玄参　连翘　竹叶　甘草　牡丹皮

功用：泻火解毒，凉血救阴。用于一切火热之证，表里俱热者。

用法：水煎服。

十二画

紫金锭（即玉枢丹，《片玉心书》）

山慈姑　五倍子　大戟　朱砂　雄黄　麝香　千金子霜

功用：化痰开窍，辟秽解毒，消肿止痛。

用法：用麻油或饴糖，或醋或蜂蜜，调成糊状，外敷。

普济消毒饮（《东垣试效方》）

黄芩　黄连　陈皮　甘草　玄参　柴胡　桔梗　板蓝根　马勃　牛蒡子　连翘　薄荷　僵蚕　升麻

功用：清热解毒，疏风散邪。用于锁喉痈、发颐、抱头火丹等。

用法：水煎服。

温经通络汤（《赵炳南临床经验集》）

鸡血藤　海风藤　全丝瓜　鬼见愁　鬼箭羽　路路通　桂枝　蕲艾　全当归　赤芍　白芍

功用：温经通络，活血止痛。

用法：水煎服。

犀角地黄汤（《备急千金要方》）

犀角（水牛角代）　生地黄　牡丹皮　芍药

功用：凉血散瘀，清热解毒。用于药物性皮炎、红斑狼疮、银屑病、急性荨麻疹、重症多形红斑等属于热入营血、热毒炽盛者。

用法：水煎服。

十三画

解毒泻脾汤（《外科正宗》）

防风　牛子　山栀　石膏　黄芩　苍术　甘草　木通

功用：清热化湿，祛风解毒。治脾经风湿攻注，致生手足癣，多发于手足。

用法：用水 400mL，灯心 20 根，煎至 320mL，量病食前后服之。

解毒养阴汤（《赵炳南临床经验集》）

西洋参　南沙参　北沙参　耳环石斛　黑玄参　佛手参　生黄芪　生地黄　紫丹参　金银花　蒲公英　麦冬　天冬　玉竹

功用：益气养阴，清热解毒。用于感染性疾病，毒热伤气伤营，正气已伤而毒热未尽阶段。

用法：水煎服。

解毒凉血汤（《赵炳南临床经验集》）

犀角（水牛角代）　生地炭　双花炭　莲子心　白茅根　天花粉　紫花地丁　生栀子仁　蚤休　生甘草　川黄连　生石膏

功用：清营，凉血，解毒。

用法：生石膏先煮水后，去渣煮群药。

十五画

增液汤（《温病条辨》）

玄参　麦冬（连心）　生地黄

功用：增液生津。用于痈疽津液耗损者。

用法：水煎服。

中英文名词对照

A	
阿弗他溃疡	aphthous ulceration
艾滋病（获得性免疫缺陷综合征）	acquired immunodeficiency syndrome，AIDS
B	
白癜风	vitiligo
白塞病	behcet's disease，BD
白癣	white ringworm
斑块	plaque
斑块状硬斑病	plaque–like morphea
斑丘疹	maculopapule
斑贴试验	patch test
斑秃	alopecia areata
斑疹	macule
斑状淀粉样变	macular amyloidosis
瘢痕	scar
板层颗粒	lamellated granule
板层状鱼鳞病	lamella ichthyosis
扁平苔藓	lichen planus, LP
扁平疣	verruca plana
变态反应性接触性皮炎	allergic contact dermatitis, ACD
变应性紫癜	allergic purpura
表皮	epidermis
表皮剥脱	excoriation
表皮水肿	edema of epidermis
表皮萎缩	epidermal atrophy

剥脱性皮炎型药疹	exfoliative dermatitis eruption
播散性带状疱疹	disseminated herpes zoster，DHZ
伯贝克颗粒	Birbeck granule
C	
成人急性单纯性痒疹	simple acute prurigo of adult
迟发性压力性荨麻疹	delayed pressure urticaria，DPU
虫咬皮炎	insect bite dermatitis
臭虫叮咬	cimicosis
传染性软疣	molluscum contagiosum
传染性软疣病毒	molluscum contagiosum virus，MCV
毳毛	lanugo
D	
大疱	bulla
大疱性表皮松解型药疹	drug-induced bullosa epidermolysis
大疱性类天疱疮	bullous pemphigoid, BP
大疱性脓疱疮	impetigo bullosa
大疱性皮肤病	bullous dermatosis
带状疱疹	herpes zoster
带状疱疹后遗神经痛	postherpetic neuralgia，PHN
带状疱疹相关性疼痛	zoster-associated pain，ZAP
丹毒	erysipelas
单纯疱疹	herpes simplex
单纯疱疹病毒	herpes simplex virus，HSV
胆碱能性荨麻疹	cholinergic urticaria，CU
弹力纤维变性	degeneration of elastic fibers
滴状硬斑病	guttate morphea
点刺试验	skin puncture test
淀粉样变性	amyloidosis
顶泌汗腺	apocrine gland
冬季瘙痒症	pruritus hiemalis
冻疮	pernio
多形红斑	erythema multiforme，EM
多形红斑型药疹	erythama multiforme drug eruption

E	
耳部湿疹	ear eczema
耳带状疱疹	herpes zoster oticus
二期梅毒	secondary syphilis
F	
泛发性硬斑病	generalizide morphea
非物理性荨麻疹	non physical urticaria
痱子	miliaria
风团	wheal
风疹	rubella
蜂蜇伤	bee sting
复发性丹毒	erysipelas recurrens
G	
钙质沉积	calcinosis
干酪样坏死	caseation
干燥性湿疹	xerotic eczema
肛门瘙痒症	pruritus ani
股癣	tinea cruris
固定性药疹	fixed drug eruption
关节病型银屑病	psoriasis arthropathica，PsA
过敏性紫癜	anaphylactoid purpura
H	
海绵形成	spongiosis
寒冷性荨麻疹	cold urticaria
汗疱疹	pompholyx
黑点癣	black-dot ringworm
黑素细胞	melanocyte
红斑狼疮	lupus erythematosus，LE
红斑型天疱疮	pemphigus erythematosus
红皮病型银屑病	psoriasis erythrodermic
红色粟粒疹	miliaria rubra
花斑糠疹	pityriasis versicolor
划破试验	scratch test
化脓性肉芽肿	pyogenic granuloma

坏疽性丹毒	erysipelas gangraenosum
环状脓疱疮	impetigo circinata
黄褐斑	chloasma
黄癣	tinea favosa
获得性梅毒	acquired syphilis
J	
鸡眼	clavus
基底层	stratum basale
基底细胞液化变性	liquefaction of basal cells
吉－海反应	Jarisch-Herxheimer reaction
急性单纯性痒疹	simple acute prurigo
急性点滴状银屑病	acute guttate psoriasis
急性湿疹	acute eczema
急性荨麻疹	acute urticaria
棘层	stratum spinosum
棘层肥厚	acanthosis
棘层松解	acantholysis
继发损害	secondary lesions
痂	crust
甲	nail
甲板内型甲真菌病	endonyx onychomycosis，EO
甲下疣	subungual wart
甲真菌病	onychomycosis
甲周疣	periungual wart
假上皮瘤样增生	pseudoepitheliomatous hyperplasia
假性角囊肿	pseudohorn cyst
尖锐湿疣	condyloma acuminatum，CA
渐进性坏死	necrobiosis
角化不良	dyskeratosis
角化不全	parakeratosis
角化过度	hyperkeratosis
角囊肿	horn cyst
角质层	stratum corneum
角质形成细胞	keratinocyte

接触性皮炎	contact dermatitis
接触性荨麻疹	contact urticaria
接种性疱疹	incubation herpes
结缔组织病	connective tissue disease，CTD
结核性肉芽肿	tuberculous granuloma
结核样肉芽肿	tuberculoid granuloma
结节	nodule
结节性红斑	erythema nodosum，EN
结节性苔藓	lichen nodularis
结节性痒疹	prurigo nodularis
疥疮	scabies
进行性色素性紫癜性皮炎	progressive pigmentary purpuric dermatosis
近端甲下型甲真菌病	proximal subungual onychomycosis，PSO
浸渍	maceration
晶形粟粒疹	miliaria crystallina
酒渣鼻	rosacea
局限性瘙痒症	pruritus localis
局限性硬皮病	localized scleroderma
均质化	homogenization
K	
Kogoj 微脓疡	Kogoj's microabscesses
颗粒层	stratum granulosum
颗粒层减少	hypogranulosis
颗粒层增厚	hypergranulosis
快速血浆反应素环状卡片试验	rapid plasma reagin test, RPR
眶周皮疹	heliotrope rash
溃疡	ulcer
L	
朗格汉斯细胞	Langerhans cell
老年性瘙痒症	pruritus senilis
雷诺现象	Raynaud's phenomenon
类丹毒	erysipeloid
裂隙	fissure
淋病	gonorrhea

淋病奈瑟球菌	neisseria gonorrhea
鳞屑	scale
鳞状涡	squamous eddy
落叶型天疱疮	pemphigus foliaceus
M	
Munro 微脓疡	Munro's microabscesses
麻疹型或猩红热型药疹	morbilliform drug eruption and scarlatiniform drug eruption
马拉色菌毛囊炎	malassezia folliculitis
螨虫皮炎	mite dermatitis
慢性单纯性苔藓	lichen simplex chronicus
慢性湿疹	chronic eczema
慢性荨麻疹	chronic urticaria
毛	hair
毛根	hair root
毛基质	matrix
毛囊角栓	follicular plug
毛球	hair bulb
毛乳头	hair papilla
毛细血管扩张性环状紫癜	purpura annularis telangiectodes
毛小皮	hair cuticle
玫瑰痤疮	acne rosacea
玫瑰糠疹	pityriasis rosea
梅毒	syphilis
梅毒螺旋体	Treponema pallidum，TP
梅毒螺旋体颗粒凝集试验	treponema pallidum particle agglutination test,TPPA
梅克尔细胞	Merkel cell
蠓叮咬	heleidae bite
弥漫性硬皮病	diffuse systemic sclerosis
糜烂	erosion
N	
囊肿	cyst
黏液变性	mucinous degeneration
尼氏征	Nikolsky's sign
脓疱	pustule

R

热性荨麻疹	heat urticaria
人类免疫缺陷病毒	human immunodeficiency virus，HIV
人乳头瘤病毒	human papilloma virus，HPV
妊娠瘙痒症	pruritus gestationis
日光性皮炎	solar dermatitis
日光性荨麻疹	urticaria solaris
日晒伤	sunburn
肉芽肿	granuloma
肉芽组织	granulation tissue
乳房湿疹	eczema mammae
乳头层	papillary layer
乳头顶部微脓疡	microabscesses in papilla tips
乳头瘤样增生	papillomatosis
软疣小体	molluscum body

S

三期梅毒	tertiary syphilis
瘙痒	itch
瘙痒性紫癜	itching purpura
瘙痒症	pruritus
色素沉着	pigment deposition
色素减少	hypopigmentation
色素膜炎	uveitis
色素失禁	incontinence of pigment
色素性紫癜性皮肤病	pigmentary purpuric dermatosis，PPD
色素性紫癜性苔藓样皮炎	pigmented purpuric lichenoid dermatosis
色素增多	hyerpigmentation
上皮样细胞肉芽肿	epithelioid cell granuloma
深部粟粒疹	miliaria profunda
深脓疱疮	ecthyma
神经梅毒	neurosyphilis
生殖道沙眼衣原体感染	chlamydia trachomatis genital infection
生殖器疱疹	genital herpes，GH
虱病	pediculosis

X

系统性红斑狼疮	systemic lupus erythematous，SLE
系统性硬皮病	systemic scleroderma
细胞间水肿	intercellular edema
细胞内水肿	intracellular edema
细胞外渗	exocytosis
先天梅毒	congenital syphilis
先天性大疱性鱼鳞病样红皮病	congenital bullous ichthyosiform erythroderma
先天性非大疱性鱼鳞病样红皮病	congenital non-bullous ichthyosiform erythroderma
纤维蛋白样变性	fibrinoid degeneration
线状硬皮病	linear scleroderma
镶嵌疣	mosaic vart
小儿痒疹	prurigo infantilis
小汗腺	eccrine gland
心血管梅毒	cardiovascular syphilis
新生儿单纯疱疹	neonatal herpes simplex
新生儿脓疱疮	impetigo neonatorum
性病	sexually transmitted disease，STD
性连锁鱼鳞病	X-linked ichthyosis
雄激素性脱发	androgenetic alopecia，AGA
亨诺克—舒恩莱因紫癜	Henoch-Schonlein purpura，HSP
血管性水肿	angioedema
血管炎	vasculitis
寻常痤疮	acne vulgaris
寻常型脓疱疮	impetigo vulgaris
寻常型天疱疮	pemphigus vulgaris
寻常型银屑病	psoriasis vulgaris
寻常型鱼鳞病	ichthyosis vulgaris
寻常疣	verrusa vulgaris
荨麻疹	urticaria
荨麻疹型药疹	urticaria drug eruption
蕈样霉菌病	mycosis fungoides，MF
蕈样肉芽肿	granuloma fungoides

Y	
压力性荨麻疹	pressure urticaria
亚急性皮肤型红斑狼疮	subacute cutaneous lupus erythematosus，SCLE
亚急性湿疹	subacute eczema
痒疹	prurigo
痒疹横痃	prurigo agria
药疹	drug eruption
一期梅毒	primary syphilis
蚁走感	formication
异色性皮肌炎	poikilodermatomyositis
异物性肉芽肿	foreign body granuloma
阴囊瘙痒症	pruritus scroti
阴虱病	pediculosis pubis
银屑病	psoriasis
硬皮病	scleroderma
硬下疳	chancre
疣	wart
疣状固定性荨麻疹	urticaria perstans verrucosa
疣状增生	verrucous hyperplasia
瘀斑	ecchymosis
瘀点	petechia
鱼鳞病	ichthyosis
原发损害	primary lesions
原发性刺激性皮炎	irritant contact dermatitis, ICD
原发性皮肤淀粉样变	primary cutaneous amyloidosis
远端侧位甲下型甲真菌病	distal and lateral subungual onychomycosis，DLSO
Z	
早期先天梅毒	early congenital syphilis
增殖型天疱疮	pemphigus vegetans
栅栏状肉芽肿	palisaded granuloma
真皮	dermis
真皮乳头	dermal papilla
真皮萎缩	dermal atrophy
肢端硬化症	acrosclerosis

脂肪坏死	fat necrosis
脂膜炎	panniculitis
脂溢性皮炎	seborrheic dermatitis
脂质沉积	fatty deposition
跖疣	verruca plantaris
指状疣	digitate wart
抓痕	excoriation
灼热	burning
紫癜型药疹	purpuric drug eruption
足癣	tinea pedis

主要参考书目

［1］赵辨.中国临床皮肤病学［M］.4 版.南京：江苏科学技术出版社，2010.

［2］杨志波.当代中医皮肤科临床家丛书 – 欧阳恒［M］.北京：中国医药科技出版社，2014.

［3］欧阳晓勇.当代中医皮肤科临床家丛书 – 刘复兴［M］.北京：中国医药科技出版社，2015.

［4］陈德宇.中西医结合皮肤性病学［M］.北京：中国中医药出版社，2012.

［5］李曰庆，何清湖.中医外科学［M］.北京：中国中医药出版社，2012.

［6］张学军，陆洪光，高兴华.皮肤性病学［M］.北京：人民卫生出版社，2014.

［7］吴军，王波.中西医临床外科学［M］.北京：中国医药科技出版社，2012.

［8］范瑞强、邓丙戌、杨志波.中医皮肤性病学（临床版）（精）［M］.北京：科学技术文献出版社，2010.

［9］瞿幸.中医皮肤性病学［M］.北京：中国中医药出版社，2009.

［10］刘辅仁.实用皮肤科学［M］.北京：人民卫生出版社，2005.

［11］刘红霞.皮肤病中医外治技法［M］.北京：人民军医出版社，2012.

［12］刘忠恕.现代中医皮肤病学［M］.天津：天津科技翻译出版公司，1997.

［13］赵炳南，张志礼.简明中医皮肤病学［M］.北京：中国展望出版社，1983.

［14］李斌.当代中医皮肤科临床家丛书 – 秦万章［M］.北京：中国医药科技出版社，2014.

［15］李斌，张明.当代中医皮肤科临床家丛书 – 孙世道［M］.北京：中国医药科技出版社，2015.

［16］吴志华.皮肤科治疗学［M］.3 版.北京：科学出版社，2017.

全国中医药行业高等教育"十四五"规划教材

全国高等中医药院校规划教材（第十一版）

教材目录

注：凡标☆号者为"核心示范教材"。

（一）中医学类专业

序号	书　名	主　编		主编所在单位	
1	中国医学史	郭宏伟	徐江雁	黑龙江中医药大学	河南中医药大学
2	医古文	王育林	李亚军	北京中医药大学	陕西中医药大学
3	大学语文	黄作阵		北京中医药大学	
4	中医基础理论☆	郑洪新	杨　柱	辽宁中医药大学	贵州中医药大学
5	中医诊断学☆	李灿东	方朝义	福建中医药大学	河北中医药大学
6	中药学☆	钟赣生	杨柏灿	北京中医药大学	上海中医药大学
7	方剂学☆	李　冀	左铮云	黑龙江中医药大学	江西中医药大学
8	内经选读☆	翟双庆	黎敬波	北京中医药大学	广州中医药大学
9	伤寒论选读☆	王庆国	周春祥	北京中医药大学	南京中医药大学
10	金匮要略☆	范永升	姜德友	浙江中医药大学	黑龙江中医药大学
11	温病学☆	谷晓红	马　健	北京中医药大学	南京中医药大学
12	中医内科学☆	吴勉华	石　岩	南京中医药大学	辽宁中医药大学
13	中医外科学☆	陈红风		上海中医药大学	
14	中医妇科学☆	冯晓玲	张婷婷	黑龙江中医药大学	上海中医药大学
15	中医儿科学☆	赵　霞	李新民	南京中医药大学	天津中医药大学
16	中医骨伤科学☆	黄桂成	王拥军	南京中医药大学	上海中医药大学
17	中医眼科学	彭清华		湖南中医药大学	
18	中医耳鼻咽喉科学	刘　蓬		广州中医药大学	
19	中医急诊学☆	刘清泉	方邦江	首都医科大学	上海中医药大学
20	中医各家学说☆	尚　力	戴　铭	上海中医药大学	广西中医药大学
21	针灸学☆	梁繁荣	王　华	成都中医药大学	湖北中医药大学
22	推拿学☆	房　敏	王金贵	上海中医药大学	天津中医药大学
23	中医养生学	马烈光	章德林	成都中医药大学	江西中医药大学
24	中医药膳学	谢梦洲	朱天民	湖南中医药大学	成都中医药大学
25	中医食疗学	施洪飞	方　泓	南京中医药大学	上海中医药大学
26	中医气功学	章文春	魏玉龙	江西中医药大学	北京中医药大学
27	细胞生物学	赵宗江	高碧珍	北京中医药大学	福建中医药大学

序号	书　名	主　编		主编所在单位	
28	人体解剖学	邵水金		上海中医药大学	
29	组织学与胚胎学	周忠光	汪　涛	黑龙江中医药大学	天津中医药大学
30	生物化学	唐炳华		北京中医药大学	
31	生理学	赵铁建	朱大诚	广西中医药大学	江西中医药大学
32	病理学	刘春英	高维娟	辽宁中医药大学	河北中医药大学
33	免疫学基础与病原生物学	袁嘉丽	刘永琦	云南中医药大学	甘肃中医药大学
34	预防医学	史周华		山东中医药大学	
35	药理学	张硕峰	方晓艳	北京中医药大学	河南中医药大学
36	诊断学	詹华奎		成都中医药大学	
37	医学影像学	侯　键	许茂盛	成都中医药大学	浙江中医药大学
38	内科学	潘　涛	戴爱国	南京中医药大学	湖南中医药大学
39	外科学	谢建兴		广州中医药大学	
40	中西医文献检索	林丹红	孙　玲	福建中医药大学	湖北中医药大学
41	中医疫病学	张伯礼	吕文亮	天津中医药大学	湖北中医药大学
42	中医文化学	张其成	臧守虎	北京中医药大学	山东中医药大学
43	中医文献学	陈仁寿	宋咏梅	南京中医药大学	山东中医药大学
44	医学伦理学	崔瑞兰	赵　丽	山东中医药大学	北京中医药大学
45	医学生物学	詹秀琴	许　勇	南京中医药大学	成都中医药大学
46	中医全科医学概论	郭　栋	严小军	山东中医药大学	江西中医药大学
47	卫生统计学	魏高文	徐　刚	湖南中医药大学	江西中医药大学
48	中医老年病学	王　飞	张学智	成都中医药大学	北京大学医学部
49	医学遗传学	赵丕文	卫爱武	北京中医药大学	河南中医药大学
50	针刀医学	郭长青		北京中医药大学	
51	腧穴解剖学	邵水金		上海中医药大学	
52	神经解剖学	孙红梅	申国明	北京中医药大学	安徽中医药大学
53	医学免疫学	高永翔	刘永琦	成都中医药大学	甘肃中医药大学
54	神经定位诊断学	王东岩		黑龙江中医药大学	
55	中医运气学	苏　颖		长春中医药大学	
56	实验动物学	苗明三	王春田	河南中医药大学	辽宁中医药大学
57	中医医案学	姜德友	方祝元	黑龙江中医药大学	南京中医药大学
58	分子生物学	唐炳华	郑晓珂	北京中医药大学	河南中医药大学

（二）针灸推拿学专业

序号	书　名	主　编		主编所在单位	
59	局部解剖学	姜国华	李义凯	黑龙江中医药大学	南方医科大学
60	经络腧穴学☆	沈雪勇	刘存志	上海中医药大学	北京中医药大学
61	刺法灸法学☆	王富春	岳增辉	长春中医药大学	湖南中医药大学
62	针灸治疗学☆	高树中	冀来喜	山东中医药大学	山西中医药大学
63	各家针灸学说	高希言	王　威	河南中医药大学	辽宁中医药大学
64	针灸医籍选读	常小荣	张建斌	湖南中医药大学	南京中医药大学
65	实验针灸学	郭　义		天津中医药大学	

序号	书　名	主　编		主编所在单位	
66	推拿手法学☆	周运峰		河南中医药大学	
67	推拿功法学☆	吕立江		浙江中医药大学	
68	推拿治疗学☆	井夫杰	杨永刚	山东中医药大学	长春中医药大学
69	小儿推拿学	刘明军	邰先桃	长春中医药大学	云南中医药大学

（三）中西医临床医学专业

序号	书　名	主　编		主编所在单位	
70	中外医学史	王振国	徐建云	山东中医药大学	南京中医药大学
71	中西医结合内科学	陈志强	杨文明	河北中医药大学	安徽中医药大学
72	中西医结合外科学	何清湖		湖南中医药大学	
73	中西医结合妇产科学	杜惠兰		河北中医药大学	
74	中西医结合儿科学	王雪峰	郑　健	辽宁中医药大学	福建中医药大学
75	中西医结合骨伤科学	詹红生	刘　军	上海中医药大学	广州中医药大学
76	中西医结合眼科学	段俊国	毕宏生	成都中医药大学	山东中医药大学
77	中西医结合耳鼻咽喉科学	张勤修	陈文勇	成都中医药大学	广州中医药大学
78	中西医结合口腔科学	谭　劲		湖南中医药大学	
79	中药学	周祯祥	吴庆光	湖北中医药大学	广州中医药大学
80	中医基础理论	战丽彬	章文春	辽宁中医药大学	江西中医药大学
81	针灸推拿学	梁繁荣	刘明军	成都中医药大学	长春中医药大学
82	方剂学	李　冀	季旭明	黑龙江中医药大学	浙江中医药大学
83	医学心理学	李光英	张　斌	长春中医药大学	湖南中医药大学
84	中西医结合皮肤性病学	李　斌	陈达灿	上海中医药大学	广州中医药大学
85	诊断学	詹华奎	刘　潜	成都中医药大学	江西中医药大学
86	系统解剖学	武煜明	李新华	云南中医药大学	湖南中医药大学
87	生物化学	施　红	贾连群	福建中医药大学	辽宁中医药大学
88	中西医结合急救医学	方邦江	刘清泉	上海中医药大学	首都医科大学
89	中西医结合肛肠病学	何永恒		湖南中医药大学	
90	生理学	朱大诚	徐　颖	江西中医药大学	上海中医药大学
91	病理学	刘春英	姜希娟	辽宁中医药大学	天津中医药大学
92	中西医结合肿瘤学	程海波	贾立群	南京中医药大学	北京中医药大学
93	中西医结合传染病学	李素云	孙克伟	河南中医药大学	湖南中医药大学

（四）中药学类专业

序号	书　名	主　编		主编所在单位	
94	中医学基础	陈　晶	程海波	黑龙江中医药大学	南京中医药大学
95	高等数学	李秀昌	邵建华	长春中医药大学	上海中医药大学
96	中医药统计学	何　雁		江西中医药大学	
97	物理学	章新友	侯俊玲	江西中医药大学	北京中医药大学
98	无机化学	杨怀霞	吴培云	河南中医药大学	安徽中医药大学
99	有机化学	林　辉		广州中医药大学	
100	分析化学（上）（化学分析）	张　凌		江西中医药大学	

序号	书 名	主 编		主编所在单位	
101	分析化学（下）（仪器分析）	王淑美		广东药科大学	
102	物理化学	刘 雄	王颖莉	甘肃中医药大学	山西中医药大学
103	临床中药学☆	周祯祥	唐德才	湖北中医药大学	南京中医药大学
104	方剂学	贾 波	许二平	成都中医药大学	河南中医药大学
105	中药药剂学☆	杨 明		江西中医药大学	
106	中药鉴定学☆	康廷国	闫永红	辽宁中医药大学	北京中医药大学
107	中药药理学☆	彭 成		成都中医药大学	
108	中药拉丁语	李 峰	马 琳	山东中医药大学	天津中医药大学
109	药用植物学☆	刘春生	谷 巍	北京中医药大学	南京中医药大学
110	中药炮制学☆	钟凌云		江西中医药大学	
111	中药分析学☆	梁生旺	张 彤	广东药科大学	上海中医药大学
112	中药化学☆	匡海学	冯卫生	黑龙江中医药大学	河南中医药大学
113	中药制药工程原理与设备	周长征		山东中医药大学	
114	药事管理学☆	刘红宁		江西中医药大学	
115	本草典籍选读	彭代银	陈仁寿	安徽中医药大学	南京中医药大学
116	中药制药分离工程	朱卫丰		江西中医药大学	
117	中药制药设备与车间设计	李 正		天津中医药大学	
118	药用植物栽培学	张永清		山东中医药大学	
119	中药资源学	马云桐		成都中医药大学	
120	中药产品与开发	孟宪生		辽宁中医药大学	
121	中药加工与炮制学	王秋红		广东药科大学	
122	人体形态学	武煜明	游言文	云南中医药大学	河南中医药大学
123	生理学基础	于远望		陕西中医药大学	
124	病理学基础	王 谦		北京中医药大学	
125	解剖生理学	李新华	于远望	湖南中医药大学	陕西中医药大学
126	微生物学与免疫学	袁嘉丽	刘永琦	云南中医药大学	甘肃中医药大学
127	线性代数	李秀昌		长春中医药大学	
128	中药新药研发学	张永萍	王利胜	贵州中医药大学	广州中医药大学
129	中药安全与合理应用导论	张 冰		北京中医药大学	
130	中药商品学	闫永红	蒋桂华	北京中医药大学	成都中医药大学

（五）药学类专业

序号	书 名	主 编		主编所在单位	
131	药用高分子材料学	刘 文		贵州医科大学	
132	中成药学	张金莲	陈 军	江西中医药大学	南京中医药大学
133	制药工艺学	王 沛	赵 鹏	长春中医药大学	陕西中医药大学
134	生物药剂学与药物动力学	龚慕辛	贺福元	首都医科大学	湖南中医药大学
135	生药学	王喜军	陈随清	黑龙江中医药大学	河南中医药大学
136	药学文献检索	章新友	黄必胜	江西中医药大学	湖北中医药大学
137	天然药物化学	邱 峰	廖尚高	天津中医药大学	贵州医科大学
138	药物合成反应	李念光	方 方	南京中医药大学	安徽中医药大学

序号	书名	主编		主编所在单位	
139	分子生药学	刘春生	袁 媛	北京中医药大学	中国中医科学院
140	药用辅料学	王世宇	关志宇	成都中医药大学	江西中医药大学
141	物理药剂学	吴 清		北京中医药大学	
142	药剂学	李范珠	冯年平	浙江中医药大学	上海中医药大学
143	药物分析	俞 捷	姚卫峰	云南中医药大学	南京中医药大学

（六）护理学专业

序号	书名	主编		主编所在单位	
144	中医护理学基础	徐桂华	胡 慧	南京中医药大学	湖北中医药大学
145	护理学导论	穆 欣	马小琴	黑龙江中医药大学	浙江中医药大学
146	护理学基础	杨巧菊		河南中医药大学	
147	护理专业英语	刘红霞	刘 娅	北京中医药大学	湖北中医药大学
148	护理美学	余雨枫		成都中医药大学	
149	健康评估	阚丽君	张玉芳	黑龙江中医药大学	山东中医药大学
150	护理心理学	郝玉芳		北京中医药大学	
151	护理伦理学	崔瑞兰		山东中医药大学	
152	内科护理学	陈 燕	孙志岭	湖南中医药大学	南京中医药大学
153	外科护理学	陆静波	蔡恩丽	上海中医药大学	云南中医药大学
154	妇产科护理学	冯 进	王丽芹	湖南中医药大学	黑龙江中医药大学
155	儿科护理学	肖洪玲	陈偶英	安徽中医药大学	湖南中医药大学
156	五官科护理学	喻京生		湖南中医药大学	
157	老年护理学	王 燕	高 静	天津中医药大学	成都中医药大学
158	急救护理学	吕 静	卢根娣	长春中医药大学	上海中医药大学
159	康复护理学	陈锦秀	汤继芹	福建中医药大学	山东中医药大学
160	社区护理学	沈翠珍	王诗源	浙江中医药大学	山东中医药大学
161	中医临床护理学	裘秀月	刘建军	浙江中医药大学	江西中医药大学
162	护理管理学	全小明	柏亚妹	广州中医药大学	南京中医药大学
163	医学营养学	聂 宏	李艳玲	黑龙江中医药大学	天津中医药大学
164	安宁疗护	邸淑珍	陆静波	河北中医药大学	上海中医药大学
165	护理健康教育	王 芳		成都中医药大学	
166	护理教育学	聂 宏	杨巧菊	黑龙江中医药大学	河南中医药大学

（七）公共课

序号	书名	主编		主编所在单位	
167	中医学概论	储全根	胡志希	安徽中医药大学	湖南中医药大学
168	传统体育	吴志坤	邵玉萍	上海中医药大学	湖北中医药大学
169	科研思路与方法	刘 涛	商洪才	南京中医药大学	北京中医药大学
170	大学生职业发展规划	石作荣	李 玮	山东中医药大学	北京中医药大学
171	大学计算机基础教程	叶 青		江西中医药大学	
172	大学生就业指导	曹世奎	张光霁	长春中医药大学	浙江中医药大学

序号	书 名	主 编		主编所在单位	
173	医患沟通技能	王自润	殷 越	大同大学	黑龙江中医药大学
174	基础医学概论	刘黎青	朱大诚	山东中医药大学	江西中医药大学
175	国学经典导读	胡 真	王明强	湖北中医药大学	南京中医药大学
176	临床医学概论	潘 涛	付 滨	南京中医药大学	天津中医药大学
177	Visual Basic 程序设计教程	闫朝升	曹 慧	黑龙江中医药大学	山东中医药大学
178	SPSS 统计分析教程	刘仁权		北京中医药大学	
179	医学图形图像处理	章新友	孟昭鹏	江西中医药大学	天津中医药大学
180	医药数据库系统原理与应用	杜建强	胡孔法	江西中医药大学	南京中医药大学
181	医药数据管理与可视化分析	马星光		北京中医药大学	
182	中医药统计学与软件应用	史周华	何 雁	山东中医药大学	江西中医药大学

（八）中医骨伤科学专业

序号	书 名	主 编		主编所在单位	
183	中医骨伤科学基础	李 楠	李 刚	福建中医药大学	山东中医药大学
184	骨伤解剖学	侯德才	姜国华	辽宁中医药大学	黑龙江中医药大学
185	骨伤影像学	栾金红	郭会利	黑龙江中医药大学	河南中医药大学洛阳平乐正骨学院
186	中医正骨学	冷向阳	马 勇	长春中医药大学	南京中医药大学
187	中医筋伤学	周红海	于 栋	广西中医药大学	北京中医药大学
188	中医骨病学	徐展望	郑福增	山东中医药大学	河南中医药大学
189	创伤急救学	毕荣修	李无阴	山东中医药大学	河南中医药大学洛阳平乐正骨学院
190	骨伤手术学	童培建	曾意荣	浙江中医药大学	广州中医药大学

（九）中医养生学专业

序号	书 名	主 编		主编所在单位	
191	中医养生文献学	蒋力生	王 平	江西中医药大学	湖北中医药大学
192	中医治未病学概论	陈涤平		南京中医药大学	
193	中医饮食养生学	方 泓		上海中医药大学	
194	中医养生方法技术学	顾一煌	王金贵	南京中医药大学	天津中医药大学
195	中医养生学导论	马烈光	樊 旭	成都中医药大学	辽宁中医药大学
196	中医运动养生学	章文春	邬建卫	江西中医药大学	成都中医药大学

（十）管理学类专业

序号	书 名	主 编		主编所在单位	
197	卫生法学	田 侃	冯秀云	南京中医药大学	山东中医药大学
198	社会医学	王素珍	杨 义	江西中医药大学	成都中医药大学
199	管理学基础	徐爱军		南京中医药大学	
200	卫生经济学	陈永成	欧阳静	江西中医药大学	陕西中医药大学
201	医院管理学	王志伟	翟理祥	北京中医药大学	广东药科大学
202	医药人力资源管理	曹世奎		长春中医药大学	
203	公共关系学	关晓光		黑龙江中医药大学	

序号	书　名	主　编	主编所在单位	
204	卫生管理学	乔学斌　王长青	南京中医药大学	南京医科大学
205	管理心理学	刘鲁蓉　曾　智	成都中医药大学	南京中医药大学
206	医药商品学	徐　晶	辽宁中医药大学	

（十一）康复医学类专业

序号	书　名	主　编	主编所在单位	
207	中医康复学	王瑞辉　冯晓东	陕西中医药大学	河南中医药大学
208	康复评定学	张　泓　陶　静	湖南中医药大学	福建中医药大学
209	临床康复学	朱路文　公维军	黑龙江中医药大学	首都医科大学
210	康复医学导论	唐　强　严兴科	黑龙江中医药大学	甘肃中医药大学
211	言语治疗学	汤继芹	山东中医药大学	
212	康复医学	张　宏　苏友新	上海中医药大学	福建中医药大学
213	运动医学	潘华山　王　艳	广东潮州卫生健康职业学院　黑龙江中医药大学	
214	作业治疗学	胡　军　艾　坤	上海中医药大学	湖南中医药大学
215	物理治疗学	金荣疆　王　磊	成都中医药大学	南京中医药大学